中西医结合
重症医学 PBL 教程

主　　编　赖　芳　韩　云　翁燕娜

主　　审　刘伟胜　徐永昊

副主编　周耿标　杜炯栋　麦舒桃　杨卫立

　　　　黄东晖　赵丽芸　吴巧媚　汤翠英

编　　委　（以姓氏笔画为序）

　　　　王慧贤　左　天　张　燕　陈瑞兰

　　　　范荣荣　郑　义　郑静霞　姚晓彬

　　　　徐　盼　翁燕娜　韩　云　韩　彦

　　　　覃小兰　覃晓莲　曾瑞峰　谢东平

　　　　赖　芳　廖继旸　颜　芳

编写人员　（以姓氏笔画为序）

　　　　王　琴　李芷瑛　李梦丽　杨梓鸿

　　　　吴洁柔　张　静　张苏雅　罗镇才

　　　　周敏莹　莫　蕾　蓝嘉欣

人民卫生出版社

·北京·

图书在版编目（CIP）数据

中西医结合重症医学 PBL 教程 / 赖芳，韩云，翁燕
娜主编 . -- 北京 ：人民卫生出版社，2024. 7. -- ISBN
978-7-117-36461-4

Ⅰ. R459. 7

中国国家版本馆 CIP 数据核字第 2024CC0361 号

| 人卫智网 | www.ipmph.com | 医学教育、学术、考试、健康，购书智慧智能综合服务平台 |
| 人卫官网 | www.pmph.com | 人卫官方资讯发布平台 |

中西医结合重症医学 PBL 教程
Zhongxiyi Jiehe Zhongzheng Yixue PBL Jiaocheng

主　　编：赖　芳　韩　云　翁燕娜
出版发行：人民卫生出版社（中继线 010-59780011）
地　　址：北京市朝阳区潘家园南里 19 号
邮　　编：100021
E - mail：pmph @ pmph.com
购书热线：010-59787592　010-59787584　010-65264830
印　　刷：河北宝昌佳彩印刷有限公司
经　　销：新华书店
开　　本：787 × 1092　1/16　印张：31　插页：2
字　　数：716 千字
版　　次：2024 年 7 月第 1 版
印　　次：2024 年 8 月第 1 次印刷
标准书号：ISBN 978-7-117-36461-4
定　　价：79.00 元

打击盗版举报电话：010-59787491　E-mail：WQ @ pmph.com
质量问题联系电话：010-59787234　E-mail：zhiliang @ pmph.com
数字融合服务电话：4001118166　　E-mail：zengzhi @ pmph.com

主 编 简 介

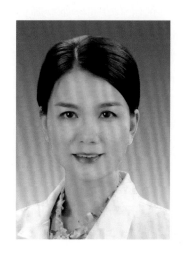

赖　芳,女,主任医师,主讲教师,医学博士,硕士研究生导师,瑞典卡罗林斯卡学院访问学者,广东省中医院医务处副处长,师从国医大师李佃贵教授,全国名中医、岐黄学者张忠德教授。

主要从事重症医学,主攻方向为脓毒症、脓毒症急性呼吸窘迫综合征及多器官功能障碍综合征的中西医结合临床及基础研究,主持国家自然科学基金项目1项、省部级课题2项,参与国家级、省部级课题10余项,主编中医药文化进校园普及读本1部,作为副主编编写学术专著3部,参编专著5部,发表核心期刊论文20余篇,论文被SCI收录10余篇。2016年被评为广东省中医院"朝阳人才",2019年被评为广东省杰出青年医学人才,2022年被评为广东实力中青年医生。现任中华中医药学会肺系病分会青年委员、世界中医药学会联合会呼吸病专业委员会理事、中国中药协会呼吸病药物研究专业委员会青年委员、广东省中医药学会重症康复专业委员会委员兼秘书、广东省基层医药学会中西医结合呼吸与危重症专业委员会副主任委员等。

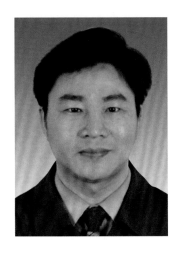

韩 云,男,主任中医师,教授,临床医学博士,博士研究生导师,现任广东省中医院重症医学科大科主任,为第四批全国老中医药专家学术经验继承工作学术继承人。师承国医大师晁恩祥教授、广东省名中医刘伟胜教授。

主要从事危重症医学及呼吸病学的中西医结合临床研究,主持国家自然科学基金项目 1 项、省部级课题 5 项,参与国家级、省部级、厅局级课题 10 余项,发表论文 30 余篇,主编专著 6 部,作为副主编编写专著 3 部。曾获教育部科学技术进步奖二等奖(第三完成人)1 项、中华中医药学会科学技术奖二等奖 1 项,获广东省人民政府"抗击传染性非典型肺炎二等功"、广州市人民政府"广州抗击非典标兵"称号,共青团广东省委员会"广东青年五四奖章""2023 人民好医生年度人物",2008 年被评为第二届全国百名杰出青年中医,2015 年被评为中国中医科学院中青年名中医,2021 年获评广东省中医院"医院名中医"。现任中国民族医药学会热病分会副会长、中华中医药学会肺系病分会常务委员、世界中医药学会联合会呼吸病专业委员会及热病专业委员会常务理事、中国中药协会呼吸病药物研究专业委员会常务委员、广东省中医药学会重症康复专业委员会主任委员、广东省基层医药学会中西医结合呼吸与危重症专业委员会主任委员。

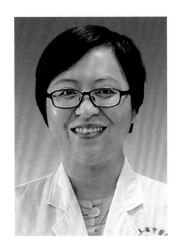

翁燕娜,女,副主任医师,临床医学硕士,任广东省中医院芳村医院重症医学科主治医师。师从广东省名中医刘伟胜教授。

主要从事危重症医学及呼吸病学的中西医结合临床研究,主持相关省部级课题 2 项,参与国家级、省部级、厅局级课题 20 余项,发表论文 10 余篇,作为副主编编写专著 2 部,参编专著、教材共 6 部。曾获广东省人民政府"抗击传染性非典型肺炎三等功"。现任广东省基层医药学会中西医结合呼吸与危重症专业委员会常务委员、中国民族医药学会热病分会理事、广东省中医药学会呼吸病专业委员会委员等。

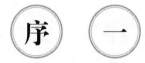

序　一

　　全球性重大传染病疫情的发生,对各国人民生命健康和经济社会发展造成严重冲击。医学和医学教育在国家安全体系中的重要地位进一步凸显。

　　临床思维的养成是医学院校开展临床医学教育的核心要旨,也是一大难点。一方面,医学生要掌握医学科学、自然科学、人文科学、行为科学等知识,筑牢理论基础;另一方面,要长于理论联系实际,实践中练就过硬本领,做到"知行合一"。

　　现实中,临床专业医学生在学校进行的理论知识学习,是按学科、分散式进行的;而到了临床一线,面对患者的复杂状况,又需要把所学知识进行综合运用,结合患者的人文社会背景,形成个性化方案,并根据病情予以执行或修正。可见,如果"教与学""知与行"衔接不畅,会影响医学生知识掌握的深度和广度,不利于跨学科思维、解决问题能力的养成。这种情况在重症医学的临床学习过程中更为突出,是医学人才培养的一大痛点。

　　基于此,本书编写团队成员从自身数十年中西医重症医学临床学习、诊治、教学经验出发,结合"以问题为导向学习"(即 PBL)的理念及方法,精心挑选、整合了基于临床真实病案的教案 70 例,比较全面地覆盖了临床常见的危急重症;从中西医诊疗常见问题出发,设置了重点讨论问题,依据当前中西医诊疗进展给出了重点讨论问题的参考答案。本书为中西医结合的重症医学 PBL 教学提供了较好蓝本,有助于重症医学 PBL 教学的开展,可帮助医学生在病情复杂的危重症案例讨论学习中促进临床思维的构建,适合临床医学生在实习阶段使用,也可以作为临床课程课堂教学的补充教材。

　　谨向本书的出版表示祝贺!

　　希望本书能在教学实践的运用中持续完善,为医学生的中西医重症医学临床能力提高发挥作用。

全国名中医

广州中医药大学党委常务委员、副校长

广州中医药大学第二附属医院(广东省中医院)院长、党委副书记

张忠德

2022 年 8 月 16 日于广州

序 二

位居唐宋八大家之首的韩愈先生曾在《师说》一文中写道："古之学者必有师。师者，所以传道受业解惑也"（"受"通"授"），对教育的内涵进行了高度的概括。如今，我从事医学教学工作已近三十载，先后带领了安徽中医学院（现安徽中医药大学）、广州中医药大学重点学科的建立和发展，每当面对年轻的教育工作者，我常让大家一起思考何为"传道、授业、解惑"？如何"传道、授业、解惑"？仅仅是将知识、技能教给学生吗？

"传道"，言传身教，在传授知识的同时培养学生的人格和品质。对于学生，需要老师在情感、态度上用自己的良好品质与精神气质去感染学生，从而使学生形成正确的世界观、人生观、价值观。这对于医学教育尤为重要。

"授业"，传授基础知识与基本技能，这是老师与学生之间亘古不变的任务和话题。老师采用合适的方法教授学生知识和技能，使学生能够接受、吸收与运用。

"解惑"，解决学生学习过程中的疑惑。老师采取恰当的手段调动学生的主动学习能力，进而发掘和培养学生勇于质疑的精神。"解惑"的最终目的是培养学生独立解决问题的能力，因此往往要留有空间让学生去寻找及发现。

同时，"因人、因时、因地制宜""因材施教"，让他们能真正地掌握知识，并实现灵活应用，同时培养学习的能力，让学习变得自主且能持续进展，这才是老师"传道、授业、解惑"的精髓。

PBL 是有异于传统以教师为中心的教学手段，是一种以病例为核心、以问题为基础、以学生为主体、以教师为主导的讨论式教学方法。PBL 的教学目的是希望发挥学生的主观能动性，通过团队协作、有效沟通，从而提高解决实际问题的能力。以 PBL 为主导、以典型案例为载体的教学方式，是帮助学生从知识掌握转化到实际应用的教学方法之一，特别符合当下住院医师规范化培训中对岗位胜任力的培训要求。

本书在广东省中医院重症医学科韩云主任的带领下，由赖芳主任医师牵头，联合了珠江三角洲地区多家规范化培训基地的重症医学科，结合多年的临床医疗、教学经验，从亲身经历的重症病例中精心挑选并萃取精华糅合而成中西医结合重症医学 PBL 案例，把容易出现漏诊、误诊的临床情况巧妙设置在案例情节之中，并恰当地融合了社会、法律、人文、伦理等多种元素，针对每个案例设置了主要讨论内容，供 PBL 老师教学时参考使用，可为开展中西医结合重症医学的 PBL 教学提供蓝本。

祝贺本书的顺利出版！希望读者通过对本教程的阅读及使用,能获得对住院医师规范化培训中 PBL 构建的帮助,进而推动中西医结合重症医学教育的发展。

国家"973 计划"项目首席科学家
中国针灸学会副会长
广州中医药大学副校长
许能贵
2020 年 1 月 7 日于广州

前　言

重症医学临床应用性强,在一个危重患者身上可同时并存多个系统的疾病,无论是中医还是西医知识,其涉及面广且深。重症医学病房(intensive care unit,ICU)的轮训,在复杂的临床实例矛盾当中学习评估轻重、权衡利弊、整合思维,进而采取合适的诊治手段,是将医学理论升华为临床实战运用能力的极佳途径,在临床教学当中有非常重要的作用。然而,学习难度大、临床任务重、学习时间短暂而零碎是 ICU 轮训时的难点。

有效的教学培训是保证医学生、年轻医师提高危重症诊治能力的重要措施。自从"住院医师规范化培训"制度发布实施以来,规范化培训住院医师的教学成为了 ICU 临床教学的重要组成部分。住院医师规范化培训阶段的住院医师,经历了系统的高校医学理论基础学习,进入了需要将理论知识与临床实践相结合的实战阶段,需要重点培养他们独立判断及正确处理病人复杂病情的能力,养成良好的职业道德素养,提高人际沟通能力。如何契合规范化培训的要求,充分利用 ICU 丰富的临床教学资源,在有限的时间内进行标准化、规范化、同质化的培训,是 ICU 临床教学难题之一。

以问题为导向的学习(PBL)是有异于传统以教师为中心、填鸭式的教学方式,改为以学生为中心、以问题为导向的新型教学方式,让学生充分发挥主观能动性,通过合作进行学习,提高解决实际问题的能力。与此同时,还能培养学生团结合作、有效沟通、自主自律学习的专业素养和态度。以 PBL 为主导、以典型案例为载体的教学方式,是帮助学生在短时间内学习 ICU 知识、高效转化为临床运用能力的教学方法之一。尤其适用于住院医师的规范化培训。

经过多年的积累,广东省中医院芳村医院重症医学科团队在重症医学的中西医结合诊治教学,尤其在以问题为导向的案例式教学方面多有尝试及积累,且纵观现有相关书籍,仍缺乏一本关于中西医结合重症医学方面的教程,于是萌发了编写本专著的想法,并积极联合广东省第二中医院、广州医科大学附属中医医院、珠海市中西医结合医院、佛山市中医院、深圳市中西医结合医院等多家珠江三角洲地区规范化培训基地及协同基地的重症医学科专家一同编写,旨在形成实用性教程。本书在编写过程中,还获得了广东省中医院晁恩祥学术经验传承工作室学术平台、广东省中医院"急诊-ICU-经典病房"金三角急危重症诊治平台以及广东省中医药重点学科(重症医学科)建设平台的大力支持,特此感谢。

本书共分为三个部分,第一部分主要简介 PBL 的起源与发展,并对 PBL 教学的内涵、流程、实操细则及要求进行了阐述，为 PBL 的落实开展提供指导性的意见。第二部分为中西医结合重症医学 PBL 的案例，每个案例都是编写委员会从上万例亲身诊治的真实案例中精心挑选代表性案例元素整合而成，既满足 PBL 案例多元化的需求，又可同时涵盖重症医学多学科知识，且不失真实性。本部分共分为脓毒症与多器官功能障碍综合征、重症呼吸系统疾病、重症心血管系统疾病、重症神经系统疾病、重症消化系统疾病、重症泌尿系统疾病、重症内分泌系统疾病，以及重症其他系统疾病八节，共有中西医结合重症医学 PBL 案例 70 例。第三部分为针对每个案例主要讨论内容所提供的教师参考重点，以供教师组织 PBL 学习时参考使用。该书涵盖了各大系统常见危重症的中西医诊断、治疗知识内容，为开展重症医学的中西医结合 PBL 教学提供案例蓝本。

希望通过本书的出版发行，为参加重症医学科轮训的规范化培训医师以及重症医学科青年医生、实习研究生提供 PBL 学习参考，为重症医学的中西医结合诊治教学发展提供助力。

编者

2019 年 6 月 1 日

目 录

第一章

PBL 的基础理论与实施

第一节 PBL 的起源与发展

一、PBL 的源流

问题导向学习（problem-based learning，PBL）最初源于 20 世纪 20 年代的商业管理小组学习培训教育理念，到了 20 世纪 50 年代，临床教案（clinical cases）的形式开始被引入医学教育的课堂讲授，1965 年由加拿大麦克马斯特大学（McMaster University）医学院的学者糅合"小组"与"临床教案"两种要素，用时 4 年将其发展成为以病例为先导、以问题为工具、以学生为主体、以教师为导向、以合作学习为中心、以培养学生的能力为教学目标、以学生自主学习为核心主轴的教育理念，于 1969 年正式命名为"问题导向学习（PBL）"，并将之作为其医学院的核心课程。

20 世纪 70 年代，有几家西方大学开始试行 PBL，如美国的新墨西哥大学（The University of New Mexico）、荷兰的马斯特里赫特大学（Masstricht University）、英国的纽卡斯尔大学（Newcastle University），但 PBL 的发展较缓慢。

1980 年欧美各国开展医学教育改革，PBL 乘势开始产生广泛影响，并被引入哈佛大学的医学教育，在传统教学为主的课程设置中注入 PBL 的理念和小组讨论的方法，创建为"新里程"课程（new pathway curriculum），其后演变为现行经典的"混杂式 PBL"（hybrid PBL）。

20 世纪 90 年代初，PBL 首先被引入亚洲的日本和马来西亚，继而被引入新加坡、菲律宾、印度尼西亚以及中国多地。据统计，目前全世界已有超过 1 700 所医学院采用了 PBL 的教学模式，且 PBL 教学已延伸至法学、经济学、管理学等其他学科教育领域。

二、PBL 在中国医学教育中的应用

虽然 PBL 已被广泛引入世界各地的医学院校，但由于教育文化背景、价值观念的差异，不同院校实施的实际情况都各有差别。在我国，除了香港大学医学院实现了全面整合型的 PBL 课程，大多数医学院校的课程设置仍以学科为基础的体系为主，多为混杂式 PBL。其中，部分为学科内 PBL，学习和讨论的内容局限于单一学科内部，主要借鉴 PBL 小组讨论、案例学习的方法和理念；部分为跨学科 PBL，将 PBL 作为单独课程，跨学科整合学科知识，与传统教学并行实施。

有效的 PBL 教学达成，对学生的素质有较高的要求，学生要有较大的自主学习的能动性，以及较好的协作包容、平等互动的能力。如果学生安于被动学习模式，以考试驱动学习，依赖于教师讲重点、划重点，往往会缺乏对发现问题、分析问题、解决问题能力的培养，突然转换成主动学习的模式可能会茫然不知所措，容易产生抵触情绪。学生素质水平的不同，一定程度上会制约 PBL 课程在医学院校临床前教育的开展。

自从 2013 年国家卫生和计划生育委员会等七部门联合出台《关于建立住院医师规范化培训制度的指导意见》以来，各省市陆续开始全面启动住院医师规范化培训工作。住院医师规范化培训属于毕业后医学教育，其教学重点既有别于"院校教育"阶段（以医学理论基础构建为主），又不同于"继续教育"（即"终身教育"）阶段（以医学知识的更新、补充、拓展和诊治能力的提高为要），主要在于如何将理论与实践进行紧密结合，培养医学生独立、正确、规范地处理临床问题的能力，同时还需要对医学生进行职业道德素养、人际沟通交流技能等培训。PBL 的学习方法非常切合住院医师规范化培训的要求，在不同的学科中亦有不少尝试运用。

在中医药的教学方面，到了 21 世纪，PBL 才开始被引入，首先在上海中医药大学、香港大学中医药学院、香港浸会大学中医药学院、中国医药大学开始应用。中医医学院校基本采用学科内的混杂式 PBL 试验性地开展。结合中医药学科内容和教育手段传统气息极其浓厚的自身特点，PBL 的开展自有其特殊性与难度，这种形式的 PBL 是有价值和意义的尝试。如何更好地完善 PBL 在中医药教学方面的应用，也为 PBL 的发展带来了新的机遇和挑战。

（赖　芳　韩　云）

第二节　PBL 的内涵与要求

一、PBL 的教育哲学内涵

作为 PBL 教学理念的起源地和世界上第一所将 PBL 作为轴心课程的医学院，麦克马斯特大学学者反复强调 PBL 是一种教育的哲学，而不仅仅是一种"教学方法""教学手段""教学形式"或"教学环境"，应秉持"以人为本"的基本理念，主张"为己学习、自主学习"的态度，培养"格物致知、学以致用"的能力，以形成"终身学习"的思想和行动力为终极目标；PBL 不应仅停留在"问题导向学习"（problem-based learning）的字面含义，其精神应涵盖"家庭、群体、社区、国家、全球"（population）、"行为、心态、伦理"（behavior）和"生命科学"（life science）。若只将 PBL 作为一种教学技巧进行仿效，而不认识和发扬其精神要领，充其量只是"取其表而无其实"，并不属于真正意义上的 PBL。

在知识爆炸性增长的时代，仅靠老师把自己所掌握的专业知识传授给学生已难以满足现今科技社会的要求，培养学生自主学习、独立思考、整合知识、发明创新、与人合作的能力至关重要。

新世纪的医学人才需要具备怎样的能力？目前，全球较认可的是美国毕业后医学教育认证委员会（Accreditation Council for Graduate Medical Education，ACGME）提出的临床医学人才应具备的六大核心能力：

1. 关爱患者(competent patient care);
2. 医学知识(medical knowledge);
3. 临床技能提升(clinical skills enhancement);
4. 人际沟通(communicative skills);
5. 专业素养(professional ethics);
6. 体系运作(systems-practice skills)。

PBL 是为满足现代医学教育需求而设计产生,规避了传统医学教育模式的课程内容知识面过窄、灌输式被动学习、理论与实践难以结合、缺乏人文素养培养、教学绩效考评单一的几大短板,而且以培养学生"自主学习、学以致用"能力为重点,以达到"终身学习"的境界为目标,与现代医学教育的以实际运用为目标、需要与时俱进、不断更新知识、需要满足生物 - 心理 - 社会医学模式需求的特点非常契合。同时,PBL 的小组讨论、共同协作、互促学习的方式,也能帮助学员培养临床医护人员除"知识"与"技巧"以外的非知识层面的核心能力:通过与小组成员间的沟通学会如何聆听他人、礼貌又清晰地表达自己观点、协商取得多方共识,存在分歧时保持自我及他人的情绪稳定而获得与患者、医护之间良好人际沟通的能力;通过遵守小组准时、守信的规则,培养自律、尽责的行为素养;通过对自我、成员、小组进行客观、以改善为目的的合理评价,以及真诚接受他人的评价,培养自省的修养;通过与不同组员共同合作完成学习任务的过程学习体系的运作。

二、PBL 执行的要素、流程与要求

(一) PBL 的教案

教案是 PBL 的灵魂。一份好的 PBL 教案要达到能诱发学生主动、广泛地探讨问题的本质,整合各领域知识,制订出解决问题的周全方案的目的。本书读者可以书中教案为蓝本,在重症医学科住院医师的规范化培训或高年级医学生的中西医培训教学中应用,并结合实际需求加以修改、调整使用。设置教案时需要考虑及参考以下方面:

1. **教案的真实性和代表性**　可建立在临床真实案例的基础上,让学生真正体会到临床的实际情况,并在当中融合多个复杂、棘手真实案例的矛盾点,以提升一定的难度,让学生感到适度的挑战性,同时不产生畏难情绪。

2. **教案的多元化和趣味性**　除了知识面广、专业、逻辑合理,还需要多元化,可涵盖疾病预防、健康宣教、人文关怀、卫生经济、人情伦理等多方面内容。同时,需要写得人性化、生活化、趣味化,能诱发学生学习的兴趣。

3. **教案内容的指导性**　教案当中设置教师指南章节,可供来自不同专业的 PBL 小组教师参考,除了专业知识内容导向,还需要有学习态度、学习流程、概念、启发方面的指引。

4. **教案设置的个性化**　针对不同的课程规划及使用人群,教案应有贴合不同需求的个性化设置。若采用整合型 PBL 课程,教案内容、学习目标、学习重点应贯穿基础到临床、专业到人文律理,融合不同器官系统的通盘考虑、整合规划;若为学科内的混杂式 PBL 课程,教案内容、学习目标、学习重点应针对不同学科常见病种对能力要求的不同特点而有所侧重。若课程针对的是低年级医学生,应强调以通识人文、基础医学知识为主;若是针对高年

级医学生,应强调临床运用以及人文、伦理、法律等方面内容的学习。

5. 教案形式的多样性 教案的形式除了常规运用纸媒,还可以采用多媒体、标准化模拟患者,甚至真正患者等多种形式的单一或结合运用。

6. 教案的撰写及审核流程

(1)确认课程目标以及本教案需要达到的课程目标。

(2)邀请有进行过 PBL 培训的不同专业背景的教师合作撰写或审核、修改同一教案。

(3)小范围进行教案试用。

(4)在教案试用及正式使用过程中,定期接受考评,根据反馈意见进行讨论、修订,及时更新。

(二) PBL 的教师

PBL 教师的角色任务与传统教学相比有很大的差别,需要反复培训、多加练习才能良好地执行 PBL 教学任务。对 PBL 教师进行培训时,需要考虑及参考以下几方面:

1. PBL 教师对 PBL 理念的认同 PBL 教师需要深入了解 PBL 的理念,掌握 PBL 的流程,明确课程的学习目标,熟悉课程相关的学习资源。

PBL 教师不一定是专业知识方面的专家,他担任的只是学习过程中促进者的角色,主要管控小组讨论流程。虽然有较高专业水平的教师的确能在相关学科议题方面评判学生们讨论的方向、水平和深度,从而更能引导学生提出关键的建设性问题,更能从全局把控讨论的进程,但往往也会更容易只专注于专业知识而忽略人文、社科、伦理等方面的内容,更有甚者,可能把学生自主学习的讨论变成带着问题听教师讲授小课。

PBL 教师可在 PBL 课程刚刚开始的时候适时适度地参与讨论,但随着 PBL 小组的逐渐正常运转,教师的导学介入会慢慢隐退,"放手不放眼",让学生们更多地独立探索,只在必要时介入干预。

总之,PBL 教师对 PBL 理念的认同和课程角色的改变是非常重要的。PBL 教师要从教授学生知识转变为引导学生追求知识,将传统的以"教"为中心转变为以"学"为中心,同时,要使学生尽快进入 PBL 的学习状态,明白自己的角色,鼓励学生严谨地思考、努力地寻找资料,并提供足够的参考资料以及指导学生检索资料。在整个导学的过程中,PBL 教师要善于观察、沟通,有理解和尊重他人的职业素养,必要时懂得如何化解冲突、促进有效沟通。

2. PBL 中教师与学生的考评 PBL 教师需要了解 PBL 课程中评价学生表现的原则和方法,需要对学生进行涵盖专业知识、专业技巧、专业素养多方面多元化的考评,不能以传统笔试分数高低简单考评,要调动全员学习、互动、自评与互评。

对于 PBL 教师的考评,则需要包括短期、中期、长期多个阶段来自学生、自我及其他小组教师多方面的评估。

3. PBL 教师执行任务的具体流程与建议

(1)小组成员第一次见面时:PBL 教师的主要任务是制订小组的基本规则,让小组成员彼此熟悉,营造活跃的讨论学习气氛。

1)核实是否全员到齐,是否有成员迟到。不允许出现无故缺席、迟到等不尊重他人的行为。

2）先向小组成员做自我介绍，并组织小组成员逐一自我介绍。

3）解释 PBL 与传统教学之不同，让每位成员明白自己需要如何进行 PBL 的课程。

4）设立小组其他的团队规则，营造有安全感、成员可畅所欲言的学习氛围。

（2）小组第一次讨论教案时：PBL 教师通过实操让成员们了解讨论学习的过程，促进良性讨论过程的形成。

1）确保成员们的座位适当，明确地表示，不允许成员们选择远离团队中心、无法与其他成员进行眼神交流的位置。

2）鼓励小组成员积极参与对教案的讨论、分析，注意团队讨论的流畅性和均衡性，确保每位成员都有机会参与讨论。

3）避免小组成员在默读材料出现长时间的寂静，可组织成员（自愿或指派）对需要阅读的材料进行朗读。

4）不应仅局限于小组成员间的一问一答，而应该促进成员之间更多地进行互动。

5）在小组的讨论偏离教案主题太远或太久时，应及时干预，重新将讨论引导回正确的方向。

6）鼓励小组成员间进行良性的辩论，避免因不同意见而使讨论激化为冲突。

7）协助、指导成员对团队学习时间和内容进行管控，简化有组织结构性的学习目标（一般为 5~6 个），并根据目标的优先度进行合理排序。

8）不鼓励成员将目标分解后各自完成并轮流进行个人简报，这可能导致成员只关注自己查找的内容和个人汇报的过程，而忽略了对其他内容的学习以及与小组成员的互动。

（3）小组第二次讨论教案时：强化良性讨论学习过程。

1）根据第一次讨论确定的学习目标，按既定的优先顺序对教案内容开展讨论。让每位成员分享自己查找资料的过程、来源及结果。

2）引导学生设定每项目标花费的时间，以便能完成对所有目标的讨论。

3）引导学生对讨论内容的广度、深度，以及资料来源的可信度进行考量。

4）其余要求与开展小组第一次讨论时的相同。

（4）小组第二次讨论完结时

1）组织成员对教案学习后进行总结，在案例情景的实际运用中强化知识。

2）以改善小组学习过程及能力为目的，组织小组成员进行自评、互评、团队评价、PBL 教师评价，控制时间在每人 2~3 分钟。

3）下一教案的开案。

4. PBL 教师的培训流程　建议在真正担任 PBL 教师之前至少进行以下三个阶段的准备：一是参加 PBL 师资培训；二是撰写一份 PBL 教案；三是旁听一次完整的 PBL 授课或担任一次助教教师。

（三）PBL 的小组

PBL 以小组的形式便于成员之间形成凝聚力和亲和力，以讨论的形式形成催化团队学习的动力，不以传授的知识量大为目标，而应以提升自主学习能力、专业处事应变的能力，培养团队合作的精神，掌握沟通技巧为目标。

在具体实施过程中,应注意以下误区,避免影响 PBL 课程的学习效果(表 1-1)。

表 1-1 PBL 小组实施时常见误区

正解	误区
小组学习	小班教学
自主学习	自修时间
以学生为中心	自由发挥、天马行空
团队互动讨论	个人轮流汇报

(四) PBL 的学生

医学生无论是否从事临床医学工作,都终将成为服务于社会的独立工作者,都会面临生活、工作中的各种难题。很好地解决这些难题,往往需要能力、信心与技巧。而 PBL 对于学生的价值就在于,除了专业知识、技能的增长,它还赋予学生自主学习意识、自主解决问题的能力与方法。积极地参与 PBL 的学习、应对当中的各种挑战,是获得这些能力的先决要求。在实施 PBL 课程时,需让学生充分认识以下方面:

1. 学生是 PBL 学习中的主体 首先,学生需要明确,在 PBL 的学习中,自己是学习的主体。学生在 PBL 中不只是学习者,还是合作者、研究者。在整个学习过程中,都需要自我计划、自我调整、自我指导、自我强化、自我激励,不断地发现问题、提出问题、分析问题和解决问题,从而学会独立自主思考和学习,"学、思、行"三者结合,逐渐达到"终身学习"的境界(表 1-2)。

表 1-2 学生角色在 PBL 与传统教学中的区别

教学方式	PBL	传统教学
学习重点	自主学习、运用知识	快且多地记住知识
学习目标构建方式	学生自主进行	教师下达
知识信息来源	学生自行获取、组员间相互交流	教师提供
学习的动力	学生对知识的追求	应付考试

2. 学生需明确 PBL 学习的过程

(1)分组:在开始案例学习前,学生会被随机分配到不同的小组。每个小组学生的数量以 6~8 人为佳(建议最多不超过 10 人),定期(建议 10~15 周)更换组别,以让学生多接触不同的组员,强化培训人际沟通、互动、交往能力。

(2)小组制订案例学习目标:在初步研读案例后,小组通过讨论设定针对本案例的学习目标。

(3)小组完成学习目标:每个学生针对小组讨论确立的学习目标(可在小组内进行一定的分工),广泛地使用各种可获得的资源,进行知识的获取、整合,在小组内进行汇报、讨论。学生通过小组共同合作,互相交流,共享信息,促进学生学会与他人合作、发展团队的人际关系。

(4) 保持批判性、创新性思维：在学习过程中保持思考，培养科学看待问题的批判性思维，奠定创新性思维的基础。

3. 学生的小组分工与定位　每个小组可自愿或推举选出一位小组长，并定期更换担任小组长的人员。小组长需要把控讨论流程、方向、时间分配，小组长把控不佳时 PBL 教师可适时予以介入调整。

每个小组还需指定一位记录人，定期更换。记录人负责记录讨论的过程，以板书形式列出讨论内容的框架，以便成员们的讨论内容能围绕小组形成的主线任务开展而不重复。记录人同时也必须参与讨论。

每个学生都应全程、积极、主动地参与组内学习、讨论互动，课后完成对自我、小组成员、团队及所使用教案的评价。

4. 学生 PBL 学习的技巧　PBL 学习与传统学习有着很大的不同，适当地运用技巧提高自主学习能力是十分必要的。现将有助于形成自主学习模式的方法列出，供读者参考。

(1) 明确且牢记自己的学习需求：在求知过程中，时刻牢记，学习是自身获得成长的必经过程，坚持不断学习是成就更好自我的不二之法。PBL 课程是培养自主学习、终身学习能力的极佳平台，充分投入地开展 PBL 课程内容的学习，将使自己的学习能动性、学习技能、综合能力得到培养和提高。

(2) 建立适合自身的有效学习模式：建立一套符合自身习惯、行而有效的学习模式可使学习的过程更顺畅，其中应包括：

1) 确定目标。明确每一次学习的目标，确立明确、可达成的短期、阶段及长期目标，能让学习按计划逐步推进。

2) 善用资源。结合学习目标及内容，有效地利用自己可获取的学习资源，培养获取资源的能力，充分了解各种资源的特点，利用不同资源构建新知识。

3) 整合知识。分析、处理获得的资讯，解决学习过程中产生的新问题，建立新知识和已掌握知识之间的联系。

4) 定期评价学习过程。对学习动力、学习目标、资讯获取、知识整合等保持定期自省的习惯，开放、接纳、批判性地接受他人的评价，思考自己学习计划的科学性、实施的有效性，进一步完善学习模式、改进学习方法。

(3) 将学习过程变得有趣：在学习过程中，加入自己喜欢的、觉得有趣的元素，对自己取得的进步、收到的成效、新掌握的技能予以肯定，可起到情绪上正反馈的作用，有利于保持学习的激情和热度，形成良性循环。

(4) 相信且充分发挥自身的潜能：对自己的自我管理能力、学习技能抱有足够的信心，相信自己能制订科学、可达成的目标和计划，有足够的毅力和能力、在限期内集中精力将计划落实，以积极的想法让自己保持充沛的活力，相信自己能在团队合作中起积极、促进的作用。

(五) PBL 的评价

PBL 非常重要的一个部分就是回馈与评价。与传统教育考评不同，PBL 的评价除了需要考评学生的学习成就，还非常强调对学习过程的评价，通过对学习过程予以实时的、多元的回馈意见，发现学生、教师、教案乃至教学环境需要改进的地方，及时调整，进一步完善后续教、学的方法与策略。根据目的与作用的不同,将 PBL 的评价分为"形成性评价"（formative evaluation）和"总结性评价"（summative evaluation）。

形成性评价是对学习过程的全面、阶段性考核,主要针对学习过程,以改进学习过程为主要目的;总结性评价是在某一相对完整的教育阶段结束后针对整体课程的评价,除了高度概括形成性评价考评的内容,还需要完整评估学生掌握的知识、技能和能力水平。两者的主要差异见表 1-3。

表 1-3　形成性评价与总结性评价的差异

项目	形成性评价	总结性评价
目的	提高教学质量	判断教学效果
用途	过程优化	决策依据
评价时程	教学过程中、现阶段	教学结束后、全过程
评价性质	分析性,要求细化、具体	综合性,高度概括

PBL 鼓励每次课程结束前都进行一次随堂的形成性评价,用时可较短（如 5~10 分钟）,可采用口头或书面记录的形式,评估的内容包括对小组成员、PBL 教师、教案、PBL 进程等多个方面,目的是能及时总结本次课程的优点与不足,为下一次课程改进及 PBL 教案的改良提供重要的参考。

在 PBL 进行一个阶段或模块化教学内容完成后,可进行阶段性总结性评价,可应用多种考评手段综合评判学生专业知识、技能、临床能力、专业素养等多方面的素质。

还有些高校对 PBL 学生进行毕业后 3、5、7、10 年的随访,考评毕业生在自主学习、终身学习、团结合作、解决问题等方面的素养和能力,进行 PBL 的长期效果评价。

如 PBL 的发源地加拿大麦克马斯特大学采用"自我导向学习量表"（Self-directed Learning Scale）、"批判性思考量表"（Critical Thinking Scale）、"基于问题的学习引导课程之实作量表"（Students Performance in PBL Tutorial Sessions Questionnaire）等进行形成性评价;进行总结性评价时对 PBL 学习给予"通过"（pass）、"不通过"（failure）或"待观察"（pending）的评定,以核定是否给予 PBL 课程学分,但不计入整体评分系统（grade point average,GPA）当中。

然而,由于不同地区的教育考评体系不尽相同,PBL 的评价体系难以全套照搬引用,各地需要结合实际予以研发制订。

本书提供上海交通大学医学院 PBL 评估表以供读者参考（见附录 1）。

参考文献

1. 关超然,李孟智. 问题导向学习之理念、方法、实务与经验:医护教育之新潮流［M］. 北京:北京大学医学出版社,2015.

2. 黄钢, 关超然. 基于问题的学习(PBL)导论: 医学教育中的问题发现、探讨、处理与解决[M]. 北京: 人民卫生出版社, 2014.

3. 汪青. 国内医学院校 PBL 教学模式的应用现状及问题剖析[J]. 复旦教育论坛, 2010, 8(5): 88-91.

（赖 芳　韩 云）

第二章

中西医结合重症医学 PBL 案例

第一节 脓毒症与多器官功能障碍综合征中西医结合诊治案例

案例 1 脓毒症并发急性左心衰竭

【学习目标】

熟悉脓毒症的定义、病因及鉴别诊断;掌握急性左心衰竭的定义、鉴别诊断及处理;了解容量评估和管理、无创正压通气在急性左心衰竭治疗中的应用、脓毒症合并心力衰竭的中医病因病机;掌握脓毒症合并心力衰竭的辨证要点、中医药治疗。

1. 基础医学

(1)心、肺的结构和生理功能。

(2)脓毒症合并心力衰竭的病理生理。

(3)中医对心、肺的生理功能、病理状态及相关证候的认识。

2. 临床医学

(1)急性呼吸困难常见病因。

(2)心源性哮喘与支气管哮喘的鉴别。

(3)急性心力衰竭导致呼吸衰竭的机制。

(4)急性左心衰竭的处理。

(5)无创通气在急性左心衰竭中的应用机制。

(6)脓毒症并发急性左心衰竭者的液体管理。

(7)中医对脓毒症并发心力衰竭的病因病机认识及治疗原则。

3. 人文医学

(1)脓毒症并发心力衰竭的流行病学、预后。

(2)脓毒症并发心力衰竭的预防及健康教育。

(3)中医药调护方案。

【关键词】

脓毒症;急性左心衰竭;无创正压通气;液体复苏。

【时间分配】

1. 学生讨论时间 50 分钟。

2. 学生总结时间 20 分钟。

3. 教师总结讲评 10 分钟。

| 第一幕 |

今年 72 岁的杨伯伯,有高血压、糖尿病、冠心病病史 30 多年,平时活动后偶有胸闷不适,休息一会儿或含服硝酸甘油片可使症状好转。2010 年 1 月 10 日杨伯伯因为胸闷发作到医院住院,医生说他的冠心病很严重,心功能很差。最近 2 个月杨伯伯开始反复出现双下肢水肿,服中药后改善。1 周前受凉后开始出现咳嗽,痰黏难咳出,鼻塞流涕,服用中药汤剂治疗,效果欠佳。3 天前开始出现反复发热,少许恶寒,具体体温不详,自服中药后发热可退,未进一步诊治。2 小时前杨伯伯家属回家时发现他精神疲惫,少气懒言,气促,活动后加重,伴头晕、胸闷、汗出,遂经"120"急救车送至我院急诊,途中呕吐胃内容物 1 次,量中,非咖啡样,非喷射状。到医院急诊医生进行了诊查,记录如下:体温(T)39.5℃,心率(HR)160 次 /min,呼吸频率(RR)32 次 /min,血压(BP)182/119mmHg,外周血氧饱和度(SpO$_2$)91%;神清,精神疲倦,咳嗽,咳白痰,胸闷,气促,不能平卧,动则加重,汗出肢冷,高热,无恶寒,脚肿,纳眠差,二便调。舌淡暗,苔薄白,舌底脉络迂曲,脉浮大促。查体:双肺呼吸音粗,双下肺可闻及散在湿啰音,心率 160 次 /min,房颤律,双下肢中度水肿。急查胸片示:①肺淤血,心影增大,左室增大为主;②考虑右下肺感染。血常规:白细胞计数(WBC)18.3×10^9/L,中性粒细胞百分比 89.2%。凝血功能示:凝血酶原时间(PT)14.5 秒,凝血酶原国际标准化比值(INR)1.23。脑钠肽(brain natriuretic peptide,BNP)895.2ng/L。尿常规:pH 值 6.5,亚硝酸盐(NIT)阳性,葡萄糖(GLU)(++),蛋白(PRO)(++),隐血(BLD)(+),细菌(+++)。心肌酶检查:肌酸激酶同工酶(CK-MB)36U/L,乳酸脱氢酶(LDH)387U/L;乳酸(LAC)2.60mmol/L。血气分析:pH 值 7.563,二氧化碳分压(PCO$_2$)20.6mmHg,氧分压(PaO$_2$)50.8mmHg,细胞外液碱剩余(BEecf)−3.4mmol/L,血氧饱和度(SaO$_2$)91.0%;β 羟丁酸、肌钙蛋白、D- 二聚体(D-dimer)未见异常。

急诊给予初步处理,考虑患者病情危重,收入 ICU 进一步监护治疗。

【提示问题】

1. 患者有什么临床特点?

2. 你的初步中西医诊断是什么? 依据是什么?

3. 是否需要为患者做其他的检查? 为什么?

【主要讨论内容】

1. 急性呼吸困难的常见病因是什么?

2. 心源性哮喘与支气管哮喘如何鉴别?

3. 此患者呼吸困难的病因是什么?

4. 中医对脓毒症并发心力衰竭的病因病机如何认识?

【推荐阅读文献】

1. 中华医学会心血管病学分会心力衰竭学组,中国医师协会心力衰竭专业委员会,中华心血管病杂志编辑委员会. 中国心力衰竭诊断和治疗指南 2018 [J].中华心血管杂志,2018,46(10):760-789.

2. HARJOLA VP,PARISSIS J,BRUNNER-LA ROCCA HP,et al. Comprehensive in-hospital

monitoring in acute heart failure: applications for clinical practice and future directions for research. A statement from the Acute Heart Failure Committee of the Heart Failure Association (HFA) of the European Society of Cardiology (ESC) [J]. Eur J Heart Fail, 2018, 20 (7): 1081-1099.

································· | 第二幕 | ·································

杨伯伯入住 ICU 后继续完善相关检查。LAC 4.15mmol/L。血常规：WBC 21.7×10^9/L，中性粒细胞计数（NEUT）18.50×10^9/L，中性粒细胞百分比 85.4%。肝功能检查：血清总蛋白（STP）54.6g/L，白蛋白（ALB）33.9g/L，γ- 谷氨酰转肽酶（γ-GT）149U/L，总胆红素（TBIL）34.9μmol/L，直接胆红素（DBIL）12.7μmol/L，前白蛋白（PA）102mg/L。血脂检查示：总胆固醇（TC）3.27mmol/L，高密度脂蛋白胆固醇（HDL-C）0.94mmol/L。血气分析：pH 值 7.480，PCO_2 28.6mmHg，PaO_2 62.1mmHg，BEecf –2.0mmol/L，总二氧化碳（TCO_2）21.9mmol/L，SaO_2 97.0%。降钙素原（PCT）0.85ng/ml。心脏彩超提示：射血分数（EF）41%，左室节段性室壁运动异常，左室收缩功能降低，考虑冠心病改变；全心扩大；主动脉瓣轻度关闭不全；二尖瓣重度关闭不全；三尖瓣重度关闭不全；中度肺动脉高压；心律失常。心电图诊断：心房颤动；T 波改变。胸部计算机体层成像（CT）：两肺下叶炎症，以右侧为著；心脏增大，以左心室增大为主，冠状动脉左支主干及胸主动脉粥样硬化（图 2-1、图 2-2）。

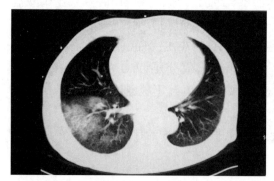
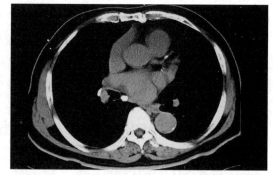

图 2-1 急诊胸部 CT 示双肺下叶炎症　　　图 2-2 急诊胸部 CT 示冠状动脉左支主干及胸主动脉粥样硬化

治疗上，予无创呼吸机辅助通气，留置脉搏指示连续心输出量（PiCCO）监测血流动力学改变，药物予抗感染、解痉平喘化痰、控制血压、营养心肌、控制心室率、减少心肌耗氧、利尿、抗血小板聚集、防止心室重构、预防应激性溃疡等治疗，并给予辨证中医汤剂服用。

经上述治疗后，患者病情逐渐好转，入院第 5 天患者无发热，抗生素降阶梯治疗。入院第 9 天，复查胸片示：右下肺感染较前吸收；心影较前缩小，心功能较前改善。入院第 10 天患者精神好转，无发热，咳嗽气促减轻，转普通病房继续治疗。入院第 14 天患者神清，可床旁活动，无气促，无咳嗽，无脚肿，病情好转出院。

【提示问题】

1. 该患者需要液体复苏吗？

2. 该患者发生呼吸衰竭的原因是什么？

3. 该患者如何应用无创通气？

4. 脓毒症并发心力衰竭的中西医治疗原则有哪些？

【主要讨论内容】

1. 急性左心衰竭如何处理？

2. 急性心力衰竭导致呼吸衰竭的机制是什么？

3. 无创通气在急性左心衰竭中的应用机制是什么？

4. 脓毒症并发急性左心衰竭如何进行液体管理？

5. 脓毒症并发心力衰竭的中医治疗原则是什么？

【推荐阅读文献】

MCDONAGH TA, METRA M, ADAMO M, et al. 2021 ESC guidelines for the diagnosis and treatment of acute and chronic heart failure: Developed by the Task Force for the diagnosis and treatment of acute and chronic heart failure of the European Society of Cardiology (ESC). With the special contribution of the Heart Failure Association (HFA) of the ESC [J]. Eur J Heart Fail, 2022, 24 (1): 4-131.

（翁燕娜）

案例 2　急性呼吸窘迫综合征

【学习目标】

　　了解急性呼吸窘迫综合征（acute respiratory distress syndrome, ARDS）的病因、发病机制；熟悉 ARDS 的临床表现、辅助检查特点；掌握重症肺炎的诊断、鉴别诊断及治疗，掌握 ARDS 的诊断、鉴别诊断及治疗；熟悉暴喘的中医病因病机；掌握暴喘的辨证要点、中医药治疗切入点。

1. 基础医学

(1) 肺的结构和生理功能。

(2) ARDS 的病理生理。

(3) 中医对肺脏生理功能、病理状态及相关证候的认识。

2. 临床医学

(1) 咳嗽、气促的病因及鉴别诊断。

(2) 呼吸衰竭的常见病因。

(3) 重症肺炎的临床表现、辅助检查、诊断及鉴别诊断。

(4) ARDS 的临床表现、辅助检查、诊断及鉴别诊断。

(5) 重症肺炎的治疗。

(6) ARDS 的治疗。

（7）中医对本病的病因病机认识、治疗切入点。

3. 人文医学

（1）重症肺炎的流行病学特点及预后。

（2）ARDS 的流行病学特点及预后。

（3）肺炎的预防及健康教育。

（4）中医药调护方案。

【关键词】

重症肺炎；急性呼吸窘迫综合征；喘证；经验性抗生素治疗；肺保护性通气策略；限制性液体管理；通下法。

【时间分配】

1. 学生讨论时间 50 分钟。

2. 学生总结时间 20 分钟。

3. 教师总结讲评 10 分钟。

──────────　│ 第一幕 │　──────────

何婆婆今年 82 岁，5 年前她开始反复出现发作性气促，活动后明显，偶有胸闷、心慌和双下肢水肿，甚至做起家务都会感到气促，但她并未前往医院治疗。今年 2 月份她参加了街道组织的体检活动，经过简单的体检项目，诊断她患有高血压，最高血压 175/85mmHg，在街道义诊过程中开过几次降压药，但她并未规律服药。

2 天前，何婆婆再次出现呼吸费力的症状，伴咳嗽，咳黄痰，无发热，休息两天没见好转。今天早上何婆婆气促症状加重，出现张口抬肩，坐卧不安，口唇发绀，家人赶紧拨打"120"急救电话将其送至医院就诊。

急诊医生给何婆婆进行了诊查，记录如下：T 37℃，HR 138 次 /min，RR 30 次 /min，BP 142/56mmHg，SpO$_2$ 88%，神清，烦躁，气促，喉中痰鸣，咳嗽，痰黄黏，咳痰不畅，无发热畏寒，纳眠差，口干，大便 2 日未解。舌淡暗，苔黄腻，脉滑数。双肺呼吸音增粗，可闻及哮鸣音及散在湿啰音，心界向左下稍大，心律齐，瓣膜听诊区未闻及病理性杂音。双下肢轻度凹陷性水肿。急查血常规：WBC 18.60×10^9/L，中性粒细胞百分比 87%，血红蛋白（Hb）123g/L，血小板（PLT）242×10^9/L。血气分析（吸氧 6L/min）：pH 值 7.366，PCO$_2$ 21.9mmHg，PaO$_2$ 53.9mmHg，BEecf –12.1mmol/L，SaO$_2$ 87.9%。LAC 6.30mmol/L。肾功能、生化、心肌酶、肌钙蛋白、凝血功能正常。胸片示：右中肺野密影，考虑右上肺炎，心影增大，左室增大为主（图 2-3）。

急诊给予抗感染、吸痰、解痉平喘及无创

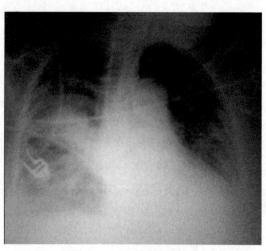

图 2-3　入院当日急诊胸片

呼吸机辅助通气治疗,复查血气提示呼吸衰竭改善不明显,收入 ICU 监护治疗。

【提示问题】

1. 患者有什么临床特点?

2. 你的初步中西医诊断是什么? 依据是什么?

3. 是否需要为患者做其他的检查? 为什么?

【主要讨论内容】

1. 气促的常见疾病有哪些?

2. 重症肺炎的诊断要点是什么?

3. ARDS 的诊断要点是什么?

4. 中医对 ARDS 的病因病机如何认识?

【推荐阅读文献】

MEYER NJ,GATTINONI L,CALFEE CS. Acute respiratory distress syndrome［J］. Lancet,2021,398(10300):622-637.

| 第二幕 |

何婆婆入院后,ICU 医生立即予呼吸机辅助通气、纤维支气管镜检查、辅助排痰,适当镇静、降低呼吸频率、减少氧耗;予广谱抗生素抗感染,并予化痰、抗炎解痉平喘等治疗。

入院第 2 天何婆婆的病情仍进一步恶化,高热,气促,尿少,血压下降,出现心脏、肝肾功能损害,肌酐(Cr)528.5μmol/L,行 PiCCO 血流动力学监测,结果示:心指数(CI)3.23L/(min·m²),全心舒张末期容积指数(GEDI)782ml/m²,血管外肺水指数(ELWI)12ml/kg,外周血管阻力指数(SVRI)1 646dyn·s·cm⁻⁵·m⁻²。予加用去甲肾上腺素泵入,根据 PiCCO 监测结果,采用谨慎的液体复苏方案,同时开始连续性肾脏替代治疗(continuous renal replacement therapy,CRRT),采用持续静脉 - 静脉血液滤过(continuous veno-venous hemofiltration,CVVH)模式,用聚丙烯腈 - 甲基丙烯磺酸钠滤器进行血液滤过,予低分子肝素抗凝治疗,剂量为 35ml/kg,并根据后续 PiCCO 监测结果调整治疗方案。中医辨证治疗。

经半个月的积极治疗,何婆婆病情逐渐改善并转普通病房继续治疗,转普通病房 10 日后出院。

【提示问题】

1. 重症肺炎致 ARDS 的中西医治疗原则有哪些?

2. 该患者 PiCCO 血流动力学监测指标应如何解读?

3. 该患者出现休克时应如何行液体管理?

【主要讨论内容】

1. 对该患者应如何制订抗生素治疗方案?

2. ARDS 患者机械通气治疗的策略有哪些?

3. ARDS 患者液体管理的原则是什么?

4. 重症肺炎致 ARDS 的中医治疗如何切入?

【推荐阅读文献】

FUJISHIMA S. Guideline-based management of acute respiratory failure and acute respiratory distress syndrome［J］. J Intersive Care，2023，11（1）：10.

（赖 芳　汤翠英）

案例3　重症肺炎

【学习目标】

> 　　了解肺炎、重症肺炎的定义、病因、发病机制；熟悉肺炎、重症肺炎的临床表现、辅助检查特点；掌握重症肺炎的诊断、鉴别诊断及治疗；熟悉风温肺热病的中医病因病机；掌握风温肺热病的辨证要点、中医药治疗切入点。

　1. 基础医学

（1）肺的结构和生理功能。

（2）肺炎的病理生理。

（3）中医对肺脏的生理功能、病理状态及相关证候的认识。

　2. 临床医学

（1）突发发热、气促的病因及鉴别诊断。

（2）肺炎的发病机制。

（3）吸入性肺炎（aspiration pneumonia，AP）的常见病原学特点。

（4）重症肺炎的临床表现、辅助检查、诊断及鉴别诊断。

（5）老年人肺炎的临床特点。

（6）重症肺炎的治疗。

（7）中医对本病的病因病机认识、治疗切入点，老年人肺炎的辨证特点。

　3. 人文医学

（1）重症肺炎的流行病学特点、预后。

（2）肺炎的预防及健康教育。

（3）老年人防误吸的措施。

（4）中医药调护方案。

【关键词】

吸入性肺炎；老年重症肺炎；老年重症肺炎的优化抗菌治疗；风温肺热病。

【时间分配】

1. 学生讨论时间 50 分钟。

2. 学生总结时间 20 分钟。

3. 教师总结讲评 10 分钟。

-------------------------------------| 第一幕 |-------------------------------------

赵大爷今年 76 岁,5 年前他开始出现说话不利索,控制不住地手脚发抖,走路颤颤悠悠不稳,并开始忘事,情况越来越糟,逐渐发展为走路有时会跌倒,甚至出现小便失禁情况。家人送赵大爷到医院就诊,经一系列检查,医生诊断为"帕金森",不能治愈,只能控制症状,此后赵大爷每天吃药控制病情,但症状仍渐进性加重,近 1 年已经生活不能自理,无法走路,只能躺在床上,甚至需要他人喂饭,喝水吃饭时还常常出现呛咳,家人无法照顾,于是将他送到养老机构,由专业护理人员照顾。

一天中午,护理人员正给赵大爷喂饭,突然赵大爷出现剧烈咳嗽、气喘,护理人员马上停止喂饭,赶紧帮他拍背,拍了一会儿,赵大爷咳嗽气喘的情况好转。但当天下午赵大爷就出现发热,体温 39.0℃,气喘,痰多,养老机构的医生给他吃了退热药和消炎药,赵大爷的情况并未好转。第 2 天早上,工作人员发现赵大爷叫不醒,口唇发绀,喉间痰鸣,赶紧把赵大爷送到急诊。急诊医生迅速对赵大爷进行检查,当时测得 T 39.2℃,HR 130 次 /min,RR 42 次 /min,SpO$_2$ 83%。查体:神志模糊,呼之不应,双瞳孔等大等圆,直径约 3mm,对光反射迟钝;双肺呼吸音粗,可闻及大量散在痰鸣音及明显湿啰音。急查血常规:WBC 11.3 × 10^9/L,中性粒细胞百分比 86.6%,Hb 106g/L。血气分析:pH 值 7.317,PCO$_2$ 39.4mmHg,PaO$_2$ 53.0mmHg。凝血功能:PT 13.8s,INR 1.17R,纤维蛋白原(FIB)5.50g/L,活化部分凝血活酶时间(APTT)32.2s。心肌酶学检查:天冬氨酸转氨酶(AST)47U/L,肌酸激酶(CK)307U/L,CK-MB 23U/L,LDH 277U/L。胸片:两下肺感染,以右下肺为甚。考虑病情危重,收入 ICU 进一步监护治疗。

【提示问题】

1. 患者有什么临床特点?

2. 你的初步中西医诊断是什么?诊断依据是什么?

3. 是否需要为患者做其他的检查?为什么?

4. 对于患者意识改变,应如何考虑?

【主要讨论内容】

1. 误吸、吸入性肺炎的定义及发生机制是什么?

2. 吸入性肺炎的病原学特点是什么?

3. 老年人肺炎有什么临床特点?

4. 中医对重症肺炎的病因病机如何认识?

【推荐阅读文献】

1. 刘大为. 实用重症医学[M]. 2 版. 北京:人民卫生出版社,2017.

2. MANDELL LA,NIEDERMAN MS. Aspiration pneumonia[J]. N Engl J Med,2019,380(7):651-663.

-------------------------------------| 第二幕 |-------------------------------------

赵大爷被收入 ICU 后立即予气管插管接呼吸机辅助通气,光导纤维支气管镜检查气

道,气管镜下可见气管黏膜充血、水肿,有大量白黏痰,留取深部痰送检并充分吸痰。予经验性使用抗生素抗感染以及化痰、抗炎解痉平喘、改善帕金森症状等治疗。

入院第 3 天晚上,赵大爷再次出现高热,痰多白黏,深部痰培养提示铜绿假单胞菌及白念珠菌感染,根据抗菌药物敏感性结果调整抗感染治疗方案,并予静脉滴注免疫球蛋白增强机体免疫力,同时加强营养支持,辨证使用中药汤剂治疗。入院后赵大爷神志逐渐好转,但气促反复,痰多,咳痰无力,医生们对于赵大爷的病情治疗进行了评估讨论,多次调整治疗方案。

经过 14 天的积极救治,赵大爷无发热,痰量减少,逐步撤离呼吸机支持。

赵大爷病情逐渐改善并转下级医院进行康复治疗,考虑到赵大爷误吸的风险,予长期留置胃管,鼻饲饮食。

【提示问题】

1. 吸入性肺炎的危险因素有哪些?

2. 重症肺炎中西医治疗原则是什么?

3. 该患者人工气道建立的时机是什么? 呼吸机治疗和撤减的原则是什么?

4. 哪些抗生素可治疗铜绿假单胞菌感染?

【主要讨论内容】

1. 吸入性肺炎如何进行抗感染治疗?

2. 吸入性肺炎如何预防?

3. 老年人肺炎中医如何辨治?

【推荐阅读文献】

METLAY JP,WATERER GW,LONG AC,et al. Diagnosis and treatment of adults with community-acquired pneumonia. An official clinical practice guideline of the American Thoracic Society and Infectious Diseases Society of America［J］. Am J Respir Crit Care Med,2019,200 (7): e45-e67.

(翁燕娜)

案例 4　肠源性脓毒症

【学习目标】

了解脓毒症/肠源性脓毒症的定义、病因、发病机制;熟悉肠源性脓毒症的临床表现、辅助检查特点;掌握肠源性脓毒症的的诊断、鉴别诊断和治疗;熟悉腹痛的中医病因病机;掌握腹痛的辨证要点、中医药治疗切入点。

1. 基础医学

(1)肠道结构和生理功能。

（2）肠源性脓毒症的病理生理。

（3）中医对小肠、大肠的生理功能、病理状态及相关证候的认识。

2. 临床医学

（1）腹痛的病因及鉴别诊断。

（2）急性胃肠炎的诊断。

（3）肠源性脓毒症的常见病因。

（4）肠源性脓毒症的临床表现、辅助检查、诊断及鉴别诊断。

（5）肠源性脓毒症的治疗。

（6）中医对本病的病因病机认识、治疗切入点。

3. 人文医学

（1）肠源性脓毒症的流行病学、预后。

（2）肠源性脓毒症的预防及健康教育。

（3）中医药调护方案。

【关键词】

急性胃肠炎；脓毒症；肠源性脓毒症；脓毒性休克；腹痛。

【时间分配】

1. 学生讨论时间 50 分钟。

2. 学生总结时间 20 分钟。

3. 教师总结讲评 10 分钟。

| 第一幕 |

41 岁的陈大姐平时特别爱吃肥腻的东西。前天晚上她又买了烧鹅，当晚吃了特别多，但没有吃完，陈大姐想着将吃剩的菜放到冰箱，留着第 2 天晚上接着吃。但到了晚上 11 时左右，她开始出现腹胀，上腹部和脐周疼痛，呕吐胃内容物 2 次，无腹泻，无发热。至凌晨 4 时左右觉腹痛加重，以右下腹为主，高热，自测体温 39℃，伴有寒战，解黄色稀烂便一次。家人将其送至当地医院就诊。查体：脐周压痛阳性，墨菲征阴性，血常规基本正常，急诊予初步的处理，未见好转，次日早上 7 时陈大姐仍觉腹痛难忍，高热，冷汗出，头晕，四肢冰冷，测得 T 39℃，BP 90/60mmHg，遂于 9 时转至我院急诊就诊。急诊诊查记录如下：T 38.9℃，BP 87/58mmHg，HR 96 次 /min，RR 22 次 /min，SpO$_2$ 94%，神清，精神疲倦，腹痛腹胀，发热，畏寒，头晕，冷汗出，四肢不温，恶心欲呕，大便稀烂臭秽，尿少，口干，舌暗红，苔黄腻，脉细数无力。双肺未闻及干、湿啰音，腹软，剑突下和脐周压痛，无反跳痛，墨菲征阴性，麦氏点无压痛，肠鸣音 6~8 次 /min。陈大姐因经期拒绝行妇科检查，她自诉 10 年前曾有异位妊娠手术治疗史。急查血常规：WBC 7.2 × 10^9/L，红细胞计数（RBC）3.62 × 10^{12}/L，Hb 109g/L，红细胞压积（HCT）31.8%，PLT 174 × 10^9/L。生化：钾离子（K$^+$）2.98mmol/L，TCO$_2$ 17.3mmol/L，LAC 5.82mmol/L。血气分析：pH 值 7.374，PCO$_2$ 30.5mmHg，PaO$_2$ 151.1mmHg，BEecf -6.9mmol/L，SaO$_2$ 96.8%。粪便常规 + 隐血试验：黏液（+），白细胞（++）/HPF，潜血（+）。肝肾功能、血淀粉酶正常，血、尿 HCG 阴性。胸部正侧位片及腹部平片：双肺未见明确实质病变；心影增

大,左室大;考虑小肠郁积,不能排除肠梗阻。

急诊医生予快速补液扩容、抗感染、纠正电解质失衡、护胃等治疗,陈大姐的腹痛症状未见缓解,其间呕吐黄褐色胃内容物 3 次。至 14 时陈大姐仍高热,体温 39.9℃,经扩容治疗,血压未改善,考虑病情危重,收入 ICU 监护治疗。

【提示问题】

1. 患者有什么临床特点?

2. 你的初步中西医诊断是什么?诊断依据是什么?

3. 是否需要为患者做其他的检查?为什么?

【主要讨论内容】

1. 急性腹痛的常见病因是什么?

2. 急性胃肠炎的诊断要点是什么?

3. 脓毒症、脓毒性休克及肠源性脓毒症的诊断要点是什么?

4. 中医对肠源性脓毒症的病因病机如何认识?

【推荐阅读文献】

中国医师协会急诊医师分会,中国研究型医院学会休克与脓毒症专业委员会. 中国脓毒症/脓毒性休克急诊治疗指南(2018)[J]. 临床急诊杂志,2018,19(9):567-588.

| 第二幕 |

陈大姐入院后,医生继续完善相关检查,并详细告知病情及检查必要性,她同意行妇科检查,妇检未见明显肿块、触痛,分泌物不多。妇科阴道 B 超示:子宫稍大,子宫小肌瘤,左附件混合性包块(性质待定)并盆腔少量积液。完善全腹部 CT:①子宫体积增大,不除外子宫肌瘤,建议必要时进一步检查;②脂肪肝、脾稍大;③双侧胸腔少许积液,腹部肠道积气(图 2-4、图 2-5)。治疗上予留置胃管、胃肠减压、禁食、抗感染,抑酸护胃,调节肠道菌群,灌肠通便,并加强补液扩容,予白蛋白、免疫球蛋白营养及免疫支持等治疗,配合中药辨证用药。

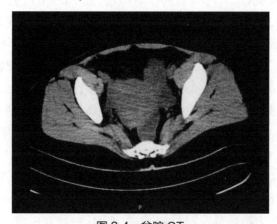

图 2-4 盆腔 CT

注:子宫增大,子宫左侧可见可疑软组织团块影。

入院第 3 天,陈大姐仍低热,下腹部胀痛较前缓解,时恶心欲呕,禁食,胃管内无胃液引出,大便次数多,每天 6~7 次,呈稀烂状,并有较多黏液,尝试予少量多次米汤水饮食,入院第 5 天起陈大姐发热基本消退,腹痛缓解,大便每天 3 次,血压恢复正常,生命体征平稳。入院第 8 天转普通病房继续治疗,经抗感染等治疗,症状改善,入院第 12 天出院。

出院后,陈大姐不敢再吃太多油腻的东西,天气热时隔夜的菜也尽量不吃。

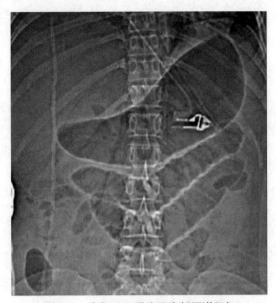

图 2-5　腹部 CT 重建示腹部肠道积气

【提示问题】

1. 该患者是否能诊断脓毒性休克?

2. 该患者如何进行液体复苏?

3. 肠源性脓毒症的中西医治疗原则是什么?

【主要讨论内容】

1. 脓毒性休克早期液体复苏的治疗目标是什么?

2. 肠源性脓毒症的发病机制是什么?

3. 肠源性脓毒症营养支持原则有什么?

4. 肠源性脓毒症的中医治疗如何切入?

【推荐阅读文献】

EVANS L,RHODES A,ALHAZZANI W,et al. Surviving sepsis campaign:international guidelines for management of sepsis and septic shock 2021［J］. Crit Care Med,2021,49(11):e1063-e1143.

(翁燕娜)

案例 5　尿脓毒血症

【学习目标】

熟悉脓毒症 / 尿脓毒血症的定义、病因、临床表现、辅助检查特点;掌握尿脓毒血症的诊断、鉴别诊断和治疗;掌握泌尿系结石、泌尿系感染诊断及治疗;熟悉淋证(石淋)的中医病因病机;掌握淋证(石淋)的辨证要点、中医药治疗切入点。

1. 基础医学

(1)泌尿系各个器官的结构和生理功能。

(2)尿脓毒血症的病理生理。

(3)中医对肾、膀胱的生理功能、病理状态及相关证候的认识。

2. 临床医学

(1)腰痛的病因及鉴别诊断。

(2)复杂性尿路感染的定义及诊断要点。

(3)尿脓毒血症的临床表现、辅助检查、诊断及鉴别诊断。

(4)尿脓毒血症的治疗。

(5)中医对本病的病因病机认识、治疗切入点。

3. 人文医学

(1)尿脓毒血症的流行病学特点、预后。

(2)尿脓毒血症的预防及健康教育。

(3)中医药调护方案。

【关键词】

泌尿系结石;泌尿系感染;脓毒症;尿脓毒血症;脓毒性休克;腰痛;石淋。

【时间分配】

1. 学生讨论时间 50 分钟。

2. 学生总结时间 20 分钟。

3. 教师总结讲评 10 分钟。

| 第一幕 |

45 岁的黎女士是一位公交司机,平时因为工作的关系上班时间喝水很少。5 年前她出现右侧腰痛,遂到医院检查,诊断为"肾结石",医生嘱咐她要多饮水,不要憋尿,定期来医院复查,经治疗她的腰痛好转。因为她在上班时间还是没办法多饮水,此后也曾经发作过几次腰痛,经治疗后也很快好转,所以黎女士也没太在意。近期黎女士工作比较劳累,5 月 28 日凌晨 3 时左右开始出现右侧腰腹部疼痛,呈持续性绞痛,向会阴部放射,伴恶心、呕吐胃内容物 1 次,非咖啡色,非喷射状,无腹泻,无发热恶寒,无尿急尿痛等。至我院急诊科就诊,医生诊查记录如下: T 36.8℃,BP 102/68mmHg,HR 98 次 /min,RR 22 次 /min,神清,右侧腰腹部疼痛,呈持续性绞痛,无发热畏寒,暂无呕吐,大便正常,无尿急尿痛,口干。双肺未闻及干、湿啰音,腹软,右下腹压痛阳性,无反跳痛,右肾区叩痛阳性,肠鸣音稍活跃。急查血常规: WBC 15.19×10^9/L,中性粒细胞百分比 91.7%,Hb 117g/L。尿常规:尿酮体(++),非结晶磷酸盐(++++)。离子: K$^+$ 3.37mmol/L。血淀粉酶(AMY)正常。腹部 B 超:肝右叶小囊肿声像,胆囊息肉声像,脾胰未见异常声像,右侧输尿管上段结石并右肾轻度积液;右下腹未见明显包块。考虑为"肾绞痛",予对症处理,并请外科会诊,治疗后症状缓解,黎女士要求离院返家,遂签字后离院。

当日下午黎女士出现高热寒战伴气促,再次来我院急诊就诊,医生诊查后记录如下: T 40.8℃,BP 98/65mmHg,HR 119 次 /min,RR 28 次 /min,SpO$_2$ 94%,神清疲倦,右侧腰部绞痛较前减轻,胀痛明显,伴头晕,无咳嗽咳痰,无明显腹痛,口干欲饮,舌红,苔黄腻,脉滑数。查体:右肾区叩击痛,余未见明显阳性体征;复查血常规: WBC 6.68×10^9/L,中性粒细胞百分比 92.8%,Hb 98g/L。离子:钠离子(Na$^+$)35mmol/L,K$^+$ 2.72mmol/L。尿常规正常。胸片及腹部平片:左下肺野阴影,考虑炎症,右上腹 $L_{2/3}$ 水平密影,右侧尿路结石待排除。

予抗感染、解热止痛、补钾补液等对症治疗,汗出后体温可降至正常,血钾正常,但第 2 天早上多次测血压波动在 70~83/50~56mmHg,心率波动于 106~110 次/min,复查血常规:WBC 28.04×10^9/L,中性粒细胞百分比 95.4%,Hb 98g/L,考虑病情危重收入 ICU 监护治疗。

急诊的实习医生不禁嘀咕:"突发寒战高热、侧腰疼痛,血象急性升高,还出现血压下降,感染考虑尿路来源但为什么尿常规却是正常的呢？难道这么严重的情况真是那一点点的肺炎引起的吗？关键的感染病灶到底在哪里？"

【提示问题】

1. 患者有什么临床特点？

2. 该患者感染的定位在哪里？

3. 你的初步中西医诊断分别是什么？依据有哪些？

4. 是否需要为患者做其他的检查？为什么？

5. 对此类患者如何进行急诊处理？

【主要讨论内容】

1. 急性腰痛的常见病因有哪些？

2. 复杂性尿路感染的定义及诊断要点是什么？

3. 尿脓毒血症的定义及诊断要点是什么？

4. 中医对尿脓毒血症的病因病机如何认识？

【推荐阅读文献】

1. 李为兵. 尿源性脓毒症的新定义及诊治进展[J]. 现代医药卫生,2018,34(5): 650-652,656.

2. 彭琳. 尿源性脓毒血症中医证候规律研究[J]. 山东中医药大学学报,2018,42(2): 153-156.

··················· | 第二幕 | ···················

黎女士入住 ICU 后,进一步完善相关检查。血气分析(吸氧 5L/min 下): pH 值 7.426,PCO_2 24.7mmHg,PaO_2 74.2mmHg,BEecf −7.6mmol/L,SaO_2 96.2%。凝血功能: PT 16.7s,INR 1.45R,FIB 4.31g/L,APTT 36.9s。D-dimer 0.658mg/L。C 反应蛋白(CRP)201.8mg/L。生化: 氯离子(Cl^-) 109.4mmol/L,Cr 136μmol/L。PCT 32.87ng/ml。心电图: 窦性心动过速。全腹 CT 平扫＋三维重建:①右肾结石、右侧输尿管上段结石并右肾及右侧输尿管上段轻度扩张、积液;②考虑胆囊泥沙样结石;③双下肺及左上肺下舌段炎症,双下肺含气不全;④双侧胸腔少量积液,右侧为著(图 2-6、图 2-7)。

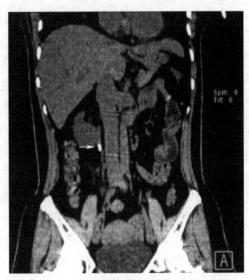

图 2-6　全腹 CT 重建示右侧输尿管上段结石

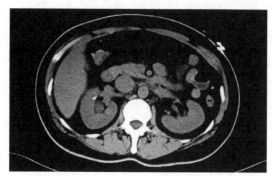

图 2-7　全腹 CT 示右肾结石并右肾轻度积液

治疗上予抗感染、碱化尿液、改善凝血功能、增强免疫力、加强补液及对症支持治疗。至 17：20 黎女士再次出现寒战高热，气促明显，约 45 次 /min，心率达 140 次 /min，血压 104/55mmHg，予无创呼吸机辅助通气。检验科口头报告：血培养为革兰氏阴性杆菌。

黎女士病情危重，经上述治疗后仍反复高热，脏器功能损害情况越来越严重，值班医生赶紧请示主任。主任查看患者后指示立即请泌尿外科会诊。

外科会诊考虑诊断明确，当日下午送手术室行经尿道膀胱镜下右侧输尿管支架管置入术。术中所见：膀胱黏膜光滑，双侧输尿管开口清晰，未见结石及新生物，右肾引流混浊积液。术后第 2 天黎女士精神好转，发热减退，体温 37.7℃，右侧腰部疼痛明显缓解，气促较前改善，维持中流量吸氧。复查血常规：WBC 24.3×10^9/L，中性粒细胞百分比 90.9%，RBC 3.47×10^{12}/L，Hb 98g/L，HCT 30%，PLT 151×10^9/L。尿常规：尿白细胞酯酶（+++），BLD（++++），PRO（++），尿酮体（+），尿白细胞计数 82 个 /μl，尿红细胞计数 288 个 /μl。复查凝血及肾功能恢复正常。术后第 3 天，黎女士退热，静息状态下已无明显气促。6 月 3 日血常规：WBC 9.2×10^9/L，中性粒细胞百分比 55.7%。PCT 1.88ng/ml。尿路平片：右侧尿路双"J"管留置后改变。B 超：右肾结石并少量积液形成，右输尿管上段稍增宽，内双"J"管回声，膀胱内导尿管球囊及双"J"管回声，左肾未见明显异常。血培养及肾积液细菌培养（+），药敏定量均为大肠埃希菌［超广谱 β- 内酰胺酶（ESBL）阳性］，根据药敏降阶梯调整抗生素方案。

经治疗，至 6 月 4 日患者精神良好，无特殊不适，生命体征稳定。血培养：无菌生长。6 月 5 日复查胸片：双肺感染较前明显吸收减少，左侧胸腔及右侧叶间积液较前减少，予出院。

出院后黎女士遵照医生的嘱咐定时复诊，择期又做了一次手术，把肾里的石头都取出来了。按照医生的要求在条件允许的情况下尽量多喝水，不憋尿，腰痛再没有发作过。

【提示问题】

1. 该患者如何选择抗感染的药物？

2. 该患者如何进行液体复苏？

3. 尿脓毒血症的中西医治疗原则有哪些？

【主要讨论内容】

1. 尿脓毒血症的常见病原菌有哪些？ 如何使用抗菌药物？

2. 尿脓毒血症的抗生素治疗有哪些注意事项？

3. 尿脓毒血症的治疗目标有哪些？

4. 尿脓毒血症的手术时机是什么？手术方式如何选择？

5. 尿脓毒血症的中医治疗原则是什么？

【推荐阅读文献】

SINGH KP，LI G，MITRANI-GOLD FS，et al. Systematic review and meta-analysis of antimicrobial treatment effect estimation in complicated urinary tract infection［J］. Antimicrob Agents Chemother，2013，57（11）：5284-5290.

（翁燕娜）

案例 6　脓毒症肝功能障碍

【学习目标】

> 了解黄疸的定义、病因；熟悉脓毒症肝功能障碍的发生机制、临床表现、辅助检查特点；掌握毒症肝功能障碍的诊断和鉴别诊断、治疗；熟悉黄疸的中医病因病机；掌握黄疸的辨证要点、中医药治疗。

1. 基础医学

(1)肝、胆的结构和生理功能。

(2)脓毒症肝损伤的病理生理。

(3)中医对肝、胆的生理功能、病理状态及相关证候的认识。

2. 临床医学

(1)黄疸的常见病因及鉴别诊断。

(2)黄疸的定义及诊断。

(3)脓毒症黄疸发生的机制。

(4)脓毒症肝损伤的临床表现。

(5)脓毒症肝损伤的治疗。

(6)中医对脓毒症黄疸病因病机的认识及治疗。

3. 人文医学

(1)脓毒症肝损伤的流行病学特点、预后。

(2)脓毒症肝损伤的预防及健康教育。

(3)中医药调护方案。

【关键词】

脓毒症；脓毒症肝损伤；黄疸。

【时间分配】

1. 学生讨论时间 50 分钟。

2. 学生总结时间 20 分钟。

3. 教师总结讲评 10 分钟。

·········｜ **第一幕** ｜·········

　　37 岁的李先生,平时身体不错,但喜欢抽烟喝酒,烟龄和酒龄都已有 20 年,平均每天吸20 支烟,饮白酒 2 两至半斤,一直未戒。1 周前李先生无明显诱因开始出现尿频、尿急、尿痛,伴发热恶寒,无腰痛,无呕吐,无肉眼血尿,未测体温,自服中成药及退热药后症状间可缓解。5 天前曾因一过性腰痛,自诉外涂止痛药膏(具体不详)后腰痛缓解。4 天前他开始发现自己身目黄染,伴小便黄,初起未予重视,未就诊治疗。昨日上午李先生开始出现腹泻,解黄绿色稀烂至水样大便 10 余次,至当地医院门诊就诊,当时测体温 37.4℃,给予头孢类及喹诺酮类抗菌药抗感染以及补液治疗后症状未见缓解,并出现腰腹痛,腰痛以左侧为甚,腹痛以下腹部为主,呈持续性胀痛,伴恶心欲呕,身目黄染有所加重。遂于今日下午至急诊就诊。急诊诊查记录如下:T 38.4℃,HR 108 次/min,RR 19 次/min,BP 115/83mmHg,SpO_2 100%;神清,精神疲倦,尿频,尿急,尿痛,尿黄,尿量尚可,发热,畏寒,腰痛,腹痛,以下腹为主,身目黄染色鲜明,口干口苦,暂无腹泻,纳眠欠佳,无呕吐,无咳嗽气促,舌暗红,苔黄腻,脉弦滑数。皮肤巩膜中度黄染,全腹平软,下腹部压痛,无明显反跳痛,全腹未及包块,肝右肋下约1cm 处可触及,质软,光滑,轻压痛,肝颈静脉回流征阴性,墨菲征阴性,肝区叩击痛,双肾区叩击痛,左侧明显,肠鸣音正常。急查血常规:WBC $24.9×10^9$/L,中性粒细胞百分比 92.4%,Hb 142g/L,PLT $226×10^9$/L。尿常规:胆红素(+),PRO(++),BLD(++),白细胞酯酶(++)。急诊生化:Na^+ 135mmol/L,Cr 419μmol/L,尿素(Urea)13.35mmol/L。AMY 31U/L。肝功能:丙氨酸转氨酶(ALT)18U/L,AST 17U/L,TBIL 171.9μmol/L,DBIL 136.4μmol/L,总胆汁酸(TBA)30.7μmol/L。血氨(正常值参考范围 9.0~30.0μmol/L)26.3μmol/L。X 线胸片:心肺未见明确实质性病变。X 线腹平片:膈下未见游离气体,可见少量肠气及肠内容物,未见扩张肠管及液气平面;所见泌尿系行程区未见明确阳性结石影。

　　急诊给予处理后患者未再腹泻,但其余症状缓解不明显,考虑病情危重收入 ICU 治疗。

【提示问题】

1. 患者有什么临床特点?

2. 该患者感染的定位在哪里? 消化道? 泌尿道?

3. 你的初步中西医诊断是什么? 依据是什么?

4. 是否需要为患者做其他的检查? 为什么?

【主要讨论内容】

1. 黄疸的常见病因有什么?

2. 黄疸的定义及诊断是什么?

3. 脓毒症肝损伤的临床表现有哪些?

4. 中医对脓毒症黄疸的病因病机如何认识?

【推荐阅读文献】

1. 丁仁彧,林园,马晓春. 如何认识脓毒症肝损伤[J]. 中国实用内科杂志,2018,38(11):998-1001.

2. VASSALO GA, DIONISI T, TARLI C, et al. Alcohol-related liver disease and sepsis [J]. Eur Rev Med Pharmacol Sci, 2021, 25(13): 4563-4569.

···························· | 第二幕 | ·····························

李先生进入 ICU 后,继续完善相关辅助检查。血常规: WBC 8.10×10^9/L,中性粒细胞百分比 70.0%,RBC 30×10^{12}/L,Hb 138g/L,PLT 202×10^9/L。急诊生化: K^+ 4.17mmol/L,Cr 154.2μmol/L。肝功能: TBIL 93.2μmol/L,DBIL 67.1μmol/L,间接胆红素(IBIL)26.1mmol/L。凝血功能: PT 12.7s,INR 1.08R,FIB 8.02g/L,APTT 36.3s。免疫六项: 免疫球蛋白 G(IgG)11.70g/L,免疫球蛋白 M(IgM)1.35g/L,免疫球蛋白 A(IgA)3.55g/L,总补体 CH50 54U/ml,补体 C3(C3)1.4g/L,补体 C4(C4)0.35g/L。风湿三项: 抗链球菌溶血素 O 试验(ASO)30IU/ml,类风湿因子(RF)8.2IU/ml,CRP 86.1mg/L。乙肝五项均为阴性。红细胞沉降率(ESR)110.0mm/h。心肌酶正常。肥达试验、外斐反应、大便常规未见异常。心电图: 窦性心动过速;中段尿培养未见致病菌。B 超: 肝胆胰脾未见异常,双肾肿大,实质弥漫性改变,前列腺增大并钙化斑,膀胱未见异常。腹部 CT: ①脂肪肝;②左肾周筋膜增厚,左肾周脂肪间隙稍模糊,拟肾周炎;③所见左下肺轻度感染,并双侧少量胸腔积液。心脏彩超: EF 65%,二尖瓣、三尖瓣轻度关闭不全;中度肺动脉高压。

治疗上,给予抗感染、利胆退黄、护肝、护胃,并加强补液支持。经治疗后,患者病情逐渐好转稳定,入院第 3 天复查,肝功能: TBIL 93.2μmol/L,DBIL 67.1μmol/L,IBIL 26.1μmmol/L。Cr 126.0μmol/L。血常规、尿常规正常。患者发热减退,腰腹痛基本缓解,身目黄染减轻,小便色淡黄量可,转普通病房继续治疗。入院第 7 天复查 TBIL 57.8μmol/L,DBIL 35.3μmol/L,Cr 92μmol/L,入院第 10 天出院。

出院后医护人员叮嘱李先生戒烟、戒酒,李先生也认识到长期饮酒吸烟危害性,下定决心戒烟戒酒、好好锻炼身体。

【提示问题】

1. 该患者如何选择抗感染的药物?

2. 该患者需要进行液体复苏吗?

3. 该患者发生黄疸的原因是什么? 如何处理?

4. 脓毒症黄疸的中西医治疗原则有哪些?

【主要讨论内容】

1. 成人脓毒症患者高胆红素血症的发生机制是什么?

2. 脓毒症肝损伤如何治疗?

3. 脓毒症黄疸的中医治疗原则是什么?

【推荐阅读文献】

孙宁,栾正刚.脓毒症合并肝损伤的诊断与治疗研究进展[J].中国临床新医学,2018,11(3):294-298.

(翁燕娜)

案例 7　急性胆管炎

【学习目标】

> 掌握急性胆管炎的定义、诊断及鉴别诊断、治疗和并发症的防治；熟悉急性胆管炎的病因、发病机制、临床表现、辅助检查、严重度分级；了解胆石症、胆胀的中医病因病机；掌握胆石症、胆胀的辨证要点、中医药治疗切入点。

1. 基础医学

(1)胆道结构和生理功能。

(2)胆管炎的病理生理。

(3)中医对肝、胆的生理功能、病理状态及相关证候的认识。

2. 临床医学

(1)上腹痛的常见病因及鉴别诊断。

(2)黄疸的常见病因及分类。

(3)急性胆管炎的临床表现、辅助检查、诊断及鉴别诊断。

(4)急性胆管炎的治疗。

(5)急性胆管炎的主要并发症。

(6)中医对本病的病因病机认识、治疗切入点。

3. 人文医学

(1)急性胆管炎的流行病学特点、预后。

(2)急性胆管炎的预防及健康教育。

(3)中医药调护方案。

【关键词】

急性胆管炎；胆石症；黄疸；胆道引流术；经验性抗生素治疗；排石祛邪。

【时间分配】

1. 学生讨论时间 50 分钟。

2. 学生总结时间 20 分钟。

3. 教师总结讲评 10 分钟。

-------------------- | 第一幕 | --------------------

邓伯伯今年 66 岁了，平时最爱喝酒，每天饭不一定吃，但酒天天都喝。

这几天他上腹疼痛的毛病又发作了，一阵一阵地绞着痛，恶心欲呕。这次没有像以前那样忍忍就过了，而且今天还发起烧来，怕冷，小便浓茶色，家人看他眼睛、皮肤都觉得发黄，忙拉着他到了急诊就诊。

很快急诊医师给邓伯伯进行了诊查，记录如下：T 38.3℃，HR 98 次 /min，RR 20 次 /min，

BP 127/78mmHg,神清,疲倦,右上腹阵发性胀痛,皮肤、巩膜黄染,发热,无气促,无咳嗽咳痰,小便浓茶色,大便未解。舌暗红,苔黄腻,脉弦细。皮肤、巩膜黄染,双肺未闻及干、湿啰音,右上腹压痛,无反跳痛,墨菲征阳性,肝区叩击痛,肠鸣音正常。急查血常规:WBC 13.79×10^9/L,中性粒细胞百分比 87.4%。肝功能:ALT 289.5U/L,TBIL 108.3μmol/L,DBIL 74.5μmol/L。BNP 117.22ng/L。 腹部 CT (图 2-8):胆囊结石,胆囊炎;胆总管下段结石,以上胆总管扩张;结肠郁积。

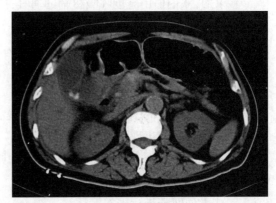

图 2-8　腹部 CT

急诊给予抗感染、补液、护肝、护胃等处理后,收入专科病房治疗。

【提示问题】

1. 患者有什么临床特点?

2. 你的初步中西医诊断分别是什么? 依据是什么?

3. 是否需要为患者做其他的检查? 为什么?

【主要讨论内容】

1. 导致上腹痛的常见疾病有哪些?

2. 急性胆管炎的诊断要点是什么?

3. 重症胆管炎的诊断要点是什么?

4. 中医对胆石症的病因病机如何认识?

【推荐阅读文献】

中华医学会外科学分会胆道外科学组. 急性胆道系统感染的诊断和治疗指南(2021 版)[J]. 中华外科杂志,2021,59(6):422-429.

────────────── | 第二幕 | ──────────────

邓伯伯入住专科病房后,专科林医生建议行内镜、介入或外科手术治疗,邓伯伯思前想后,不愿意手术治疗,和儿子一同签字拒绝手术治疗。于是林医生给邓伯伯安排了禁食、抗感染、护肝、护胃、营养支持等治疗。

到了第 2 天,邓伯伯皮肤、小便看着颜色更黄了,突然寒战,发热 39.3℃,觉得呼吸越来越困难,呼吸频率达 30 次 /min 左右,肚子胀得难受,坐卧不安,林医生给他安排了床旁心电图、血氧饱和度等生命体征检测,在面罩 8L/min 的吸氧支持下,SpO_2 只有 85% 左右。急忙复查血气分析,结果示:pH 值 7.511,PCO_2 22.9mmHg,PaO_2 50.7mmHg,SaO_2 86.5%。血常规:WBC 14.99×10^9/L,中性粒细胞百分比 88.8%。PCT:5.2ng/ml。肝功能:TBIL 106.9μmol/L,DBIL 86μmol/L。

林医生急忙找来 ICU 方医生,反复与邓伯伯、邓伯伯儿子讲述病情,邓伯伯和儿子才意识到再不积极手术治疗,可能会错失最后的抢救机会,连忙签字同意手术治疗。专科急诊手术行胆道取石及引流,术后收入 ICU。

在 ICU,邓伯伯用有创呼吸机辅助通气,广谱抗生素抗感染,并行禁食、营养支持、护肝、护胃等措施,同时中医辨证治疗。经积极治疗半个月,邓伯伯才逐渐停用呼吸机,病情改善转普通病房继续治疗,转普通病房 1 周后出院。

出院后,邓伯伯遵从医生嘱咐按时吃饭、少吃油腻、尽量戒酒,腹痛不再经常发作。

【提示问题】

1. 急性胆管炎的中西医治疗原则有哪些?

2. 该患者为何出现呼吸困难?

3. 该患者的呼吸支持治疗应遵循什么原则?

【主要讨论内容】

1. 患者何时该进行手术治疗?

2. 手术方式选择的原则是什么?

3. 对该患者应如何制订抗生素治疗方案?

4. 该病中医治疗如何切入?

【推荐阅读文献】

TAKADA T. Tokyo Guidelines 2018: updated Tokyo Guidelines for the management of acute cholangitis/acute cholecystitis [J]. J Hepatobiliary Pancreat Sci, 2018, 25(1): 1-2.

（赖　芳　王　琴）

案例 8　创伤弧菌感染

【学习目标】

> 了解创伤弧菌感染的定义、病因、发病机制;熟悉创伤弧菌感染的流行病学特点、临床表现、辅助检查特点;掌握创伤弧菌感染的诊断、鉴别诊断和治疗;熟悉中医外科学中"发"的中医病因病机;掌握"发"的辨证要点、中医药治疗切入点。

1. 基础医学

(1)创伤弧菌感染的流行病学特点。

(2)创伤弧菌感染的病理生理。

(3)中医对"发"的认识。

2. 临床医学

(1)伤口迅速恶化、肌肉坏死的常见病因及鉴别诊断。

(2)创伤弧菌感染的临床表现、辅助检查、诊断及鉴别诊断。

(3)创伤弧菌感染的治疗。

(4)感染性休克的治疗。

（5）中医对本病的病因病机认识、治疗切入点。

3. 人文医学

（1）创伤弧菌感染的预后。

（2）创伤弧菌感染的预防及健康教育。

（3）中医药调护方案。

【关键词】

创伤弧菌；脓毒症；坏死性软组织感染；发。

【时间分配】

1. 学生讨论时间 50 分钟。

2. 学生总结时间 20 分钟。

3. 教师总结讲评 10 分钟。

| 第一幕 |

　　黄伯伯已经 91 岁了，10 余年前虽在外院诊断为冠心病三支病变，曾行经皮冠状动脉介入治疗，但平时心脏功能尚可，生活自理。黄伯伯喜欢吃鱼，特别是罗非鱼。1 天前，黄伯伯买来罗非鱼，在清洗的时候右手虎口不慎被鱼刺扎了一下，当时没觉得有多痛，但是吃完饭后伤口有点肿痛，自己擦了点清凉油后舒服一点，也就没有在意。谁知到了凌晨，伤口肿痛加重。今早一早就过来急诊就诊，在急诊处理过程中红肿热痛仍在加重，急诊医生不放心，给予抗生素及伤口初步处理后就收入骨科住院。入院后短短几小时，黄伯伯伤口红肿热痛进一步加重，伤口已经出现紫黑色血疱，而且肿胀、血疱范围还在扩大（图 2-9）。骨科医生考虑需要紧急手术，给予药物抗感染的同时迅速送手术室行手软组织切开减压术（右）+ 上肢软组织清创术（右）+ 上肢血管探查术（右）（图 2-10），留取右手背处水疱及伤口分泌物行细菌培养。术中黄伯伯已经出现四肢发凉，血压低，给予积极输血输液仍未见明显改善，给予去甲肾上腺素静脉泵入，病情危重，术后送入 ICU。

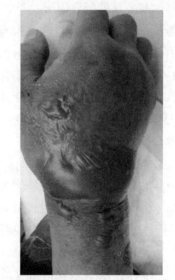

图 2-9　右手肿胀及出现黑色血疱

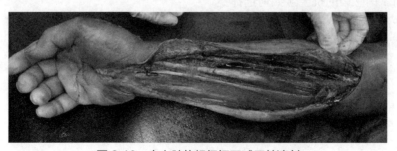

图 2-10　右上肢软组织切开减压并清创

【提示问题】

1. 患者有什么临床特点？

2. 你的初步中西医诊断分别是什么？依据是什么？

3. 是否需要为患者做其他的检查？为什么？

【主要讨论内容】

1. 出现伤口迅速恶化的常见疾病有哪些？

2. 创伤弧菌感染的诊断要点是什么？

3. 中医对"发"病因病机如何认识？

【推荐阅读文献】

卢中秋,卢才教,洪广亮,等. 34 例创伤弧菌脓毒症患者的流行病学特点及临床诊治[J].中华急诊医学杂志,2009,18(7): 732-736.

| 第二幕 |

黄伯伯转入 ICU 后立即予有创呼吸机辅助通气,血压低,右上肢瘀黑、冰冷(图 2-11),去甲肾上腺素持续泵入维持血压,积极补液扩容,予参附注射液静脉推注以回阳救逆;输注新鲜血浆及其他凝血因子。予头孢哌酮钠舒巴坦钠＋莫西沙星静脉滴注以抗感染;碳酸氢钠静脉滴注以纠正代谢性酸中毒。黄伯伯休克仍继续加重,四肢冰冷,入 ICU 8 小时后心跳停止,立即给予心肺复苏,反复抢救无效,宣布临床死亡。当天多次血培养(需氧、厌氧)及脓液培养均提示：创伤弧菌。

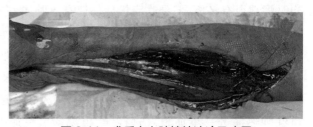

图 2-11 术后右上肢持续冰冷及瘀黑

【提示问题】

1. 创伤弧菌感染源是什么？有哪些感染途径及易感人群？

2. 创伤弧菌感染的病死率如何？

3. 创伤弧菌伤口感染中西医治疗原则有哪些？

【主要讨论内容】

1. 创伤弧菌感染的危害性大吗？病死率有多高？为何强调早期救治的重要性？

2. 创伤弧菌伤口感染,何时为外科介入的时机？

3. 创伤弧菌感染的抗生素如何选择？

4. 创伤弧菌伤口感染的中医治疗如何切入？

【推荐阅读文献】

卢才教,郭海雷,洪广亮,等. 早期外科手术治疗对肢体感染脓毒症的预后影响[J].中华创伤杂志,2012,28(4): 321-323.

(杜炯栋 李梦丽)

案例 9　导管相关念珠菌血流感染

【学习目标】

了解导管相关血流感染的发病机制、常见病原菌；掌握导管相关念珠菌血流感染的诊断标准、处理原则及预防措施；熟悉念珠菌血症的高危因素、常见病原体、抗真菌治疗及鉴别定植和感染的方法；了解中医对导管相关念珠菌血流感染的病因病机的认识；掌握导管相关念珠菌血流感染的中医辨证要点、中医药治疗切入点。

1. 基础医学

(1) β-D- 葡聚糖试验(β-D-glucan test，G test)及半乳甘露聚糖抗原试验(galactomannan antigen test，GM test)的临床意义。

(2) 导管相关血流感染的发病机制。

(3) 中医对导管相关血流感染的生理功能、病理状态及相关证候的认识。

2. 临床医学

(1) 感染性发热的诊断思路。

(2) 导管相关血流感染的常见病原菌、诊断标准、鉴别定植与感染。

(3) 导管相关血流感染的治疗原则。

(4) 中医对本病的病因病机认识、治疗切入点。

3. 人文医学

(1) 导管相关血流感染的流行病学特点、预后。

(2) 导管相关血流感染的预防。

(3) 中医药调护方案。

【关键词】

导管相关血流感染；念珠菌血症；温病；抗生素治疗；β-D- 葡聚糖试验；半乳甘露聚糖抗原试验。

【时间分配】

1. 学生讨论时间 50 分钟。

2. 学生总结时间 20 分钟。

3. 教师总结讲评 10 分钟。

| 第一幕 |

陈姨今年 79 岁，喜欢吃巧克力等肥甘厚腻的食物。10 多年前开始出现反复口干多饮，去医院检查诊断为 2 型糖尿病，医生建议她使用口服药物及皮下注射胰岛素治疗，但陈姨一直未予重视，血糖控制时好时坏。去年 7 月陈姨出现双下肢水肿，收入内分泌科住院治疗，入院后查血肌酐为 240μmol/L，诊断为 2 型糖尿病肾病(Ⅴ期)。后来她发现自己的尿量在

慢慢减少,喝水一多脚肿得更厉害,在门诊多次就诊,服用利尿药可改善症状。今年 5 月 30 日她服用了数片利尿药,但全天尿量还不足 100ml,遂至医院住院治疗。入院查血肌酐升到 788μmol/L,医生予留置右股静脉血透管,开始行血液透析(简称血透)治疗,经治疗情况好转后出院。其后于 6 月中旬至广州市某医院行左上肢动静脉内瘘成形术,出院后在外院行经股静脉血透管血液透析治疗,每周 3 次,拟待动静脉瘘管稳定后改动静脉瘘管血透。

3 天前陈姨在外就餐后出现腹泻、腹胀不适,去医院透析过程中出现高热、寒战,测得体温 39.8℃,伴气促。透析科给予完善血培养,并停止血液透析,予头孢他啶抗感染,但效果不明显,于是陈姨转上级医院继续治疗。至急诊时,症状为发热,气促,无尿。查血常规: WBC 22.73×10^9/L,中性粒细胞百分比 96.6%,Hb 101g/L,PLT 152×10^9/L。生化: TCO$_2$ 13mmol/L,GLU 23mmol/L,Urea 18.37mmol/L,Cr 602μmol/L。β 羟丁酸 1.06mmol/L。CRP 85.8mg/L。PCT 22ng/ml。超敏肌钙蛋白 T 0.057μg/L。D-dimer 3.490mg/L。AMY 正常。胸片: ①主动脉硬化,主动脉型心脏;②左下肺感染。急诊予经验性抗感染以及对症支持治疗,考虑病情危重,收入 ICU 治疗。

当时陈姨神志尚清楚,但精神比较疲倦,发热,测得体温 37.5℃,无寒战,右股留置血透导管,管口处皮肤红肿疼痛,气促,胸闷,心悸,咳嗽,痰少,无头痛头晕,双眼视物模糊,口干,腹胀,无腹痛,纳、眠差,无尿,黄褐色稀水样便,每日 4~5 次。检查发现 HR 100 次/min,RR 29 次/min,BP 174/73mmHg;双肺呼吸音清,双下肺闻及少量湿啰音,叩诊心界向左下扩大,心律齐,二尖瓣听诊区可闻及 3/6 级收缩期吹风样杂音。左上肢动静脉内瘘可触及明显震颤;右股静脉血透导管穿刺口红肿,未见明显脓性分泌物流出;双下肢无水肿。舌淡暗,苔微黄,脉沉细数。

【提示问题】

1. 患者有什么临床特点?发热的原因是什么?
2. 你的初步中西医诊断分别是什么?依据是什么?
3. 是否需要为患者做其他的检查?为什么?

【主要讨论内容】

1. 感染性发热的常见病灶有哪些?
2. 导管相关血流感染的诊断标准是什么?
3. 导管相关血流感染的发病机制有哪些?
4. 导管相关血流感染的常见病原菌有哪些?
5. 中医对导管相关血流感染的病因病机如何认识?

【推荐阅读文献】

CHAVES F,GARNACHO-MONTERO J,DEL POZO JL,et al. Diagnosis and treatment of catheter-related bloodstream infection: clinical guidelines of the Spanish Society of Infectious Diseases and Clinical Microbiology and(SEIMC)and the Spanish Society of Spanish Society of Intensive and Critical Care Medicine and Coronary Units(SEMICYUC)[J],Med Intensiva(Engl Ed),2018,42(1): 5-36.

────────────── | 第二幕 | ──────────────

陈姨转入 ICU 后,医生查血气分析(面罩吸氧 5L/min): pH 值 7.402,PaCO$_2$ 24.2mmHg,PaO$_2$ 88.5mmHg,BEecf –9.1mmol/L,SaO$_2$ 97.7%。BNP 977ng/L。肝功能: ALB 26.9g/L。内毒素定量

12.7pg/ml。心肌酶、肌钙蛋白定量正常。心电图:窦性心律,V_1、V_2 导联呈 QS 型,ST 段改变。

医生建议立即拔除原右股静脉血透管,并重新留置右颈内静脉血透管行床旁 CRRT,并按规范留取外周血、导管血、导管尖端病原学培养标本。陈姨对此治疗方案并不满意:"又要拔,又要插,还要到处一管一管地抽那么多血,本来就贫血了⋯⋯" 医生耐心地给陈姨解释这些检查和治疗的必要性,最终取得了陈姨的理解与配合。药物方面,予经验性使用抗生素治疗,同时予以控制血压、血糖、调脂稳斑、抗血小板聚集等治疗。入院后追踪外院血培养检查结果,报告为白念珠菌,医生根据病原学情况、病灶情况,并结合陈姨的肝肾功能、血液滤过治疗强度调整了抗感染的方案和疗程。

经积极治疗,陈姨病情得到控制,无发热,生命体征平稳,复查胸片提示原左下肺感染较前大部吸收,多次复查血培养阴性。住院 10 天后转普通病房,继续治疗 5 天后出院。

【提示问题】

1. 为何医生建议马上拔除导管?

2. 念珠菌血症的高危因素是什么?

3. 如何判定病原体是定植还是感染?

4. 念珠菌血症的中西医治疗原则有哪些?

5. 如何预防导管相关血流感染?

【主要讨论内容】

1. 导管相关血流感染的处理原则是什么?

2. 念珠菌血症的高危因素及常见病原体是什么?

3. 如何鉴别念珠菌定植还是感染?

4. 念珠菌血症的抗真菌治疗原则是什么?

5. 导管相关血流感染中医如何辨证论治?

6. 导管相关血流感染如何预防?

【推荐阅读文献】

LING ML,APISARNTHANARAK A,JAGGI N,et al. APSIC guide for prevention of Central Line Associated Bloodstream Infections(CLABSI)[J]. Antimicrob Resist Infect Control,2016,5:16.

(张　燕)

案例10　恙　虫　病

【学习目标】

　　熟悉恙虫病的病因、临床表现、辅助检查特点;了解恙虫病的发病机制;掌握重症恙虫病的诊断、鉴别诊断和治疗;了解湿温病的中医病因病机;掌握湿温病的辨证要点、中医药治疗切入点。

1. 基础医学

(1)外斐反应的原理。

(2)恙虫病的病理生理。

(3)中医对恙虫病的生理功能、病理状态及相关证候的认识。

2. 临床医学

(1)问诊的技巧。

(2)发热的常见病因及诊断思路。

(3)重症恙虫病的临床表现、辅助检查、诊断及鉴别诊断。

(4)重症恙虫病的治疗。

(5)中医对本病的病因病机认识、治疗切入点。

3. 人文医学

(1)重症恙虫病的流行病学特点、预后。

(2)重症恙虫病的预防及健康教育。

(3)中医药调护方案。

【关键词】

重症恙虫病;外斐反应;湿温。

【时间分配】

1. 学生讨论时间 50 分钟。

2. 学生总结时间 20 分钟。

3. 教师总结讲评 10 分钟。

---------------------------| 第一幕 |---------------------------

　　苏叔叔今年 66 岁,退休后经常带孙子去公园玩,喜欢在夏日的傍晚,坐在树荫下的草地上纳凉。8 天前,他带孙子在公园玩时,突然觉得有些怕冷、发热,赶紧回家,测得体温 38℃,伴有少许头痛,他以为感冒了,就在家休息了 5 天,但仍然反复发热,家人开始担心,于是今天到急诊就诊。医生给他做了相关检查,血常规:WBC 10.21×10⁹/L,中性粒细胞百分比49%,余无异常;肝功能:ALT 151U/L,AST 124U/L,γ-GT 133U/L;CRP 78.94mg/L。胸片:左肺上叶舌段及右肺中叶炎症。腹部 CT 平扫:①肝 S3 段囊肿;轻度脂肪肝。②双肾囊肿;右肾小结石;阑尾改变,注意慢性阑尾炎。③拟胆囊点状结石并慢性胆囊炎;前列腺点状钙化。④左肺上叶下舌段、右肺中叶内侧段少许慢性炎症、纤维灶。⑤胰腺、脾脏、膀胱未见明确异常。外斐反应、肥达试验阴性,登革病毒 NS1 抗原检测阴性,登革病毒抗体 IgM 检测阴性,登革病毒抗体 IgG 检测阴性。急诊给予抗感染、护肝及其他对症支持治疗,收入普通病房住院治疗。

　　入院第 2 天,苏叔叔就出现气促加重,神清,疲倦乏力,仍有反复发热,体温最高达39.2℃,午后为甚,发热时头痛明显,恶寒,偶有咳嗽咳痰,口干口苦,纳眠差,排水样便 6 次,小便茶色,舌红黄腻,舌尖偏红,脉弦滑。腹部皮肤可见少许皮疹,右腹股沟区有一椭圆形皮损(图 2-12),无疼痛、瘙痒,浅表淋巴结未触及肿大,双肺呼吸音粗,未闻及干、湿啰音,心率 89 次 /min，律齐，各瓣膜听诊区未闻及病理性杂音。医生给他复查了血气分析：pH 值 7.554，PaO_2 59.7mmHg，$PaCO_2$ 22.9mmHg，全血碱剩余（BEb）–0.6mmol/L，LAC 1.2mmol/L。复查胸片（图 2-13）对比旧片提示：①左肺上叶舌段及右肺中叶炎症较前增多；②轻度肺淤血，左侧少量胸积液。考虑苏叔叔出现了呼吸衰竭，病情危重，转入 ICU 监护治疗。

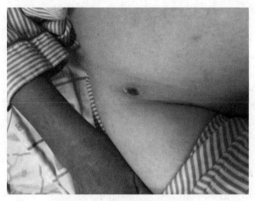

图 2-12　右腹股沟区皮损

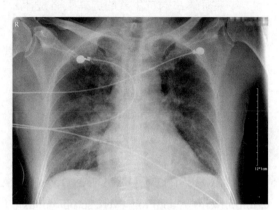

图 2-13　胸片

【提示问题】

1. 患者有什么临床特点？

2. 你的初步中西医诊断分别是什么？依据是什么？

3. 是否需要为患者做其他的检查？为什么？

【主要讨论内容】

1. 引起发热的常见疾病有哪些？

2. 重症恙虫病的诊断要点是什么？

3. 中医对重症恙虫病的病因病机如何认识？

【推荐阅读文献】

NARAYANAPPA D，GEETHA R，RAJANI HS. Diagnostic accuracy of rapid antibody detection test for scrub typhus［J］. Indian Pediatr. 2023，60（7）：546-548.

········ | 第二幕 | ········

苏叔叔转入 ICU 后，经再次追问病史，他发病前有公园草地接触史，右下腹皮损考虑为恙虫病焦痂可能性大，给予针对性调整抗生素方案；同时胸片提示肺部渗出病灶增大，不除外重症肺炎，予加强抗感染治疗。此外，予无创呼吸机辅助通气、护肝、调节免疫功能以及其他支持治疗，同时给予中医辨证治疗。3 日后复查外斐反应结果回复：OXk 阳性，1∶160；OX19 阴性，1∶40；OX2 阳性，1∶80。

经 1 周的治疗，苏叔叔病情稳定下来，体温下降，可脱离呼吸机，肝功能恢复正常，转回普通病房继续治疗，5 天后出院。出院后，苏叔叔再也不敢随便靠近草地，到了花草蚊虫多的地方，也一定穿好长衣长裤、喷涂防虫剂，做好防护。

【提示问题】

1. 为何两次外斐反应结果不一致？

2. 恙虫病的病原体是什么？

3. 重症恙虫病的中西医治疗原则是什么？

4. 重症恙虫病抗生素的选择策略是什么？

【主要讨论内容】

1. 临床上应如何解读外斐反应检查结果？

2. 恙虫病的病原体是什么？其流行病学特点有哪些？

3. 对该患者应如何制订抗生素治疗方案？

4. 重症恙虫病的中医如何辨证论治？

5. 如何预防恙虫病的发生？

【推荐阅读文献】

VARGHESE GM，DAYANAND D，GUNASEKARAN K，et al. Intravenous doxycycline，azithromycin，or both for severe scrub typhus［J］. N Engl J Med，2023，388（9）：792-803.

（张　燕）

第二节　重症呼吸系统疾病中西医结合诊治案例

案例 1　慢性阻塞性肺疾病急性加重期

【学习目标】

了解慢性阻塞性肺疾病（chronic obstructive pulmonary diseases，COPD）的定义、病因、发病机制；熟悉 COPD 的临床表现、辅助检查特点；掌握 COPD 的诊断标准、鉴别诊断及一般治疗；熟悉机械通气技术在 COPD 治疗中的临床应用及 COPD 困难脱机的治疗对策；熟悉肺胀的中医病因病机；掌握临证辨证要点、中医药治疗的合理切入点。

1. 基础医学

（1）COPD 的临床危险因素。

（2）COPD 的病理生理特点。

（3）中医对 COPD 的生理功能、病理状态及相关证候的认识。

2. 临床医学

（1）COPD 的临床表现、辅助检查、诊断标准及鉴别诊断。

（2）肺功能在 COPD 诊断中的特殊意义。

（3）COPD 缓解期和急性加重时期的治疗概要。

（4）COPD 机械通气的治疗指征和一般策略。

（5）COPD 急性加重期呼吸机依赖、困难脱机的治疗对策。

（6）中医对本病的病因病机认识、治疗切入点。

3. 人文医学

（1）慢性阻塞性肺疾病的流行病学特点及预后。

（2）慢性阻塞性肺疾病的预防及健康教育。

（3）中医药调护方案。

【关键词】

慢性阻塞性肺疾病；机械通气；支气管舒张剂；糖皮质激素；内源性 PEEP；困难脱机；
肺胀。

【时间分配】

1. 学生讨论时间 50 分钟。

2. 学生总结时间 20 分钟。

3. 教师总结讲评 10 分钟。

·· | 第一幕 | ··

陈伯今年 65 岁，20 多岁的时候就开始吸烟，每日 1~2 包。10 年前，他开始反复出现咳嗽，常咳出些白色泡沫样痰，伴发作性气促，活动后更加明显，常因为天气变化或受凉后诱发，每年发病累计达 3 个月以上，多于感冒后加重。在家人和医生的反复劝说下，6 年前他开始下定决心戒烟，并成功坚持了 6 年。但近 1 年来，他的病情还是逐渐加重，后来发展到缓慢步行约 10 分钟便会气促明显。

1 个月前陈伯的症状再次加重，不仅气促不能缓解，甚至还出现了嗜睡，伴有皮肤、口唇发绀。家人赶紧把陈伯送至当地医院住院治疗，予有创呼吸机辅助通气、抗感染、化痰解痉平喘、营养支持等治疗后，陈伯的肺部炎症虽有所吸收，但存在撤机困难，先后 3 次拔除气管插管失败，家属为求进一步治疗遂转院入住 ICU。

入住 ICU 后医生很快给陈伯进行了诊查，记录如下：T 36℃，HR 106 次 /min，RR 24 次 /min（呼吸机辅助通气下），BP 137/65mmHg。神清，精神疲倦，情绪焦虑，口唇晦暗，经鼻气管插管接呼吸机辅助通气，气促，动则加重，尚可平卧，经气管插管内可吸出黄白黏痰，口干，纳眠差，进食后腹胀，留置尿管引出淡黄色尿液，大便尚正常。舌暗红，苔白腻，脉细滑数。查体：形体消瘦，桶状胸，肋间隙增宽，双肺叩诊过清音，听诊双肺呼吸音减弱，双肺可闻及散在干、湿啰音；心律齐，各瓣膜听诊区未闻及病理性杂音；双下肢凹陷性水肿。急查血常规：WBC 16.7×10^9/L，中性粒细胞百分比 78.2%；血气分析：pH 值 7.188，$PaCO_2$ 63.8mmHg，PaO_2 83.1mmHg，BEecf −3.8mmol/L，SaO_2 94.3%；PCT 0.09ng/ml。胸片：①慢性支气管炎、肺气肿并双肺感染，双侧胸腔积液；②双上肺陈旧性结核灶（图 2-14）。心脏彩超：EF 67%，主动脉瓣、二尖瓣、三尖瓣轻度关闭不全，中度肺动脉高压。

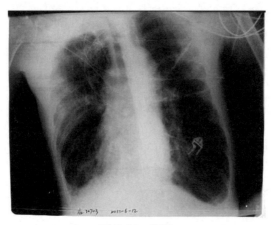

图 2-14　胸片

【提示问题】

1. 患者有什么临床特点?

2. 你的初步中西医诊断分别是什么? 依据是什么?

3. 是否需要为患者做其他的检查? 为什么?

【主要讨论内容】

1. COPD 的危险因素与急性发作的常见诱因有什么?

2. COPD 的诊断要点是什么?

3. COPD 急性加重并引起呼吸衰竭的病理生理机制是什么?

4. 中医对 COPD 的病因病机如何认识?

【推荐阅读文献】

慢性阻塞性肺疾病急性加重诊治专家组. 慢性阻塞性肺疾病急性加重诊治中国专家共识(2023 年修订版)[J]. 国际呼吸杂志,2023,43(2): 132-149.

·············· | 第二幕 | ··············

陈伯进入 ICU 后,医生继续给予他呼吸机辅助通气,纤维支气管镜检查及排痰治疗,予广谱抗菌药抗感染、雾化抗炎解痉平喘、化痰、营养支持、护胃等对症处理,佐以中医辨证施治。

治疗早期,陈伯情绪焦虑烦躁,症状缓解不明显,感染控制不理想。后根据病情给予糖皮质激素静脉推注抗炎平喘,抗抑郁药物治疗及心理辅导,坚持每日使用纤维支气管镜下吸痰治疗。经过中西医综合处理后,陈伯的病情渐趋稳定,烦躁焦虑减轻,热退,双肺干、湿啰音明显减少,水肿消退,大便可解出,复查血气分析氧分压及二氧化碳分压等指标均恢复到基础水平,复查胸片提示双肺炎症明显吸收,逐渐下调呼吸机支持力度,并逐渐减少激素用量,根据药敏结果调整抗生素。最终成功拔除气管插管,经过无创呼吸机序贯治疗并尝试间断停机,半个月后陈伯转至呼吸科继续治疗,1 周后出院。

陈伯虽然戒烟 5 年,但过往长年累月的吸烟损害已经不可逆转,戒烟后还在持续地影响着他的健康。

【提示问题】

1. 慢性阻塞性肺疾病急性加重期（acute exacebation of chronic obstructive pulmonary disease，AECOPD）的中西医治疗原则是什么？

2. AECOPD 进行机械通气的治疗指征是什么？具体策略有哪些？

3. AECOPD 患者的营养支持方案如何制订？

【主要讨论内容】

1. AECOPD 患者的一般药物治疗有哪些？

2. AECOPD 患者的呼吸支持治疗方案有哪些？

3. AECOPD 患者呼吸机依赖和撤机困难的应对策略是什么？

4. AECOPD 的预防方法有哪些？

5. AECOPD 的中医治疗如何切入？

【推荐阅读文献】

AGUSTI A，CELLI BR，CRINER GJ，et al. Global initiative for chronic obstructive lung disease 2023 report：GOLD executive summary［J］. Respirology，2023，28（4）：316-338.

（左 天　韩 彦）

案例 2　纵隔气肿合并气管食管瘘

【学习目标】

> 在熟悉慢性阻塞性肺疾病的基础上，进一步了解纵隔气肿、气管食管瘘的定义、病因、发病机制；熟悉其临床表现、辅助检查特点；掌握纵隔气肿、气管食管瘘的临床诊断、鉴别诊断和治疗。熟悉肺胀、喘证的中医病因病机；掌握肺胀、喘证的辨证要点，以及急性加重期的中医药治疗切入点和个体化干预思路。

1. 基础医学

(1)肺、气管、食管的结构和生理功能，纵隔的定义和范围。

(2)纵隔气肿和气管食管瘘的病理生理。

(3)中医对肺脏、气管及食管的生理功能、病理状态及相关证候的认识。

2. 临床医学

(1)纵隔气肿和气管食管瘘的常见原因。

(2)纵隔气肿、气管食管瘘的临床表现、辅助检查、一般诊断及鉴别。

(3)纵隔气肿、气管食管瘘的一般治疗。

(4)中医对难治性肺部感染合并复杂并发症时的治疗思路。

3. 人文医学

(1)纵隔气肿、气管食管瘘的流行病学和预后情况。

（2）纵隔气肿、气管食管瘘的预防及健康教育。

（3）中医药调护方案。

【关键词】

难治性肺部感染,纵隔气肿;气管食管瘘;气压伤;喘证。

【时间分配】

1. 学生讨论时间 50 分钟。

2. 学生总结时间 20 分钟。

3. 教师总结讲评 10 分钟。

| 第一幕 |

盛奶奶 80 岁,慢性咳嗽咳痰、喘促快 10 余年了,一遇气候变化或受凉时就容易复发,每年发病累计达 3 个月以上,对此也没有系统诊治过。近年来,老人家在平地上走走路,步行 10 多米都会喘得不行。既往盛奶奶还有冠心病病史 10 余年,14 年前因甲状腺癌做过手术。

1 天前,盛奶奶不慎着凉,此后便开始出现咳嗽气喘加重,痰多难咳出,色白质黏稠,伴胸闷、心悸,家属就急忙将老人送至我院急诊就诊。急诊测体温 38.3℃,HR 110 次 / 分,RR 30 次 / 分,BP 136/73mmHg。急查血常规: WBC 6.53×10^9/L,中性粒细胞百分比 90.9%,Hb 178g/L;血气分析: pH 值 7.212,$PaCO_2$ 105.1mmHg,PaO_2 65.2mmHg;离子: Na^+ 124mmol/L,K^+ 3.81mmol/L,Cl^- 82.6mmol/L。胸片提示慢性支气管炎、肺气肿。急诊医生予抗感染、化痰等治疗后症状无好转,很快盛奶奶还出现了意识不清,遂予气管插管并收入 ICU 监护治疗。

转入 ICU 时盛奶奶呈嗜睡状态,气促,经气管插管可吸出较多白黏痰,口唇发绀,留置尿管引出淡黄色尿液,大便调。双肺呼吸音粗,可闻及散在干啰音,双下肺可闻少许细湿啰音;心律齐,各瓣膜听诊区未闻及病理性杂音;生理反射存在,病理反射未引出。舌淡暗,苔白,边有瘀斑,脉细数无力。同时,细心的医护人员还发现盛奶奶头部、颈部、右侧胸部可见大片皮下气肿,于是紧急行胸部 CT 检查,提示:①慢性支气管炎、肺气肿,心影增大,主动脉硬化;②纵隔气肿,双侧颈部、前胸壁及右侧胸壁广泛皮下气肿;③气管、双侧主支气管钙化,胸 1~4 水平气管管腔样扩张;④双侧少量胸腔积液,双侧胸膜稍增厚。

【提示问题】

1. 该患者有什么临床特点?

2. 你的初步中西医诊断分别是什么? 依据是什么?

3. 患者为什么会出现这些临床情况? 有什么危险因素?

【主要讨论内容】

1. 纵隔气肿的定义、病因和发病机制是什么?

2. 纵隔气肿的诊断要点是什么?

3. 中医对纵隔气肿如何辨证?

【推荐阅读文献】

SINGH D,KUMAR S,STEAD TS,et al. Spontaneous mediastinal emphysema［J］. Cureus,2018,10（3）: e2369.

| 第二幕 |

盛奶奶被收入 ICU 后立即予气管插管接呼吸机辅助通气,给予抗感染、解痉平喘、提高免疫力,以及营养支持、护胃、纠正电解质紊乱等治疗。入院当天因胸部 CT 检查确诊纵隔气肿,遂下调呼吸机参数,严格按 5ml/kg(理想体重)设置潮气量及压力报警限,气道峰压限值 35cmH$_2$O,并予皮下气肿处留置粗针头排气。同时予咪达唑仑持续泵入镇静,控制 RASS 镇静评分在 -2~-4 分;动态复查血气分析,评估 pH 值,根据允许性高碳酸血症策略,尽量维持 pH 值在 7.30 以上,同时加强解痉平喘。中医辨证使用汤剂及中医外治法治疗。

经过上述处理,盛奶奶皮下气肿明显消退,体温改善,复查胸片好转,感染逐渐得到改善,呼吸机支持力度逐渐减小,治疗约 20 天后拔除气管插管。

然而,拔管 5 天后盛奶奶再发体温升高,气促、痰多,行纤维支气管镜检查时发现气管后壁塌陷,有一长约 1cm 瘘口与食管相通。予禁食,加强肠外营养,请院内及院外专家会诊,均认为患者目前情况不能耐受介入及麻醉下行手术治疗,建议保守治疗。

保守治疗了 1 周,盛奶奶的气道瘘口没有愈合的迹象,肺炎也没有好转,气促越来越明显。经家属反复商量考虑,决定遵从盛奶奶的意愿,放弃继续治疗,签字后自动出院回家。

【提示问题】
1. 临床上如何尽量预防纵隔气肿和气管食管瘘的发生?
2. 临床上出现纵隔气肿和气管食管瘘时应如何应对和调整治疗方案?

【主要讨论内容】
1. 气管食管瘘的定义、病因和发病机制是什么?
2. 气管食管瘘的诊断要点是什么?
3. 医源性纵隔气肿和气管食管瘘如何预防?
4. 纵隔气肿和气管食管瘘的一般治疗方案是什么?
5. 对该类患者应如何制订保护性机械通气策略?
6. 该类患者的中医治疗思路和优势切入环节是什么?

【推荐阅读文献】
CHIARTAS EJ,NEUROCK J,RUBIN K. Tracheoesophageal fistula:airway management and temporization in a community hospital setting [J]. Cureus,2023,15(3):e35838.

(左 天)

案例 3 重症哮喘

【学习目标】

熟悉支气管哮喘的定义、临床表现;掌握重症哮喘的诊断、鉴别诊断、治疗;了解重症哮喘的机械通气策略;熟悉哮病的中医病因病机;掌握哮病的辨证要点、中医药治疗。

1. 基础医学

(1)肺的结构和生理功能。

(2)哮喘的病因、诱因及发病机制。

(3)哮喘急性发作期的病理生理。

(4)中医对肺的生理功能、病理状态及相关证候的认识。

2. 临床医学

(1)发作性喉间哮鸣的常见病因。

(2)支气管哮喘的诊断及鉴别诊断。

(3)支气管哮喘的分期。

(4)支气管哮喘发作期危重程度的评估。

(5)支气管哮喘发作期的治疗。

(6)支气管哮喘机械通气治疗。

(7)哮病的中医病因病机及治法。

3. 人文医学

(1)支气管哮喘的流行病学特点、预后。

(2)支气管哮喘发作的预防,支气管哮喘缓解期的健康教育。

(3)中医药调护方案。

【关键词】

支气管哮喘;重症哮喘;哮病。

【时间分配】

1. 学生讨论时间 50 分钟。

2. 学生总结时间 20 分钟。

3. 教师总结讲评 10 分钟。

| 第一幕 |

今年 67 岁的沃阿姨,从 20 多年前就开始反复出现咳嗽、咳痰,伴有发作性气促,偶有喉间哮鸣,多数在夜间发作,每逢天气变化或受凉后发作,多次在当地医院就诊,给予激素、平喘药后症状可好转。其后因咳嗽咳痰气促发作多次住院,经平喘、抗感染等治疗后病情好转,出院后医生建议她定期门诊复诊,按时用药。沃阿姨每次出院后只要觉得自己没有什么不舒服,就不按医嘱用药和复诊。5 天前,沃阿姨受凉后出现咳嗽、咳痰,痰色黄质黏,气促,喉间哮鸣,难以平卧,动则尤甚,四末欠温,无发热恶寒,无胸闷心悸,无肢肿,患者未就医,使用上述药物后症状不能缓解,今日出现气促加重,伴口唇发绀,遂至我院急诊就诊。急诊医生检查如下: T 36.6℃,P 127 次 /min,RR 28 次 /min,BP 166/68mmHg。入院症见:神清,精神疲倦,面色苍白,咳嗽,咳白稀痰,胸闷,口唇发绀,喘促,喉间哮鸣,不能平卧,动则尤甚,语不能续,冷汗出,四末欠温,大便 3 日未解,小便清,口干不欲饮,无发热恶寒,无胸痛,无肢肿。桶状胸,双侧呼吸动度一致,双肺可闻及广泛哮鸣音,未闻及明显湿啰音。心界叩诊不大,HR 127 次 /min,律齐,各瓣膜听诊区未闻及病理性杂音。舌淡,苔白腻,脉弦数,尺脉

无力。完善检查, 血常规: WBC $6.2 \times 10^9/L$, 中性粒细胞百分比 60.9%, RBC $4.13 \times 10^{12}/L$, Hb 121g/L, HCT 35.7%, PLT $230 \times 10^9/L$; 血气分析: pH 值 7.427, PCO_2 30.3mmHg, PaO_2 65mmHg, BEecf 1.5mmol/L; 急诊生化: TCO_2 29.3mmol/L, GLU 9.91mmol/L; 心肌酶、肌钙蛋白正常。胸片: ①慢性支气管炎肺气肿; ②主动脉硬化。考虑患者病情危重收入 ICU 监护治疗。

【提示问题】

1. 患者有什么临床特点?

2. 你的初步中西医诊断分别是什么? 依据有哪些?

3. 是否需要为患者做其他的检查? 为什么?

【主要讨论内容】

1. 发作性喉间哮鸣的常见病因有什么?

2. 支气管哮喘如何诊断?

3. 支气管哮喘发作期危重程度如何分级?

4. 中医对哮病的病因病机如何认识?

【推荐阅读文献】

Global initiative for asthma. Global strategy for asthma management and prevention, [R/OL]. (2023-07-10) [2023-08-12]. https: //ginasthma. org/2023-gina-main-report/.

·········· | 第二幕 | ··········

沃阿姨入住 ICU 继续完善相关检查, 血常规: WBC $12.85 \times 10^9/L$, 中性粒细胞百分比 84.4%, RBC $4.49 \times 10^{12}/L$, Hb 126g/L, PLT $258 \times 10^9/L$; 血气分析: pH 值 7.418, PCO_2 48.9mmHg, PaO_2 67.3mmHg, BEecf 6.5mmol/L; 痰涂片: 革兰氏阳性菌: 革兰氏阴性菌 = 9:1。痰培养未发现致病菌。治疗上予无创呼吸机辅助通气, 解痉平喘、化痰、减轻气道反应、护胃、控制血压和血糖, 以及维持内环境稳定等对症处理。3 天后, 沃阿姨气促缓解, 哮鸣音减少。抗感染方面, 考虑沃阿姨年龄较大、有支气管哮喘病史, 且反复住院治疗, 虽然胸片未见实质性感染灶, 但是血常规提示白细胞总数及中性粒细胞比例升高, 考虑哮喘急性发作合并细菌感染, 予静脉使用抗生素抗感染, 经治疗后病情好转、血白细胞总数下降, 降阶梯使用抗生素。中医方面, 治以标本兼治为则, 患者受凉、外感风寒为标, 肺脾肾虚, 痰饮内生, 痰浊阻肺为本, 以温肺散寒, 化痰平喘为法, 辨证使用中药汤剂。

经治疗后沃阿姨症状好转, 气促、喘鸣减轻, 逐渐减少无创呼吸机辅助通气时间。7 天后转呼吸科病房继续治疗, 住院第 11 天病情好转出院。

经过大病一场的沃阿姨, 认识到哮喘像糖尿病、高血压一样也是一种慢性病, 需要长期管理。此后她遵医嘱按时用药, 记录哮喘症状, 并定时找专科医生复诊, 哮喘控制得很好, 几年都未再发作。

【提示问题】

1. 该患者现阶段该如何处治?

2. 该患者发生呼吸衰竭的原因是什么?

3. 哮喘发作期如何治疗?

4. 现代医家对哮病如何认识？如何进行中医治疗？

【主要讨论内容】

1. 何为重症哮喘？

2. 重症哮喘的急救处理措施有哪些？

3. 重症哮喘机械通气策略是什么？

4. 中医如何治疗哮病？

【推荐阅读文献】

中华医学会呼吸病学分会哮喘学组.支气管哮喘防治指南(2020年版)［J］.中华结核和呼吸杂志,2020,43(12): 1023-1048.

（翁燕娜）

案例 4　急性酒精中毒后吸入性肺炎

【学习目标】

> 熟悉急性酒精中毒的定义、临床表现；掌握急性酒精中毒及其并发症的诊断、鉴别诊断及治疗；熟悉急性酒精中毒的中医病因病机；掌握急性酒精中毒的辨证要点、中医药治疗。

1. 基础医学

(1)肺的结构和生理功能。

(2)急性酒精中毒的病理生理。

(3)急性酒精中毒发生 ARDS 的病理生理。

(4)中医对肺、肠、脑的生理功能、病理状态及相关证候的认识。

2. 临床医学

(1)突发意识不清常见病因。

(2)急性酒精中毒的鉴别诊断。

(3)急性酒精中毒的临床表现。

(4)急性酒精中毒的并发症。

(5)急性酒精中毒的处理。

(6)急性酒精中毒的中医病因病机及治法。

3. 人文医学

(1)急性酒精中毒、急性酒精中毒合并 ARDS 的流行病学特点、预后。

(2)急性酒精中毒致命并发症的预防及健康教育。

(3)中医药调护方案。

【关键词】

急性酒精中毒；吸入性肺炎；ARDS；暴喘。

【时间分配】

1. 学生讨论时间 50 分钟。

2. 学生总结时间 20 分钟。

3. 教师总结讲评 10 分钟。

-------------------- | 第一幕 | --------------------

　　小李今年 24 岁，因工作生活不顺心，一天夜里他约了朋友去喝酒，3 人共饮了 13 瓶啤酒、3 瓶白兰地和 1 瓶白酒。小李很快就醉得神志不清，其间还出现多次呕吐，呕出的都是酒和食物，在朋友的搀扶下，他半夜回到宿舍歇下了。到第 2 天早上，早已过了上班时间他还没有出现，打电话也不接，单位经理就到宿舍去找他。宿舍里的小李还是昏迷不醒，床头、床旁都是呕吐物，只见他呼吸急促，喉间痰鸣，经理马上呼叫 "120"，由救护车将小李送至急诊。急诊医生给小李进行了诊查，记录如下：T 37.5℃，HR 139 次 /min，RR 38 次 /min，BP 102/69mmHg，SpO$_2$ 95%；意识不清，呼之不应，左侧肢体时有躁动，呼吸急促，喉中鼾声、痰鸣，经口鼻腔可吸出黄白黏痰，发热，无二便失禁。舌红苔黄，脉滑数。查体：双肺呼吸音粗，双肺闻及大量湿啰音；呼之不应，双瞳孔等大等圆，直径约 2mm，对光反射迟钝，四肢肌张力正常，左侧肢体可见躁动，对疼痛刺激有回避动作，右侧肢体未见活动，四肢腱反射消失，病理反射未引出，脑膜刺激征阴性。急查血常规：WBC 32 × 10^9/L，中性粒细胞百分比 90.4%；血气分析（高流量吸氧下）：pH 值 7.28，PCO$_2$ 20.7mmHg，PaO$_2$ 54.8mmHg，SaO$_2$ 84.9%；心肌酶：CK 6933U/L，CK-MB 204U/L，AST 113U/L，LDH 599U/L；肾功能、肌钙蛋白正常。胸片：双中下肺野炎症（图 2-15）。头颅 CT：右侧颞枕叶密度较对侧稍减低，未除脑梗死，左侧额叶内侧液性低密度影，考虑软化灶可能性大（图 2-16）。经处理后患者症状未缓解，考虑病情危重，转入 ICU 监护治疗。

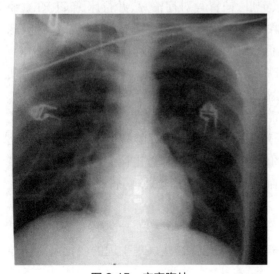

图 2-15　床旁胸片

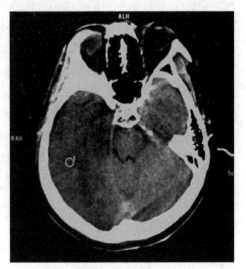

图 2-16　头颅 CT

注：右侧颞枕叶密度稍低，未排除脑梗死。

【提示问题】

1. 患者有什么临床特点？

2. 你的初步中西医诊断分别是什么？依据是什么？

3. 是否需要为患者做其他的检查？为什么？

【主要讨论内容】

1. 突发意识不清的常见病因是什么？

2. 急性酒精中毒如何诊断？

3. 急性酒精中毒程度临床如何分级？

4. 中医对急性酒精中毒的病因病机如何认识？

【推荐阅读文献】

PETROIANU A，HADDAD CMSLD，PEREIRA GA，et al. Hepatic artery disorders associated with alcoholism［J］. J Int Med Res，2023，51（2）：3000605231153547.

-------- | 第二幕 | --------

小李入住 ICU 后继续完善相关检查。血气分析［吸氧浓度（FiO₂）100%］：pH 值 7.114，PCO_2 18.4mmHg，PaO_2 76mmHg，SaO_2 88.4%；血常规：WBC 42.1×10^9/L，中性粒细胞百分比 89.7%；心肌酶：CK 4 0297U/L，CK-MB 686U/L，AST 496U/L，LDH 1 503U/L；心肌肌钙蛋白 I（cardiac troponin I，cTnI）0.172μg/L；Cr 147μmol/L；肝功能：ALT 147U/L，AST 524U/L，ALB 30.5g/L；LAC 12.95mmol/L，PCT 33.34ng/ml；结核抗体阴性；血管炎三项阴性。心电图：窦性心动过速。心脏彩超：EF 68%，三尖瓣少量反流，中度肺动脉高压。B 超：肝胆脾胰、双肾、膀胱、前列腺未见明显异常。

ICU 医生立即予经鼻气管插管接呼吸机辅助通气。纤维支气管镜检查及治疗：气管镜下见气管及各级支气管黏膜充血肿胀，大量黄白黏痰，夹杂较多食物残渣，予生理盐水灌洗。予广谱抗生素抗感染、化痰、催醒、营养神经、护肝、护胃等对症治疗，并行床旁 CRRT。经处理当晚小李神志转清，可简单配合查体。第 2 天小李出现高热（40℃），精神烦躁，呼吸急促（48 次/min），心率增快（182 次/min），血压低（98/55mmHg），中心静脉压（CVP）5cmH₂O，予抗炎、增强免疫力、补液扩容、镇静、营养心肌等处理。但小李仍反复发热，气促，并出现凝血障碍、血小板下降，复查胸片提示双肺渗出灶较前明显进展（图 2-17），给予对症输血，持续呼吸支持及 CRRT。住院期间小李痰先后培养出金黄色葡萄球菌、肺炎克雷伯菌、鲍曼不动杆菌，根据药敏调整抗生素使用，并给予辨证中医汤剂服用。经积极治疗小李病情无明显改善，休克、呼吸衰竭持续加重，入院 2 周复查胸片提示双肺渗出性病灶较前仍有增多（图 2-18）。经积极抗感染、抗休克、呼吸支持、血液净化等对症抢救处理，病情无法逆转，住院的第 15 天小李经抢救无效死亡。

【提示问题】

1. 者急性酒精中毒时发生了什么样的病理生理变化？这些病理生理的变化可能会导致患者出现怎样的病情变化？

2. 该患者发生 ARDS 的原因是什么？

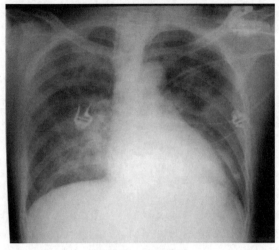

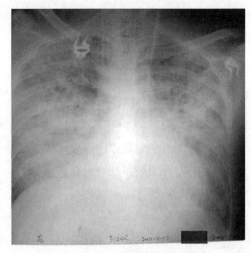

图 2-17　床旁胸片　　　　　　　　　　　图 2-18　复查床旁胸片

3. 从中医的角度,急性酒精中毒患者的病因病机是什么?

【主要讨论内容】

1. 急性酒精中毒有哪些并发症及预防措施?

2. 急性酒精中毒如何处理? 进行血液净化治疗的指征是什么?

3. 纤维支气管镜灌洗在吸入性肺炎中应用有何意义?

4. 急性酒精中毒的中医治疗原则是什么?

【推荐阅读文献】

黄昊,张荣珍. 急性酒精中毒的中医认识[J]. 中国中医急症,2015,24(10): 1787-1790.

(翁燕娜)

案例 5　显微镜下多血管炎导致的大咯血

【学习目标】

　　熟悉咯血的病因;掌握咯血的诊断、严重度评估、鉴别诊断及治疗;掌握显微镜下多血管炎的临床表现、诊断、治疗;了解现代中医对血管炎的认识;熟悉咯血的中医病因病机;掌握咯血的临证辨证要点、中医药治疗。

1. 基础医学

(1)肺、肾的结构和生理功能。

(2)咯血的病因及发生机制。

(3)显微镜下多血管炎的病理生理。

(4)中医对肺、肾的生理功能、病理状态及相关证候的认识。

2. 临床医学

(1)咯血常见病因。

(2)咯血的诊断及鉴别诊断。

(3)咯血的病因。

(4)大咯血的处理。

(5)显微镜下多血管炎的临床表现、诊断及治疗。

(6)咯血的中医病因病机及治法。

(7)现代中医对血管炎的认识。

3. 人文医学

(1)显微镜下多血管炎的流行病学、预后。

(2)咯血并发症的预防,显微镜下多血管炎的健康教育。

(3)中医药调护方案。

【关键词】

咯血;显微镜下多血管炎;咳血。

【时间分配】

1. 学生讨论时间 50 分钟。

2. 学生总结时间 20 分钟。

3. 教师总结讲评 10 分钟。

‖ 第一幕 ‖

今年 49 岁的苏阿姨,平时身体挺好的,2 个月前受凉后出现咳嗽,咳白色泡沫痰,在家中自服止咳药水,咳嗽反复发作;2 周前开始出现活动后气促,经休息后症状可缓解。

1 周前她咳嗽加重,痰中带血,血色鲜红量少,活动后少许气促,遂赴医院就诊,胸片示双下肺炎症,予抗感染等治疗后,痰减少,未再咯血,但咳嗽未见好转。又过了 2 天苏阿姨出现痰中带血,右侧背部疼痛,活动后气促,发热,体温 38℃,遂至我院门诊就诊,门诊医生拟"肺炎"收入我院呼吸科住院。

入院后诊查如下:T 38.2℃,HR 105 次 /min,RR 24 次 /min,BP 128/81mmHg,SpO$_2$ 98%;舌暗红,苔黄腻,脉滑数。双肺呼吸音增粗,双肺满布湿啰音;心界不大,律齐,各瓣膜听诊区未闻及明显病理性杂音;双肾区无叩击痛。完善辅助检查,血常规:WBC 11.4×10^9/L,中性粒细胞百分比 82.7%,Hb 88g/L,PLT 524×10^9/L;CRP 140mg/L;ESR 138mm/h;肺炎支原体抗体:阳性(1:80);结核抗体检测阴性;肝功能:PA 78mg/L,STP 59.5g/L,ALB 25.7g/L;尿常规:BLD(++++),PRO(+),尿红细胞计数 518 个 /μl;肾功能、大便常规、贫血三项、网织红细胞计数、甲状腺功能及免疫功能正常。痰涂片找抗酸菌未发现抗酸杆菌;痰涂片:革兰氏阳性球菌:革兰氏阴性杆菌:真菌 = 6:2:2;痰培养:白色假丝酵母菌;痰涂片找真菌:发现少量真菌孢子。血培养:无菌生长。胸部 CT:考虑双肺重症肺炎,纵隔淋巴结肿大,并多发小淋巴结钙化,左肺下叶肺大疱形成(图 2-19)。治疗上先后予注射用头孢地嗪钠 2g,2 次 /d,联合盐酸莫西沙星氯化钠注射液 400mg,1 次 /d;氟康唑注射液 0.2g,1 次 /d,联合盐酸左氧氟沙星 0.4g,1 次 /d 抗感染,并予祛痰止咳平喘、营养支持等对症处理。

虽然用了很多药,但苏阿姨症状没有改善,入院第 5 天咳嗽加剧,呼吸窘迫,伴咯血,色鲜红,约 15ml,查体双肺满布湿啰音。血气分析:pH 值 7.51,PCO_2 24.8mmHg,PaO_2 47.8mmHg,SaO_2 86.2%;考虑生命体征不平稳,病情危重转入 ICU 监护治疗。

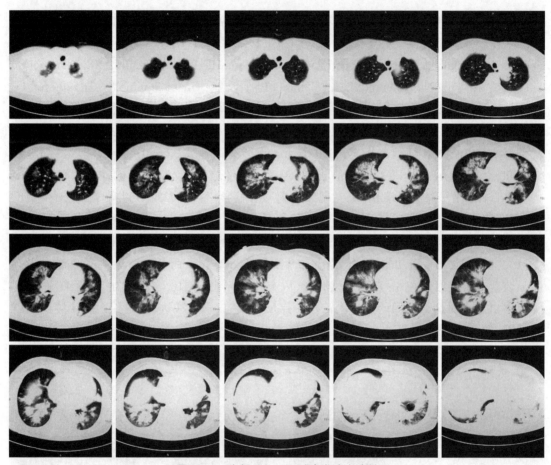

图 2-19　胸部 CT 示双肺多发渗出病灶

【提示问题】

1. 患者有什么临床特点?

2. 你的初步中西医诊断分别是什么?依据是什么?

3. 是否需要为患者做其他的检查?为什么?

【主要讨论内容】

1. 咯血的常见病因是什么?

2. 咯血如何诊断、鉴别诊断?

3. 咯血量分度标准是什么?大咯血有哪些并发症?

4. 中医对咳血的病因病机如何认识?

【推荐阅读文献】

吴彭超,杨静,李欣,等.显微镜下多血管炎肺受累患者的临床特征及预后分析［J］.重庆医科大学学报,2023,48(6):686-692.

·········· | 第二幕 | ··········

苏阿姨入住 ICU 后继续完善相关检查。血常规：WBC 13.9×10^9/L,中性粒细胞百分比92.3%,Hb 59g/L,PLT 472×10^9/L;凝血功能：PT 15.2s,INR 1.31R,APTT 34.1s,FIB 7.11g/L;D-dimer 1.903mg/L;血气分析：pH 值 7.254,PCO_2 45.9mmHg,PaO_2 99.7mmHg,BEb 6.5mmol/L,SaO_2 93.8%;离子：Na^+ 135mmol/L,K^+ 5.3mmol/L;肾功能：Urea 5.36mmol/L,Cr 120μmol/L;PCT 0.39ng/ml;自身免疫性疾病检测：ANA 阳性,抗核抗体核型均质型,抗核抗体效价1∶320;BNP、LAC、免疫六项正常;尿常规：BLD(++++),PRO(+++),GLU(+++),尿红细胞计数 948 个/μl;尿红细胞位相 576 000 个/ml,正形红细胞数 32 000 个/ml,畸形红细胞数544 000 个/ml;痰涂片：革兰氏阳性球菌∶革兰氏阴性球菌∶真菌 = 5∶5∶0;痰培养：检出少量酵母样真菌;深部痰培养：未发现致病菌。心脏彩超：EF 73%,二尖瓣、三尖瓣少量反流,中度肺动脉高压。

治疗上,予呼吸机辅助通气,广谱抗生素抗革兰氏阳性菌、革兰氏阴性菌、真菌感染,并予抗炎、止血、改善凝血功能、输血、化痰、护胃、营养支持等对症治疗。但苏阿姨病情并没有明显改善。复查床旁胸片：双肺重症肺炎,以右肺为著(图 2-20)。主管的医生就纳闷了,这肺部渗出怎么对这么强力的抗感染治疗一点反应没有,一直在进展,是什么病原体这么厉害？难道不只是感染？

给苏阿姨完善纤维支气管镜检查及治疗,吸出大量血性分泌物(图 2-21)。完善胸部 CT检查：双肺门呈毛玻璃样改变。同时完善血管炎检查。

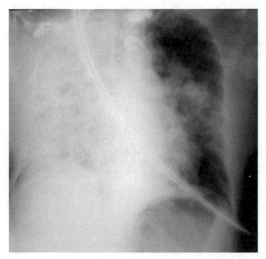

图 2-20　床旁胸片

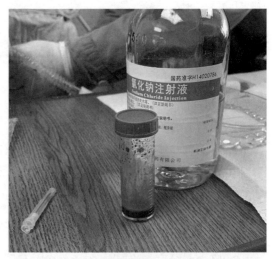

图 2-21　纤维支气管镜治疗吸出大量血性分泌物

入院第 3 天,苏阿姨左前臂可见一硬结,大小约 2cm×2cm,局部瘀斑,表面可见水疱(图 2-22)。血管炎相关抗体检查示:抗浆髓过氧化物酶抗体(anti-myeloperoxidase antibody,Anti-MPO)阳性,抗中性粒细胞核周抗体(pANCA)阳性,抗浆蛋白酶 3 抗体(anti-proteinase 3 antibody,Anti-PR3)阴性,抗肾小球基底膜(GBM)抗体阴性。予静脉使用糖皮质激素治疗。用药 4 天后复查胸片提示肺部渗出灶有所吸收、减少(图 2-23);用药 5 天病情进一步好转,降阶使用抗生素,拔除气管插管改无创呼吸机序贯治疗,逐步改面罩中流量吸氧。

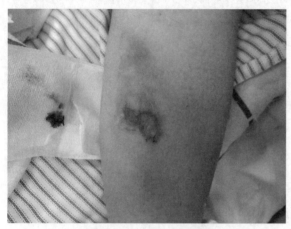

图 2-22　患者左前臂水疱

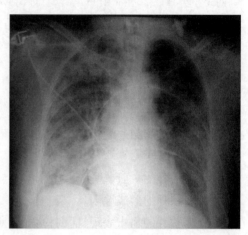

图 2-23　床旁胸片

经治疗后苏阿姨病情明显好转,热退,未再咯血,气促改善,氧合指数好转,复查胸片提示肺部炎性渗出吸收良好,情况稳定,ICU 住院 12 天转普通病房继续治疗,后续治疗 1 周后出院。

【提示问题】

1. 该患者咯血的原因是什么?该如何处理?

2. 该患者发生呼吸衰竭的原因是什么?

3. 显微镜下多血管炎如何诊断及治疗?

4. 现代医家对血管炎是怎样认识及进行中医治疗的?

【主要讨论内容】

1. 显微镜下多血管炎的定义、临床表现是什么?

2. 显微镜下多血管炎的诊断标准是什么?

3. 显微镜下多血管炎如何治疗?

4. 中医如何治疗咳血(咯血)?

【推荐阅读文献】

中华医学会风湿病学分会.显微镜下多血管炎诊断及治疗指南[J].中华风湿病学杂志,2011,15(4):259-261.

(翁燕娜)

案例 6　急性肺脓肿

【学习目标】

了解急性肺脓肿的定义、病因、发病机制；熟悉急性肺脓肿的临床表现及辅助检查特点；掌握急性肺脓肿的基本诊断、鉴别诊断及现代医学治疗要点；熟悉肺痈的中医病因病机；掌握肺痈的辨证要点及中医药治疗切入点。

1. 基础医学

(1)肺脓肿的病理生理。

(2)肺脓肿的病原学特点。

(3)中医对肺痈的病机和证候认识。

2. 临床医学

(1)肺脓肿的一般分类。

(2)肺脓肿的形成原因。

(3)肺脓肿的临床表现、辅助检查、诊断及鉴别诊断。

(4)肺脓肿的一般治疗。

(5)中医对本病的病因病机认识、治疗切入点和辨证论治。

3. 人文医学

(1)肺脓肿的流行病学特点、预后。

(2)肺脓肿的预防及健康教育。

(3)中医药调护方案。

【关键词】

肺脓肿；厌氧菌；经验性抗生素治疗；免疫功能受损；肺痈。

【时间分配】

1. 学生讨论时间 50 分钟。

2. 学生总结时间 20 分钟。

3. 教师总结讲评 10 分钟。

----------------　| 第一幕 |　----------------

郭伯今年近 60 岁,吸烟嗜酒 40 余年,平均每日 1 包香烟,半斤白酒。今年初突然开始咳嗽,痰又多又白,还伴有左侧胸痛。郭伯刚开始没有重视,依旧照常抽烟喝酒。就这样持续了 3 周,郭伯痰越来越多,腥臭异常,还出现发热、喘促,家属送郭伯来我院就诊。

在急诊,郭伯不停咳出大量黄白稀痰,腥臭异常,还伴有发热、汗出,呼吸急促,口唇发绀,口干口苦,听诊左下肺呼吸音减弱,左上肺及右肺呼吸音粗,右肺可闻及干、湿啰音,以右下肺为主;心率 125 次 /min,律欠齐,余无异常。舌暗红,苔黄腻,脉滑数。急查血常规:

WBC 30.78×10^9/L,中性粒细胞百分比 83.8%,Hb 105g/L;血气分析(高流量吸氧下):pH 值 7.272,$PaCO_2$ 50.1mmHg,PaO_2 51.1mmHg;LAC 4.8mmol/L;BNP 40.8ng/L;D-dimer 0.755mg/L;凝血功能:PT 14.6s,INR 1.23R,FIB 6.99g/L,APTT 31.3s;PCT 0.46ng/ml。胸片提示左肺炎症并肺脓肿形成(图 2-24)。胸部 CT:左侧大量胸腔积液,部分包裹性液气胸形成;邻近肺叶节段性含气不全;右肺炎症(图 2-25)。急诊紧急予气管插管接呼吸机辅助通气,给予抗感染、化痰、支持治疗等处理后,考虑郭伯病情危重,收入 ICU 监护治疗。

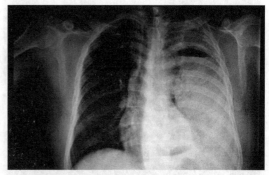

图 2-24 急诊胸片

【提示问题】

1. 患者有什么发病诱因？基本临床特点是什么？

2. 你的初步中西医诊断分别是什么？依据是什么？

3. 接下来需要为患者做哪些相关病原学检查？为什么？

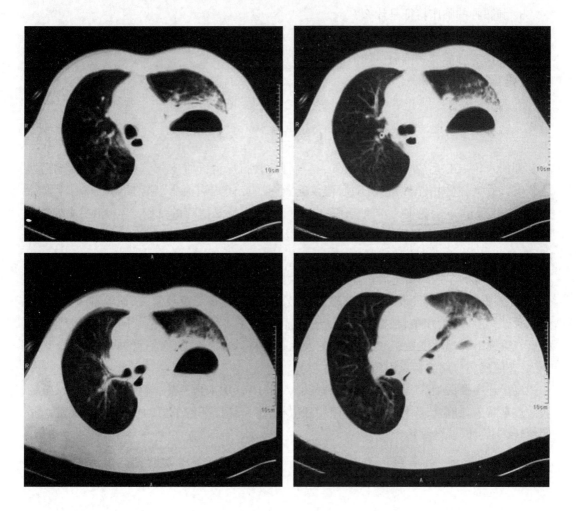

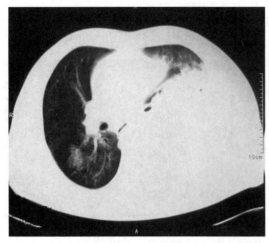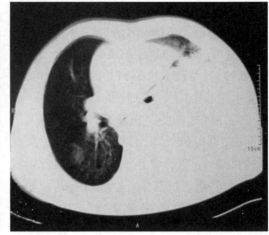

图 2-25　急诊胸部 CT

【主要讨论内容】

1. 肺脓肿如何定义和分类?

2. 肺脓肿的常见病因、病理机制和感染病原体是什么?

3. 肺脓肿的临床特征是什么?

4. 肺脓肿的辅助检查有什么?

5. 中医对肺痈的病因病机如何认识?

【推荐阅读文献】

王吉耀,葛均波,邹和建.实用内科学［M］.16 版.北京:人民卫生出版社,2022.

---------------------------| 第二幕 |---------------------------

郭伯入住 ICU 后立即予机械通气,经气管插管行床旁纤维支气管镜治疗,气管镜下见左侧支气管大量黄白脓性痰液,随后建议紧急行胸腔闭式引流术,郭伯不太乐意:"用药治疗,不做引流可以吗?"医生向他解释:"不行,脓液引流是治疗的基础!"胸腔穿刺成功后可见黄色脓液喷出,引流管引出大量黄色脓液。同时给予了强力抗感染、镇静镇痛、解痉平喘、化痰护胃、免疫营养支持等对症治疗。

郭伯入院后早期病情进展迅速,复查胸片提示双肺弥漫性渗出增多、皮下气肿,高热,气促,医生根据肺保护通气策略灵活调整通气参数。患者的体温反反复复,而随着病原学结果逐步反馈,在后续治疗中,根据病原学结果先后更替了多种抗感染方案,同时坚持反复行纤维支气管镜下肺泡灌洗及痰液引流、营养及免疫支持治疗。在西医治疗的同时,中医药合理介入,按照疾病分期的特点用药。

经上述中西医治疗,郭伯精神逐渐好转,入院 10 天后未再发热,气促、口干等症状减轻,痰液逐渐减少,随后拔除气管插管及停用呼吸机,生命体征渐趋平稳,血流动力学稳定,不久后便转往下级医院继续治疗。

【提示问题】

1. 肺脓肿的中西医治疗原则是什么?

2. 患者为什么要行胸腔闭式引流术,引流时机如何把握?

3. 该患者出现体温反复时如何调整抗感染方案?

【主要讨论内容】

1. 急性肺脓肿患者的一般诊断及病原学筛查思路是什么?

2. 急性肺脓肿患者的西医治疗原则是什么?

3. 急性肺脓肿的外科干预指征是什么?

4. 急性肺脓肿致脓毒症 ARDS 时的机械通气策略和气道管理原则是什么?

5. 急性肺脓肿的中医治疗如何切入?

【推荐阅读文献】

FEKI W,KETATA W,BAHLOUL N,et al. Lung abscess：diagnosis and management［J］. Revue des Maladies Respiratoires,2019,36(6)：707-719.

（左　天）

案例 7　急性肺栓塞

【学习目标】

　　了解肺栓塞的定义、病因、发病机制;熟悉肺栓塞的临床表现、辅助检查特点;掌握肺栓塞的诊断及鉴别诊断和治疗;熟悉肺栓塞的中医病因病机;掌握肺栓塞的辨证要点、中医药治疗切入点。

1. 基础医学

(1)肺血管的结构和生理功能。

(2)肺栓塞的病理生理。

(3)中医对肺脏的生理功能、病理状态及相关证候的认识。

2. 临床医学

(1)气促的病因及鉴别诊断。

(2)呼吸衰竭的常见病因。

(3)肺栓塞的临床表现、辅助检查、诊断及鉴别诊断。

(4)肺栓塞的治疗。

(5)中医对本病的病因病机认识、治疗切入点。

3. 人文医学

(1)肺栓塞的流行病学、预后。

(2)肺栓塞的预防及健康教育。

(3)中医药调护方案。

【关键词】

肺栓塞；肺血栓栓塞症；溶栓；喘证。

【时间分配】

1. 学生讨论时间 50 分钟。

2. 学生总结时间 20 分钟。

3. 教师总结讲评 10 分钟。

————————｜ 第一幕 ｜————————

邱女士 60 多岁，平素身体健康。春节前一家人高高兴兴地自驾回老家过年，因路程长，路上又塞车，一路上足足开了 11 小时。邱女士晕车，路上呕吐，全程都不敢吃喝。好不容易熬到回家，邱女士一下车，却突然晕倒在地，不省人事，面色紫暗，还出现了小便失禁，家人一下子也被吓到了，赶紧按压人中、呼叫"120"，过了好一会老人家慢慢苏醒，但感觉乏力、呼吸困难、心慌心悸，口唇紫暗，四肢不温。家人立刻将邱女士送到急诊，急查血气分析：(吸氧 4L/min)：pH 值 7.45，PCO_2 25.5mmHg，PaO_2 58mmHg，BEb −6.0mmol/L，SaO_2 89.1%；D-dimer：27.65mg/L；心电图：完全性右束支传导阻滞；胸片：左肺纹理稍稀疏。肌钙蛋白：0.956μg/L。查体：HR 112 次/min，BP 88/53mmHg，SpO_2 88%，双肺呼吸音粗，未闻及明显干、湿啰音，心律齐，未闻及明显病理性杂音。舌暗淡，苔白腻，脉弦细数。考虑病情危重，收入 ICU 救治。

【提示问题】

1. 患者有什么临床特点？

2. 你的初步中西医诊断是什么？ 依据是什么？

3. 是否需要为患者做其他的检查？ 为什么？

【主要讨论内容】

1. 肺栓塞的定义及相关概念。

2. 静脉血栓栓塞症的危险因素有哪些？

3. 中医对肺栓塞的病因病机如何认识？

【推荐阅读文献】

中华医学会呼吸病学会肺栓塞与肺血管学组，中国医师协会呼吸医师分会肺栓塞与肺血管病工作委员会，全国肺栓塞与肺血管病防治协作组.肺血栓栓塞症诊治与预防指南 [J].中华医学杂志，2018，98(14)：1060-1087.

————————｜ 第二幕 ｜————————

邱女士入院时急查胸部 CT 平扫＋增强：左右肺动脉干远端、双肺多发叶段动脉(除外右肺上叶、双肺下叶背段动脉)肺栓塞。查心脏彩超：EF 73%，右室扩大，肺动脉扩张，中度肺动脉高压，考虑肺心病。深静脉彩超：右下肢股总静脉、股深、腘静脉、胫后静脉血栓形成；左下肢深浅静脉血流通畅。ICU 立刻给予无创呼吸机辅助通气，再次详细询问病史排除溶栓禁忌证，给予静脉溶栓、抗凝、调脂稳斑、抗感染、化痰、降肺动脉压、利尿等处理。中医给予丹参注射液静脉滴注，中药汤剂予补阳还五汤加减。

治疗 2 周后邱女士症状基本消失,复查肺动脉 CT 增强扫描:对比第 1 次 CT 片,肺栓塞较前明显改善,现片双肺下叶内基底段动脉仍有少量栓塞。转入普通病房 1 周后出院,但需每日按时吃药,定期复诊。

【提示问题】

1. 肺栓塞的中西医治疗原则是什么?

2. 急性肺栓塞什么时候需要进行溶栓治疗?

【主要讨论内容】

1. 对该患者应如何制订治疗方案?

2. 急性肺栓塞患者如何进行危险分层?

3. 急性肺栓塞溶栓治疗的适应证及禁忌证是什么?

4. 急性肺栓塞的中医治疗如何切入?

【推荐阅读文献】

MARTINEZ LICHA CR,MCCURDY CM,MALDONADO SM,et al. Current management of acute pulmonary embolism［J］. Ann Thorac Cardiovasc Surg,2020,26(2):65-71.

(杜炯栋)

案例 8　成人钝性胸部损伤

【学习目标】

> 了解成人钝性胸部损伤的病因、发病机制;熟悉成人钝性胸部损伤的临床表现、辅助检查特点;掌握成人钝性胸部损伤的诊断及鉴别诊断和治疗;熟悉成人钝性胸部损伤的中医病因病机;掌握成人钝性胸部损伤的辨证要点、中医药治疗切入点。

1. 基础医学

(1)肺的解剖和生理功能。

(2)成人钝性胸部损伤的病理生理。

(3)中医对肺脏的生理功能、病理状态及相关证候的认识。

2. 临床医学

(1)胸痛的病因及鉴别诊断。

(2)胸腔积液的鉴别及诊断。

(3)成人钝性胸部损伤的临床表现、辅助检查及初步评估。

(4)成人钝性胸部损伤的治疗。

(5)胸腔闭式引流术的原理及置管方法。

(6)中医对本病的病因病机认识、治疗切入点。

3. 人文医学

(1)成人钝性胸部损伤的流行病学特点、预后。

(2)成人钝性胸部损伤的预防及健康教育。

(3)中医药调护方案。

【关键词】

成人钝性胸部损伤；血气胸；胸腔积液；胸腔闭式引流术；胸痛。

【时间分配】

1. 学生讨论时间 50 分钟。

2. 学生总结时间 20 分钟。

3. 教师总结讲评 10 分钟。

------------------------- | 第一幕 | -------------------------

春节期间,79 岁的陈婆婆同家人自驾车回老家,途中在高速路出口发生追尾事故,车内其他人当时除了受到惊吓外,无其他明显不适。但是,坐在后座中央、系了安全带的陈婆婆撞伤头部,且自觉周身多处疼痛不适,尤以胸部疼痛为主,伴有胸闷气促,深吸气时明显,胸部及右手手肘少许红肿,无出血,轻微头痛,无昏迷,无呕吐等,家人赶紧呼"120"急救车将陈婆婆送至急诊。

入院后急查头颅 CT、胸部 CT 提示:①轻度脑萎缩;②右侧枕部头皮下软组织肿胀;③双肺间少量气胸;双肺挫裂伤;双侧少量胸腔积液,右侧为著;④右侧 2~11 肋骨骨折,右侧锁骨骨折,第 6~8 胸椎、第 10 胸椎、第 1 腰椎右侧横突骨折;⑤主动脉及冠状动脉壁钙化。肱骨正侧位片:①右肱骨中上段交界处骨折;②所见右侧多根肋骨腋段骨折。急查血常规:WBC 16.12×10^9/L,Hb 98g/L;血气分析:pH 值 7.473,PCO_2 25.6mmHg,PaO_2 60.8mmHg,BEecf -3.4mmol/L,SaO_2 90.0%。

【提示问题】

1. 患者有什么临床特点?

2. 你的初步中西医诊断分别是什么? 依据是什么?

3. 是否需要为患者做其他的检查? 为什么?

【主要讨论内容】

1. 成人钝性胸部损伤如何进行初步评估及处理?

2. 胸腔积液如何进行诊断及鉴别诊断?

3. 中医对成人钝性胸部损伤的病因病机如何认识?

【推荐阅读文献】

DOGRUL BN,KILICCALAN I,ASCI ES,et al. Blunt trauma related chest wall and pulmonary injuries:An overview [J]. Chin J Traumatol,2020,23(3):125-138.

------------------------- | 第二幕 | -------------------------

根据胸部 CT 结果,急诊立即通知胸外科医生并收入 ICU 住院。评估陈婆婆病情后,立

即行胸腔闭式引流术,引出中等量暗红色液体,咳嗽时可见水封瓶内气泡溢出。并予止血、止痛、抗感染、呼吸支持及对症补液等治疗。入院第 3 天,胸腔引流管每日均可引流出中量(200~300ml)暗红色或淡红色液体,复查血红蛋白较前下降,反复与胸外科医生沟通,评估手术治疗事宜,并予输血治疗,并加强止血、止痛、抗感染治疗,同时中医辨证治疗。

经胸腔引流管持续引流及其他积极治疗 10 天后,咳嗽时水封瓶内未见气泡冒出,引流液亦较前明显减少,胸痛气促等症状较前明显好转,终于可拔除胸腔引流管。

一起经历撞车,同车年轻人一点事没有,老年人因本身可能存在骨质疏松,就算已经系好了安全带,也可能出现严重钝挫伤。行车需谨慎,安全最重要。

【提示问题】

1. 成人钝性胸部损伤的中西医治疗原则是什么?

2. 什么是胸腔闭式引流术?

3. 胸腔积液如何鉴别?

【主要讨论内容】

1. 常见的胸部外伤有哪些?　相应的处理措施有哪些?

2. 胸腔闭式引流术的原理、适应证、禁忌证及拔管指征分别是什么?

3. 成人钝性胸部损伤的中医治疗如何切入?

【推荐阅读文献】

LIMAN ST,KUZUCU A,TASTEPE AI,et al. Chest injury due to blunt trauma［J］. Eur J Cardiothorac Surg 2003,23(3): 374-378.

(周敏莹　赖　芳)

案例 9　重症人感染禽流感

【学习目标】

了解重症人感染禽流感的病因、发病机制、标本采集流程;熟悉重症人感染禽流感的临床表现、辅助检查特点;掌握重症人感染禽流感的诊断标准和治疗;熟悉温疫病的中医病因病机;掌握温疫病的辨证要点、中医药治疗切入点。

1. 基础医学

(1)流感病毒抗原筛查。

(2)禽流感的病理生理。

(3)中医对禽流感的生理功能、病理状态及相关证候的认识。

2. 临床医学

(1)重症人感染禽流感的临床表现、辅助检查、诊断及鉴别诊断。

(2)重症人感染禽流感的治疗。

（3）中医对本病的病因病机认识、治疗切入点。

3. 人文医学

（1）重症人感染禽流感的流行病学特点、预后。

（2）重症人感染禽流感的预防及健康教育。

（3）中医药调护方案。

【关键词】

重症人感染禽流感；温疫病。

【时间分配】

1. 学生讨论时间 50 分钟。

2. 学生总结时间 20 分钟。

3. 教师总结讲评 10 分钟。

| 第一幕 |

　　莫叔今年 78 岁，是位大厨，经常锻炼身体。2014 年初的一天，他去市场选了一只活鸡买回家自己宰杀烹饪。4 天后他突然觉得鼻塞流涕，咽痛，周身肌肉酸痛不适，咳嗽，咳少量黄黏痰，他以为感冒了，就买了些消炎的药物（具体不详）自行服用，但感冒症状未见缓解。渐渐地，他觉得气促，活动时更明显，遂至急诊就诊。医生给他做了相关检查，血常规：WBC 7.68×10⁹/L，中性粒细胞百分比 65.6%，淋巴细胞计数（LYM）1.91×10⁹/L；血气分析：pH 值 7.572，$PaCO_2$ 18.2mmHg，PaO_2 107mmHg；流感 A+B 阴性。胸片（图 2-26）提示：①右下肺野阴影，考虑右下肺肺炎；②肺气肿，双上肺陈旧性肺结核；③主动脉硬化，心影增大；④双侧少量胸腔积液。当时医生考虑"肺部感染"，收入呼吸科住院治疗。收入呼吸科后予左氧氟沙星静脉滴注抗感染，并予解痉平喘等治疗。经治疗后效果不理想，莫叔觉气促逐渐加重，并出现发热。查 PCT 0.06ng/ml；复查血常规提示 WBC、NEUT 均正常；痰培养：未发现致病菌；甲型流感病毒抗原阳性，予以复查后仍为阳性。医疗专家小组成员讨论后加用奥司他韦抗病毒治疗，并与广州市疾病预防控制中心联系，送咽拭子、痰标本进一步筛查流感亚型。其后完善胸部 CT（图 2-27），结果提示：①双肺多发炎症；②慢性支气管炎、肺气肿，双上肺陈旧性肺结核；③双侧胸腔少至中量积液；④右心房、左心房增大。经治疗后莫叔病情仍继续恶化，反复发热，发热时伴有汗出，倦怠乏力，气促明显，咳嗽，痰黄白质黏量少，纳眠差，小便正常，大便溏稀。舌淡

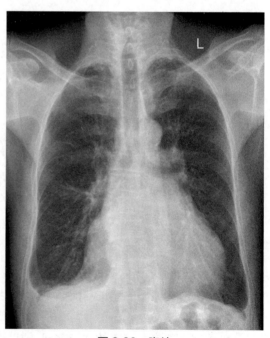

图 2-26　胸片

注：右下肺野阴影，考虑右下肺肺炎。

暗,苔薄腻微黄,脉滑促。查体双肺呼吸音粗,双肺可闻及散在湿啰音,HR 124 次 /min,房颤律,二尖瓣、三尖瓣听诊区可闻及 3/6 级收缩期吹风样杂音。医生给他复查了血气分析: pH 值 7.557,$PaCO_2$ 20.9mmHg,PaO_2 45.4mmHg。广州市疾病预防控制中心回复结果为 H5N1 流感病毒抗原抗性,考虑莫叔病情危重,转 ICU 监护治疗。

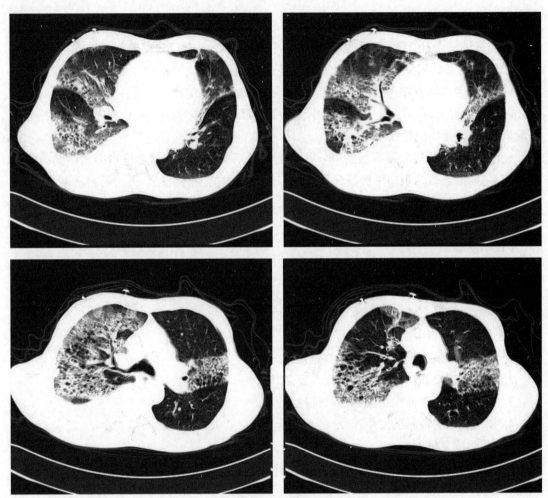

图 2-27　胸部 CT
注:双肺多发炎症。

【提示问题】

1. 患者有什么临床特点?

2. 你的初步中西医诊断分别是什么? 依据是什么?

3. 为何两次流感病毒抗原筛查结果不一致? 是否需要做其他的检查?

【主要讨论内容】

1. 考虑人感染禽流感,如何正确采集及运送标本?

2. 重症人感染禽流感的诊断标准是什么?

3. 中医对重症人感染禽流感的病因病机如何认识?

【推荐阅读文献】

中华人民共和国国家卫生和计划生育委员会.人感染 H7N9 禽流感诊疗方案(2017 年第一版)[J].中华临床感染病杂志,2017,10(1):1-4.

························| 第二幕 |························

莫叔转入 ICU 后给予重症加强护理,严格按照烈性呼吸道传染性疾病予以隔离。针对急性呼吸窘迫综合征,予无创呼吸机辅助通气,同时继续复查痰培养等相关检查,药物方面继续予奥司他韦抗病毒。莫叔咳出黄稠脓性痰,复查血常规提示白细胞、中性粒细胞比值均较前升高,考虑继发细菌性感染可能,予加强抗细菌感染治疗。并予甲泼尼龙 40mg 每天1 次静脉滴注抗炎,乌司他丁减轻炎症反应,实施限制性液体策略、抗心律失常以及其他支持治疗,同时给予中医辨证治疗。

经治疗,莫叔气促较前有缓解,但仍发热,转入后第 3 天查痰培养检出多重耐药的溶血葡萄球菌,根据药敏结果加用抗耐药革兰氏阳性球菌的抗生素治疗。其后病情逐渐好转,至转入 ICU 后第 7 天莫叔停用无创呼吸机,次日转回呼吸内科继续治疗,1 周后出院。

经过这一次,莫叔再不敢自己宰杀生禽。

【提示问题】

1. 禽流感的病原体是什么?

2. 重症人感染禽流感的中西医治疗原则有什么?

3. 重症人感染禽流感抗病毒治疗策略有哪些?

【主要讨论内容】

1. 禽流感的病原学及流行病学特点是什么?

2. 重症人感染禽流感的西医治疗方案是什么?

3. 重症人感染禽流感中医如何辨证论治?

4. 如何预防禽流感的发生?

【推荐阅读文献】

国家中医药管理局.人感染 H7N9 禽流感中医医疗救治专家共识[J].中医药管理杂志,2014,22(2):318.

(张 燕)

案例 10 支气管扩张伴咯血

【学习目标】

了解支气管扩张的定义、病因、发病机制;熟悉支气管扩张的临床表现、辅助检查特点;掌握支气管扩张的诊断及鉴别诊断和治疗;熟悉肺络张的中医病因病机;掌握肺络张的辨证要点、中医药治疗切入点。

1. 基础医学

(1)肺血管的结构和生理功能。

(2)支气管扩张的病理生理。

(3)中医对肺的生理功能、病理状态及相关证候的认识。

2. 临床医学

(1)咯血的病因及鉴别诊断。

(2)支气管扩张的常见病因。

(3)支气管扩张的临床表现、辅助检查、诊断及鉴别诊断。

(4)中医对本病的病因病机认识、治疗切入点。

3. 人文医学

(1)支气管扩张的流行病学特点、预后。

(2)支气管扩张的预防及健康教育。

(3)中医药调护方案。

【关键词】

支气管扩张;咯血;肺络张。

【时间分配】

1. 学生讨论时间 50 分钟。

2. 学生总结时间 20 分钟。

3. 教师总结讲评 10 分钟。

| 第一幕 |

黎婆婆快 80 岁了,很久以前得过一次肺炎,治疗痊愈之后,反反复复出现咳嗽咳痰将近 30 年。十几年前她曾行"左肺下叶切除术",术后仍旧咳嗽咳痰。平时身体也无其他不适,在当地门诊看医生吃了几次消炎化痰药之后症状缓解不明显,黎婆婆觉得一点小毛病也无所谓,因为住在乡下的她平时烧柴做饭、吸烟的时候也会咳嗽,后来就没有去看医生了。她经常开玩笑说自己是个"痰盂罐子",每天早上总要咳出一大口脓绿痰后才舒坦。

4 天前黎婆婆像往常一样起床,第一件事就是去吐痰,她咳嗽了几声,觉得喉咙有点腥,结果咳出来发现竟然是一口鲜血,她喉咙有点痒,又咳出一两口血。黎婆婆这下开始紧张了,赶紧让家里人带她去医院。

到了医院急诊,婆婆神志还很清楚,除了咳嗽、心率稍快之外没有特别不适。医生给她查胸部 CT,提示:慢性支气管炎,左肺上叶下舌段,右肺上叶前段、中叶内侧段、下叶感染并双下肺支气管扩张。给予止血、抗感染等治疗,随后住进了呼吸内科。

入院后黎婆婆反复多次咯血,给予多种止血药物治疗,效果欠佳,并请介入科会诊,介入科考虑患者高龄、左肺下叶切除术后,血管结构改变,且目前咯血量不多,建议暂以内科治疗。经过处理,黎婆婆咯血仍未缓解,一天夜里,她突然出现头晕喘促,心悸胸闷,发绀,乏力,冷汗出,四肢肤温低,意识渐渐模糊,复查血气分析:pH 值 7.312,PCO_2 50.3mmHg,PaO_2 57.8mmHg,BEecf −3.8mmol/L,SaO_2 89.0%,急予紧急气管插管,经气管插管吸出大量鲜红色分泌物。

【提示问题】

1. 患者有什么临床特点？

2. 你的初步中西医诊断分别是什么？依据是什么？

3. 是否需要为患者做其他的检查？为什么？

【主要讨论内容】

1. 形成支气管扩张的常见病因有什么？

2. 支气管扩张如何诊断及鉴别诊断？

3. 中医对本病的病因病机如何认识？

【推荐阅读文献】

POLVERINO E, GOEMINNE PC, MCDONNELL MJ, et al. European Respiratory Society guidelines for the management of adult bronchiectasis [J]. Eur Respir J, 2017, 50(3): 1700629.

·················| 第二幕 |·················

黎婆婆在转运呼吸机的支持下转入 ICU，医生立即在有创呼吸机辅助通气的支持下行纤维支气管镜清除气道分泌物，镜下配合肾上腺素、凝血酶气道灌洗止血。并予抗感染，降低肺动脉血压，抗炎平喘，配合镇静、镇痛、输血等治疗。

考虑患者内科止血治疗效果不明显，再次联系介入科、外科评估手术治疗的可能性。经与家属充分沟通后于介入下行左支气管动脉栓塞术，术中见左、右支气管动脉共干，未见脊髓动脉，左支气管动脉增粗扭曲、紊乱，考虑为出血动脉可能，用微导管进入左右支气管，经导管注入聚乙烯醇颗粒，复造影见血流明显减慢，迂曲血管消失。术前、术后介入医生反复与家属强调，做了手术不代表就没事了，还是有一定的再出血可能，仍要密切观察。

果然，术后第 2 天晚上，黎婆婆再次出现咯血，约 130ml，气促，血氧饱和度下降至 80%，立即行紧急经纤维支气管镜加强气道引流及镜下药物止血治疗，经过处理患者咯血暂时停止。再次联系介入科会诊，会诊后考虑患者介入治疗获益不大，风险较高，建议加强内科保守治疗。结合会诊意见，继续给予呼吸机辅助通气，并反复给予纤维支气管镜下止血及负压吸引、碳酸氢钠灌洗、肾上腺素局部喷洒及药物止血等治疗。经过反复用药，黎婆婆咯血终于慢慢有所减少，于术后半月拔除气管插管改无创呼吸机辅助通气，序贯通气 3 天后停用无创呼吸机，改面罩中流量吸氧，氧合指数改善且稳定。

以前从来没重视自己身体的黎婆婆这次终于知道长期慢性咳嗽咳痰如果不积极处理也会引发大毛病，她很感谢医生的用心救治。

【提示问题】

1. 支气管扩张并咯血的中西医治疗原则有什么？大咯血的定义是什么？

2. 支气管扩张并咯血进行栓塞介入治疗的指征是什么？

3. 若存在栓塞介入治疗禁忌证，该如何进行药物保守治疗？

【主要讨论内容】

1. 对该患者应如何制订药物及非药物的治疗方案？

2. 支气管扩张患者合并有感染该如何选择用药？

3. 支气管扩张反复咯血的中医治疗如何切入？

【推荐阅读文献】

支气管扩张症专家共识撰写协作组,中华医学会呼吸病学分会感染学组. 中国成人支气管扩张症诊断与治疗专家共识［J］. 中华结核和呼吸杂志,2021,44(4): 311-321.

（杨梓鸿　赖　芳）

第三节　重症心血管系统疾病中西医结合诊治案例

案例 1　急性 ST 段抬高型心肌梗死

【学习目标】

了解急性心肌梗死(acute myocardial infarction,AMI)的定义、病因、发病机制；熟悉 AMI 的临床表现、辅助检查特点；掌握 AMI 的诊断、鉴别诊断和治疗；熟悉真心痛的中医病因病机；掌握辨证要点、中医药治疗切入点。

1. 基础医学

(1)心脏的结构和生理功能。

(2)AMI 的病理生理。

(3)中医对心的生理功能、病理状态及相关证候的认识。

2. 临床医学

(1)胸痛的病因及鉴别诊断。

(2)AMI 的常见病因。

(3)AMI 的临床表现、辅助检查、诊断及鉴别诊断。

(4)冠状动脉粥样硬化性心脏病的治疗。

(5)AMI 的治疗。

(6)中医对本病的病因病机认识、治疗切入点。

3. 人文医学

(1)AMI 的流行病学、预后。

(2)AMI 的预防及健康教育。

(3)中医药调护方案。

【关键词】

冠状动脉粥样硬化性心脏病;急性心肌梗死;溶栓;再灌注治疗;真心痛。

【时间分配】

1. 学生讨论时间 50 分钟。

2. 学生总结时间 20 分钟。

3. 教师总结讲评 10 分钟。

| 第一幕 |

刘叔今年近 60 岁,平素工作认真细致,常常加班。8 月 21 日又是忙碌而高强度工作的一天,下午 2 点半左右他在工作中突然出现胸闷痛,无肩臂放射痛,持续 2 小时,休息并自服用"救心丹"后不能缓解,于是他到附近医院急诊就诊,行胸片、两次多导联心电图检查均未见异常,查肌钙蛋白、生化未见异常,急诊医师给予吸氧、静脉滴注活血化瘀针剂后,他的胸闷得到缓解。刘叔继续回单位上班工作。至 8 月 27 日 08:00 他在工作时再次突发胸前区疼痛,疼痛呈压榨样,伴胸闷、气促汗出,立即舌下含服硝酸甘油,疼痛持续不能缓解,由同事陪同至急诊就诊。

急诊很快给刘叔进行了诊查,记录如下:T 36.0℃,P 78 次 /min,RR 18 次 /min,BP 138/70mmHg,神清,精神疲倦,面色苍白,胸前区持续压榨样疼痛,胸闷,汗出,四末冰凉,二便调。舌淡暗,苔白,脉弦滑。双肺呼吸音稍增粗,未闻及干、湿啰音,心前区无隆起,心界无扩大,HR 78 次 /min,律齐,各瓣膜听诊区未闻及明显杂音。血常规:WBC 7.55×10^9/L,中性粒细胞百分比 40.7%;生化:Na^+ 146mmol/L,TCO_2 30.8mmol/L,GLU 6.93mmol/L;肌钙蛋白 0.781μg/L;血脂:TC 5.97mmol/L,LDL-C 4.54mmol/L;肝功能、心肌酶、肌红蛋白未见异常。多导联心电图(图 2-28):急性心肌梗死(广泛前壁)。

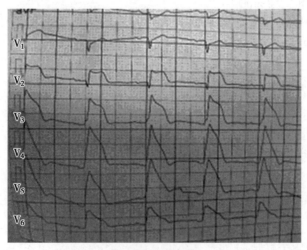

图 2-28 心电图

急诊立即给予启动绿色通道,心血管、介入室专科会诊,嘱刘叔绝对卧床休息,低流量吸氧,行心电、血压、血氧饱和度、呼吸监测。立即给予硫酸氢氯吡格雷片 300mg、阿司匹林肠溶片 300mg 嚼服双联抗血小板聚集,阿托伐他汀钙片 80mg 口服稳定斑块,硝酸甘油静脉泵入扩张血管,考虑病情危重,收入 ICU 监护治疗。

【提示问题】

1. 患者有什么临床特点?

2. 你的初步中西医诊断分别是什么? 依据是什么?

3. 是否需要为患者做其他的检查? 为什么?

【主要讨论内容】

1. 胸痛的常见疾病有什么?

2. AMI 的诊断要点是什么?

3. 中医对 AMI 的病因病机如何认识?

【推荐阅读文献】

LEVINE GN,BATES ER,BITTL JA,et al. 2016 ACC/AHA guideline focused update on duration of dual antiplatelet therapy in patients with coronary artery disease: a report of the American College of Cardiology. Foundation/American Heart Association Task Force on clinical practice guidelines: an update of the 2011 ACCF/AHA/SCAI guideline for percutaneous oronary intervention,2011 ACCF/AHA guideline for coronary artery bypass graft surgery,2012 ACC/AHA/ACP/AATS/PCNA/SCAI/STS guideline for the diagnosis and management of patients with stable ischemic heart disease,2013 ACCF/AHA guideline for the management of ST-elevation myocardial infarction,2014 AHA/ACC guideline for the management of patients with non-ST-elevation acute coronary syndromes,and 2014 ACC/AHA guideline on perioperative cardiovas-cular evaluation and management of patients undergoing noncardiac surgery [J].Circulation,2016,134(10): e123-155.

················· | 第二幕 | ·················

刘叔 8:15 入急诊后,9:15 开始行经皮选择性冠状动脉造影 + 球囊扩张术 + 支架置入术。术中所见:左前降支(left anterior descending branch,LAD)中段将近完全闭塞,对角肢粗大开口狭窄约 95%,左回旋支(left circumflex coronary,LCX)中段狭窄 80%,于 LAD 中段植入 3mm×23mm 支架一枚。10:10 手术成功完成,安返病房。术后刘叔仍诉少许胸闷,继续予以硝酸甘油泵入扩张冠脉。术后复查心电图提示 ST 段已回落至基线(图 2-29)。心肌酶:CK 2 015U/L,CK-MB 205U/L。肌钙蛋白>50.000μg/L。凝血功能:APTT 121.2s 下降至 80.6s。术后按规范拔除动脉鞘管。药物方面,予逆转心肌重构、降低心脏氧耗、制酸护胃、通便等治疗。

当晚 17:00 刘叔感觉胸闷加重,值班医生立马警惕起来,虽然放置了支架开通了血管,但支架术后也可出现多种危急情况。急予复查床旁心电图,提示正常;完善心肌酶、肌钙等相关检查;舌下含服硝酸甘油扩张冠脉。经处理刘叔胸闷痛逐渐缓解,医生才慢慢放下心来。中医予辨证用药及逐步安排康复锻炼。

至 8 月 29 日刘叔已无胸闷胸痛,动态复查肌钙蛋白、心肌酶学指标明显下降,并转普通病房继续治疗,转普通病房 1 周后出院。

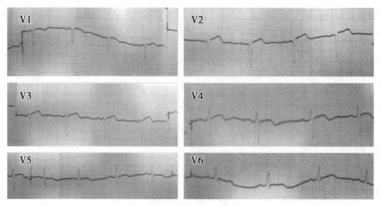

图 2-29　心电图

【提示问题】

1. AMI 的中西医治疗原则有什么？

2. 患者心电图以及冠状动脉造影结果如何解读？

3. 该患者出现 AMI 时如何行再灌注治疗？

【主要讨论内容】

1. 对该患者应如何早期识别诊断和常规治疗？

2. AMI 患者早期溶栓治疗的策略有哪些？

3. AMI 的介入治疗原则有哪些？

4. AMI 的中医治疗如何切入？

【推荐阅读文献】

LEVINE GN, BATES ER, BLANKENSHIP JC, et al. 2015 ACC/AHA/SCAI focused update on primary percutaneous coronary intervention for patients with ST-elevation myocardial infarction: an update of the 2011 ACCF/AHA/SCAI guideline for percutaneous coronary intervention and the 2013 ACCF/AHA guideline for the management of ST-elevation myocardial infarction: a report of the American College of Cardiology/American Heart Association Task Force on clinical practice guideline and the society for cardiovascular angiography and interventions [J]. Circulation, 2016, 133 (11): 1135-1147.

（麦舒桃）

案例 2　心 搏 骤 停

【学习目标】

　　了解急性冠脉综合征(acute coronary syndrome, ACS) 的定义、病因、发病机制；熟悉心搏骤停的诊断、常见原因、鉴别诊断和治疗；ACS 的诊断、鉴别诊断和治疗；熟悉厥脱的中医病因病机；掌握厥脱的辨证要点、中医药治疗切入点。

1. 基础医学

(1)心脏结构和生理功能。

(2)ACS 的病理生理。

(3)中医对心脏的生理功能、病理状态及相关证候的认识。

2. 临床医学

(1)胸痛、昏迷的病因及鉴别诊断。

(2)心搏骤停的常见病因。

(3)ACS 的临床表现、辅助检查、诊断及鉴别诊断。

(4)心搏骤停的临床表现、辅助检查、诊断及鉴别诊断。

(5)ACS 的治疗。

(6)心搏骤停的治疗。

(7)中医对本病的病因病机认识、治疗切入点。

3. 人文医学

(1)ACS 的流行病学特点、预后。

(2)心搏骤停的流行病学、预后。

(3)ACS 的预防及健康教育。

(4)中医药调护方案。

【关键词】

急性冠脉综合征；心搏骤停；心肺复苏；再灌注治疗；真心痛；厥脱。

【时间分配】

1. 学生讨论时间 50 分钟。

2. 学生总结时间 20 分钟。

3. 教师总结讲评 10 分钟。

········· | 第一幕 | ·········

谭伯伯今年已经 67 岁了,4 年前因为胸痛在当地医院诊断为 AMI,冠状动脉造影证实为左主干和三支病变,进行了冠状动脉旁路移植术治疗,出院后坚持服用扩张血管、抗血小板聚集、调脂、降压、抗心力衰竭药物及活血化瘀类中药等治疗,平时会在活动后出现胸闷痛。他自以为做了手术后冠状动脉通畅冠心病就"痊愈了",很少再去医院系统检查,平时饮食也不节制,继续吸烟、饮酒。2 月 23 日 20：10 谭伯伯在家活动时突发胸闷痛,气促,冷汗出,烦躁,口唇发绀,咯粉红色泡沫样痰,家人急忙呼"120"急救车转送至我院急诊。

刚到急诊,20：26 谭伯伯突发意识不清,急诊医师立即拍他的肩膀,并在他的耳边大声呼喊,但谭伯伯毫无反应,立即触摸大动脉,发现搏动消失,立刻予心肺复苏术,气管插管接呼吸机辅助通气,并使用系列药物抢救。急查血气分析：pH 值 6.795,PCO$_2$ 96.1mmHg,PaO$_2$ 54.8mmHg,BEecf –18.3mmol/L,SaO$_2$ 62.9%；血常规：WBC 10.6×10^9/L,中性粒细胞百分比 71.8%；cTnI 0.114μg/L,肌红蛋白（MYO）144.39μg/L；心肌酶：AST 108U/L,CK 172U/L,CK-MB 56.0U/L,LDH 271U/L；D-dimer 0.780mg/L；至 20：55 谭伯伯心跳恢复,HR 98 次 /min,

停止胸外心脏按压。21:15 谭伯伯的呼吸恢复了,仍昏迷,床旁监测:HR 140 次 /min,RR 29 次 /min,BP 189/108mmHg,SpO₂ 70%。查心电图:①窦性心动过速;②不完全性左束支传导阻滞;③缺血性 ST-T 改变。床旁胸片:考虑心力衰竭、肺水肿。予呋塞米注射液静脉推注以利尿,硝酸甘油注射液泵入扩张冠脉降压及抗感染、解痉平喘等处理。第 2 天凌晨 1:20 谭伯伯还是神志不清,气促,四肢不温,维持气管插管接呼吸机辅助通气,经气管插管可吸出少量白黏痰,大便未解。舌淡暗,苔白腻,脉沉细数无力。双肺呼吸音粗,双肺可闻及散在湿啰音;心率 110 次 /min,律齐,二尖瓣膜听诊区可闻及 3/6 级收缩期粗糙吹风样杂音;浅昏迷,双侧瞳孔等大等圆,直径约 4mm,对光反应存在,四肢肌张力正常,病理征阴性,脑膜刺激征阴性。复查血常规:WBC 15.9×10⁹/L,中性粒细胞百分比 89.4%;心肌酶:AST 291U/L,CK 1 162U/L,CK-MB 108U/L,LDH 494U/L;cTnI 6.51μg/L;血气分析:pH 值 7.458,PCO₂ 33.5mmHg,PaO₂ 57.2mmHg;D-dimer 1.413mg/L。心电图:①窦性心动过速;②频发房性早搏,个别成对,个别三联律;③Q 波异常(下壁心肌梗死不定时期);④缺血性 ST-T 改变。头颅 CT 平扫脑实质未见明显异常。胸部 CT:考虑心力衰竭、肺水肿,并双肺感染。考虑病情危重,收入 ICU 监护治疗。

【提示问题】

1. 患者有什么临床特点?

2. 你的初步中西医诊断分别是什么?依据是什么?

3. 是否需要为患者做其他的检查?为什么?

【主要讨论内容】

1. 突发昏迷的常见病因有什么?

2. 心搏骤停的常见原因和诊断要点是什么?

3. ACS 的诊断要点是什么?

4. 中医对心搏骤停的病因病机如何认识?

【推荐阅读文献】

TSAO CW,ADAY AW,ALMARZOOQ ZI,et al. Heart disease and stroke statistics-2023 update:a report from the American Heart Association[J]. Circulation. 2023,147(8):e93-e621.

───────────────| 第二幕 |───────────────

谭伯伯入院后,ICU 医生立即给予有创呼吸机辅助通气,控制心室率、抗血小板聚集、抗凝、扩张冠脉、降压、逆转心室重构、调脂稳定斑块、利尿、抗感染、营养心肌、营养脑神经等治疗。入院第 3 天他的病情好转,神志转清,能点头摇头示意,配合肌力检查。复查心肌酶:AST 170U/L,CK 1 229U/L,CK-MB 29U/L,LDH 437U/L;cTnI 10.859μg/L。入院第 5 天复查胸片示肺水肿基本吸收,心影较前有所缩小。cTnI 5.223μg/L。呼吸平稳,予拔除气管插管,改鼻导管给氧。同时中医辨证治疗。经 10 天的积极治疗,谭伯伯病情逐渐改善,转普通病房继续治疗。转科 2 天后行冠状动脉造影显示其左冠状动脉主干末端及中间支近段病变明显,行经皮冠状动脉介入治疗(percutaneous coronary intervention,PCI)置入支架,术后恢复良好,于 4 月 2 日病情好转出院。谭伯伯这次出院后开始按时服药,改变不良生活方式,戒烟戒酒,再也不吃肥腻的东西,定期回医院复诊调整药物治疗方案,进行冠心病的康复治疗。

【提示问题】

1. ACS 致心搏骤停的中西医治疗原则是什么?

2. 该患者出现心搏骤停时如何行心肺复苏术?

3. 该患者心肺复苏术后如何进行高级生命支持?

【主要讨论内容】

1. 如何早期识别和治疗 ACS ?

2. 对该患者应如何制订再灌注治疗方案?

3. ACS 致心搏骤停患者心肺复苏的策略有哪些?

4. 心搏骤停患者心脏复苏后的监护策略有哪些?

5. ACS 致心搏骤停的中医治疗如何切入?

【推荐阅读文献】

WYCKOFF MH,GREIF R,MORLEY PT,et al. 2022 international consensus on cardiopulmonary resuscitation and emergency cardiovascular care science with treatment recommendations: summary from the basic life support; advanced life support; pediatric life support; neonatal life support; education, implementation, and teams; and first aid task forces [J]. Resuscitation, 2022, 181: 208-288.

(麦舒桃)

案例 3　急性心力衰竭

【学习目标】

> 了解急性心力衰竭(acute heart failure,AHF)的定义、病因、发病机制;熟悉 AHF 的临床表现、辅助检查;掌握 AHF 的诊断、鉴别诊断、治疗;熟悉喘证的中医病因病机;掌握喘证的辨证要点、中医药治疗切入点。

1. 基础医学

(1)心脏的结构和生理功能。

(2)急性心力衰竭的病理生理。

(3)中医对心的生理功能、病理状态及相关证候的认识。

2. 临床医学

(1)气促的病因及鉴别诊断。

(2)急性心力衰竭的常见病因。

(3)急性心力衰竭的临床表现、辅助检查、诊断及鉴别诊断。

(4)急性心力衰竭的治疗。

(5)中医对本病的病因病机认识、治疗切入点。

3. 人文医学

(1)急性心力衰竭的流行病学特点、预后。

(2)急性心力衰竭的预防及健康教育。

(3)中医药调护方案。

【关键词】

急性心力衰竭;液体管理;喘证。

【时间分配】

1. 学生讨论时间 50 分钟。

2. 学生总结时间 20 分钟。

3. 教师总结讲评 10 分钟。

······| 第一幕 |······

　　练先生 63 岁,1 年前他在活动后感觉一阵阵的胸闷、喘不过气,持续数分钟后缓解,他没有太在意。后来参加了一次街道组织的免费体检,查心电图有心肌缺血、心律失常的情况,于是他就偶尔服用一些丹参滴丸或者麝香保心丸,并没有去医院就诊。2 天前练先生在活动后出现气喘,小腿水肿,咳嗽,痰液很少,休息一段时间,症状有所缓解。但今日凌晨练先生在睡眠中突然出现气促加重,端坐呼吸,不能平卧,口唇发绀,大汗淋漓,无胸痛,无发热,家人赶紧呼叫"120"送至急诊。

　　急诊医生给练先生进行了诊查,记录如下:T 36.8℃,HR 108 次/min,RR 50 次/min,BP 208/106mmHg,SpO₂ 80%。神清,口唇发绀,气促,不能平卧,汗出,面色苍白,肢冷,双下肢水肿,小便少。舌淡,边有瘀斑,舌底脉络迂曲,苔白腻,脉沉细数。双肺呼吸音粗,双下肺可闻及湿啰音。心界向两侧扩大,HR 108 次/min,律齐,二尖瓣听诊区可闻及 2/6 级收缩期吹风样杂音。颈静脉充盈,肝颈静脉回流征阳性,四肢轻度凹陷性水肿。查血常规:WBC 13.68×10⁹/L,淋巴细胞百分比 56.5%;BNP 711.3ng/L;LAC 11.66mmol/L;血气分析:pH 值 7.052,PCO₂ 57.3mmHg,PaO₂ 80.2mmHg,BEecf −13.4mmol/L;D-dimer 1.040mg/L;心肌酶、生化、肌钙蛋白正常。心电图:窦性心动过速。胸片(图 2-30):双肺及心脏改变,考虑心力衰竭、肺水肿及右下肺感染,两侧胸腔少量积液,主动脉粥样硬化。心脏彩超:EF 31%,左室节段性室壁运动异常,左室收缩功能减低,考虑冠心病左心衰竭,左心扩大,轻度肺动脉高压。

　　急诊给予强心、利尿、控制血压等治疗后气促仍明显,收入 ICU 监护治疗。

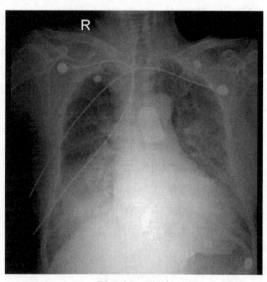

图 2-30　胸片

【提示问题】

1. 该患者有什么临床特点？

2. 你的初步中西医诊断分别是什么？依据是什么？

3. 是否需要为患者做其他的检查？为什么？

【主要讨论内容】

1. 心源性气促的常见疾病有什么？

2. 急性心力衰竭的诊断要点是什么？

3. 中医对急性心力衰竭的病因病机如何认识？

【推荐阅读文献】

张建军. 接轨国际指南、彰显中国特色:《中国心力衰竭诊断和治疗指南 2018》解读［J］. 中国临床医生杂志,2019,47(4): 398-402.

·················| 第二幕 |·················

练先生入院后,ICU 医生立即给予其无创呼吸机辅助通气,并予控制血压、扩张冠脉、利尿减轻心脏负荷、改善心室重构等控制心力衰竭的治疗;针对冠心病,给予抗血小板聚集、改善心肌代谢、调脂稳定斑块、制酸护胃等治疗;针对肺部感染,予抗感染、稀化痰液等治疗;配合中医辨证治疗。

经积极治疗,练先生胸闷、气促病情逐渐改善,他想着应该可以出院了,但是医生建议他转心血管专科病房继续治疗。练先生转普通病房后行冠状动脉造影,提示前降支狭窄约90%,予行支架置入术,1 周后出院。出院前医生强调,心力衰竭防、治同样重要,不要等心功能损耗到了终末状态才知道追悔莫及。

【提示问题】

1. 急性心力衰竭的中西医治疗原则有什么？

2. 患者出现急性心力衰竭时如何行液体管理？

【主要讨论内容】

1. 对该患者应如何制订药物治疗方案？

2. 急性心力衰竭患者的非药物治疗原则有哪些？

3. 急性心力衰竭患者的液体管理策略有哪些？

4. 如何根据急性心力衰竭临床分型确定治疗方案原则？

5. 急性心力衰竭的中医治疗如何切入？

【推荐阅读文献】

SEFEROVIC PM,PONIKOWSKI P,ANKER SD,et al. Clinical practice update on heart failure 2019: pharmacotherapy,procedures,devices and patient management. An expert consensus meeting report of the Heart Failure Association of the European Society of Cardiology ［J］. Eur J Heart Fail,2019,21(10): 1169-1186.

（麦舒桃）

案例 4　感染性心内膜炎

【学习目标】

了解感染性心内膜炎（infective endocarditis，IE）的定义、病因、发病机制；熟悉 IE 的临床表现、辅助检查特点；掌握 IE 的诊断、鉴别诊断及治疗；熟悉温病发热的中医病因病机；掌握温病发热的辨证要点、中医药治疗切入点。

1. 基础医学

(1)心脏结构和生理功能。

(2)感染性心内膜炎的病理生理。

(3)中医对心的生理功能、病理状态及相关证候的认识。

2. 临床医学

(1)发热、气促的病因及鉴别诊断。

(2)感染性心内膜炎的常见病因。

(3)感染性心内膜炎的临床表现、辅助检查、诊断及鉴别诊断。

(4)感染性心内膜炎的治疗。

(5)中医对本病的病因病机认识、治疗切入点。

3. 人文医学

(1)感染性心内膜炎的流行病学特点、预后。

(2)感染性心内膜炎的预防及健康教育。

(3)中医药调护方案。

【关键词】

感染性心内膜炎；急性充血性心力衰竭；温病。

【时间分配】

1. 学生讨论时间 50 分钟。

2. 学生总结时间 20 分钟。

3. 教师总结讲评 10 分钟。

| 第一幕 |

梁先生现年 32 岁，是一名长途货车司机，经常超负荷工作，工作一忙就顾不上刷牙，烂牙不少。3 周前梁先生咀嚼软骨类硬物后一颗磨牙竟然松动了，而且越来越痛，他尝试用漱口、喷药、内服中药、止痛药等各种方法止痛，但是都没什么效果。他决定自己动手拔牙，于是从工具箱里找出一把老虎钳，照着镜子对准松动的牙齿拔除了烂牙，瞬间鲜血直流，他用盐水漱口后又照常上班工作。1 周后梁先生突然开始发热，体温最高 39.2 ℃，伴有周身酸痛，关节疼痛，自行口服退热药，发热反复，没见好转，到今天早上仍发热，并出现气促，张口

抬肩,频繁干咳,脚肿,家人赶紧拨打"120"送医院就诊。

很快急诊给梁先生进行了诊查,记录如下: T 37.6℃,P 123 次 /min,RR 35 次 /min,BP 127/82mmHg,SpO₂ 86%。患者神清,精神疲倦,乏力,发热,咳嗽无力,咳少量黄色黏痰,气促,动则尤甚,不能平卧,双下肢水肿,口干,胃纳差,眠一般,小便黄,大便调。舌暗红,苔黄腻,脉细数。颈静脉充盈明显,双肺听诊呼吸音稍粗,双中下肺可闻及少至中量湿啰音。心界向左下扩大,HR 123 次 /min,律齐,各心脏瓣膜听诊区未闻及病理性杂音。双下肢轻度水肿。急查血常规: WBC 19.2×10^9/L,中性粒细胞百分比 82.2%,Hb 70g/L;PCT 0.3ng/ml;生化: Cr 151μmol/L;LAC 1.29mmol/L;PT 16s, APTT 36.1s;BNP 296.6ng/L;D-dimer 1.061mg/L;心肌酶、肌钙蛋白正常。胸片: 双肺感染。心脏彩超: 三尖瓣(隔瓣)絮团样赘生物,三尖瓣重度关闭不全,重度肺动脉高压,右房扩大。胸部 CT 平扫(图 2-31): ①双肺多发斑片状、结节及空洞,考虑为感染;②双侧胸腔中量积液,双下肺压迫性不张;③纵隔内多发小淋巴结影,心影增大。

急诊给予抗感染、解痉平喘及吸氧等治疗,气促改善不明显,收入 ICU 监护治疗。

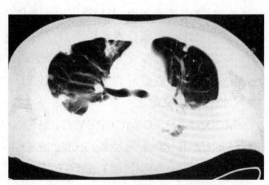

图 2-31　胸部 CT

注: 双肺多发斑片状、结节及空洞,考虑为感染。

【提示问题】

1. 患者有什么临床特点?

2. 你的初步中西医诊断分别是什么? 依据是什么?

3. 是否需要为患者做其他的检查? 为什么?

【主要讨论内容】

1. 引起发热、气促的常见疾病有哪些?

2. 感染性心内膜炎的诊断要点是什么?

3. 中医对感染性心内膜炎的病因病机如何认识?

【推荐阅读文献】

中华医学会胸心血管外科分会瓣膜病外科学组.感染性心内膜炎外科治疗中国专家共识[J].中华胸心血管外科杂志,2022,38(3): 146-155.

| 第二幕 |

梁先生入院后,ICU 立即给予吸氧、营养心肌、抗心力衰竭治疗,并予万古霉素、哌拉西林钠他唑巴坦钠静脉滴注抗感染等治疗。入院后他的病情仍进一步恶化,高热不退,气促、肾功能恶化,血氧饱和度逐渐下降。复查 Cr 177μmol/L,D-dimer 升高。血培养提示金黄色葡萄球菌感染。痰涂片: 革兰氏阳性菌:革兰氏阴性菌:真菌 = 7:2:1,发现少量真菌孢子。G 试验定性:阳性。给予无创呼吸机辅助通气,调整抗感染方案为万古霉素、亚胺培南西司他丁钠、氟康唑注射液治疗,加用低分子肝素抗凝,中医辨证治疗。经积极治疗半个月梁先

生病情逐渐改善,转心外科进行三尖瓣人工瓣膜置换术,术后恢复良好。

梁先生从来没想过,平时没有清洁好牙齿、毫不起眼的拔牙行为竟然导致细菌入血并感染,他也告诫家人,有病一定要及时到医院就诊,不要因小失大,错失治疗的最佳时机。

【提示问题】

1. 感染性心内膜炎致心力衰竭的中西医治疗原则有哪些?

2. 患者血培养结果如何解读?

3. 该患者出现并发症的识别和处理方法有什么?

【主要讨论内容】

1. 对该患者应如何制订抗生素治疗方案?

2. 感染性心内膜炎患者手术治疗的策略有哪些?

3. 感染性心内膜炎并发症的治疗原则有哪些?

4. 感染性心内膜炎的中医治疗如何切入?

【推荐阅读文献】

MCDNALD EG,AGGREY G,TARIK ASLAN A,et al. Guidelines for diagnosis and management of infective endocarditis in adults:a WikiGuidelines Group Consensus Statement ［J］. JAMA Netw Open,2023,6(7):e2326366.

(麦舒桃)

案例5　先天性长 QT 间期综合征

【学习目标】

> 了解先天性长 QT 间期综合征的定义、病因、发病机制;熟悉先天性长 QT 间期综合征的临床表现、辅助检查特点;掌握先天性长 QT 间期综合征的诊断、鉴别诊断和治疗;熟悉厥证的中医病因病机;掌握厥证的辨证要点、中医药治疗切入点。

1. 基础医学

(1)心脏结构和生理功能。

(2)先天性长 QT 间期综合征的病理生理。

(3)中医对心的生理功能、病理状态及相关证候的认识。

2. 临床医学

(1)晕厥的病因及鉴别诊断。

(2)长 QT 间期综合征的病因。

(3)先天性长 QT 间期综合征的临床表现、辅助检查、诊断及鉴别诊断。

(4)先天性长 QT 间期综合征的治疗。

(5)中医对本病的病因病机认识、治疗切入点。

3. 人文医学

(1)先天性长 QT 间期综合征的流行病学、预后。

(2)长 QT 间期综合征的预防及健康教育。

(3)中医药调护方案。

【关键词】

先天性长 QT 间期综合征；抗心律失常治疗；人工起搏治疗；厥证。

【时间分配】

1. 学生讨论时间 50 分钟。

2. 学生总结时间 20 分钟。

3. 教师总结讲评 10 分钟。

| 第一幕 |

小杜已经 18 岁了，从 5 岁多开始，她时常出现晕厥，持续约 1~2 分钟可自行苏醒，她不能突然受到惊吓，也不能太激烈地运动，否则会更频繁发作。她听妈妈说过她的奶奶、姐姐都因类似症状在突然晕厥后就离开了人世。而她的爸爸因类似症状也在常年服药。到 11 岁时，第 1 次月经初潮后她发作得更频繁了，每次月经期间，她每天发作一两次，一般都在夜间发作，有时甚至可见肢体抽搐，二便失禁，但没有角弓反张，口中未发出异常叫声，约 1 分钟后自行醒来或者经家人按压人中后苏醒，醒后伴胸闷、心悸，不遗留任何症状。后来她也和爸爸一样开始了每天吃药的生活，用药后发作明显减少了。

18 岁这年，小杜到了高考的年纪，每天高强度学习，晕厥发作又开始频繁起来。高考前的一周，她出现发热，测得体温最高达 39℃，伴恶寒、咽痛，家人赶快带她来医院就诊，急诊候诊期间她突发意识丧失、抽搐，呼吸停止，唇面发绀，急诊医师检查发现大动脉搏动消失，立即给予胸外按压、吸氧、球囊辅助通气及药物等抢救措施，心电监测显示心室颤动，准备除颤时她心律自动转为窦性，心率 98 次 /min，心律不齐，恢复了意识，约 12 分钟后可对答，转入了急诊抢救室监护。

急诊给小杜进行了诊查，记录如下：T 38℃，P 90 次 /min，RR 24 次 /min，BP 110/50mmHg。神清，精神疲倦，少气懒言，暂无晕厥发作，发热，无恶寒，少许汗出，咽痛，偶有咳嗽，痰白质黏，口干，纳差，平素二便调。舌质稍红，苔白微腻，脉浮弦结。咽充血(+++)，双侧扁桃体 Ⅰ 度肿大，双肺呼吸音清，未闻及干、湿啰音，心率 90 次 /min，心律不齐，可闻及早搏约 4~6 次 /min，第一心音增强，各心脏瓣膜听诊区未闻及病理性杂音。血常规：WBC 15.6×10⁹/L，LYM 5.3×10⁹/L；生化：K⁺ 3.40mmol/L，TCO₂ 17.6mmol/L，GLU 7.35mmol/L；心肌酶：CK-MB 31U/L；肝功能：AST 47U/L，γ-GT 41U/L，TBIL 21.7μmol/L，DBIL 7.1μmol/L；肌钙蛋白、血气分析、LAC 正常；心电图：QT 间期延长，短阵室性心动过速。

急诊给予抗心律失常、抗感染等治疗，考虑病情重，收入 ICU 监护治疗。

【提示问题】

1. 患者有什么临床特点？

2. 你的初步中西医诊断分别是什么？依据是什么？

3. 是否需要为患者做其他的检查？为什么？

【主要讨论内容】

1. 引起晕厥的常见疾病有哪些？

2. 先天性长 QT 间期综合征的诊断要点是什么？

3. 中医对先天性长 QT 间期综合征的病因病机如何认识？

【推荐阅读文献】

KAUFMAN ES, ECKHARDT LL, ACKERMAN MJ, et al. Management of congenital long-QT syndrome: commentary from the experts［J］. Circ Arrhythm Electrophysiol. 2021, 14 (7): e009726.

---------------------------- | 第二幕 | ----------------------------

小杜入院后，ICU 医师立即给予绝对卧床休息，低流量吸氧，心电、血压、血氧饱和度、呼吸监测，并给予抗心律失常、营养心肌、稳定心电、抗感染等治疗。入院当天晚上她突发抽搐，意识丧失，床旁心电监测出现室颤，给予电除颤一次，除颤后恢复窦性心律，患者意识转清，抽搐停止。床旁心电监测出现频发室性早搏二联律、短阵室性心动过速，维持极化液静脉滴注，并予利多卡因静脉推注。次日 00：50 她再发抽搐、意识丧失，床旁心电监测提示尖端扭转型室性心动过速，持续时间短，约 10 秒后自行缓解，患者意识转清。床旁心电监测提示频发室性早搏，维持利多卡因静脉泵入，加用硫酸镁缓慢静脉推注，并予硫酸镁维持静脉泵入，继续补钾。经心脏科会诊，建议待感染控制可转心脏专科进行相关手术治疗。经过治疗，她未再出现心律失常，给予停用利多卡因。患者发热已退，无咽痛，复查心肌酶学指标均正常，于几日后转心脏科治疗。转入心脏科 2 日后心脏科按计划给小杜进行了手术，1 周后出院。

【提示问题】

1. 先天性长 QT 间期综合征的中西医治疗原则有什么？

2. 患者心律失常的特点是什么？

3. 该患者出现心律失常时如何行抗心律失常治疗？

【主要讨论内容】

1. 对该患者应如何制订抗心律失常方案？

2. 先天性长 QT 间期综合征患者的非药物治疗策略有什么？

3. 先天性长 QT 间期综合征的中医治疗如何切入？

【推荐阅读文献】

中华心血管病杂志编辑委员会心律失常循证工作组.遗传性原发性心律失常综合征诊断与治疗中国专家共识［J］.中华心血管病杂志，2015，43（1）：5-21.

(麦舒桃)

案例6　病毒性心肌炎

【学习目标】

了解病毒性心肌炎的定义、病因、发病机制；熟悉病毒性心肌炎的临床表现、辅助检查；掌握病毒性心肌炎的诊断、鉴别诊断、治疗；熟悉心悸的中医病因病机；掌握心悸的辨证要点、中医药治疗切入点。

1. 基础医学

(1)心脏结构和生理功能。

(2)病毒性心肌炎的病理生理。

(3)中医对心的生理功能、病理状态及相关证候的认识。

2. 临床医学

(1)心悸的病因及鉴别诊断。

(2)病毒性心肌炎的常见病因。

(3)病毒性心肌炎的临床表现、辅助检查、诊断及鉴别诊断。

(4)病毒性心肌炎的治疗。

(5)暴发性心肌炎的治疗。

(6)中医对本病的病因病机认识、治疗切入点。

3. 人文医学

(1)病毒性心肌炎的流行病学特点、预后。

(2)暴发性心肌炎的流行病学、预后。

(3)病毒性心肌炎的预防及健康教育。

(4)中医药调护方案。

【关键词】

病毒性心肌炎；暴发性心肌炎；抗病毒治疗；心悸；厥脱。

【时间分配】

1. 学生讨论时间 50 分钟。

2. 学生总结时间 20 分钟。

3. 教师总结讲评 10 分钟。

―――――――――――――――| 第一幕 |――――――――――――――――

李先生是一名人民警察，今年 40 岁。由于工作的原因，他经常熬夜，偶尔吸烟和饮酒。两星期前他又一次熬夜加班回家后发现自己发热，有点鼻塞流涕和咳嗽，他以为自己感冒了，就吃了几粒感冒药，之后发热也退了，鼻塞流涕也好了，就是有点咳嗽。他也没怎么在意，就继续上班。1 周前他在执行任务后自觉心慌、胸闷，活动后气促，他以为是工作太累了,于是回家早早地休息,症状似乎好转了一点。今日凌晨他睡眠时突发胸闷加重,伴心悸、气促,大汗淋漓,躺下就胸闷气促更加明显,家人赶紧呼"120"送诊。

急诊诊查记录如下:T 37.1℃,HR 135 次/min,RR 23 次/min,BP 137/99mmHg。神清,精神疲倦,乏力,胸闷、心悸,静息状态下稍气促,唇色晦暗,少许咳嗽,咳黄白黏痰,稍头晕,四末不温,恶心、纳差,眠一般,二便调。舌淡暗,苔白水滑,脉虚数。咽充血(+),双侧扁桃体不大,双肺呼吸音粗,未闻及干、湿啰音。心界向左下扩大,HR 135 次/min,心律齐,心音减弱,可闻及舒张早期奔马律,二尖瓣、三尖瓣可闻及 3/6 级收缩期吹风样杂音。查血常规:WBC 11.88×10^9/L,中性粒细胞百分比 68.7%,心肌酶、肌钙蛋白正常。心电图:阵发性室上性心动过速,左前分支阻滞,ST-T 异常。胸片:轻度肺淤血,右侧少量胸腔积液。心脏彩超:EF 35%,全心扩大,左室收缩功能减退,二尖瓣中度关闭不全,三尖瓣轻度关闭不全,少量心包积液。

急诊予吸氧、盐酸胺碘酮等药物处理,考虑病情危重,予收入 ICU 监护治疗。

【提示问题】

1. 患者有什么临床特点?

2. 你的初步中西医诊断分别是什么?依据是什么?

3. 是否需要为患者做其他的检查?为什么?

【主要讨论内容】

1. 引起心悸的常见疾病有哪些?

2. 病毒性心肌炎的诊断要点是什么?

3. 暴发性心肌炎的诊断要点是什么?

4. 中医对病毒性心肌炎的病因病机如何认识?

【推荐阅读文献】

FU M, KONTOGEORGOS S, THUNSTROM E, et al. Trends in myocarditis incidence, complications and mortality in Sweden from 2000 to 2014 [J]. Sci Rep, 2022, 12 (1): 1810.

―――――――――――――| 第二幕 |――――――――――――――

李先生入院后,ICU 立即给予绝对卧床休息,呼吸机通气,予抗感染、化痰、护肝、控制心率、利尿降低心脏负荷、强心、扩张冠脉血管以及促进心肌代谢、营养心肌等治疗。入院次日李先生病情进一步恶化,出现面色苍白,胸闷,心悸,四肢湿冷,恶心欲呕,时有咳嗽,无痰,血压低,波动在 80~90/56~60mmHg(维持多巴胺注射液泵入),复查血气分析提示氧合指数进一步下降,予升级呼吸机支持力度。行 PiCCO 血流动力学监测,结果示:CI 1.5L/(min·m²),GEDI 710ml/m²,ELWI 12ml/kg,SVRI 3 245dyn·s/cm⁵。根据 PiCCO 监测结果,行主动脉内球囊反搏术。复查胸片提示肺水肿,结合 PiCCO 结果,予小剂量呋塞米注射液静脉推注减轻心脏负荷,予人免疫球蛋白针 20g/d 静脉滴注 3 日,继续主动脉内球囊反搏治疗。根据 PiCCO 监测结果调整治疗方案,同时中医辨证治疗。

经积极治疗 10 多天,李先生循环稳定、尿量正常,逐步停止多巴胺注射液、主动脉内球囊反搏(intra-aortic balloon pump,IABP)治疗,逐步停用呼吸机,转普通病房继续治疗,进一步行冠状动脉造影术：冠脉呈左优势型,各冠脉未见阻塞性狭窄病变。转科 10 日后出院。

【提示问题】

1. 病毒性心肌炎的中西医治疗原则有哪些？

2. 爆发性心肌炎的中西医治疗原则有哪些？

3. 患者 PiCCO 血流动力学监测指标如何解读？

4. 该患者出现休克时如何行循环支持治疗？

【主要讨论内容】

1. 病毒性心肌炎如何进行治疗？

2. 对该患者应如何制订抗病毒方案？

3. 病毒性心肌炎患者免疫调节治疗的策略有哪些？

4. 暴发性心肌炎患者生命支持措施的原则有哪些？

5. 重症病毒性心肌炎的中医治疗如何切入？

【推荐阅读文献】

中华医学会心血管病学分会精准医学学组,中华心血管病杂志编辑委员会,成人暴发性心肌炎工作组. 成人暴发性心肌炎诊断与治疗中国专家共识［J］. 中华心血管病杂志,2017,45（9）：742-752.

（麦舒桃）

案例 7　高血压危象

【学习目标】

　　了解高血压的定义、高血压危象的定义；熟悉高血压危象的临床表现；掌握高血压危象的诊断、鉴别诊断、治疗；了解高血压危象的预防；熟悉高血压危象的中医病因病机；掌握高血压危象的辨证要点、中医药治疗。

1. 基础医学

(1)脑的结构和生理功能。

(2)高血压的病因、发病机制。

(3)高血压的病理生理。

(4)中医对脑的生理功能、病理状态及相关证候的认识。

2. 临床医学

(1)突发头痛伴呕吐的常见病因。

(2)高血压的诊断及分期。

(3)高血压危象的定义及分类。

(4)高血压危象的临床表现及鉴别诊断。

(5)高血压危象的治疗。

(6)高血压危象的病因病机及中医治疗。

3. 人文医学

(1)高血压危象的流行病学、预后。

(2)高血压危象的预防,高血压的健康教育。

(3)中医药调护方案。

【关键词】

高血压;高血压危象;头痛;眩晕。

【时间分配】

1. 学生讨论时间 50 分钟。

2. 学生总结时间 20 分钟。

3. 教师总结讲评 10 分钟。

| 第一幕 |

今年 49 岁的黄女士,有高血压病史 6 年,血压最高 180/110mmHg,平时喜欢吃重口味偏咸的东西,无头痛、头晕等不适,所以并不重视,服药不规律,间断服用降压灵、复方降压片,未定期监测血压。3 天前她开始出现头痛,以后颈、枕部胀痛为主,放射至颠顶、前额、目眶,经休息后症状稍可减轻,未予重视,未就诊用药。今天她再次出现头痛发作,伴头晕、失眠、纳差、恶心、呕吐胃内容物数次(非喷射状),遂由家人送至我院急诊就诊,急诊小杨医生给患者进行诊查,记录如下:BP 218/103mmHg,HR 102 次 /min,RR 32 次 /min,血氧饱和度 100%,神清,表情淡漠,反应迟钝,头痛,以后颈、枕部胀痛为主,放射至颠顶、前额、目眶,头晕,无旋转感,急诊诊查期间恶心呕吐胃内容物一次,纳眠差,心悸,气促,喉间有痰音,可吸出粉红色泡沫样痰,舌质暗红,苔薄黄脉,弦细数。神清,反应迟钝,对答合理,双瞳孔等大等圆,直径约 3mm,对光反射存在,双肺呼吸音增粗,可闻及散在湿啰音,心界向左下扩大,心律齐,瓣膜听诊区未闻及病理性杂音。四肢肌力肌张力正常,病理反射未引出。急查血常规:WBC 5.6×10^9/L,中性粒细胞百分比 81%,Hb 132g/L,PLT 321×10^9/L;血气分析(吸氧 3L/min):pH 值 7.41,PCO$_2$ 24.1mmHg,PaO$_2$ 83.9mmHg,BEecf 3.6mmol/L,SaO$_2$ 98.8%;LAC 2.30mmol/L;肾功能:Cr 296μmol/L,Urea 8.6mmol/L;肝功能、离子、心肌酶、肌钙蛋白、凝血正常。心电图示:窦性心动过速,ST 段 Ⅱ、Ⅲ、aVF、V$_4$~V$_6$ 导联下移 0.05~0.10mV。胸片:左室增大,双下肺渗出影,考虑心力衰竭、肺水肿,建议治疗后复查。头颅 CT 示:左侧放射冠低密度灶,考虑腔隙性脑梗死。为进一步系统治疗,由急诊初步处理后收入 ICU。

【提示问题】

1. 患者有什么临床特点?

2. 你的初步中西医诊断分别是什么? 依据是什么?

3. 是否需要为患者做其他的检查? 为什么?

【主要讨论内容】

1. 突发头痛伴呕吐的常见病因有哪些?

2. 高血压如何诊断及分级?

3. 什么是高血压危象?高血压危象的临床表现有哪些?

4. 引起高血压危象的常见病因有哪些?

5. 中医对高血压危象的病因病机如何认识?

【推荐阅读文献】

程文立.《2018 年欧洲高血压管理指南》解读[J].中国全科医学,2019,22(21):2519-2523.

··| 第二幕 |··

黄女士入院后继续完善相关检查,BNP 952ng/L;血脂:TC 4.15mmol/L,HDL-C 0.82mmol/L;尿常规:PRO(+),BLD(+)。眼底检查示:视乳头边界模糊,但眼底动脉无痉挛表现。入院后给予重症护理,留置动脉测压管,建立有创血压监测,动态监测生命体征尤其是血压的变化,予无创呼吸机辅助通气,控制血压、心率、血糖,予利尿、维持内环境稳定等治疗,予硝酸甘油静脉泵入降压,初始泵入速度为 5μg/min,30 分钟内硝酸甘油逐渐上调用至 50μg/min,患者血压高达 207/135mmHg,改用硝普钠降压,配合中医耳尖放血疗法降压。

2 天后,患者血压可以控制在 130~150/65~75mmHg 的较理想水平,无头晕头痛,无恶心呕吐,无心悸气促,转心脏科专科治疗,5 天后病情好转出院。

出院后黄女士认识到高血压的危害,再也不敢随意停药,即使平时没啥症状也要坚持服药,监测血压,定期复诊,吃东西也尽量清淡,要好好管理自己的饮食,适当运动。

【提示问题】

1. 该患者该如何处理?

2. 该患者发生头痛头晕的原因是什么?

3. 高血压危象的如何治疗?

4. 现代医家对高血压危象如何认识及进行中医治疗?

【主要讨论内容】

1. 高血压危象的治疗原则是什么?

2. 高血压危象如何治疗?

3. 高血压危象合并急性左心衰竭(acute left heart failure,ALHF)如何降压治疗?

4. 中医如何治疗高血压?

【推荐阅读文献】

《中国高血压防治指南》修订委员会.中国高血压防治指南 2018 年修订版[J].心脑血管病防治,2019,19(1):1-44.

(翁燕娜)

案例 8　急性心脏压塞

【学习目标】

> 　　了解急性心脏压塞的病因、发病机制；熟悉急性心脏压塞的临床表现、辅助检查；掌握急性心脏压塞的诊断及鉴别诊断、治疗；了解心脏压塞的中医病因病机；掌握急性心脏压塞的中医辨证要点、中医药治疗。

1. 基础医学

(1)心包的解剖结构特点。

(2)急性心脏压塞的病理生理学基础。

(3)中医对急性心脏压塞的病因病机及相关证候的认识。

2. 临床医学

(1)急性心脏压塞的病因。

(2)急性心脏压塞所引起的血流动力学改变。

(3)急性心脏压塞的临床表现、辅助检查、诊断及鉴别诊断。

(4)急性心脏压塞的紧急处理。

(5)中医对急性心脏压塞的治疗切入点。

3. 人文医学

(1)急性心脏压塞的危险因素。

(2)中医药对急性心脏压塞的预防与调护。

【关键词】

心包积液；急性心脏压塞；暴喘。

【时间分配】

1. 学生讨论时间 50 分钟。

2. 学生总结时间 20 分钟。

3. 教师总结讲评 10 分钟。

---------------------- | 第一幕 | ----------------------

　　袁先生是个"老病号"，高血压病史 10 多年。2 年前因急性前壁心肌梗死住院治疗，当时在前降支置入 1 枚支架。袁先生以前经常爬山，自从那次心肌梗死住院后他逐渐开始出现走路、爬楼梯气喘，最多爬到 3 楼就必须坐下休息，经常半夜突然气喘发作，不能平卧，双脚水肿，偶尔还会有心慌、心悸及眼前黑蒙的症状。经医生复查心脏彩超，提示：全心增大，左室舒张功能减退，EF 45%。心电图：Ⅰ度房室传导阻滞。心内科医生对他的降压药治疗方案进行了调整，加用了呋塞米片和螺内酯片。

　　1 天前袁先生半夜睡觉过程中再次无缘无故出现呼吸困难，满头大汗，胸闷心慌，无胸痛,家人立即呼叫"120"送至急诊科。到达急诊室时袁先生仍是明显喘促,不能平卧,满头大汗。急诊医生记录体征:P 48 次/min,BP 188/70mmHg,RR 35 次/min,SpO$_2$ 93%,颈静脉充盈,双肺满布湿啰音,心音低钝,心律不齐,二尖瓣听诊区可闻及 3/6 收缩期吹风样杂音,向同侧腋下传导,双下肢凹陷性水肿。舌淡,苔白,脉沉迟。急查心电图:Ⅲ度房室传导阻滞,V$_3$~V$_5$ 导联 ST 段压低 0.5~1mV。胸片:心影增大,双肺呈肺水肿征象。脑钠肽前体(NT-proBNP)13678ng/L,心肌酶、肌钙蛋白均阴性。

急诊科医生立即给予利尿、扩血管,用儿茶酚胺类药物强心等处理,气喘症状稍有缓解,但心率仍维持在 50 次/min 以下,遂联系心内科在导管室内安置临时心脏起搏器。术后脉搏维持在 80 次/min 左右,转入心血管监护室进一步监护治疗。

【提示问题】

1. 患者有什么临床特点?

2. 你的初步中西医诊断是什么? 依据是什么?

3. 根据该患者的情况,需要与哪些疾病进行鉴别诊断? 需完善哪些检查?

【主要讨论内容】

1. 纽约心功能分级(NYHA)与 Killip 分级比较有何不同?

2. 置入临时心脏起搏器的适应证有哪些?

3. 中医对慢性心力衰竭如何辨证分型?

【推荐阅读文献】

陈可冀,吴宗贵,朱明军,等.慢性心力衰竭中西医结合诊疗专家共识[J].中国中西医结合杂志,2016,36(2):133-141.

────────────────　│ 第二幕 │　────────────────

袁先生进入心血管监护室后,经初步处理后气喘症状明显减轻,床旁监护提示心率波动在 80 次/min 左右,较多为起搏心律。至入院当天下午,袁先生自诉再次出现气喘,伴有明显胸闷、头晕,床旁心电监护提示心率再次下降至 45 次/min,未见起搏心律,血压下降至75/44mmHg,SpO$_2$:88%,精神萎靡,颈静脉怒张明显,双肺湿啰音再次增多,心音低钝,心脏浊音界两侧增大,四肢冰凉。立即完善心脏彩超:右心房、右心室内导联线穿过右心室壁达心包腔,心包积液。胸部增强 CT 提示:起搏器导联线穿入右心室,右心室壁局部欠规整伴心包积液。胸部 CT 见图 2-32。

结合胸部影像学结果,考虑临时心脏起搏器穿破右心室导致急性心脏压塞,立即联系心脏外科体外循环下急诊开胸右心室修补术 + 心包引流术。术后出现低心排综合征,给予放置 IABP 及心外膜临时起搏器后送 ICU 监护治疗。转入 ICU 后患者循环情况改善不明显,给予留置 PiCCO 导管指导容量管理。同时给予中医辨证论治,中药汤剂内服及针灸等外治法。经过持续 5 天的努力,袁先生血压逐渐稳定,心率稳定,PiCCO 提示心输出量(cardiac output,CO)达 6.3L/min,脱离 IABP 及临时心外膜起搏器。1 周后通气、氧合指数水平良好,成功脱离机械通气并转普通病房进一步治疗。入院半个月后步行出院。

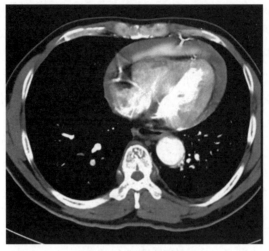

图 2-32 胸部增强 CT

【提示问题】

1. 急性心脏压塞的临床症状及体征有哪些？

2. 急性心脏压塞诊断需什么辅助检查？

【主要讨论内容】

1. 急性心脏压塞的病因有哪些？

2. 急性心脏压塞的血流动力学改变有什么特点？

3. 急性心脏压塞的紧急处理措施有哪些？

4. 中医药对急性心脏压塞的病因病机如何认识？中医药如何切入治疗？

【推荐阅读文献】

ADLER Y,RISTIC AD,IMAZIO M,et al. Cardiac tamponade［J］. Nature Reviews. Disease Primers,2023,9（1）: 36.

（杨卫立）

案例 9　主动脉夹层

【学习目标】

掌握主动脉夹层的病因、发病机制、分型、诊断标准及鉴别诊断,各种类型主动脉夹层的处理方式,主动脉夹层的中医病因病机、辨证要点、中医药治疗与调护。

1. 基础医学

（1）主动脉的解剖结构特点。

（2）主动脉夹层的病理生理学基础。

（3）中医对主动脉夹层的病因病机及相关证候的认识。

2. 临床医学

（1）主动脉夹层的病因。

（2）主动脉夹层的临床表现、辅助检查、诊断及鉴别诊断。

（3）主动脉夹层的分型。

（4）主动脉夹层的急诊处理方法。

（5）主动脉夹层的中医治疗切入点。

3. 人文医学

（1）主动脉夹层的危险因素。

（2）中医药对主动脉夹层术后的调护。

（3）主动脉夹层的预后。

【关键词】

主动脉夹层；血心痛；血结胸。

【时间分配】

1. 学生讨论时间 50 分钟。

2. 学生总结时间 20 分钟。

3. 教师总结讲评 10 分钟。

························· | 第一幕 | ·························

老陈今年 65 岁，有多年高血压病史，平时长期服用硝苯地平缓释片和美托洛尔控制血压，血压控制不太理想，经常会出现收缩压（SBP）达 180mmHg 以上。5 年前曾经出现过一次左侧肢体乏力，住院诊断为急性脑梗死，当时经过紧急药物溶栓治疗后症状好转，出院的时候并没有遗留一侧肢体乏力的后遗症，出院之后长期服用阿司匹林预防脑梗死。一天下午，老陈在打麻将过程中突然出现胸闷胸痛，随即出现左侧肢体乏力加重，伴左边口角歪斜、流口水等症状。朋友立即将他送到急诊。到达医院时急诊医生记录体征：HR 100 次 /min，BP 178/100mmHg，RR 20 次 /min，SpO$_2$ 98%，昏睡状，双侧瞳孔等圆等大，直径 3mm，对光反射灵敏，左侧鼻唇沟变浅，左侧肢体肌力 3 级左右，左侧巴宾斯基征阳性。急诊科医生考虑急性脑梗死可能，立刻行头部 CT 检查：未见明显异常。D-dimer 3.65mg/L。心电图、血常规、凝血功能、生化均无明显异常。

急诊科医生确定急性脑梗死诊断，考虑当时处于发病 3 小时内，有静脉溶栓指征，排除禁忌证后开始进行重组组织型纤溶酶原激活剂（rt-PA）溶栓。同时联系神经介入科准备桥接全脑血管造影＋介入治疗。

在进行介入手术过程中，医生发现升主动脉夹层并假腔形成，破口位于右侧头臂干近端，头臂干由假腔供血，结合介入所见，考虑患者为主动脉夹层撕裂致头臂干血流减少所造成的急性脑梗死，立即请心脏外科会诊协助手术治疗。

【提示问题】

1. 该患者有什么临床特点？

2. 你的初步中西医诊断分别是什么？依据是什么？

3. 该患者需要与哪些疾病进行鉴别诊断？需完善哪些检查来鉴别诊断？

【主要讨论内容】

1. 主动脉夹层有什么临床表现？

2. 主动脉夹层的诊断标准是什么？

3. 主动脉夹层需要与哪些疾病相鉴别？

4. 中医对主动脉夹层的病因病机如何认识？

【推荐阅读文献】

中国医师协会心血管外科分会大血管外科专业委员会．主动脉夹层诊断与治疗规范中国专家共识［J］. 中华胸心血管外科杂志,2017,33（11）: 641-654.

·········| 第二幕 |·········

心脏外科医生到达后立即将患者转送至手术室,在气管插管全麻体外循环下进行"主动脉全弓替换＋象鼻支架置入术",术中进行右侧腋动脉、股动脉插管,并采取低温脑灌注方法保护脑细胞。经长达 10 小时的手术后返回 ICU,体征: HR 112 次 /min,BP 108/55mmHg ［多巴胺 10μg/(kg·min)］,呼吸机通气,SpO$_2$ 98%。药物镇静阵痛,RASS 评分为 –2 分,双侧瞳孔等圆等大,直径 2mm,对光反射灵敏,经口气管插管机械通气,自主呼吸触发微弱,心肺查体无明显异常,四肢肌力不配合检查,右侧肢体肌张力下降,右侧巴宾斯基征阳性。转入后继续给予镇静,持续静脉药物控制血压,同时给予激素、抑酸护胃、支持脏器功能等综合治疗。

治疗过程中患者唤醒欠佳,躁动不安明显,无法配合指令动作,唤醒过程中血压明显升高,收缩压达 200mmHg。考虑患者脑梗死,短时间内无气道保护能力,遂在床旁进行气管切开术。同时调整镇痛镇静方案,充分镇痛,严格执行每日唤醒计划。调整治疗后患者成功脱离呼吸机。经过 2 周努力,老陈神志逐渐改善,左侧肢体可配合遵嘱动作,但右侧肌力 2 级左右。

【提示问题】

1. 主动脉夹层的常见病因以及诱因有哪些？

2. 主动脉夹层中医辨证论治要点是什么？

【主要讨论内容】

1. 主动脉夹层如何分型？

2. 主动脉夹层的早期内科处理措施有什么？

3. 主动脉夹层外科手术术中有哪些脑保护措施？

4. 中医中药对主动脉夹层如何辨证论治？

【推荐阅读文献】

RYLSKI B,SCHILLING O,CZERNY M. Acute aortic dissection: evidence,uncertainties, and future therapies［J］. European Heart Journal,2023,44（10）: 813-821.

（杨卫立）

第四节　重症神经系统疾病中西医结合诊治案例

案例 1　急性小脑梗死

【学习目标】

　　了解小脑梗死的定义、病因、发病机制；熟悉小脑梗死的临床表现、辅助检查特点；掌握小脑梗死的诊断、鉴别诊断及治疗；熟悉中风的中医病因病机；掌握中风的辨证要点、中医药治疗切入点。

1. 基础医学

(1) 小脑的解剖结构、形态分叶、生理功能。

(2) 小脑梗死的病理生理。

(3) 中医对脑的生理功能、病理状态及相关证候的认识。

2. 临床医学

(1) 小脑梗死的临床表现、辅助检查、诊断及鉴别诊断。

(2) 小脑梗死的影像学特点。

(3) 小脑梗死的内外科治疗原则。

(4) 中医对本病的病因病机认识、治疗切入点。

3. 人文医学

(1) 小脑梗死的预后及功能康复训练。

(2) 小脑梗死的预防及健康教育。

(3) 中医药调护方案。

【关键词】

小脑梗死；眩晕；中风。

【时间分配】

1. 学生讨论时间 50 分钟。

2. 学生总结时间 20 分钟。

3. 教师总结讲评 10 分钟。

————————｜ 第一幕 ｜————————

　　张女士今年 46 岁，除了患有胃炎，平素很少生病。这天晚上下班后，张女士便觉得头晕，吃不下饭，有些欲呕，心里想着可能是胃病犯了，吃点药就去休息。第 2 天起床后，张女士自觉头晕似乎缓解了一些,但仍有恶心欲呕,她还是坚持去上班。可到了下午,头晕的症状越来越重,甚至出现一过性的眼前黑矇,还吐了一次,于是张女士赶紧到急诊就诊。

入急诊时张女士神志尚清,倦怠懒言,头晕,甚时有旋转感,头胀痛,恶心欲呕,无胸闷心慌,无发热,纳眠差,小便可,大便未解,舌暗红,苔腻微黄,脉弦滑。急诊测血压244/148mmHg,血糖 16mmol/L,查体欠配合,脑神经查体未见异常,四肢肌张力下降,肌力检查不能配合,但可见四肢肢体自主活动,生理反射存在,病理反射未引出,颈稍硬,胸颌距2~3 横指,余脑膜刺激征阴性。急查肾功能:Cr 119μmol/L,血酮体 0.9mmol/L,血常规、离子、肝功能等未见明显异常。头颅 CT、胸片未见异常。B 超提示:右肾增大,左肾萎缩,左肾多发结石。急诊留观期间头晕头痛持续,呕吐胃内容物多次,量少,急诊医生予补钾、补液、降血糖、控制血压的处理,因神经科暂无床位,拟“眩晕待查:高血压病? 糖尿病酮症? ”收入内分泌科。

入院后给予硝酸甘油静脉泵入控制血压,并予丹参注射液静脉滴注祛瘀通络,同时加强控制血糖、营养神经等对症治疗。第 2 天上午医生查房发现张阿姨神志状态变差,呈嗜睡状,呼之可应,对答欠合理,伴有低热,神经系统查体:四肢肌张力减低,双上肢肌力约4 级,双下肢肌力约 3 级,四肢腱反射存在,双侧巴宾斯基征可疑阳性,双侧查多克征可疑阳性,双侧奥本海姆征阳性,双侧戈登征阳性,颈硬,克尼格征阳性,布鲁津斯基征阳性,余大致同前。考虑不能排除中枢神经系统感染可能,行腰椎穿刺术,脑脊液常规:潘氏试验(+),透明度清;脑脊液生化:PRO 1 000mg/L,GLU 6.3mmol/L;脑脊液涂片找细菌、真菌、结核分枝杆菌及墨汁染色找隐球菌均未发现异常。考虑患者病情危重,当天即转入 ICU监护治疗。

转入 ICU 时张女士呈昏睡状,时有躁动,呼之可睁眼,反应迟钝,不能对答,四肢可见自主活动,口气臭秽,无发热,呼吸稍促,无咳嗽,无呕吐,小便失禁,大便未解。舌象未及,脉弦数。床旁监护:RR 27 次 /min,HR 85 次 /min,BP 235/110mmHg,SpO₂ 100%。神经系统查体基本同前。转入后急查头颅 CT,结果见图 2-33、图 2-34。

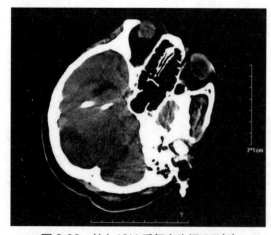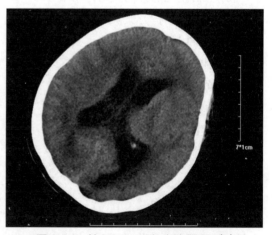

图 2-33 转入 ICU 后复查头颅 CT(1)　　图 2-34 转入 ICU 后复查头颅 CT(2)

【提示问题】

1. 该患者发病的临床特点是什么？

2. 神经系统疾病的诊断思路是什么？神经系统查体如何进行？

3. 为进一步明确诊断,还需要继续询问哪些方面的病史？

4. 患者复查的头颅 CT 提示什么？你目前的中西医诊断分别是什么？请提供诊断、鉴别诊断依据。

5. 是否还需要为患者做其他的检查？为什么？

【主要讨论内容】

1. 小脑梗死的诊断要点是什么？

2. 根据病变的程度,本病临床上该如何分型？

3. 中医对小脑梗死的病因病机如何认识？

【推荐阅读文献】

1. 中华医学会神经病学分会,中华医学会神经病学分会脑血管病学组. 中国急性缺血性脑卒中诊治指南 2018［J］. 中华神经科杂志,2018,51(9): 666-682.

2. 朱俊玲,潘赐明,丁家雯. 急性脑梗死中医证素与危险因素的相关性分析［J］. 中医药导报,2021,27(9): 133-136.

·········· | 第二幕 | ··········

张女士的 CT 显示双侧小脑梗死,存在梗阻性脑积水。治疗上立即请神经外科会诊,经讨论后认为目前存在紧急行脑室钻孔引流术指征,以降低颅内压、防止脑疝进一步加重而危及生命,于当晚行右侧额角钻孔置管引流术。同时,予脱水、控制颅压、抗栓、改善脑循环、营养神经治疗。中医方面,以急则治其标为则,以通腑泄热、化痰开窍为法。

术后第 2 天患者神志转清,稍烦躁,对答尚合理,言语含糊,诉口干、头痛,四肢可见自主活动,复查头颅 CT 结果提示: 脑梗死大致同前,脑室受压改善,脑水肿仍明显。治疗方案基本同前。

术后第 5 天复查头颅 CT 提示: 梗阻性脑积水较前好转(图 2-35),患者生命体征平稳,病情趋向稳定,转神经科继续治疗。转科后维持中西医治疗,患者病情进一步好转,拔除脑室引流管,约 2 周后出院。

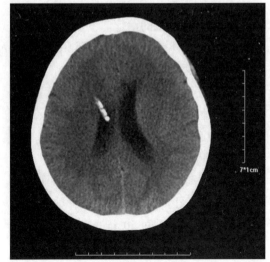

图 2-35 头颅 CT

【提示问题】

1. 小脑梗死的中西医治疗原则是什么？

2. 小脑梗死常见的并发症有哪些？治疗过程中的病情观察、疾病转归及预后如何？

【主要讨论内容】

1. 小脑梗死的内科治疗原则是什么？

2. 小脑梗死的外科手术治疗指征是什么？

3. 本病的中医辨证施治原则是什么？

【推荐阅读文献】

孙翊嘉,何伟亮,王贺波.小脑梗死及外科干预时机进展[J].脑与神经疾病杂志,2022,30(3):181-184.

(周耿标)

案例 2　心房颤动并发急性脑栓塞

【学习目标】

　　了解急性脑栓塞的常见病因、发病机制；熟悉急性脑栓塞的临床表现、辅助检查特点；掌握急性脑栓塞的诊断、鉴别诊断和治疗；掌握心房颤动的诊断、分类和处理原则；熟悉缺血中风的中医病因病机；掌握缺血中风的辨证要点、中医药治疗切入点。

1. 基础医学

(1)心脏结构、心电传导系统的结构和生理功能。

(2)急性脑栓塞的病理生理。

(3)中医对心、脑的生理功能、病理状态及相关证候的认识。

2. 临床医学

(1)突发意识障碍、肢体偏瘫的病因及鉴别诊断。

(2)急性脑栓塞的常见病因。

(3)急性脑栓塞的临床表现、辅助检查、诊断及鉴别诊断。

(4)心房颤动的分类。

(5)不同类型心房颤动的治疗。

(6)急性脑栓塞的治疗。

(7)中医对本病的病因病机认识、治疗切入点。

3. 人文医学

(1)心房颤动的流行病学特点、预后。

(2)急性脑血管病的流行病学特点、预后。

(3)中医药调护方案。

【关键词】

心房颤动；急性脑栓塞；心悸；缺血中风。

【时间分配】

1. 学生讨论时间 50 分钟。

2. 学生总结时间 20 分钟。

3. 教师总结讲评 10 分钟。

　　黄婆婆已经 67 岁了,有糖尿病、高血压病史,间断在门诊就诊开药,有时觉得不舒服时才服药,自己觉得没有不舒服就停药,血压、血糖偶尔检测。间有发作心慌,在急诊就诊过几次,心电图检查结果见图 2-36。

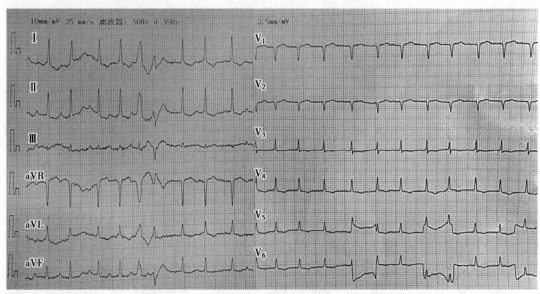

图 2-36　急诊查心电图

　　急诊医生多次建议她住院治疗,她总是因费用问题而选择签字拒绝,急诊医生给她用药处理,心慌减轻了,她又签字回家。至于急诊医生反复交代她要吃药、复诊,总是口头应着,从来不落实。

　　一天,黄婆婆又发作心慌、头晕到急诊,急诊医生劝说她进行了必要的检查,记录如下:HR 149 次 /min,P 93 次 /min,RR 20 次 /min,BP 102/63mmHg,SpO_2 100%。神清,头晕,心悸,无发热畏寒,无咳嗽咳痰,无气促,纳眠差,口干,大便 2 日未解。舌淡暗,苔白腻,脉弦促。双肺呼吸清,未闻及干、湿啰音。HR 149 次 /min,第一心音强弱不等,节律不齐,肢体无明显水肿。神经系统查体未见明显异常。急查心肌酶、肌钙、急诊生化、胸片无特殊异常。心电图结果基本同前。

　　急诊给予吸氧、抗心律失常等治疗。大概半小时,黄婆婆觉得心慌缓解了。急诊医生复查心电图见图 2-37。

　　看到心电图的实习学生很高兴,拿着心电图告诉值班的主任:“主任,患者的心电图好了。”主任一看心电图情况,却高兴不起来,郑重其事地把黄婆婆儿子、媳妇都叫到黄婆婆床边,说:“虽然多年的心律失常缓解了,却不意味着更安全了,仍然有极大出现并发症的风险,这个药物我希望你能坚持服用至少 1 个月……”主任讲解了很久,黄婆婆的儿子、儿媳表示一定监督黄婆婆按时按量服药和复诊监测。当天出院回家,黄婆婆也将信将疑地开始每天服药。

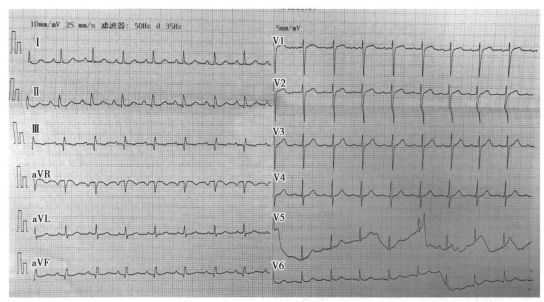

图 2-37　复查心电图

回家后第 4 天晚上,黄婆婆儿子呼叫"120"将她送到了急诊,对急诊医生说昨天晚上睡觉前黄婆婆还是好好的,早上其他人照常上班去了,没见到黄婆婆起床,到晚上回家才发现黄婆婆还躺在床上,叫不醒。急诊医生马上给她做了检查,记录如下: HR 110 次 /min,BP 196/95mmHg,RR 18 次 /min, SpO_2 100%。昏迷,呼之不应,双眼左侧凝视,查体不能配合,无发热畏寒,喉间痰鸣。舌淡暗,苔白腻,脉弦数。双瞳孔等大等圆,对光反射迟钝,四肢肌力、肌张力检查不能配合,疼痛刺激下可见左侧肢体轻微屈曲,右侧肢体未见活动,右侧巴宾斯基征阳性。急查头颅 CT 见图 2-38。

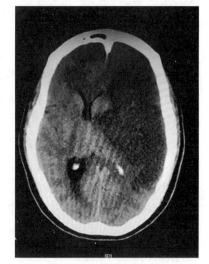

图 2-38　急查头颅 CT

【提示问题】

1. 患者有什么临床特点?患者的心电图、头颅 CT 如何解读?

2. 你的初步中西医诊断分别是什么?依据是什么?

3. 是否需要为患者做其他的检查?为什么?

【主要讨论内容】

1. 心房颤动的定义、主要体征和心电图特征分别是什么?

2. 心房颤动如何分类?

3. 心房颤动的治疗原则是什么?

4. 心房颤动预防脑卒中和体循环栓塞事件的策略是什么?

5. 心房颤动复律的方法是什么?

6. 心房颤动控制心室律的方案和目标是什么?

7. 中医对缺血中风的病因病机如何认识?

【推荐阅读文献】

JANUARY CT，WANN LS，CALKINS H，et al. 2019 AHA/ACC/HRS focused update of the 2014 AHA/ACC/HRS guideline for the management of patients with atrial fibrillation：a report of the American College of Cardiology/American Heart Association task force on clinical practice guidelines and the heart rhythm society in collaboration with the society of thoracic surgeons［J］. Circulation，2019，140（2）：e125-e151.

···| 第二幕 |···

头颅 CT 提示急性大面积脑梗死、脑疝。急诊立即启动绿色通道，与黄婆婆家人详细沟通手术风险与预后，给黄婆婆进行了去骨瓣减压手术治疗，术后黄婆婆转入 ICU 监护治疗。

ICU 医生予其呼吸机辅助通气，脱水降颅压，控制血压，纤维支气管镜检查、辅助排痰、抗感染、化痰、抗炎解痉平喘等治疗。

入院第 3 天黄婆婆持续昏迷，发热，气促，出现肾功能轻度损害，查 Cr 128.6μmol/L，予复查动态颅脑 CT 并调整脱水治疗方案。同时予中医药辨证治疗。黄婆婆长期居住外地的女儿匆匆赶来，向主管医生咨询黄婆婆目前的病情。主管医生详细地讲解了病情情况，并强调："患者的脑栓塞、脑缺血在来诊时就已经无法手术逆转，现在做了的这个手术，只是让她有机会保住性命……"

黄婆婆持续昏迷，痰多，留置气管插管 1 周后医生安排了气管切开。经过 2 周的治疗黄婆婆病情渐渐缓和下来，可自主睁眼，但无意识，卧床，生活完全需要他人照料。由于巨大的医疗经济负担，子女们商量着把老人家转运回老家的二级医院继续治疗。

出院前，黄婆婆的儿子跟医生慨叹："要是一早让她好好吃药，是不是今天就不会落得这副模样？"医生不禁想起一直规范服用抗凝药仍然出现系统性栓塞的一位中年男性患者；又想起一位一直规范服用抗凝药，虽然没有出现脑栓塞，但不慎摔了一跤后出现急性大量脑出血，经积极手术治疗依旧死亡的老伯伯……一时之间不知道该如何回答他，只能缓缓说道："已成事实，别想太多，向前看吧。"

【提示问题】

1. 急性脑梗死的中西医治疗原则是什么？

2. 脑卒中患者常见的并发症有什么？

3. 脑卒中患者的气道管理原则是什么？

4. 该患者出现肾功能异常时如何调整脱水方案？

【主要讨论内容】

1. 该类卒中的特点是什么？

2. 心源性脑卒中再灌注治疗的原则是什么？

3. 心源性脑卒中长期治疗的原则是什么？预后怎样？

4. 该病中医治疗如何切入？

【推荐阅读文献】

POWERS WJ，RABINSTEIN AA，ACKERSON T，et al. Guidelines for the early management of patients with acute ischemic stroke：2019 update to the 2018 guidelines for the early management of acute ischemic stroke：a guideline for healthcare professionals from the American Heart Association/American Stroke Association.［J］. Stroke，2019，50（12）：e344-e418.

（赖　芳　李芷瑛）

案例3　急性脑出血

【学习目标】

> 了解急性脑出血的定义、病因、发病机制；熟悉急性脑出血的临床表现、辅助检查特点；掌握急性脑出血的诊断、鉴别诊断和治疗；熟悉中风的中医病因病机；掌握中风的辨证分型、中医药治疗切入点。

1. 基础医学

（1）颅脑的解剖结构、组织学特点、生理功能。

（2）脑出血的病理生理。

（3）中医对脑的生理功能、病理状态及相关证候的认识。

2. 临床医学

（1）脑出血的临床表现、辅助检查、诊断及鉴别诊断。

（2）急性脑出血的治疗。

（3）中医对本病的病因病机认识、治疗切入点。

3. 人文医学

（1）脑出血的预后及康复锻炼。

（2）脑出血的预防及健康教育。

（3）中医药调护方案。

【关键词】

脑出血；中风。

【时间分配】

1. 学生讨论时间 50 分钟。

2. 学生总结时间 20 分钟。

3. 教师总结讲评 10 分钟。

────────────│ 第一幕 │────────────

刚退休的周爷爷在 2002 年被确诊为"慢性肾衰竭代偿期、高血压肾病"，但周爷爷觉得自己没什么不舒服，从不按时吃药、复诊，平时还喜欢抽烟。周爷爷的病情一路进展，至 2010 年 4 月终于发展到慢性肾脏病 5 期，开始维持血液透析。到了维持透析的第 2 年，他每周要到医院进行血透 3 次。

就在周爷爷 60 岁生日的晚上,已经入睡的周奶奶突然被周爷爷的一阵叫声惊醒了,周奶奶问他怎么了,周爷爷却一句话都说不出来,而且很快周爷爷的左侧上肢不能自主活动,逐渐左下肢也都抬不起来了,周奶奶立即将他送到医院。

到医院急诊时周爷爷神志尚清,精神倦怠,面色不华、晦暗,左侧肢体乏力,少许头痛,言语不利,口角歪斜,饮水呛咳,皮肤瘙痒,无发热恶寒,无咳嗽咳痰,无胸闷气促,颜面及双下肢无水肿,口干,无口苦,纳眠差,无尿,大便暂未解,舌淡暗有瘀斑,苔薄腻,脉细弦略数。时测血糖 4.6mmol/L,血压 200/120mmHg,查体见左侧鼻唇沟变浅,伸舌左偏,左侧肢体肌张力降低,左上肢肌力 0 级,左下肢肌力 2 级,右侧肢体肌力、肌张力正常,左侧巴宾斯基征阳性。

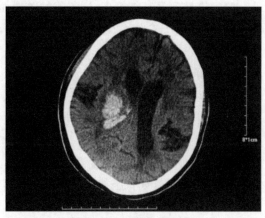

图 2-39　急诊查头颅 CT

急诊查头颅 CT 结果见图 2-39。血常规:WBC 9.2×10^9/L,中性粒细胞百分比 86.5%,Hb 88g/L。急诊生化:K^+ 4.9mmol/L,TCO_2 14.2mmol/L,Urea 12.3mmol/L,Cr 864μmol/L。凝血功能、心肌酶、肌钙蛋白、胸片均未见异常。急诊予控制血压、抑酸护胃及止血等处理,并请神经外科会诊后收入 ICU 监护治疗。

【提示问题】

1. 该患者发病的临床特点是什么? 与既往基础疾病有何关系?

2. 神经系统检查如何进行? 该患者神经系统查体有何阳性体征? 如何解读患者的颅脑 CT 结果?

3. 你的中西医诊断是什么? 请提供依据。

4. 为充分评估病情,是否还需要为患者做其他的检查? 为什么?

【主要讨论内容】

1. 脑出血的临床诊断要点是什么?

2. 脑出血的外科手术治疗指征、手术时机是什么?

3. 该患者本次起病及后续治疗与自身慢性肾衰竭基础有何关系?

4. 中医对脑出血的病因病机如何认识?

【推荐阅读文献】

1. 中华医学会神经病学分会,中华医学会神经病学分会脑血管病学组. 中国脑出血诊治指南(2019)[J]. 中华神经科杂志,2019,52(12):994-1005.

2. 刘昕. 中医治疗高血压性脑出血的临床研究进展[J]. 中西医结合心血管病电子杂志,2018,6(5):29.

| 第二幕 |

神经外科建议保守治疗,动态监测病情变化。周爷爷慢性肾衰竭、长期无尿、维持血液

透析,并不适合按照非肾衰竭患者情况制订控制颅压的治疗方案。ICU 医生与神经外科、肾内科医生进行了研讨,为周爷爷制订了符合他现在疾病状态的控制颅压和透析的方案。此外,给予对症维持电解质平衡、保持气道通畅、预防感染及消化道溃疡等支持治疗。同时给予中医辨证治疗。

经严密监测及精细管理,周爷爷的脑出血情况基本稳定,透析治疗也可顺利进行。住院治疗 20 天后周爷爷出院了,出院时遗留部分言语障碍的后遗症,左上肢肌力 1 级,左下肢肌力约 2~3 级,生活勉强自理。

【提示问题】

1. 急性脑出血的中西医治疗原则是什么?

2. 脑出血常见的并发症有哪些? 治疗过程中的疾病转归及预后如何?

【主要讨论内容】

1. 脑出血的内科保守治疗原则是什么?

2. 脑出血急性期肾脏替代治疗方案如何实施?

3. 中医对脑出血如何辨证分型? 有什么治疗进展?

【推荐阅读文献】

1. 高利. 高血压性脑出血急性期中西医结合诊疗专家共识[J]. 中国全科医学,2016,19(30): 3641-3648.

2. BURROUGHS-RAY DC, VANDILLEN AF, JACKSON CD. Clinical guideline highlights for the hospitalist: 2022 American Heart Association/American Stroke Association guideline for the management of patients with spontaneous intracerebral hemorrhage [J]. J Hosp Med,2023,18(7): 624-626.

(周耿标　吴洁柔)

案例 4　蛛网膜下腔出血

【学习目标】

了解蛛网膜下腔出血(subarachnoid hemorrhage,SAH)的定义、病因和发病机制;熟悉 SAH 的临床表现、辅助检查特点;掌握 SAH 的诊断、鉴别诊断和治疗;熟悉中风的中医病因病机;掌握中风的辨证要点、中医药治疗切入点。

1. 基础医学

(1)蛛网膜下腔的解剖结构、组织学结构特点、生理功能。

(2)蛛网膜下腔出血的病理生理。

(3)蛛网膜下腔出血急性期的中医证候特征。

2. 临床医学

(1)头痛、意识障碍的常见病因及其伴随症状的分析。

(2)蛛网膜下腔出血的临床表现、辅助检查、诊断及鉴别诊断。

(3)蛛网膜下腔出血的内外科治疗。

(4)中医对本病的病因病机认识、治疗切入点。

3. 人文医学

(1)蛛网膜下腔出血的流行病学特点、预后。

(2)蛛网膜下腔出血的预防及健康教育。

(3)中医药调护方案。

【关键词】

蛛网膜下腔出血;脑血管痉挛;中风。

【时间分配】

1. 学生讨论时间 50 分钟。

2. 学生总结时间 20 分钟。

3. 教师总结讲评 10 分钟。

| 第一幕 |

一天,53 岁的汪女士与人激烈争吵后突然发生头痛,程度剧烈,据她自己描述,为"头痛欲爆,从来没有过这么强烈的头痛!"虽然头很痛,但汪女士神志清楚,四肢可自主活动,丈夫赶紧陪同汪女士去医院。谁知在前往医院途中,汪女士突发昏迷,跌仆在地,王女士丈夫吓坏了,连忙呼叫"120"。约 5 分钟后急救车赶到现场,当时见汪女士神志不清,呼之无反应,口中少许白沫,无双眼上视及肢体抽搐,压眶反射存在,双瞳孔等大,直径约 2mm,对光反应迟钝,立即送至急诊。

入院后即行头颅 CT,结果见图 2-40、图 2-41。胸片:心肺改变,请结合临床,注意心功能不全、肺水肿,不除外双侧胸腔积液。急诊开通绿色通道行紧急处理,并请神经科医生会诊。到急诊约 1 小时后患者神志转清,可简单示意,对答尚合理,诉头痛、口干口苦,无发热,面红口臭,恶心呕吐胃内容物多次,总量约 300ml,无肢体抽搐,尿色黄,未解大便,舌暗红,苔腻稍黄,脉弦数。考虑患者病情危重,由急诊收入 ICU 监护治疗。

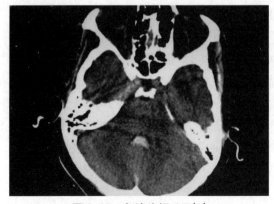

图 2-40　急诊头颅 CT(1)

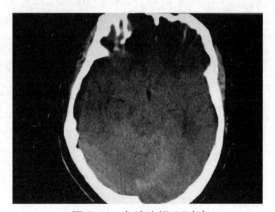

图 2-41　急诊头颅 CT(2)

【提示问题】

1. 患者发病的诱发因素可能有哪些？

2. 头痛、意识障碍常见于哪些疾病？

3. 该患者的神经系统查体如何进行？可能有哪些阳性体征？

4. 患者的头颅 CT 结果提示什么？你的初步中西医诊断分别是什么？请提供依据。

5. 还需要为患者做哪些检查？为什么？

【主要讨论内容】

1. 蛛网膜下腔出血的定义及分类是什么？

2. 蛛网膜下腔出血的诊断要点是什么？

3. 中医对蛛网膜下腔出血的病因病机如何认识？

【推荐阅读文献】

1. 张彤宇,刘鹏,向思诗,等. 中国颅内破裂动脉瘤诊疗指南 2021［J］. 中国脑血管病杂志,2021,18(8): 546-574.

2. ROUANET C,SILVA GS. Aneurysmal subarachnoid hemorrhage: current concepts and updates［J］. Arq Neuropsiquiatr,2019,77(11): 806-814.

──────────── | 第二幕 | ────────────

转入 ICU 后,完善各项检查以评估病情,结合病史及头颅 CT,蛛网膜下腔出血诊断明确。夏先生否认汪女士曾有外伤史,既往无高血压,考虑脑动脉瘤破裂出血所致可能性大,建议行全脑血管造影。因为费用问题,夏先生与家里人商量后最终决定不做,并签字拒绝,医生予内科保守治疗。严密监测生命体征、神志、瞳孔及肢体活动情况,予交替使用甘露醇与呋塞米注射液利尿脱水、减轻脑水肿,维持尼莫地平注射液静脉泵入防治脑血管痉挛,并予镇痛、止血、补液补钾、预防感染等处理。入院当晚汪女士意识状态变差,呈昏睡状,医生再次向夏先生交代病情及风险,经多方考虑最终夏先生同意行全脑血管造影。第 2 天上午脑血管造影术示:右椎动脉造影示右椎基底动脉、小脑后下、小脑后上、大脑后动脉显影良好,右颈动脉造影示右大脑前、中动脉显影良好,未见动脉瘤;左颈内动脉造影示左大脑前、中动脉显影良好,未见动脉瘤;双锁骨下动脉及颈外动脉造影未见异常。复查头颅 CT 提示蛛网膜下腔出血、颅内水肿情况大致同前。数字减影血管造影(digital subtraction angiography,DSA)未见动脉瘤,加之 CT 提示广泛水肿征象,不排除外伤所致蛛网膜下腔出血可能,追问家属病史,夏先生补诉汪女士发病前与人争执时曾有肢体碰撞,不排除外伤所致可能。治疗上继续给予脱水降颅压、防治脑血管痉挛、止血等方案。

中医方面,辨证为风火上扰清窍,治疗上以急则治其标为治则,以清肝息风、涤痰开窍为法,辨证用药,经中西医结合治疗后汪女士 3 天后神志转清,头痛情况逐渐有所好转。入院第 2 天复查的胸片示肺水肿改善、心影较前缩小,入院后查心脏彩超未见明显异常,BNP 结果正常,结合病史,考虑为"神经源性肺水肿"。汪女士病情稳定,5 天后转神经内科继续治疗。

转神经内科后行腰椎穿刺术、置换脑脊液,并继续中西医结合治疗,最终康复出院,出院前复查头颅 CT 提示出血完全吸收(图 2-42)。

【提示问题】

1. 蛛网膜下腔出血的中西医治疗原则是什么？

2. 治疗过程中应严密观察哪些重要的症状体征？这些体征变化分别预示着可能出现什么问题？

3. 蛛网膜下腔出血治疗的疾病转归及预后如何？

【主要讨论内容】

1. 蛛网膜下腔出血的内科治疗要点有哪些？

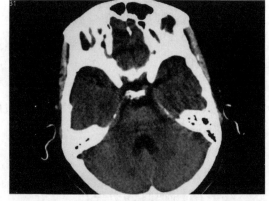

图 2-42 复查头颅 CT

2. 蛛网膜下腔出血的外科及介入治疗指征是什么？

3. 蛛网膜下腔出血的中医辨证施治原则是什么？

【推荐阅读文献】

1. 胡明哲,陈香岩,陈发军. 中医药治疗蛛网膜下腔出血研究进展［J］. 新中医,2020,52 (20)：18-20.

2. CLAASSEN J,PARK S. Spontaneous subarachnoid haemorrhage［J］. Lancet,2022, 400(10355)：846-862.

(周耿标)

案例 5 病毒性脑膜炎和病毒性脑炎

【学习目标】

了解病毒性脑膜炎和病毒性脑炎的病因、发病机制；熟悉病毒性脑膜炎和病毒性脑炎的临床特点；掌握病毒性脑膜炎和病毒性脑炎的诊断、鉴别诊断和治疗原则；了解中医对病毒性脑膜炎和病毒性脑炎病因病机的认识、卫气营血辨证在病毒性脑膜炎和病毒性脑炎辨治中的应用；掌握中医对病毒性脑膜炎和病毒性脑炎的辨证要点及治疗切入点。

1. 基础医学

(1)病毒性脑膜炎和病毒性脑炎相关的病原体。

(2)病毒侵入中枢神经系统的途径。

(3)中医的卫气营血辨证体系。

2. 临床医学

(1)脑膜脑炎的诊断及鉴别诊断。

(2)病毒性脑膜炎和病毒性脑炎的西医治疗。

(3)中医对病毒性脑膜炎和病毒性脑炎病因病机认识及治疗切入点。

3. 人文医学

(1)病毒性脑膜炎和病毒性脑炎的流行病学特点、预防措施及预后。

(2)减轻病毒性脑膜炎和病毒性脑炎后遗症的中医药调护方案。

【关键词】

病毒性脑膜炎和病毒性脑炎;温病。

【时间分配】

1. 学生讨论时间 50 分钟。

2. 学生总结时间 15 分钟。

3. 教师总结讲评 15 分钟。

| 第一幕 |

2011 年,27 岁的原先生突然出现了鼻塞流涕、咽喉痛的症状,他自认为是感冒,熬一熬就过去了,没有就诊也没有吃药。5 天后,他突然发热,测体温 38.0℃,而且头痛难忍,于是去卫生院打了点滴(用药不详)。当天体温虽然降了下来,头痛却更严重了,还反复呕吐。家人连忙呼叫 "120" 送他到医院。急诊医生快速为原先生检查:神志尚清晰,但反应迟钝,精神疲倦。发热,体温 37.5℃,头痛剧烈,恶心呕吐,呈喷射状,伴有轻微咳嗽、咳少许黄黏痰,无寒战、肢体抽搐、二便失禁。颈稍硬,双侧克尼格征可疑阳性,病理征未引出。查血常规:WBC $5.4×10^9$/L,中性粒细胞百分比 70.8%,Hb 154g/L;生化、心肌酶、血氨、凝血功能、心电图、胸片、头颅 CT 平扫均未见明显异常。请神经科会诊后,建议立即行腰椎穿刺术、完善脑脊液的相关检查。后来由于原先生烦躁不安、不配合操作,未能成功。考虑病情危重,跟家属谈话后同意转 ICU 进一步监护治疗。

当天上午转入 ICU 时,原先生已经意识不清了,仍有发热、烦躁,头面、四肢肌肉抽搐,呼吸稍促,喉间痰鸣,不能言语及配合指令动作。通过追问家属得知,原先生除了 "乙肝小三阳未治疗、肺结核已治愈,以及近几年酗酒",平时身体没什么不适,近期也没去过外地,没有接触发热的患者,没有冶游史及特殊用药史。此时复测相关指标:T 37.7℃,P 102 次/min,RR 26 次/min,BP 108/80mmHg,SpO_2 98%。神经系统:格拉斯哥昏迷评分(Glasgow coma score,GCS)评分 7 分,意识模糊,烦躁,不能言语,查体不合作。双侧瞳孔等大等圆,直径约 4mm,对光反射稍迟钝,头面、四肢肌肉间断抽搐,肌力检查不配合,肌张力稍高,呈齿轮样,四肢腱反射亢进,颈硬,颏下三横指,双侧奥本海姆征阳性,双侧克尼格征可疑阳性。其他查体未见明显异常。舌象未及,脉滑数。查 LAC 13.9mmol/L,ESR 16mm/h,CRP 正常。医生给原先生适当镇静后,做了腰椎穿刺术,测得脑脊液压力 120mmH₂O。脑脊液常规:无色、透明脑脊液,无凝块,潘氏蛋白试验(+++),白细胞计数 $1\,000×10^6$/L,中性粒细胞 20.0%,淋巴细胞 75.0%,单核细胞 5%。脑脊液生化:GLU 4.1mmol/L,Cl⁻ 124.3mmol/L,PRO 3 650mg/L。

脑脊液墨汁染色未发现新型隐球菌。

【提示问题】

1. 患者有什么临床特点？

2. 初步中西医诊断分别是什么？对应的依据又是什么？

3. 为明确进一步病因，还需要为患者做哪些检查？

【主要讨论内容】

1. 脑膜炎与脑炎的关系和区别是什么？

2. 脑膜脑炎的常见病因有哪些？

3. 各种类型的感染性脑膜脑炎该如何鉴别诊断？

4. 病毒性脑膜炎和病毒性脑炎的致病过程及诊断标准是什么？

5. 中医对病毒性脑膜炎和病毒性脑炎病因病机如何认识？

【推荐阅读文献】

1. 王华,丁丹蕊.不同病原中枢神经系统感染的鉴别诊断进展［J］.中华实用儿科临床杂志,2019,34(12):892-898.

2. 中国初级卫生保健基金会病原检测专业委员会,中国医疗保健国际交流促进会分子诊断学分会,中国研究型医院学会神经科学专委会脑炎协作组.病毒性脑(膜)炎病原体诊断技术应用专家共识［J］.中华医学杂志,2023,103(9):648-657.

········· | 第二幕 | ·········

医生考虑原先生存在中枢神经系统感染(病毒感染与结核感染相鉴别)、继发性癫痫。给予镇静、抗癫痫、脱水降颅压、抑酸护胃、维持内环境稳定等处理。中医以急则治其标为则,以"清热化痰开窍"为法处方用药。

第 2 天,原先生还是昏睡状态,未再抽搐,但还是反复发热,最高体温达 39.0℃。再次行腰椎穿刺术测得压力为 240mmH$_2$O,复查脑脊液常规、生化,结果大致同前。脑脊液腺苷脱氨酶 2U/L。脑脊液抗酸染色、脑脊液结核分枝杆菌核酸扩增试验、结核菌素试验结果均阴性。胸部 CT 仅见双上肺纤维条索影。治疗上是否使用激素？是应该进行抗结核治疗还是应该进行抗病毒、抗细菌治疗？经过反复论证,医疗组才达成比较一致的意见并实施了方案。

入院第 3 天,原先生状态有所好转,能被唤醒、回答简单的问题,无抽搐,体温 37.7℃。治疗上,予逐步减轻脱水力度,加用叶酸、维生素等药物促进神经细胞修复。

入院第 4 天,原先生的神志转清,无发热、气促,病情稳定,转入神经科专科治疗。转科后,继续中西医治疗 10 天后无任何后遗症状痊愈出院。

【提示问题】

1. 针对本例患者是否使用激素,是抗结核治疗还是抗病毒、抗细菌治疗,你有何看法？

2. 若在该疾病的各个阶段,患者都曾找你就医,基于中医卫气营血辨证,你会如何诊治呢？

3. 病毒性脑膜炎和病毒性脑炎常见有哪些后遗症？

【主要讨论内容】

1. 病毒性脑膜炎和病毒性脑炎的西医治疗方案有哪些?

2. 病毒性脑膜炎和病毒性脑炎的中医治疗如何切入?

【推荐阅读文献】

1. 杨变转,翟守恒,李改兰,等. 病毒性脑膜炎 66 例临床分析［J］. 山西医药杂志,2019, 48(24): 3089-3091.

2. 郭选贤,邵文雪. 试论温病的辨证体系［J］. 中医学报,2019,34(7): 1363-1366.

(谢东平　陈瑞兰)

案例 6　重症肌无力

【学习目标】

> 了解重症肌无力的病因、病机;熟悉重症肌无力的临床特点;掌握重症肌无力的诊断、鉴别诊断及治疗原则;熟悉中医对重症肌无力病因病机的认识;掌握中医对重症肌无力的治疗切入点;了解重症肌无力的流行病学特点、预后、用药注意事项及日常调护。

1. 基础医学

(1)肌肉运动涉及的环节。

(2)重症肌无力的病理生理。

2. 临床医学

(1)重症肌无力的诊断、鉴别诊断。

(2)重症肌无力的西医治疗原则。

(3)中医对重症肌无力的认识、治疗切入点。

(4)重症肌无力危象的中西医结合救治策略。

3. 人文医学

(1)重症肌无力的流行病学特点、预后。

(2)重症肌无力常用药物的不良反应。

(3)重症肌无力患者的日常调护。

【关键词】

重症肌无力;重症肌无力危象;痿证。

【时间分配】

1. 学生讨论时间 40 分钟。

2. 学生总结时间 20 分钟。

3. 教师总结讲评 20 分钟。

| 第一幕 |

何大爷今年 68 岁。年初开始,他时常觉得浑身乏力,一开始休息约 30 分钟就能缓过来,所以就没太在意。但半年下来,情况越来越严重了,何大爷总是觉得眼皮重重的,睁开眼睛都觉得费力,两条腿像灌了铅似的,走路都觉得艰难,多走几步就气促起来。其间,何大爷去社区门诊看了几次。医生诊断为"冠心病、心律失常、肌酐高",开了好些药,但吃了没多大效果。最近,何大爷连说话也不能成句,吃饭还容易呛咳。

因此何大爷去医院就诊,查了新斯的明试验,结果是阳性的,但肌电图和乙酰胆碱受体抗体检查的结果都是阴性。考虑再三,医生调整了冠心病的用药,并让何大爷用溴吡斯的明片。起初情况有改善,但今早何大爷突然觉得非常累,一口气喘不上来人就昏过去了,嘴唇青紫、手脚冰凉,家里人赶紧将他送到医院抢救、送进了监护室。

监护室的医护人员快速帮何大爷做了检查:昏睡状,疼痛刺激下可睁眼,无肢体活动,浅快呼吸,RR 26 次 /min,SpO$_2$ 86%。双肺呼吸音弱,无明显干、湿啰音。心律齐,各瓣膜听诊区未闻及病理性杂音。四肢肌张力低,肌力检查不能配合,生理反射存在,病理征未引出,脑膜刺激征阴性。舌淡黯,苔薄白,脉细无力,重按脉微欲绝。血常规:WBC 15.40 × 10^9/L,中性粒细胞百分比 76.8%,Hb 104g/L;动脉血气分析:pH 值 7.26,PaO$_2$ 56.2mmHg,PCO$_2$ 64.5mmHg,BEecf −3.6mmol/L;血肌酐 112μmol/L。心电图提示:窦性心律,下壁缺血性 ST-T 改变。电解质、心肌酶、肌钙蛋白正常。胸片:双肺未见异常,心影增大。

【提示问题】

1. 患者有什么临床特点?

2. 你的初步中西医诊断分别是什么?依据是什么?

3. 是否需要为患者做其他的检查?为什么?

【主要讨论内容】

1. 引起肌无力的常见疾病有哪些?

2. 重症肌无力的诊断要点及常见分型是什么?

3. 重症肌无力危象如何分型?

4. 中医对重症肌无力的病因病机如何认识?

【推荐阅读文献】

1. 中华医学会神经病学分会神经免疫学组. 重症肌无力自身抗体实验室诊断专家共识 2022 [J]. 中华神经科杂志,2023,56(3): 251-256.

2. 董蕊,张莹. 重症肌无力与运动 [J]. 中国临床神经科学,2021,29(1): 116-120.

| 第二幕 |

入 ICU 后,医生立即为何大爷进行无创呼吸机辅助通气,行纤维支气管镜检查、充分清除气道分泌物并留取深部痰标本送检。西医治疗上,予抗感染、化痰、冠心病二级预防治疗的同时,给予拮抗胆碱酯酶活性治疗。中医以标本兼治为则,益气回阳、化痰开窍平喘为法辨证用药。

抢救 6 小时后,何大爷的意识恢复了,四肢可自主活动,复查动脉血气分析: pH 值 7.39, PaO_2 111.1mmHg,PCO_2 33mmHg,BEecf –4.5mmol/L。主管医生暂时不考虑进行血浆置换、免疫冲击治疗。维持原有西医治疗方案,中医方面针药并用,以补益脾肾、调和气血。住院 3 天,何大爷的四肢肌力已恢复到 4$^+$ 级,其后呼吸支持也从无创呼吸机逐步过渡到了鼻导管低流量给氧。

为进一步查找病因,医生给何大爷进行了乙酰胆碱受体抗体、肌电图、神经电刺激检查、颅脑及胸部磁共振等检查。

结合系统检查的结果,医生为何大爷制订了后续用药的方案,详细告知了出院后用药的注意事项、可能导致病情加重的情况和药物,何大爷切实感受到了主管医生的认真和细致。

【提示问题】

1. 现有西医指南中重症肌无力的治疗方法有哪些? 该例患者是否全部应用?

2. 针对重症肌无力危象的各个阶段,中医有哪些经验和优势?

【主要讨论内容】

1. 重症肌无力危象的西医治疗手段有哪些? 这些治疗的适用时机是什么?

2. 重症肌无力危象患者的中医治疗如何切入?

【推荐阅读文献】

谭群友,陶绍霖,刘宝东等. 重症肌无力外科治疗中国临床专家共识［J］. 中国胸心血管外科临床杂志,2022,29（5）: 529-541.

（谢东平　陈瑞兰）

案例 7　吉兰 - 巴雷综合征

【学习目标】

熟悉吉兰 - 巴雷综合征（Guillain Barré syndrome,GBS）的定义、病因、临床表现;了解 GBS 的分型、辅助检查特点;掌握 GBS 的诊断、鉴别诊断、治疗原则;熟悉痿证的中医病因病机;掌握痿证的中医辨证施治原则。

1. 基础医学

(1)脊髓及脊神经的解剖生理结构、神经电生理特征。

(2)吉兰 - 巴雷综合征的病变神经定位。

(3)吉兰 - 巴雷综合征的病理生理。

(4)中医对痿证病理要素的认识。

2. 临床医学

(1)四肢乏力的常见原因分析。

(2)吉兰 - 巴雷综合征的定义、临床表现分型、辅助检查、诊断及治疗原则。

（3）中医对本病的病因病机认识、证治原则。

3. 人文医学

（1）吉兰 - 巴雷综合征的预后、防治及健康教育。

（2）中医药调护方案。

【关键词】

吉兰 - 巴雷综合征；四肢乏力；免疫球蛋白冲击疗法；血浆置换；痿证。

【时间分配】

1. 学生讨论时间 50 分钟。

2. 学生总结时间 20 分钟。

3. 教师总结讲评 10 分钟。

-------------------- | 第一幕 | --------------------

57 岁的黄先生平时爱抽烟，近期工作上遇到很多事，抽烟也越来越频繁。最近，黄先生感觉整个人都开始有点不舒服了，很疲惫、很劳累，一脸的倦意，手指和脚趾麻木，四肢无力，浑身难受，食欲很差，喝水都有点呛出来，更别说吃东西了。一开始以为只是太累了，休息一下就好，没太在意。谁知道这两天四肢无力更加严重了，连一个鸡蛋都拿不起来，走路更困难，还无缘无故出现了气喘，稍微动一动都感觉喘不上气、大汗淋漓。这把家人都吓坏了，赶紧呼叫 "120" 将黄先生送到我院急诊。

急诊接诊时黄先生精神疲倦，言语尚清，饮水呛咳，四肢乏力，双下肢麻木，咳嗽咳痰，痰多质黏难咳出，气促，活动后加重，无发热，舌淡胖，苔白腻，脉滑。查体：双肺呼吸音弱，少许散在干啰音，咽反射减弱，四肢肌张力减低，四肢肌力 4 级，双下肢膝关节以下脚套样浅感觉减退，四肢腱反射减弱，以双下肢为明显，病理征未引出。急查血常规：WBC 12.7×10^9/L，中性粒细胞百分比 86.7%；血气分析：pH 值 7.302，PCO_2 48.1mmHg，PaO_2 70.4mmHg；离子等结果正常。胸片：双肺未见实质病变。头颅 CT：颅脑未见明显异常。急诊考虑病情危重，收入 ICU。

入院后立即行腰椎穿刺术，术中测脑脊液压力为 150mmH$_2$O，查脑脊液常规：潘氏试验可疑阳性，余未见明显异常；脑脊液生化：PRO 0.72g/L，余正常。急查头颅磁共振成像（MRI）未见异常。

【提示问题】

1. 该患者的主要症状特点是什么？

2. 四肢乏力常见于哪些疾病？

3. 你的初步中西医诊断分别是什么？为明确诊断，还需要为患者做哪些检查？

【主要讨论内容】

1. 吉兰 - 巴雷综合征的定义、临床表现及分型是什么？

2. 针对该患者应如何进行诊断及鉴别诊断？

3. 中医对本病的病因病机如何认识？

【推荐阅读文献】

1. 周霞，孙中武. 吉兰 - 巴雷综合征的发病机制及诊治进展[J]. 中华全科医学，2019，

17（4）：526-527.

2. 张才振,徐靖晖,李晓涵,等.中医治疗格林-巴利综合征的研究进展［J］.基层中医药,2022,1（2）：68-71.

·········| 第二幕 |·········

ICU 医生严密监测黄先生的各项生命体征,维持呼吸机辅助通气,予免疫球蛋白冲击治疗,补充复合维生素 B,留置胃管、鼻饲饮食,同时加强抗感染、化痰解痉平喘等治疗。中医辨证为脾胃虚弱、痰浊内阻,治以标本兼治为则,以益气健脾、涤痰化湿为法,同时配合针灸治疗。

经中西医结合治疗,黄先生四肢乏力、咳嗽咳痰、气促等症状逐渐缓解。入院第 3 天查肌电图,结果如下：左腓总、左胫神经运动传导可见轴突和髓鞘损害,右正中、右尺、右胫神经近端神经运动传导兴奋性降低,右正中、双腓肠神经感觉传导纤维损害,双下肢体感诱发电位、双侧 P40 未见异常改变。

但经过约 1 周的治疗,黄先生再发四肢乏力加重,为什么会这样呢? 治疗强度不够? 疗程不足? 应该转向其他治疗方案? 是否需要使用激素? 医生们对此进行了大讨论,最终确定了方案。

经继续中西医结合治疗 2 周,黄先生肢体肌力情况逐渐恢复,转神经内科继续治疗,最终康复出院。

【提示问题】

1. 该患者的肌电图检查结果应如何解读?

2. 吉兰-巴雷综合征的中西医治疗原则是什么?

【主要讨论内容】

1. 吉兰-巴雷综合征的西医治疗原则是什么?

2. 吉兰-巴雷综合征的预后如何?

3. 中医对本病如何辨证施治?

【推荐阅读文献】

中华医学会神经病学分会,中华医学会神经病学分会周围神经病协作组,中华医学会神经病学分会肌电图及临床神经电生理学组,等.中国吉兰-巴雷综合征诊治指南 2019［J］.中华神经科杂志,2019,52（11）：877-882.

（周耿标　张　静）

案例8　破　伤　风

【学习目标】

　了解破伤风的致病过程；熟悉破伤风的症状、体征特点、病情分级、相关并发症；掌握破伤风的诊断、鉴别诊断、治疗要点；熟悉中医对破伤风病因病机的认识；掌握中医对破伤风辨证的要点及对应的中医药治疗。

1. 基础医学

(1)破伤风梭菌的致病机制。

(2)主动免疫与被动免疫的概念。

(3)中医对破伤风病因病机的认识。

2. 临床医学

(1)破伤风的典型症状及体征。

(2)破伤风的诊断与鉴别诊断。

(3)破伤风的病情分级及常见并发症。

(4)重症破伤风的治疗。

(5)破伤风的中医治疗。

3. 人文医学

不同外伤人群的破伤风免疫干预方案。

【关键词】

破伤风；Ablett 分级系统；痉证。

【时间分配】

1. 学生讨论时间 50 分钟。

2. 学生总结时间 15 分钟。

3. 教师总结讲评 15 分钟。

| 第一幕 |

11 月 2 日的傍晚，43 岁的杨大姐下班回到家，感觉今天的累与往常不太一样，身体僵得有点不听使唤，张口、吃饭都有点费力，后背更硬得跟块板似的，晚饭没吃几口杨大姐就躺下了。第 2 天醒来，杨大姐的身体状况更糟了，不能弯腰、转身，背部肌肉每隔几分钟就抽搐一次，更可怕的是，明明自己思维很清晰，但说话却磕磕巴巴的、嘴仅能张开一指宽。于是家人连忙把她送到了医院急诊。

医生检查完发现，杨大姐不仅张口伸舌受限，压舌板试验阳性，四肢张力增高，肌力正常，病理征阴性。血常规：WBC 6.5×10^9/L，中性粒细胞百分比 71.6%，Hb 118g/L，PLT 364×10^9/L；心肌酶：CK 204U/L，生化、凝血功能、胸片、头颅 CT 均正常。在医生再三追问之下，杨大姐才想起来 3 天前右脚底曾经被一块尖尖的塑料碎片扎伤过。虽然疼，但口子不大、出血不多，用酒精简单消毒过，贴个创可贴，表面也结痂了，所以没再去管它。医生给杨大姐做了右足底的清创，也遵循神经内科、神经外科的意见，给她静脉用了破伤风抗毒血清、青霉素、甲硝唑、地西泮等药物。但杨大姐的病情仍不见好转，后背抽痛的频率反而更高了，呼吸也比来时急促了，于是转入 ICU 监护治疗。

当天下午转入 ICU 时，杨大姐已经不能张嘴说话，呼吸快，颈部及后背的肌肉僵硬到动弹不得，脸上却一副苦笑的面容。房间里光线增亮或有些声响，就会引发杨大姐的阵阵抽搐，满身出汗。医生快速地检查着：T 38.0℃，HR 112 次/min，RR 28 次/min，BP 108/80mmHg。神志清，苦笑貌，不能对答。双肺呼吸音粗，未闻及干、湿啰音。腹肌紧张，无压痛、反跳痛,余腹部查体未见明显异常。神经系统:咀嚼肌僵硬,牙关紧闭、不能言语,胸锁乳突肌、斜方肌僵硬,双侧转颈耸肩困难,颈肌、腹肌、脊旁肌、腰肌紧张,活动受限,双上肢肌张力增高,双下肢肌张力正常,四肢肌力 5 级,颈强直,颏下 5 横指,克尼格征及布鲁津斯基征均阴性,病理征未引出。右足底可见一长 0.5cm、深 1.0cm 的创口,敷料干洁、无明显红肿,局部压痛。舌象未能查及,脉弦。

【提示问题】

1. 患者有什么临床特点?

2. 你的初步中西医诊断分别是什么? 依据有哪些?

3. 是否需要为患者做其他的检查? 为什么?

【主要讨论内容】

1. 引起肌痉挛的常见疾病有什么?

2. 破伤风的致病过程及临床表现有什么?

3. 破伤风如何诊断及严重程度分级?

4. 中医对破伤风病因病机如何认识?

【推荐阅读文献】

非新生儿破伤风诊疗规范(2019 年版)编写审定专家组,外伤后破伤风疫苗和被动免疫制剂使用指南(2019 年版)编写审定专家组.非新生儿破伤风诊疗规范(2019 年版)[J].中华急诊医学杂志,2019,28(12):1470-1475.

•••••••••••••••••••| 第二幕 |•••••••••••••••••••

针对杨大姐的病情,ICU 的医生做了以下处理:入住单间,避光避声,床旁备吸痰及气管插管用物。低流量给氧,留置胃管、鼻饲饮食。并给予镇痛镇静、抗癫痫、抗感染、抗破伤风毒素等治疗。中医方面,辨证为邪毒伤络、风痰内扰,以息风涤痰为法组方用药。

抽搐症状控制后,医生给杨大姐做了腰椎穿刺术,测得脑脊液压力 113mmH$_2$O,引出淡红色脑脊液。将脑脊液送检的同时,医生给杨大姐复查了头颅 CT,也完善腰椎 CT 扫描,结果汇报:头颅 CT 未见出血灶,腰椎 CT 未见椎管内占位性病变及高密度影。脑脊液常规示:见较多红细胞,形态正常,白细胞数量正常、未见巨噬细胞。脑脊液生化、细菌 + 真菌涂片及培养未见异常。

经上述治疗 1 天,杨大姐局部肌肉仍有抽搐,四肢肌肉均出现痉挛,气促情况大致同前,生命体征尚稳定。医生在原有治疗基础上,加强了镇静镇痛、气道管理。同时,做了纤维支气管镜检查评估鼻腔及气道情况,考虑非插管困难气道,而且气道内未见明显分泌物,故未行气管插管,再次告知家属病情,并随时做好经鼻气管插管准备。中医方面,在原方基础上重用白芍、羚羊角。

治疗 3 天后,杨大姐肌肉抽搐、气促症状消失了,肌肉僵硬、痉挛情况未再加重。医生逐渐降低了镇静力度,杨大姐的肌肉痉挛未再发作,肌肉僵硬较前明显改善,11 月 11 日转普通病房继续治疗。

原来,不是只有老人家常说的"生锈钉子"弄伤才要重视,不洁的、较深的伤口还是要到医院处理。另外,一定要重视对疫苗的接种,防胜于治。

【提示问题】

1. 结合病例总结重症破伤风的西医治疗原则及对应目的是什么?

2. 破伤风的中医辨证施治如何? 针对本例患者如何组方用药?

3. 如何针对不同人群制订破伤风的免疫干预方案?

【主要讨论内容】

1. 破伤风的西医治疗原则有哪些?

2. 破伤风的中医治疗方法有哪些?

3. 外伤后如何进行破伤风免疫干预?

【推荐阅读文献】

1. 中华预防医学会. 外伤后破伤风预防处置和预防接种门诊建设专家共识[J]. 中华预防医学杂志,2022,56(6): 726-734.

2. 王传林,刘斯,邵祝军,等. 外伤后破伤风疫苗和被动免疫制剂使用指南[J]. 中华流行病学杂志,2020,41(2): 167-172.

（谢东平　陈瑞兰）

案例 9　癫痫持续状态

【学习目标】

熟悉癫痫持续状态的定义、病因;了解癫痫持续状态的临床分型、临床表现、辅助检查特点;掌握癫痫持续状态的诊断及鉴别诊断、治疗;熟悉痫病的中医病因病机;掌握痫病的临证辨证要点、中医药治疗切入点。

1. 基础医学

(1)癫痫持续状态的病理生理。

(2)各类抗癫痫药的作用特点、不良反应和药物相互作用。

(3)中医对癫痫持续状态相关证候的认识。

2. 临床医学

(1)继发性癫痫的常见病因。

(2)癫痫持续状态的临床分型、临床表现、辅助检查、诊断及鉴别诊断。

(3)癫痫持续状态的治疗。

(4)中医对本病的病因病机认识、治疗切入点。

3. 人文医学

(1)癫痫持续状态的预防、控制、预后及健康教育。

(2)中医药调护方案。

【关键词】

癫痫持续状态;痫证。

【时间分配】

1. 学生讨论时间 50 分钟。

2. 学生总结时间 20 分钟。

3. 教师总结讲评 10 分钟。

| 第一幕 |

严先生今年 59 岁,有高血压,但平时并没有服药及监测血压。有时严先生因为工作需要应酬,还会喝点酒。

2011 年 3 月下旬的一个早上,家人起床后发现严先生叫不醒了,赶紧拨打"120",送至医院。完善头颅 CT 检查:左侧基底节、放射冠区急性脑梗死。神经科会诊后表示,无紧急手术指征,予药物保守治疗。在医院治疗了 1 个多月,严先生病情稳定出院,出院时遗留了右侧肢体乏力的症状,言语、意识、理解能力基本正常,生活可部分自理。

出院后的严先生定期服用降压药,也不喝酒了,有空的时候还会外出去锻炼。但 2011 年 11 月一天的 3 时许,严先生在家人搀扶下上厕所时突发意识丧失,呼叫无反应,倒地时还见四肢抽搐,牙关紧闭,喉间痰鸣声,小便失禁。约 5 分钟后抽搐停止,严先生慢慢苏醒,家人赶紧呼叫"120",送入我院急诊。

入急诊时严先生神志尚清,精神疲倦,反应迟钝,右侧肢体乏力,以右上肢为明显,少许头晕头痛,偶尔咳嗽,痰白质黏,无发热恶寒,无气促,纳可,睡眠欠佳,二便调。舌淡暗,苔薄腻,脉滑数。查体见右侧鼻唇沟稍浅,构音欠清,咽反射减弱,伸舌居中,右侧肢体肌力 4 级、肌张力稍高,左侧肢体肌力、肌张力正常,病理征未引出,脑膜刺激征阴性。急查血气分析:pH 值 7.25,PCO_2 52mmHg,PaO_2 58mmHg。胸片:双肺未见明显异常。头颅 CT 平扫:①左侧额叶、颞叶及顶枕叶大片状低密度影,结合临床符合脑梗死后遗症改变,软化灶形成;②左侧尾状核头、双侧基底节区、双侧放射冠及右侧顶叶皮质下多发腔隙性脑梗死;③侧脑室旁脑白质变化,脑萎缩(图 2-43)。考虑病情重,初步处理后收入 ICU 行进一步监护。

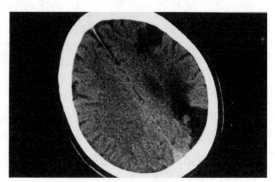

图 2-43 头颅 CT

注:左侧大脑半球大面积低密度影。

于收入 ICU 当晚 19:50,严先生再次出现意识障碍,四肢抽搐,角弓反张,双眼右侧凝视,伴喉间痰鸣。床旁监测:HR 118 次/min,Bp 118/70mmHg,SpO_2 86%,予地西泮针静脉推注后约 15 分钟肢体抽搐停止。其后 2 小时内严先生多次出现四肢抽搐发作,意识不清,持续时间 1~3 分钟不等,予加用苯巴比妥注射液肌内注射联合抗癫痫治疗。

【提示问题】

1. 意识障碍、四肢抽搐多见于哪些疾病？

2. 出现上述症状的可能原因你认为有哪些？哪些是主要的？哪些是次要的？还需要哪些病史方面的资料？

3. 你的初步中西医诊断分别是什么？请提供依据。

4. 为明确病因，是否还需要为患者做其他的检查？为什么？

【主要讨论内容】

1. 癫痫持续状态的定义是什么？

2. 癫痫持续状态常见的发病原因有哪些？

3. 癫痫持续状态常见的临床分型、鉴别诊断要点是什么？

4. 中医对癫痫的病因病机如何认识？

【推荐阅读文献】

1. 王学峰，王康，肖波. 成人全面性惊厥性癫痫持续状态治疗中国专家共识 [J]. 国际神经病学神经外科学杂志，2018，45（1）：1-4.

2. 吴婧，董笑克，李中浩，等. 癫痫的发作机制及中医治疗思路 [J]. 中医药导报，2021，27（6）：146-148.

--------| **第二幕** |--------

经药物控制后严先生抽搐症状逐渐缓解，考虑存在气道引流不畅、气道梗阻风险，予经口气管插管、呼吸机辅助通气，并维持药物镇静抗癫痫治疗。其间完善血生化、血乳酸等检查，回复 LAC 12.2mmol/L，余无异常。此外，予脱水预防脑水肿、抗感染、制酸护胃、稀化痰液、抗血小板聚集，并加强补液支持等药物治疗。中医以急则治标为则，以清热化痰开窍为法。经处理后严先生未再出现肢体抽搐发作，生命体征平稳。

入院第 2 天，停用镇静药后的严先生神志逐渐转清，配合程度改善，复查头颅 CT 提示：①与 2011 年 11 月 12 日所见大致相仿。②左侧尾状核头腔隙性脑梗死；脑萎缩；未见新病灶。予停用脱水药，维持给予抗癫痫等治疗。

入院第 3 天，严先生神志清楚，脱机试验成功，复查胸片未见肺部感染灶，予拔除气管插管。至入院第 4 天病情好转，生命体征平稳，给予转普通病房继续治疗。

【提示问题】

1. 癫痫持续状态的中西医治疗原则分别是什么？

2. 癫痫持续状态常见的并发症有哪些？治疗过程中的疾病转归及预后如何？

【主要讨论内容】

1. 癫痫持续状态的治疗原则是什么？抗癫痫药物如何使用？

2. 癫痫持续状态治疗过程中的呼吸、循环支持该如何实施？

3. 本病的中医辨证施治原则是什么？

【推荐阅读文献】

1. 中国抗癫痫协会药物治疗专业委员会. 终止癫痫持续状态发作的专家共识 [J]. 解放

军医学杂志,2022,47(7): 639-646.

2. 姚奇志,池林. 浅谈痫病的分期论治[J]. 中国中医急症,2016,25(12): 2275-2277.

（周耿标）

案例10　脑　脓　肿

【学习目标】

> 掌握脑脓肿的定义、病因、感染途径、临床表现、辅助检查、诊断及鉴别诊断、治疗原则,脑痈的中医病因病机、辨证施治原则。

1. 基础医学

(1)颅内血管解剖结构。

(2)颅内占位性病变的 CT 和 MRI 影像学分析。

(3)中医对脑痈形成病理要素的认识。

2. 临床医学

(1)意识障碍的常见病因。

(2)脑脓肿的病因、临床表现、辅助检查、诊断及治疗原则。

(3)中医对脑痈的病因病机认识、辨证施治原则。

3. 人文医学

(1)脑脓肿的防治、预后及健康教育。

(2)中医药调护方案。

【关键词】

脑脓肿;脑痈。

【时间分配】

1. 学生讨论时间 50 分钟。

2. 学生总结时间 20 分钟。

3. 教师总结讲评 10 分钟。

------ | 第一幕 | ------

67 岁的梁爷爷已经有 40 年的烟龄。近 10 年,梁爷爷每天都有咳嗽咳痰。4 天前他出现发热,头痛,呕吐 1 次。刚开始时他没有去医院,只是自己吃了点消炎药,但头痛、咳嗽却越来越严重,随后在家人陪同下来到我院急诊。

入急诊时测体温 38.9℃。查血常规: WBC 13.43×10^9/L,中性粒细胞百分比 83.7%;超敏 C- 反应蛋白 13.3mg/L。胸部 CT 平扫:①双肺肺气肿并右肺尖肺大疱;②右下肺炎症,建议治疗后复查;③左肺上叶下舌段及左肺下叶外基底段少许慢性炎症。考虑"社区获得性肺炎",收入呼吸科。入呼吸科后予莫西沙星注射液静脉滴注抗感染,配合化痰、平喘等治疗,中医以疏风散寒、温肺化饮为法,予小青龙汤加减治疗,但病情改善不明显,梁爷爷还是反复发热,头痛不缓解,又呕吐了 2 次。入院后第 3 天下午,家人发现梁爷爷睡在病床上叫不醒,医生快速给梁爷爷做了检查:意识模糊,反应淡漠,测体温 39.3℃,双肺呼吸音粗,可闻及右下肺少许湿啰音,双瞳孔等大等圆,对光反射灵敏,四肢肌张力下降,疼痛刺激可见肢体屈曲,生理反射存在,病理反射未引出。床旁生命体征监测:HR 118 次 /min,RR 20 次 /min,SpO_2 95%,BP 139/74mmHg。急查头颅 CT:左侧脑室体部及后角显示不清,建议 MRI 进一步检查;考虑梁爷爷病情危重,由呼吸科转入 ICU 监护治疗。

转入时梁爷爷神志嗜睡,呼之可应,反应迟钝、淡漠,发热,无寒战,咳嗽,痰白质黏稠难咳出,气促,四肢乏力。舌偏暗,苔黄腻,脉滑数。查体:双肺呼吸音稍粗,双肺未闻及干、湿啰音,颈稍硬,颌下 3 横指,余脑膜刺激征阴性。

"针对社区获得性肺炎用药,为什么发热、头痛没有改善,甚至发生意识改变? 是特殊病原体感染? 神志改变是脓毒症性脑病? 还是另有原因? "小陈医生纳闷起来。

小陈医生决定给梁爷爷完善腰椎穿刺术,行脑脊液检查,脑脊液常规:微混浊,中性粒细胞 73%,潘氏蛋白试验(+++),白细胞计数 2 770×10⁶/L;脑脊液生化:GLU 1.55mmol/L,PRO 2 530mg/L,Cl⁻ 120.3mmol/L。完善头颅 MRI 平扫 + 增强扫描,结果提示:①右侧小脑半球、小脑蚓部、桥脑、双侧额顶颞枕叶多发结节,结合病史考虑脑脓肿可能性大;双侧脑室、小脑幕线样强化,考虑室管膜炎;②双侧基底节区、双侧放射冠、双侧半卵圆中心及双侧额顶叶白质多发脑缺血梗死灶;③侧脑室旁脑白质变性;脑萎缩;④颅脑磁共振血管成像(MRA)示颅内动脉多发狭窄,提示脑动脉硬化。

【提示问题】

1. 该患者发病的临床特点是什么?

2. 患者住院期间突发意识障碍的原因可能有哪些?

3. 你的初步中西医诊断分别是什么? 有什么依据?

4. 为明确诊断,还需要为患者做哪些检查? 为什么?

【主要讨论内容】

1. 意识障碍的常见病因有哪些?

2. 脑脓肿的诊断标准是什么?

3. 中医对本病的病因病机如何认识?

【推荐阅读文献】

周衡,张星虎.脑脓肿诊断及治疗新进展[J].中国神经免疫学和神经病学杂志,2022,29(2):161-164.

| 第二幕 |

根据头颅 MRI 结果,明确为颅脑多发脓肿,考虑血源性播撒可能性大,予完善血培养,追问家属否认近期拔牙等病史。心脏彩超:EF 68%,未见瓣膜赘生物。请神经外科会诊,考虑多发性脑脓肿,直径最大者约 1.5cm,建议先尝试内科保守治疗,定期复查头颅 CT 进行评

估。医生调整了抗感染方案,中医辨证为湿温、湿热并重,治以清热化湿、涤痰开窍为法。

经中西医结合治疗,梁爷爷病情逐渐好转,约 1 周后神志转清,随后转至普通病房,继续抗感染治疗约 2 周,已无明显自觉症状,复查头颅 CT 提示脑脓肿较前吸收缩小,继续治疗 1 周后带药出院。医生出院时反复叮嘱梁爷爷和家属,一定要继续门诊继续复诊治疗,坚持足够疗程的治疗才可以降低复发的风险。

【提示问题】

1. 该患者的脑脊液检查结果该如何解读?

2. 脑脓肿的感染来源及常见病原体有哪些?

3. 脑脓肿的中西医治疗原则是什么?

【主要讨论内容】

1. 脑脓肿的手术指征和手术禁忌证是什么?

2. 脑脓肿抗感染治疗的原则是什么?

3. 脑脓肿的中医辨证施治原则是什么?

【推荐阅读文献】

钱奕亦,金嘉琳,张文宏. 细菌性脑脓肿的抗感染治疗进展[J]. 微生物与感染,2018,13(1): 49-55.

(周耿标　张苏雅)

第五节　重症消化系统疾病中西医结合诊治案例

案例 1　急性非静脉曲张性上消化道出血

【学习目标】

了解急性非静脉曲张性上消化道出血(acute nonvariceal upper gastrointestinal bleeding,ANVUGIB)的定义、病因、发病机制;熟悉急性非静脉曲张性上消化道出血的临床表现、辅助检查特点;掌握急性非静脉曲张性上消化道出血的诊断及鉴别诊断、治疗;熟悉呕血的中医病因病机;掌握呕血的辨证要点、中医药治疗切入点。

1. 基础医学

(1)上消化道结构和生理功能。

(2)急性非静脉曲张性上消化道出血的病理生理。

(3)中医对脾胃的生理功能、病理状态及相关证候的认识。

2. 临床医学

(1)呕血、黑便的病因及鉴别诊断。

(2)急性非静脉曲张性上消化道出血的临床表现、分类、辅助检查、诊断及鉴别诊断。

(3)急性非静脉曲张性上消化道出血的治疗。

(4)中医对本病的病因病机认识、治疗切入点。

3. 人文医学

(1)急性非静脉曲张性上消化道出血的流行病学特点、预后。

(2)急性非静脉曲张性上消化道出血的预防及健康教育。

(3)中医药调护方案。

【关键词】

急性非静脉曲张性上消化道出血;呕血;黑便。

【时间分配】

1. 学生讨论时间 50 分钟。

2. 学生总结时间 20 分钟。

3. 教师总结讲评 10 分钟。

| 第一幕 |

叶婆婆今年 78 岁,平时除了有高血压和腿脚关节痛,没有什么其他不舒服。叶婆婆血压收缩压曾经高达 180mmHg,服用降压药可使血压维持在比正常稍偏高的水平;而关节一痛,她就自己买些止痛药,吃了药忍忍也就过去了,很少跑医院。

5 天前,叶婆婆腿脚痛的毛病又犯了,她还是像往常一样,买了止痛药来吃,但关节痛的情况还没有缓解,心窝下就一阵一阵地隐隐作痛,痛了 2 天,不但没有减轻,还开始呕吐起来,呕了 3 次后开始呕暗褐色的液体,头晕,呼吸困难,家人马上呼叫"120"将她送至急诊。

很快急诊医生给叶婆婆进行了诊查,记录如下:BP 101/61mmHg,HR 122 次 /min,神清,精神疲倦,面色苍白,上腹部隐痛,并再次呕吐暗红色胃内容物多次,量共约 800ml,口干,胸闷气促,头晕,四肢冰冷,小便少,未解大便。舌质淡,苔薄白,脉细数。全腹软,剑突下轻压痛,无反跳痛,腹壁静脉无曲张,肝脾肋下未及;移动性浊音阴性,肝肾区无叩痛,肠鸣音 5 次 /min,麦氏点无压痛,墨菲征阴性。急查血常规:WBC 12.0×10^9/L,Hb 56g/L;淀粉酶、心肌酶无明显异常。腹平片未见明显异常。

【提示问题】

1. 患者有什么临床特点?

2. 你的初步中西医诊断是什么? 依据是什么?

3. 是否需要为患者做其他的检查? 为什么?

4. 该患者目前是否存在休克? 依据是什么?

【主要讨论内容】

1. 引起呕血的常见疾病有哪些?

2. 如何根据临床表现快速评估急性上消化道出血的出血量?

3. 急性非静脉曲张性上消化道出血的诊断要点是什么?

4. 中医对该病的病因病机如何认识?

【推荐阅读文献】

《中华内科杂志》编辑委员会,《中华医学杂志》编辑委员会,《中华消化杂志》编辑委员会,等.急性非静脉曲张性上消化道出血诊治指南(2018 年,杭州)[J].中华内科杂志,2019,58(3):173-180.

-------- | 第二幕 | --------

医生马上为叶婆婆安排了急诊胃镜,胃镜检查提示十二指肠球部溃疡出血,由于出血量较多,视野不清,加之溃疡面大,尝试钳夹止血失败,遂予去甲肾上腺素局部喷洒止血后退镜。药物方面,予抑酸护胃、能量支持、止血,并予输注红细胞等处理。

急请外科及介入科会诊,外科及介入科医师考虑叶婆婆年龄大,生命体征欠稳定,手术及介入治疗均有一定的风险,向家属交代病情,家属要求保守治疗,考虑病情危重,收入 ICU 监护治疗。

入 ICU 后继续予抑酸、止血、补充血液成分、禁食、静脉营养支持等治疗,同时,中医辨证用药。6 小时后复查血常规:Hb 45g/L,肠鸣音活跃,血压改善不明显,考虑存在活动性出血,内科保守治疗效果不佳,再次向家属交代病情,并再次请介入科、外科会诊,经、家属同意后急诊行经股动脉选择性性腹腔动脉造影。术中见胰十二指肠上动脉造影剂外溢,予钢丝圈进行栓塞(图 2-44)。

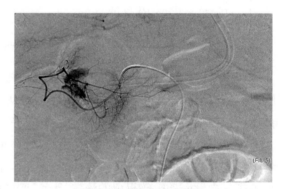

图 2-44 腹腔动脉造影

术后叶婆婆胃管引流血性液减少,继续输血、制酸等药物治疗,动态复查血红蛋白有上升趋势。动态观察 3 天,叶何婆婆没有活动性出血征象,予开放胃肠进食,消化专科巩固治疗 4 天后出院。

出院后叶婆婆再也不敢自己随便买药吃了,定期就去医院复诊,还老老实实地进行了规范的幽门螺杆菌检查和治疗。

【提示问题】

1. ANVUGIB 诊治流程是什么?

2. 如何根据溃疡性出血 ANVUGIB 患者胃镜下表现评估患者再出血风险?

3. 如何评估 ANVUGIB 患者预后?

【主要讨论内容】

1. 如何根据临床表现评估急性上消化道出血是否停止?

2. ANVUGIB 的西医治疗原则有什么?

3. 该病的中医治疗如何切入?

【推荐阅读文献】

KIM JS, KIM BW, KIM DH, et al. Guidelines for nonvariceal upper gastrointestinal bleeding [J]. Gut Liver. 2020, 14(5): 560-570.

（赖　芳）

案例 2　食管胃底静脉曲张出血

【学习目标】

> 了解食管胃底静脉曲张出血(esophagogastric variceal bleeding, EGVB)的定义、病因、发病机制；熟悉 EGVB 的临床表现、辅助检查特点；掌握 EGVB 的诊断及鉴别诊断、治疗；熟悉便血的中医病因病机；掌握便血的辨证要点、中医药治疗切入点。

1. 基础医学

(1)肝门静脉系统的结构和生理功能。

(2)EGVB 的病理生理。

(3)中医对胃肠的生理功能、病理状态及相关证候的认识。

2. 临床医学

(1)便血的病因及鉴别诊断。

(2)EGVB 的临床表现、分类、辅助检查、诊断及鉴别诊断。

(3)EGVB 的治疗。

(4)中医对本病的病因病机认识、治疗切入点。

3. 人文医学

(1)EGVB 的流行病学特点、预后。

(2)EGVB 的预防及健康教育。

(3)中医药调护方案。

【关键词】

食管胃底静脉曲张出血；黑便。

【时间分配】

1. 学生讨论时间 50 分钟。

2. 学生总结时间 20 分钟。

3. 教师总结讲评 10 分钟。

-------- | 第一幕 | --------

王先生被家属送到急诊,入院时他脸色苍白,精神也比较萎靡,体型瘦削。据他家人讲,1 周前他开始解黑便,每天大概 2 次,每次量约 200g,但是他没有重视。直到今天 18:30,他

在家人面前出现一次呕咖啡色胃内容物,家属才呼"120"将其送到急诊。

王先生既往有乙肝大三阳的病史,但并没有对肝炎进行积极的治疗。急诊对王先生病情记录如下：BP 96/66mmHg,HR 120 次 /min,RR 18 次 /min,精神疲倦,面色苍白,胃脘及胸闷不适,口干,头晕,周身乏力,小便少,暂未解大便。舌质淡,苔薄白,脉细数。全腹软,上腹部稍胀,脐下见腹壁静脉曲张,无肝掌、蜘蛛痣,剑突下压痛,无反跳痛,肝肋下未及,肝肾区无叩痛,脾左肋下 6cm,质韧,表面光滑,边界清楚,无压痛,墨菲征阴性,麦氏点无压痛,移动性浊音阴性,肠鸣音 10 次 /min。急查血常规：Hb 39g/L,RBC 1.88×10^{12}/L,PLT 75×10^9/L;肝功能：AST 56U/L,STP 44.4g/L,ALB 25.1g/L,球蛋白(GLB)19.3g/L;输血 4 项：乙型肝炎表面抗原(HBsAg)7 626.00COI。腹部 CT：①肝硬化;脾增大,门脉高压,少量腹水;②胃内高密度影。

【提示问题】

1. 患者的消化道出血有什么特点?

2. 你的初步中西医诊断分别是什么? 依据是什么?

3. 依据患者的目前情况还需要完善哪些检查? 原因是什么?

4. 患者的下一步处理有哪些? 最主要的治疗是什么?

【主要讨论内容】

1. 门静脉高压症的病因及分类是什么?

2. 门静脉压力与食管胃底静脉曲张有怎样的关系?

3. EGVB 的止血方法有哪些? 急性期应首先采取什么措施?

4. 中医对该病的病因病机如何认识?

【推荐阅读文献】

王帅,祁小龙.门静脉高压的分类及诊断思路[J].实用肝脏病杂志,2018,21(1)：14-17.

───────　| 第二幕 |　───────

急诊医生完善了胃镜检查,胃镜报告：距门齿下方约 30cm 以下食管可见 4 条蓝色曲张静脉,直径最大约 1.5cm,未见活动性出血;胃底大弯近后壁侧靠近贲门旁可见曲张静脉呈瘤样隆起,范围约 3.0cm,曲张静脉直径约 1.5cm,表面可见一溃破口活动性喷血。内镜医生给予 2.0ml 组织胶行血管内注射止血,出血止住后退出胃镜并建议禁食,给予质子泵抑制剂、奥曲肽注射液泵入。查凝血功能：PT 17.2s,INR 1.47R,FIB 0.88g/L。急诊科医生建议王先生入住 ICU 监护治疗。

入 ICU 后医生继续给予维持抑酸护胃、止血、改善凝血、禁食、静脉营养支持等治疗,并紧急申请输血补充血液成分。考虑到当下活动性出血的情况,禁食状态下中药暂不予口服,但住院第 3 天后患者出现了高氨血症,给予灌肠通腑,减少血氨的吸收,避免肝性脑病的发生。

治疗后动态复查血红蛋白有上升趋势。动态观察 4 天王先生没有活动性出血征象,给予开放胃肠进食,后转消化科进一步专科治疗。

医生随访王先生时,嘱咐他一定要规范控制肝炎情况,尤其要注意食管胃底静脉曲张后出血的风险。

【提示问题】

1. EGVB 的诊治流程是什么？

2. 消化道出血的输血指征是什么？

3. 根据患者目前的失血情况，需要补充哪些血液成分？原因是什么？

4. 患者产生高氨血症的原因是什么？临床上有哪些方法降血氨？

【主要讨论内容】

1. EGVB 的西医治疗原则有哪些？

2. EGVB 的治疗中使用生长抑素的保护机制及用法是什么？

3. 该病的中医治疗如何切入？

【推荐阅读文献】

中华医学会外科学分会脾及门静脉高压外科学组.肝硬化门静脉高压症食管、胃底静脉曲张破裂出血诊治专家共识(2019 版)〔J〕.中国实用外科杂志,2019,39(12): 1241-1247.

（廖继旸）

案例 3 肠 梗 阻

【学习目标】

了解肠梗阻的病因、发病机制；熟悉肠梗阻的临床表现、辅助检查特点；掌握肠梗阻及其常见严重并发症的诊断及鉴别诊断、治疗；熟悉肠梗阻(腹胀)的中医病因病机；掌握肠梗阻(腹胀)的辨证要点、中医药治疗切入点。

1. 基础医学

(1)肠道结构和生理功能。

(2)肠梗阻的病理生理。

(3)中医对肠道的生理功能、病理状态及相关证候的认识。

2. 临床医学

(1)腹胀的病因及鉴别诊断。

(2)肠梗阻的分类。

(3)肠梗阻的临床表现、辅助检查、诊断及鉴别诊断。

(4)肠梗阻的治疗。

(5)中医对本病的病因病机认识、治疗切入点。

3. 人文医学

(1)肠梗阻的流行病学特点、预后。

(2)肠梗阻的预防及健康教育。

（3）中医药调护方案。

【关键词】

肠梗阻；肠结；腹满。

【时间分配】

1. 学生讨论时间 50 分钟。

2. 学生总结时间 20 分钟。

3. 教师总结讲评 10 分钟。

------------------ | 第一幕 | ------------------

郭大爷今年 75 岁，一天早上，他下楼时一脚踩空，滚下了楼梯。旁人急将郭大爷送到医院。在医院拍片结果提示右股骨粗隆间骨折、胸腰椎压缩性骨折。急诊予夹板固定后收骨科进一步治疗。

但入院 3 日后，郭大爷突然出现气促，心率快，血氧饱和度降低，腹部胀满，请内科、外科急会诊，考虑患者生命体征不平稳，遂转入 ICU。

转入后心电监测：T 37.7℃，P 104 次/min，RR 37 次/min，BP 202/93mmHg，神清，痛苦面容，偶尔烦躁，面罩中流量吸氧，SpO$_2$ 92%，双侧瞳孔等大等圆，直径大小 3mm，对光反射存在。双肺呼吸音粗，未闻及干、湿啰音。HR 104 次/min，心律齐，各瓣膜区未闻及明显病理杂音。腹部膨隆，触诊软，无压痛及反跳痛，肝脾肋下未触及，肠鸣音弱。双下肢无水肿，巴宾斯基征阴性。急查血气分析、离子：pH 值 7.39，PCO$_2$ 37mmHg，PaO$_2$ 78mmHg，Na$^+$ 132mmol/L，K$^+$ 4.1mmol/L，Ca^{2+} 1.09mmol/L，GLU 8.2mmol/L，LAC 1.5mmol/L，HCO$_3^-$ 22.4mmol/L，BEecf −2.6mmol/L，OI 210mmHg。肾功能：Cr 110μmol/L。心肌酶：MYO 695μg/L，CK-MB 9.7ng/ml。凝血八项：FIB 4.28g/L，D-dimer 3.55mg/ml，纤维蛋白降解产物（FDP）8.85mg/L。血常规：WBC 12.54×10^9/L，Hb 137g/L，PLT 195×10^9/L，中性粒细胞百分比 85.0%，PCT 0.18ng/ml。肝功能：STP 62.3g/L，TBIL 25.69μmol/L，DBIL 11.05μmol/L，IBIL 14.64μmol/L。胸片、腹部平片：右下肺少许渗出，双侧胸腔少量积液；腹腔肠管积气、积液、扩张；胸 11、腰 1、腰 2 椎体压缩性骨折。

【提示问题】

1. 患者有什么临床特点？

2. 你的初步中西医诊断分别是什么？依据是什么？

3. 是否需要为患者做其他的检查？为什么？

【主要讨论内容】

1. 肠梗阻的分类及诊断要点是什么？

2. 肠梗阻的严重并发症有哪些？

3. 中医对肠梗阻的病因病机如何认识？

【推荐阅读文献】

NELMS DW，KANN BR. Imaging modalities for evaluation of intestinal obstruction［J］. Clin Colon Rectal Surg，2021，34（4）：205-218.

·································| 第二幕 |·································

转入第 2 日,郭大爷腹痛加重,排便困难,急查腹平片提示小肠低位肠梗阻,继续禁食,胃肠减压,同时完善腹部 CT 检查排除肿瘤转移导致肠道梗阻可能,查肿瘤指标:癌胚抗原(CEA)3.47ng/ml,甲胎蛋白(AFP)2.68ng/ml,糖链抗原 19-9(CA19-9)12.08U/ml。腹部 CT:①升结肠、横结肠积气、积液,肠管稍扩张,考虑结肠梗阻,建议治疗后复查;②肝脏多发小囊肿,肝内多发强化小结节,结合临床,未除转移瘤,建议随诊复查;③左肾小囊肿;双肾周少许炎症;④前列腺增生、钙化;⑤双侧胸腔少量积液(图 2-45)。请消化专科会诊,综合考虑患者心肺功能基础差,行肠镜治疗存在风险,与家属沟通病情,家属签字拒绝行肠镜检查明确病因。中药治疗 5 日后,患者腹胀减轻,复查腹平片示小肠积气积液减轻,间有排便,遂予开放饮食。

虽然肠道功能部分恢复,但气促仍反复,面罩吸氧下氧饱和度波动在 93%~96%,目前暂不予行骨科手术。但因右下肢骨折疼痛,郭大爷仍整日躁动不安,呻吟不停。行胸水彩色多普勒超声检查仍提示少量胸腔积液;复查肺部 CT 未见明显异常,右侧胸腔少量积液。但是仔细观察胸部 CT 在整个右肺周围可见一薄层积液包围。经床旁超声定位下行胸腔穿刺,引流出 1 000ml 淡黄色液体,次日气促明显改善。予转骨科行右下肢切开内固定术,术后调理 10 日后出院。

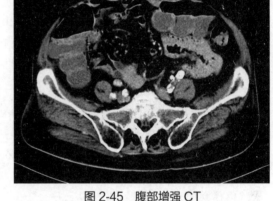

图 2-45　腹部增强 CT
注:升结肠、横结肠积气、积液,肠管稍扩张。

【提示问题】

1. 肠梗阻的治疗原则有哪些?

2. 该患者是否需要手术治疗?

3. 该患者用中医六经辨证应如何分析?

【主要讨论内容】

1. 肠梗阻的治疗原则有什么?

2. 如何识别需要手术的肠梗阻患者?

3. 老年性肠梗阻患者治疗决策如何考虑?

4. 肠梗阻的中医治疗思路有哪些?

【推荐阅读文献】

中华医学会肠外肠内营养学分会,中国国际医疗保健促进交流会外科康复促进学分会.小肠梗阻的诊断与治疗中国专家共识(2023 版)[J].中华胃肠外科杂志,2023,26(5):401-409.

(郑　义)

案例 4 伤 寒

【学习目标】

> 了解伤寒的定义、病因、发病机制;熟悉伤寒的临床表现、辅助检查特点;掌握伤寒的诊断及鉴别诊断、治疗;熟悉肠伤寒的中医病因病机;掌握肠伤寒的辨证要点、中医药治疗切入点。

1. 基础医学

(1)伤寒的常见病原体。

(2)伤寒的病理生理学特点。

(3)中医对大肠的生理功能、病理状态及相关证候的认识。

2. 临床医学

(1)急性发热、腹泻的病因及鉴别诊断。

(2)伤寒的常见病原体。

(3)伤寒的临床表现、辅助检查、诊断及鉴别诊断。

(4)伤寒的现代医学治疗要点。

(5)中医对本病的病因病机认识、治疗切入点。

3. 人文医学

(1)伤寒的流行病学特点、预后。

(2)伤寒的预防及健康教育。

(3)中医药调护方案。

【关键词】

伤寒;肠伤寒;伤寒性脑病。

【时间分配】

1. 学生讨论时间 50 分钟。

2. 学生总结时间 20 分钟。

3. 教师总结讲评 10 分钟。

------------ | 第一幕 | ------------

凌女士今年 39 岁,平时在餐馆厨房工作。5 天前,她无缘无故出现发热,并出现全身酸痛、怕冷、喉咙痛,自以为感冒了,于是就请了几天假休息,还自行购买了感冒药服用。但仍然反反复复出现发热,体温 38~40℃之间,寒战明显,于是家人陪她至急诊就诊。

到急诊查血常规:WBC 3.06×10^9/L,中性粒细胞百分比 76.2%,PLT 162×10^9/L;肝功能、心肌酶、尿常规、血淀粉酶正常。急诊给予补液、退热等治疗,凌女士暂时热退,就离开急诊回家休息。

到了凌晨凌女士再次发热,并开始腹痛、拉肚子,解水样大便数次,全身乏力加重,家人再次将她送到急诊。当时查体:T 38.8℃,HR 96 次/min,RR 20 次/min,BP 140/68mmHg;双侧扁桃体Ⅰ度大,腹平软,无压痛、反跳痛,肝脾肋下未及,肝、肾区无叩击痛,肠鸣音 5 次/min。舌红,苔白腻微黄,脉滑。立即复查血常规:WBC 2.06×10^9/L,中性粒细胞百分比 66.5%,PLT 52×10^9/L;肝功能:ALT 132U/L,AST 205U/L;流感病毒、外斐反应、肥达试验、登革热病毒核酸检测阴性。胸片未见异常。考虑病因未明,并已出现血液系统、肝功能损害,急诊科医生建议收入 ICU 进一步明确原因,家人经商量后同意转入 ICU。

【提示问题】

1. 患者有什么临床特点?

2. 你的初步中西医诊断分别是什么?依据是什么?

3. 是否需要为患者做其他的检查?为什么?

【主要讨论内容】

1. 引起急性腹泻的常见疾病有哪些?

2. 伤寒的定义是什么?

3. 伤寒的诊断要点是什么?

4. 中医对伤寒的病因病机如何认识?

【推荐阅读文献】

1. 高玺玉,汤巧雨,刘凤凤,等.2004-2020 年中国伤寒/副伤寒流行病学特征分析[J].中华流行病学杂志,2023,44(5):743-750.

2. 孟银平,王树坤.伤寒与副伤寒暴发或流行危险因素、早期探测和有效监测[J].中国公共卫生,2022,38(3):371-375.

| 第二幕 |

凌女士入院后,ICU 医生立即给予抗病毒治疗,并予消化道隔离、止呕、止泻、护胃、护肝、营养支持等治疗。

入院后第 2 天,凌女士仍持续高热 39.0℃,并出现寒战,头痛,颈项强直,恶心呕吐,舌红,苔黄厚腻,脉滑。ICU 医生立即给她完善了头颅 CT、颅脑 MRI,结果显示均正常,考虑可能存在中枢性感染,立即进行腰椎穿刺术,测得颅内压 320mmH$_2$O。查脑脊液常规:WBC 1×10^9/L,RBC 1×10^9/L;脑脊液生化:GLU 4.69mmol/L,ADA 0.2U/L;脑脊液涂片找细菌、结核菌、墨汁染色找隐球菌(-),脑脊液细菌培养、血培养阴性。考虑为脑膜炎,遂根据病情需要,调整抗细菌、抗病毒治疗方案,并使用渗透性脱水剂进行降颅压治疗。

入院后第 4 天复查肥达试验 TyPh.O 阳性 1:320;TyPh.H 阳性 1:160;粪便培养阴性。结合临床症状、体征,ICU 医生考虑为伤寒合并伤寒性脑膜炎、伤寒性肝炎,再次根据病原菌用药原则调整抗感染治疗方案,同时中医辨证治疗。

经积极治疗一周后,凌女士热势逐渐下降,头痛、腹痛、呕吐缓解,腹泻次数减少,口干,舌红,苔白稍腻,脉弦。复查肝功能 ALT 83U/L,AST 102U/L。

治疗半个月后凌女士终于出院,但医生反复告诫她,居家仍需要做好消化道隔离措施,饭前便后严格洗手,定期复查粪便、尿液排菌情况,未达解除隔离标准前万万不能从事餐饮后厨工作,以免传染家人、食客。

【提示问题】

1. 伤寒的中西医治疗原则是什么?

2. 患者入院后出现神经系统阳性体征,诊断及治疗思路该如何调整?

3. 对于伤寒患者如何制订合理的抗感染方案?

【主要讨论内容】

1. 伤寒常见并发症有哪些?

2. 正常颅内压为多少? 高颅压常见于哪些疾病?

3. 控制颅内压有哪些手段?

4. 伤寒的抗感染治疗策略有哪些?

5. 防控伤寒传染的要点是什么?

6. 伤寒的中医治疗如何切入?

【推荐阅读文献】

MANESH A, MELTZER E, JIN C, et al. Typhoid and paratyphoid fever: a clinical seminar [J]. J Travel Med, 2021, 28(3): taab012.

(杨卫立　赖　芳　徐　盼)

案例5　肝脓肿诱发糖尿病酮症酸中毒

【学习目标】

> 了解糖尿病酮症酸中毒(diabetic ketoacidosis, DKA)的病因、发病机制;熟悉 DKA 的临床表现、辅助检查特点;掌握 DKA 的诊断要点、鉴别诊断及治疗;了解肝脓肿的定义、病因、发病机制;熟悉肝脓肿的临床表现、辅助检查;掌握肝脓肿的诊断要点、鉴别诊断和治疗;掌握肝痈的中医病因病机、辨证要点、中医药治疗切入点。

1. 基础医学

(1)肝结构和生理功能。

(2)糖尿病酮症酸中毒的病理生理。

(3)肝脓肿的病理生理。

(4)中医对肝脏的生理功能、病理状态及相关证候的认识。

2. 临床医学

(1)糖尿病酮症酸中毒的临床表现、辅助检查、诊断及鉴别诊断。

(2)肝脓肿的临床表现、辅助检查、诊断及鉴别诊断。

(3)糖尿病酮症酸中毒的治疗。

(4)肝脓肿的治疗。

(5)中医对本病的病因病机认识、治疗切入点。

3. 人文医学

(1)糖尿病酮症酸中毒的流行病学特点、预后。

(2)肝脓肿的流行病学特点、预后。

(3)糖尿病酮症酸中毒、肝脓肿的预防及健康教育。

(4)中医药调护方案。

【关键词】

糖尿病酮症酸中毒；肝脓肿；肝痈。

【时间分配】

1. 学生讨论时间 50 分钟。

2. 学生总结时间 20 分钟。

3. 教师总结讲评 10 分钟。

| 第一幕 |

邓先生今年 59 岁，6 年前体检发现血糖升高，由于平日工作繁忙，加上自觉无特殊不适，所以从未因血糖异常到医院进行系统诊治，饮食、作息等生活习惯照常。偶尔社区义诊时测测血糖，空腹、随机血糖 14~16mmol/L。

3 天前，邓先生和同事外出聚餐，当晚回家便出现恶心呕吐，呕吐了一些食物残渣，自觉发热怕冷，汗出，但未自行测体温，邓先生自己怀疑可能是食物中毒，但询问其他一同用餐的同事，没有人出现类似症状。

邓先生猜想可能是近期工作太过劳累所致，于是请假在家休息几天，没有再发生呕吐，自觉少许腹胀，逐渐出现咳嗽，咳少量白痰，仍自觉发热怕冷，经休息症状无明显改善，于是由家人陪同至我院急诊就诊。到急诊后病情记录如下：T 39.4℃，HR 140 次 /min；查体闻及右下肺少许湿啰音；腹肌软，肝脾肋下未及，右上腹无压痛，无反跳痛，肝区无叩击痛，墨菲征阴性，麦氏点无压痛，肠鸣音正常。血常规：WBC 7.12×10^9/L，中性粒细胞百分比 95.3%；PCT 3.52ng/ml；生化：GLU 32.88mmol/L，TCO_2 8.3mmol/L；酮体：6.09mmol/L；血气分析：pH 值 7.341，pCO_2 18.8mmHg，SB 9.9mmol/L。胸片(图 2-46)：右肺中叶感染。

急诊值班医生请 ICU 主治医生会诊，ICU 医生会诊后建议先完善胸腹部 CT 检查。急诊医生认为患者糖尿病酮症酸中毒、肺炎诊断明确，不太明白为什么强调需要先完善胸腹部 CT 检查，但是会诊医生建议了，还是送 ICU 住院前先去查了胸腹部 CT。

【提示问题】

1. 患者有什么临床特点？

2. 你的初步中西医诊断分别是什么？依据是什么？

3. 是否需要为患者做其他的检查？为什么？你认为 ICU 医生为什么坚持要先完善腹部 CT？

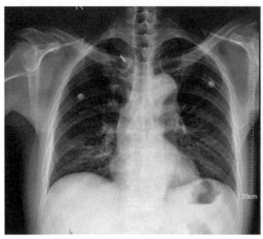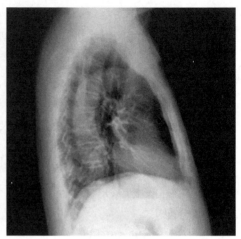

图 2-46　胸片

【主要讨论内容】

1. 糖尿病酮症酸中毒的常见诱因、机制是什么？其症状特点、诊断要点分别是什么？

2. 肝脓肿的诊断要点有哪些？

3. 中医对肝痈的病因病机认识有哪些？

【推荐阅读文献】

段紫潇,郭雪雯,杨刚毅,等.成人高血糖危象的诊治现状及展望[J].中华糖尿病杂志, 2022,14(10): 1011-1016.

───────────────── | 第二幕 | ─────────────────

邓先生胸腹部 CT 检查结果提示(图 2-47): 右下肺少许慢性炎症；肝右叶团片状低密度影,肝脓肿可能；胆囊结石,慢性胆囊炎。立即请介入科会诊后在 B 超引导下行肝脓肿穿刺引流术,穿刺后可抽出灰白色脓液 10ml,留取标本送检,并予留置引流管进行引流；给予经验性使用广谱抗生素抗感染,予补液、消酮、控制血糖、营养支持、增强免疫等治疗。同时给予中医辨证治疗。

经治疗患者体温有下降趋势,血糖情况较前改善,酮体转阴。入院 4 天后转内分泌专科继续治疗。动态观察,邓先生的肝脓肿较前减小,引流管无液体引出,予拔除引流管,继续维持抗生素治疗。内分泌专科治疗 10 天,复查上腹部 CT 平扫＋增强,结果示: 肝右叶脓肿病灶较前略缩小。再次尝试介入下肝脓肿穿刺,无脓液抽出,考虑脓肿机化可能,予停用抗生素,继续维持营养支持、控制血糖等治疗,几天后邓先生各项指标正常,没有特殊不适后出院。

【提示问题】

1. 肝脓肿的中西医治疗原则有哪些？

2. 糖尿病酮症酸中毒的中西医治疗原则有哪些？

【主要讨论内容】

1. 肝脓肿的常见病原体是什么？

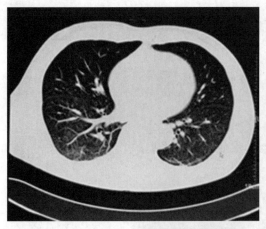
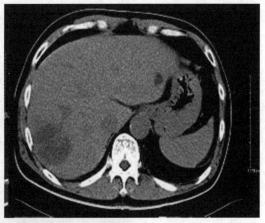
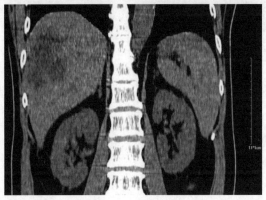

图 2-47　胸腹部 CT

2. 肝脓肿西医治疗原则是什么？

3. 糖尿病酮症酸中毒的西医治疗原则有哪些？

4. 肝脓肿的中医治疗如何切入？

【推荐阅读文献】

American Diabetes Association. Introduction：standards of medical care in diabetes-2022 ［J］. Diabetes Care, 2022, 45（Suppl 1）: S1-S2.

（赖　芳　覃晓莲　赵丽芸）

案例 6　艰难梭菌感染

【学习目标】

　　了解艰难梭菌感染的定义、病因、发病机制；熟悉艰难梭菌感染的临床表现、辅助检查方法；掌握艰难梭菌感染的诊断（重症和非重症）、分型、鉴别诊断、治疗；熟悉泄泻的中医病因病机；掌握泄泻的辨证要点、中医药治疗切入点。

1. 基础医学

(1)结肠解剖、组织结构和生理功能。

(2)艰难梭菌感染的病理生理。

(3)中医对大肠的生理功能、病理状态及相关证候的认识。

2. 临床医学

(1)肠道菌群紊乱与疾病关系。

(2)艰难梭菌感染的临床表现、诊断(重症与非重症)、鉴别诊断。

(3)艰难梭菌感染的治疗。

(4)中医对本病的病因病机认识、治疗切入点。

3. 人文医学

(1)艰难梭菌感染的流行病学特点、预后。

(2)艰难梭菌感染的预防及健康教育。

(3)中医药调护方案。

【关键词】

艰难梭菌感染;泄泻。

【时间分配】

1. 学生讨论时间 50 分钟。

2. 学生总结时间 20 分钟。

3. 教师总结讲评 10 分钟。

| 第一幕 |

罗先生 70 岁,实现财务自由的他喜欢享受世界各地的特色美食,对各种生食肉类他也很喜欢。

3 个月前,罗先生无缘无故出现大便时稀时便秘,有时候一天大便数次,还带脓涕状的黏液,偶尔带点血丝;有时候则几天才有一次大便。起初他还以为吃坏了肚子,减少了生冷肉食的食用,但情况并没有改善。3 个月后,他终于还是不堪其扰,到医院做了检查。肠镜检查发现直肠肿物,病理结果提示腺癌。于是罗先生入住肛肠科,完善术前评估、准备,于住院 3 天后在气管插管全麻下行经腹直肠癌根治术,术后使用头孢曲松抗感染,并予禁食、静脉营养支持、稀化痰液、抑酸护胃等治疗。术后 3 天患者无明显感染迹象,停用抗生素,病情稳定。

但术后 10 天罗先生毫无征兆地突发腹泻、水样便,一天多达 10 余次,无明显腹胀腹痛,无恶寒发热。立即查血常规:WBC 9.26×10^9/L,中性粒细胞百分比 74.2%;肝功能:ALB 31.2g/L;粪便常规:白细胞(++);霍乱弧菌、沙门氏菌、志贺菌培养阴性。医生给予蒙脱石散护肠止泻,双歧杆菌三联活菌片调节肠道菌群平衡等治疗,仍反复腹泻水样便,每天约 10 次。为求进一步诊治,遂于住院 3 周后转消化科。

转入消化科后罗先生仍大便,每天约 10 次,但每次量不多,水样便夹带着胶冻状黏液,每次解后急迫感缓解但仍感未排尽、不爽,无明显腹胀腹痛、恶心呕吐不适,无恶寒发热。舌淡胖,苔微黄腻,脉滑细。

进一步的检查回报,血常规:WBC 15.21×10^9/L,中性粒细胞百分比 85.3%;肝功能:ALB 29.1g/L;粪便常规:白细胞(++),红细胞(+),隐血(+++)。肠镜检查可见结肠假膜。

【提示问题】

1. 患者有什么病史特点?

2. 你的初步中西医诊断分别是什么? 依据是什么?

3. 患者是否为重症患者? 为什么?

【主要讨论内容】

1. 慢性腹泻的常见疾病有什么?

2. 艰难梭菌感染的定义及诊断要点是什么?

3. 假膜性肠炎的分型及定义有什么?

4. 中医对艰难梭菌感染的病因病机如何认识?

【推荐阅读文献】

JOHNSON S,LAVERGNE V,SKINNER AM,et al. Clinical practice guideline by the Infectious Diseases Society of America(IDSA)and Society for Healthcare Epidemiology of America(SHEA):2021 focused update guidelines on management of Clostridioides difficile infection in adults〔J〕. Clinical infectious diseases:an official publication of the Infectious Diseases Society of America,2021,73(5):755-757.

⋯⋯⋯⋯⋯⋯⋯⋯⋯⋯⋯⋯| 第二幕 |⋯⋯⋯⋯⋯⋯⋯⋯⋯⋯⋯⋯

找到病因的罗先生开始接受规范的治疗,但治疗了几天,症状还是有所反复,每天依然解大便数次。罗先生开始焦虑、失去信心。主治医生给他和家属详细讲解了胃肠道的生理特点,饮食及抗生素等对胃肠功能、肠道菌群平衡的影响,罗先生心情才慢慢改善过来,而且也明白了,这个疾病即使治好了,也有复发的可能。

罗先生继续接受足量足疗程的万古霉素抗感染治疗,并予消化道隔离、营养支持、调节肠道菌群平衡等治疗,同时予中医辨证调护治疗。经积极治疗半个多月,罗先生病情逐渐改善,大便也成形了,顺利康复出院。

【提示问题】

1. 患者的西医治疗原则是什么?

2. 患者有没有可能会复发,复发了如何制订治疗方案?

3. 概括患者的中医四诊结果及确定证型。

【主要讨论内容】

1. 艰难梭菌感染的治疗策略有什么?

2. 艰难梭菌感染的抗生素方案如何选择?

3. 艰难梭菌感染复发的危险因素有什么? 如何预防?

4. 艰难梭菌感染的中医治疗如何切入?

【推荐阅读文献】

KELLY CR,FISCHER M,ALLEGRETTI JR,et al. ACG clinical guidelines:prevention, diagnosis,and treatment of Clostridioides difficile infections［J］. The American Journal of Gastroenterology,2021,116(6):1124-1147.

（郑 义 赖 芳）

案例7 病毒性肝炎

【学习目标】

> 了解病毒性肝炎的定义、病因、发病机制；熟悉病毒性肝炎的临床表现、辅助检查特点；掌握病毒性肝炎的诊断及鉴别诊断、治疗；掌握重症病毒性肝炎的诊断及治疗；熟悉黄疸的中医病因病机；掌握黄疸的辨证要点、中医药治疗切入点。

1. 基础医学

(1)肝的结构和生理功能。

(2)病毒性肝炎的病理生理。

(3)中医对肝的生理功能、病理状态及相关证候的认识。

2. 临床医学

(1)黄疸的病因及鉴别诊断。

(2)肝功能衰竭的常见病因。

(3)重症病毒性肝炎的临床表现、辅助检查、诊断及鉴别诊断。

(4)重症病毒性肝炎的治疗。

(5)中医对本病的病因病机认识、治疗切入点。

3. 人文医学

(1)重症病毒性肝炎的流行病学特点、预后。

(2)肝功能衰竭的流行病学特点、预后。

(3)肝炎的预防及健康教育。

(4)中医药调护方案。

【关键词】

病毒性肝炎；肝功能衰竭；黄疸。

【时间分配】

1. 学生讨论时间 50 分钟。

2. 学生总结时间 20 分钟。

3. 教师总结讲评 10 分钟。

| 第一幕 |

王先生今年47岁,平素嗜酒,每天都要喝3~5两,这个习惯持续了30多年。4天前王

先生突然觉得很疲倦,腹胀,不思饮食,连酒都不想喝了,恶心欲呕,还逐渐出现眼睛、皮肤、小便发黄,头晕头痛,经过几天休息,症状一直没有好转,还出现躁动不安、言语错乱,家人连忙呼叫"120"将他送至急诊。

很快急诊给王先生进行了诊查,记录如下:T 37.8℃,HR 106 次 /min,RR 25 次 /min,BP 101/62mmHg;嗜睡、躁动不安,身目黄染,头痛,乏力,口干,小便少,色黄。查体不配合,双侧瞳孔等大等圆,对光反射灵敏,巩膜、皮肤黄染;蜘蛛痣,肝掌,腹部膨隆,未见腹壁静脉曲张,中上腹轻压痛,肝脾肋下未及,移动性浊音阴性,肠鸣音 5 次 /min。舌红,苔黄,脉数。查肝功能:ALT 214U/L,ALB 24g/L,TBIL 62.9μmol/L,DBIL 43.9μmol/L;血氨(正常值参考范围 9.0~30.0μmol/L)224μmol/L;PT 18.8s,INR 1.59R,FIB 0.92g/L,APTT 31.5s;输血 4 项:HBsAg 29.5S/CO。腹部 CT:肝肿大,胆、脾、胰未见器质性病变,中腹部部分小肠积气积液,腹腔少量积液。

急诊给予护肝、降酶、退黄、降血氨等处理后,收入 ICU 监护治疗。

【提示问题】

1. 患者有什么临床特点?

2. 你的初步中西医诊断分别是什么? 依据是什么?

3. 是否需要为患者做其他的检查? 为什么?

【主要讨论内容】

1. 黄疸的常见疾病有什么?

2. 病毒性肝炎的诊断要点是什么?

3. 重症病毒性肝炎的诊断要点是什么?

4. 中医对黄疸的病因病机如何认识?

【推荐阅读文献】

1. 中华医学会肝病学分会,中华医学会感染病学分会. 丙型肝炎防治指南(2022 年版)[J]. 中华传染病杂志,2023,41(1): 29-46.

2. 中华医学会肝病学分会,中华医学会感染病学分会. 慢性乙型肝炎防治指南(2022 年版)[J]. 实用肝脏病杂志,2023,26(3): 后插 1- 后插 22.

·············| 第二幕 |·············

王先生进入 ICU 后复查肝功能:ALT 348U/L,TBIL 74.3μmol/L,DBIL 51.2μmol/L;肾功能:Cr 131μmol/L;乙肝五项:HBsAg 35.36COI,HBeAg 0.112COI,HBeAb 0.005COI,HbcAb 0.005COI;HBV-DNA 定量 3.19×10^4IU/ml。肝纤 4 项:Ⅳ型胶原 966.8ng/ml;肝自身抗体全项阴性。B 超:肝脏肿大,肝实质光点密集,门静脉增宽;胆、脾、胰未见;双肾、膀胱、前列腺未见明显异常。

入院后予适当镇静,并予抗乙肝病毒、积极补充血蛋白、降血氨、补充凝血因子等治疗。同时予中医辨证治疗。

经积极治疗 5 天,王先生病情逐渐改善并转普通病房继续治疗,转普通病房 1 周后王先生签字要求出院。

医生反复叮嘱王先生继续抗乙肝病毒治疗,戒酒,定期复查 HBV-DNA、肝功能,择期复查腹部 CT,必要时行肝脏穿刺活检。但王先生并没有当回事,出院后总是吵着要吸烟喝酒,家人不给,一天自己偷偷跑出去买酒,酒醉后跌入河里,经抢救无效死亡。

【提示问题】

1. 病毒性肝炎的中西医治疗原则有哪些?

2. 该患者肝炎相关检查结果的解读如何?

3. 病毒性肝炎的常见病原学、流行病学特点及临床特点如何?

【主要讨论内容】

1. 病毒性肝炎的西医治疗原则是什么?

2. 对该患者如何制订抗肝炎病毒方案?

3. 黄疸的中医治疗如何切入?

【推荐阅读文献】

1. 中华医学会感染病学分会肝衰竭与人工肝学组,中华医学会肝病学分会重型肝病与人工肝学组. 肝衰竭诊治指南(2018 年版)[J].临床肝胆病杂志,2019,35(1):38-44.

2. SHINGINA A,MUKHTAR N,WAKIN-FLEMING J,et al. Acute liver failure guidelines[J]. Am J Gastroenterol,2023,118(7):1128-1153.

（赖　芳）

案例 8　肠系膜动脉栓塞

【学习目标】

　　了解肠系膜动脉栓塞的病因、发病机制;熟悉肠系膜动脉栓塞的临床表现、辅助检查特点;掌握肠系膜动脉的诊断及鉴别诊断、治疗;熟悉腹痛的中医病因病机;掌握腹痛的辨证要点、中医药治疗切入点。

1. 基础医学

(1)胃肠道的血运分布。

(2)急性腹痛的病理生理学机制。

(3)中医对腹痛的病因病机及相关证候的认识。

2. 临床医学

(1)急性肠系膜缺血的病因及分型。

(2)肠系膜动脉栓塞的临床表现。

(3)肠系膜动脉栓塞的诊断与鉴别诊断。

(4)肠系膜动脉栓塞的治疗以及手术指征。

(5)中医对腹痛的病因病机认识、治疗切入点。

3. 人文医学

(1)肠系膜动脉栓塞的预防与早期识别。

(2)肠系膜动脉栓塞的预后。

(3)中医药对腹痛的调护方案。

【关键词】

肠系膜动脉栓塞;短肠综合征;腹痛。

【时间分配】

1. 学生讨论时间 50 分钟。

2. 学生总结时间 20 分钟。

3. 教师总结讲评 10 分钟。

————————|　第一幕　|————————

陈叔今年 53 岁,3 年前在我院心内科住院,诊断为冠心病、高血压 3 级(很高危)、慢性心房颤动、2 型糖尿病,当时因为经济问题没有行冠状动脉支架置入,出院之后一直吃华法林、阿司匹林等药物治疗。在这几年的药物治疗过程中,他偶尔会出现胃痛,后来把阿司匹林改为氯吡格雷之后胃痛发作明显减少。

有一天,陈叔午餐后出现肚脐周围一阵一阵痛,他以为又是胃痛发作了,自己吃了一片"奥美拉唑",但是过了约 3 小时,陈叔肚子痛的症状并没有缓解,反而越来越明显,于是家属带他来急诊就诊。

到了急诊,陈叔肚脐周围仍然一阵一阵疼痛,当时医生记录体征:HR 113 次 /min,BP 183/96mmHg,RR 18 次 /min,SpO$_2$ 98%,颈静脉充盈,双肺呼吸音清,未闻及干、湿啰音,心界左侧扩大,房颤律,未闻及心脏杂音,腹部平软,压痛、反跳痛不明显,肠鸣音活跃,约 6~7 次 /min,移动性浊音阴性。舌淡,舌底静脉曲张,苔白,脉弦涩。急查血常规:WBC 12.3×10^9/L,中性粒细胞百分比 83.0%,Hb 118g/L。生化:K$^+$ 3.3mmol/L,余项正常。AMY 150U/L。腹部 CT 平扫未见异常。急诊考虑"腹痛查因:急性消化性溃疡待排"收入消化内科住院。

【提示问题】

1. 患者有什么临床特点?

2. 你的初步中西医诊断分别是什么? 依据是什么?

3. 是否需要为患者做其他的检查? 为什么?

【主要讨论内容】

1. 急性肠系膜缺血的病因有哪些?

2. 急性腹痛的鉴别诊断及初步处理原则是什么?

3. 中医对腹痛的病因病机如何认识?

【推荐阅读文献】

张玮,陈熹阳.急慢性肠系膜缺血的诊治[J].中华血管外科杂志,2021,06(3): 147-151.

-------- | 第二幕 | --------

陈叔进入消化内科之后完善相关检查,并立即给予静脉使用质子泵抑制剂抑酸护胃、肌内注射山莨菪碱解痉止痛等处理,调整降压药物控制血压,并计划安排胃肠镜检查排除消化性溃疡。经过药物治疗,陈叔腹痛症状改善不理想。值班医生给他肌内注射了一支曲马多注射液后腹痛症状有所缓解。

次日凌晨,陈叔再次出现腹痛发作,这次疼痛程度比之前要严重得多,以肚脐周围阵发性疼痛为主,呈绞榨样,并解了一次暗红色水样大便,护士立即呼叫医生查看患者。当时查体:HR 121 次 /min,BP 89/50mmHg,RR 20 次 /min,SpO$_2$ 95%,腹部平坦,腹肌稍紧张,全腹压痛、反跳痛明显,移动性浊音阴性,听诊肠鸣音未闻及,舌脉同前。立即复查腹部 CT 所示:①腹腔少量积液;②空肠、回肠肠壁水肿。消化内科医生立即联系普外科进行诊断性腹腔穿刺,从反麦氏点抽出暗红色不凝血。考虑患者存在广泛小肠缺血坏死可能,遂送手术室急诊行 "腹腔镜下剖腹探查术"。术中所见:部分空肠、回肠缺血肿胀,考虑肠系膜动脉栓塞导致广泛小肠缺血坏死,术中转为 "开腹部分小肠切除术 + 空回肠吻合术",残存小肠长度约 70cm,术中持续血压低,需要去甲肾上腺素约 1.0μg/(kg·min) 才能将平均动脉压(MAP)维持在 65mmHg,术后送入 ICU。

转入 ICU 后给予机械通气、血管活性药物维持血压、充分液体复苏、抗感染、营养支持等综合处理。由于患者肠道手术存在肠内营养支持禁忌证,给予肠外营养支持。经 ICU 医生 1 周的治疗,患者血流动力学基本稳定,停用血管活性药物,腹腔引流量不多,肠鸣音逐渐恢复,各项感染指标逐渐下降,考虑患者胃肠功能逐渐恢复,遂开始进行小剂量肠内营养联合肠外营养支持,并给予鼻饲益生菌、大承气汤灌肠等措施保证肠道菌群平衡。由于陈叔残存小肠长度过短,在进行肠内营养支持阶段频繁出现腹泻、腹胀等症状,实验室检查提示低蛋白血症、贫血、低钠血症等营养不良迹象,考虑出现 "短肠综合征",给予调整营养支持方案。在 ICU 住院约 2 周,陈叔腹胀、腹泻症状较前稍有减轻,生命体征平稳,转普外科病房继续治疗。转回普外科后继续肠外营养支持为主,联合小剂量肠内营养支持的营养方案。随着病情逐渐缓解,陈叔腹泻量逐渐减少,通过鼻饲管喂养量可增加到 1 200ml/d。入院 40 天后陈叔病情稳定出院。

这次陈叔算是度过了危险,但出院后如饮食稍不控制、进食难消化或油腻食物就会出现拉肚子。医生帮忙分析病因,可能是心房颤动产生心脏血栓,血栓脱落造成这次疾病的发生。出院之后他严格遵照医生的医嘱一直使用华法林和氯吡格雷,但身体情况已经大不如前了。

【提示问题】

1. 急性肠系膜缺血的病因及分型是什么?

2. 急性肠系膜缺血的临床表现有哪些?

3. 短肠综合征如何分型?

【主要讨论内容】

1. 急性肠系膜缺血的诊断标准是什么?

2. 肠系膜动脉栓塞的治疗方法及手术指征是什么?

3. 短肠综合征的定义及病因病机是什么?

4. 短肠综合征的分型及营养支持原则是什么?

5. 该疾病术后如何辨证论治?

【推荐阅读文献】

BALA M, CATENA F, KASHUK J, et al. Acute mesenteric ischemia: updated guidelines of the world society of emergency surgery [J]. World J Emerg Surg.2022,17(1): 54.

(杨卫立)

第六节　重症泌尿系统疾病中西医结合诊治案例

案例1　急性肾盂肾炎

【学习目标】

　　了解急性肾盂肾炎(acute pyelonephritis, APN)的定义、病因、发病机制;熟悉 APN 的临床表现、辅助检查特点;掌握 APN 的诊断及鉴别诊断、治疗;熟悉热淋的中医病因病机;掌握热淋的辨证要点、中医药治疗切入点。

1. 基础医学

(1)肾脏的解剖结构及体表位置。

(2)肾盂的组织学结构特点、生理功能。

(3)急性肾盂肾炎的病理生理。

(4)急性肾盂肾炎常用抗生素的作用机制、药理毒理、药代动力学机制。

(5)中医对肾、膀胱的生理功能、病理状态及相关证候的认识。

2. 临床医学

(1)腰痛的常见病因及其伴随症状的分析。

(2)急性肾盂肾炎的临床表现、辅助检查、诊断及鉴别诊断。

(3)重症急性肾盂肾炎的治疗。

(4)中医对本病的病因病机认识、治疗切入点。

3. 人文医学

(1)重症急性肾盂肾炎的流行病学特点、预后。

(2)急性肾盂肾炎的预防及健康教育。

(3)中医药调护方案。

【关键词】

重症急性肾盂肾炎;腰痛;热淋。

【时间分配】

1. 学生讨论时间 50 分钟。

2. 学生总结时间 20 分钟。

3. 教师总结讲评 10 分钟。

| 第一幕 |

前不久,蔡女士从老家到广州帮忙带孙子,孙子感冒发热,很快她自己也出现发热症状,以为是孙子传染了自己,没有引起重视,自行到药店买感冒药服用,但没见好转,并逐渐出现腰部酸痛及下腹部胀痛,小便频次增多,还有刺痛感,胃口、精神也慢慢变差,于是蔡女士在儿子陪同下来到医院急诊就诊。

接诊时蔡女士神清,精神疲倦,头晕,乏力,发热,少许胸闷,无咳嗽气促,恶心欲呕,嗳气反酸,口干无口苦,腰部及右下腹疼痛,尿频量少,呈茶色,尿涩痛,大便正常。舌暗红,苔黄微腻,脉沉弦。查体: T 38.4℃,P 83 次 /min,RR 20 次 /min,BP 95/50mmHg,形体肥胖,心肺查体未见明显异常,腹部平软,稍膨隆,右下腹可疑压痛、反跳痛,肝脾肋下未触及,墨菲征阴性,双肾区及右侧输尿管走行区叩击痛,肠鸣音 4 次 /min。

急查血常规:WBC 19.65×10^9/L,中性粒细胞百分比 88.3%;尿常规:白细胞酯酶(++),BLD(+),PRO(++),WBC 343.9 个 /μl;肾功能: Urea 10.14mmol/L,Cr 251μmol/L;肝功能: ALT 103U/L,TBIL 35.2mol/L,DBIL 27.3mol/L;血气分析未见明显异常;LAC 3.1mmol/L;CRP 243.4mg/L;PCT 5.03ng/ml;泌尿系彩超:右肾包膜下少量积液。

考虑蔡女士病情重,为求监护并系统诊治,收入 ICU 进一步治疗。

【提示问题】

1. 该患者入院求治的主要问题是什么?

2. 这些问题出现的可能原因你认为有哪些? 哪些是主要的? 哪些是次要的? 还需要哪些病史方面的资料?

3. 你的初步中西医诊断是什么? 请提供依据。

4. 若要确诊,是否还需要为患者做其他的检查? 为什么?

【主要讨论内容】

1. 腰痛的常见疾病及分类是什么?

2. 急性肾盂肾炎常见的发病原因有哪些? 发病的机制如何?

3. 重症急性肾盂肾炎的诊断要点是什么?

4. 中医对急性肾盂肾炎的病因病机如何认识?

【推荐阅读文献】

SMITH AD,NIKOLAIDIS P,KHATRI G,et al. ACR appropriateness criteria® acute pyelonephritis: 2022 update [J]. J Am Coll Radiol,2022,19(11S): S224-S239.

| 第二幕 |

　　蔡女士入院后,ICU 医生予鼻导管中流量吸氧,留置尿管,加强膀胱冲洗。药物方面,予亚胺培南 - 西司他丁静脉滴注抗感染,碳酸氢钠片口服碱化尿液,埃索美拉唑镁肠溶片口服抑酸护胃,同时加强补液及营养支持等对症治疗。经治疗,患者体温下降,腰痛、尿频、尿急、尿痛症状好转,循环血压稳定,5 天后转普通病房继续治疗。转科后继续原方案抗感染治疗,4 天后复查血常规: WBC 8.89×10^9/L,NEUT 5.85×10^9/L;尿常规:白细胞计数 66.66 个 /μl;肾功能: Cr 89μmol/L,CRP 41.7mg/L,PCT 0.117ng/ml。经治疗蔡女士已无发热,症状缓解,感染指标明显下降,1 周后带药出院。

【提示问题】

1. 重症急性肾盂肾炎的中西医治疗原则是什么?

2. 重症急性肾盂肾炎常见的并发症有哪些? 治疗过程中的疾病转归及预后如何?

【主要讨论内容】

1. 急性肾盂肾炎常见致病菌的流行病学特点是什么。

2. 对该患者应如何制订抗生素治疗方案?

3. 重症急性肾盂肾炎的中医治疗如何切入?

【推荐阅读文献】

徐红艳,胡国华,龙丽帆.急性肾盂肾炎中医治疗研究进展［J］.实用中医药杂志,2019,35(6): 759-760.

(周耿标　莫　蕾)

案例 2　梗阻性肾病

【学习目标】

　　了解梗阻性肾病及失血性休克的病因、发病机制;熟悉梗阻性肾病及失血性休克的临床表现、辅助检查特点;掌握梗阻性肾病的诊断及治疗、失血性休克的诊断及鉴别诊断和治疗;熟悉梗阻性肾病的中医病因病机;掌握梗阻性肾病的辨证要点、中医药治疗切入点。

　　1. 基础医学

(1)肾结构和生理功能。

(2)失血性休克的病理生理。

(3)中医对肾脏的生理功能、病理状态及相关证候的认识。

　　2. 临床医学

(1)头晕、恶心、腰痛、尿少的病因及鉴别诊断。

（2）失血性休克的常见病因。

（3）梗阻性肾病的临床表现、辅助检查、诊断及鉴别诊断。

（4）失血性休克的临床表现、辅助检查、诊断及鉴别诊断。

（5）梗阻性肾病的治疗。

（6）失血性休克的治疗。

（7）中医对本病的病因病机认识、治疗切入点。

3. 人文医学

（1）梗阻性肾病的流行病学特点、预后。

（2）失血性休克的流行病学特点、预后。

（3）梗阻性肾病的预防及健康教育。

（4）中医药调护方案。

【关键词】

梗阻性肾病；失血性休克；关格。

【时间分配】

1. 学生讨论时间 50 分钟。

2. 学生总结时间 20 分钟。

3. 教师总结讲评 10 分钟。

| 第一幕 |

邝大哥 40 多岁，有肾结石病史 4 年，肾绞痛时有发作，发作时腰痛难忍，不过每次服用排石药及止痛药后症状均能缓解，也就没有太在意。近 1 个月来，邝大哥总是不明原因出现头晕、恶心，夜尿频繁，但每日总尿量减少。在外院门诊就诊，考虑高血压，给予两种降压药治疗，症状未改善。

邝大哥到急诊就诊，查生化：Cr 1 187μmol/L，Urea 42.6mmol/L，尿酸（UA）576μmol/L，K^+ 5.7mmol/L，Ca^{2+} 2.16mmol/L，磷（P）2.69mmol/L，收入肾内科住院治疗。查彩超提示：双肾弥漫性改变，右肾无回声区，考虑右肾囊肿声像可能；考虑双肾多发结石并左肾中量积液形成可能；前列腺稍大。双肾 CT 平扫示：①双肾多发结石，并双侧肾盂、肾盏扩张积液（图 2-48）；②胆囊多发小结石。入院后行紧急血液透析及其他药物治疗，症状好转。查发射体层仪（emmission computed tomograph，ECT）功能相：总肾小球滤过率（GFR）33.12ml/min（标准值 34.44ml/min），左肾 12.28ml/min，右肾 20.84ml/min。转外科行双侧输尿管支架置入术，右侧输尿管留置双"J"管顺利，左侧输尿管镜无法进入，改行 B 超定位下左肾穿刺造瘘术。

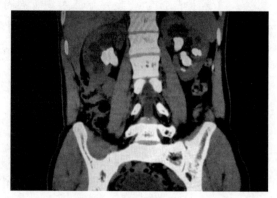

图 2-48　腹部 CT
注：双肾多发结石，并双侧肾盂、肾盏扩张积液。

术后患者出现四肢不温,尿管内引出淡红色引流液,血压 89/51mmHg,血乳酸水平逐渐升高,给予积极输液、输血、止血、抗感染及中成药参附注射液静脉滴注等处理,情况无改善,转入 ICU。

【提示问题】

1. 患者有什么临床特点?

2. 你的初步中西医诊断分别是什么? 依据是什么?

3. 是否需要为患者做其他的检查? 为什么?

【主要讨论内容】

1. 急性肾衰竭(acute renal failure,ARF)的常见原因有什么?

2. 梗阻性肾病的诊断要点是什么?

3. 休克的类型及失血性休克的诊断要点是什么?

4. 中医对梗阻性肾病的病因病机如何认识?

【推荐阅读文献】

CHAVEZ-INIGUEZ JS,NAVARRO-GALLARDO GJ,MEDINA-GONZALEZ R,et al. Acute kidney injury caused by obstructive nephropathy [J]. Int J Nephrol,2020,2020:8846622.

-------- | **第二幕** | --------

在 ICU,邝大哥的膀胱冲洗液色红,时可见小血块堵塞。第 2 天复查 B 超提示:肾周血肿明显增大。医生为邝大哥行左肾动脉栓塞术,术后邝大哥血压升高不明显,心率仍偏快,复查血红蛋白仍继续下降,而且出现肺炎、呼吸衰竭、肺水肿及心功能不全情况,给予无创呼吸机辅助通气,加强抗感染、营养心肌等处理,血压仍无改善,行腹腔穿刺,在邝大哥腹腔内可抽出血性液体;考虑术口渗血经腹膜渗漏至腹腔内,经多学科会诊后行剖腹探查、左肾切除、腹腔引流术,术中清除腹膜后间隙及腹腔内暗红色血性积液共约 3 000ml。

术后邝大哥血尿明显改善,继续输注各种血液成分及其他晶体液,邝大哥血压情况逐渐稳定,无肝素抗凝下行 CRRT,加强超滤脱水、营养心肌、纤维支气管镜引流痰液及中药承气类药物内服及灌肠等治疗。经积极救治,邝大哥神志转清,气促、氧合指数改善,逐渐停用无创呼吸机并开放饮食,情况逐渐稳定,转回普通病房 10 天后出院,出院后未再行血液透析,随诊邝大哥在家休养,无明显不适,每日尿量正常,复查血肌酐降至 362μmmol/L。邝大哥只剩一个功能衰退的右肾,不久的将来可能就要步入肾脏替代治疗的阶段。

【提示问题】

1. 梗阻性肾病的中西医治疗原则是什么?

2. 肾造瘘后大出血如何识别及处理?

3. 该患者出现休克时应如何行液体管理?

【主要讨论内容】

1. 对该患者(梗阻性肾病)应如何选择治疗方式?

2. 造瘘术后大出血的原因及治疗策略是什么?

3. 出血未控制的失血性休克液体治疗策略是什么？

4. 梗阻性肾病的中医治疗如何切入？

【推荐阅读文献】

王吉耀,葛均波,邹和建. 实用内科学［M］. 16 版. 北京：人民卫生出版社,2022.

（杜炯栋）

案例 3　腹膜透析相关性腹膜炎

【学习目标】

> 　　了解腹膜透析相关性腹膜炎的定义、病因、发病机制；熟悉腹膜透析相关性腹膜炎的临床表现、辅助检查特点；掌握腹膜透析相关性腹膜炎的诊断及鉴别诊断、治疗；熟悉腹痛的中医病因病机；掌握腹痛的辨证要点、中医药治疗切入点。

1. 基础医学

(1) 腹膜透析的定义及原理。

(2) 腹膜透析相关性腹膜炎的病理生理。

(3) 腹膜透析相关性腹膜炎常用抗生素的作用机制、药理毒理、药代动力学机制。

(4) 腹膜透析患者的中医证候分型。

2. 临床医学

(1) 腹膜透析相关性腹膜炎的常见病因及致病菌入侵途径。

(2) 腹膜透析相关性腹膜炎的临床表现、辅助检查、诊断及鉴别诊断。

(3) 重症腹膜透析相关性腹膜炎的治疗。

(4) 中医对本病的病因病机认识、治疗切入点。

3. 人文医学

(1) 重症腹膜透析相关性腹膜炎的流行病学特点、预后。

(2) 腹膜透析相关性腹膜炎的预防、操作培训及健康教育。

(3) 中医药调护方案。

【关键词】

腹膜透析相关性腹膜炎；腹痛。

【时间分配】

1. 学生讨论时间 50 分钟。

2. 学生总结时间 20 分钟。

3. 教师总结讲评 10 分钟。

| 第一幕 |

78 岁的危爷爷多年前知道自己的血尿酸很高,但是从来没有犯过痛风,他也不愿意去医院定期检查。1 个月前他出现了疲倦乏力的症状,在家属的劝说下在门诊进行了一些检查,抽血检查提示他的血肌酐已经达到 700μmol/L 以上。后续的 1 个月以来,危爷爷逐渐出现全身水肿,双腿活动都有些困难,稍微走快两步就会出现气喘,于是,终于到医院急诊就诊。急诊查 Cr 1 351μmol/L,UA 750μmol/L,Hb 62g/L,ALB 29g/L,BNP 1 520ng/L。泌尿系彩超:双肾缩小,血流减少。胸片:双下肺淤血。诊断为"慢性肾脏病(CKD)5 期、急性心力衰竭"。急诊医生紧急联系血透室,安排颈静脉插管,行紧急血液透析治疗,并于 2 天后转肾内科进一步专科治疗。住院期间排除禁忌证,送手术室行腹膜透析置管术,开始行腹膜透析治疗,经治疗,危爷爷病情稳定出院。后自己在家透析,每天独自操作腹透 4 次,危爷爷和家里人也慢慢适应了这种生活,定期回院评估,调整腹透方案,就这样过了 3 年。

近段时间阴雨绵绵,天气潮湿,向来比较爱干净的危爷爷平时做腹透的房间,也出现了很多蚊虫。这两天危爷爷出现肚子痛、恶心、没什么胃口、大便稀的症状。危爷爷还是像往常一样打开紫外线灯给房间消毒,早上起床后准备开始做腹透。但这次就发现腹透液跟往常不一样了,混浊,中间还夹有一些絮状物,引出来的腹水也没以前那么多了。家里人发现之后赶紧送危爷爷到医院急诊,送诊途中危爷爷还吐了几次。

接诊时危爷爷神志尚清,精神疲倦,痛苦面容,乏力,发热,体温 38℃,腹痛,时有恶心呕吐,咳嗽咳痰,痰白量多,无头晕头痛,无胸闷心悸,双下肢少许水肿,纳差,眠一般,无尿,大便 2 日未解。

接诊查体:全腹稍膨隆,腹软,全腹压痛及反跳痛明显,以剑突下及下腹部为甚,腹透管固定在位,腹透液引流尚通畅,腹透液混浊、夹有絮状物,双肾区无叩击痛,双输尿管行程区无压痛,移动性浊音(+),双下肢轻度水肿。急诊查血常规:WBC 19×10⁹/L,NEUT 17.21×10⁹/L,中性粒细胞百分比 90.6%;PCT 4.04ng/ml;CRP 26.7mg/L;急诊生化:Cr 885μmol/L,Urea 16.49mmol/L,K⁺ 2.84mmol/L;腹水常规:颜色淡黄色,透明度混浊,红细胞计数 2 000×10⁶/L,有核细胞计数 11 000×10⁶/L。对比 CT 片,全腹 CT 平扫现示:①肝实质密度普遍减低,较前变化不大,肝左外叶小囊肿,同前;②脾大,同前;③胆囊多发结石,慢性胆囊炎,同前;④双肾萎缩,双肾多发囊肿,双肾窦致密影,考虑肾结石与血管粥样硬化相鉴别,同前;⑤腹盆腔积液,大网膜肿胀,较前变化不大。

急诊予抗感染、护胃等处理,病情改善不明显,为求进一步监护治疗收入 ICU。

【提示问题】

1. 该患者的主诉是什么? 发病前有什么诱因? 临床特点是什么?

2. 腹膜炎的主要表现有哪些? 为什么会有这些表现?

3. 你的初步中西医诊断分别是什么? 请提供依据。

4. 是否还需要为患者完善其他的辅助检查? 为什么?

【主要讨论内容】

1. 腹膜透析相关性腹膜炎常见致病菌的流行病学特点是什么? 其入侵途径有哪些?

2. 腹膜透析相关性腹膜炎的诊断要点是什么?

3. 中医对腹膜透析相关性腹膜炎的病因病机如何认识?

【推荐阅读文献】

SONG P,YANG D,LI J,et al. Microbiology and outcome of peritoneal dialysis-related peritonitis in elderly patients:a retrospective study in China [J]. Front Med(Lausanne),2022,9:799110.

························· | **第二幕** | ·························

收入 ICU 后即予抗感染治疗,继续维持腹膜透析治疗,请肾内科会诊,根据专科意见予调整抗生素使用剂量及途径,同时加强护胃、化痰、改善肾脏代谢等对症治疗;3 天后复查腹水常规:透明度混浊,红细胞计数 $1\,000 \times 10^6$/L,有核细胞计数 $4\,164 \times 10^6$/L,中性粒细胞98%;腹透隧道口涂片:发现少量革兰氏阴性杆菌;腹水细菌培养 + 药敏:肺炎克雷伯菌;腹水常规较前好转,根据腹透液培养结果,暂维持目前抗感染方案。

入院第 5 天,危爷爷自觉腹痛腹胀较前加重。为什么会这样?是抗生素方案未覆盖病原体?细菌耐药?剂量不够?疗程未足?这时应该怎么评估?如何处理?还能继续腹透吗?医生们就这些问题安排了相应的评估,并对结果进行了讨论,最后拟订了方案。

经 2 周的处理,危爷爷腹水常规复查示有核细胞计数较前进一步降低,感染相关指标明显下降,腹膜炎基本控制,改口服抗生素维持疗程,并出院。

【提示问题】

1. 如何通过腹水的检查对腹膜透析相关性腹膜炎进行早期诊断、监控和病情评估?

2. 腹膜透析相关性腹膜炎常见致病菌的流行病学特点是什么?

3. 腹膜透析相关性腹膜炎的中西医治疗原则是什么?

【主要讨论内容】

1. 针对该患者应如何留取标本完善病原学检查?

2. 对该患者应如何制订抗生素治疗方案?

3. 腹膜透析的方式是否需要调整?如何调整?

4. 腹膜透析管拔管的指征如何把握?

5. 腹膜透析相关性腹膜炎的中医治疗原则是什么?

【推荐阅读文献】

1. 田娜,周启明,余学清,等.2022 版国际腹膜透析协会腹膜透析相关性腹膜炎防治指南更新重点内容[J]. 中华肾脏病杂志,2022,38(10):938-944.

2. CHOW KM,LI PK,CHO Y,et al. ISPD catheter-related infection recommendations:2023 update [J]. Perit Dial Int,2023,43(3):201-219.

(周耿标　罗镇才)

案例 4 腹腔间室综合征

【学习目标】

> 熟悉腹腔间室综合征(abdominal compartment syndrome,ACS)的定义、临床表现、辅助检查特点、ACS 导致急性肾衰竭的病理生理机制;了解 ACS 的病因、发病机制;掌握 ACS 的诊断及鉴别诊断、治疗原则;熟悉鼓胀的中医病因病机;掌握鼓胀的证治要点、中医内外治则。

1. 基础医学

(1)腹部主要脏器的解剖结构、分布及体表位置。

(2)腹水形成的病理机制。

(3)急性肾衰竭的病理生理。

(4)中医对鼓胀形成的病理要素认识。

2. 临床医学

(1)腹胀伴少尿的常见病因分析。

(2)腹腔间室综合征的病因、临床表现、辅助检查、诊断及治疗原则。

(3)腹腔间室综合征导致急性肾衰竭的病理机制及治疗原则。

(4)中医对本病的病因病机认识、证治原则。

3. 人文医学

(1)腹腔间室综合征合并急性肾衰竭的预后、防治及健康教育。

(2)中医药调护方案。

【关键词】

腹腔间室综合征;急性肾衰竭;腹胀;少尿。

【时间分配】

1. 学生讨论时间 50 分钟。

2. 学生总结时间 20 分钟。

3. 教师总结讲评 10 分钟。

| 第一幕 |

59 岁的刘先生有慢性胃炎病史,平时吃了辛辣的食物就会胃疼,吃点药能够缓解,饮食从来没有禁忌,想吃什么就吃什么。2 个月前,刘先生突然觉得肋骨下发胀,没食欲,全身无力,体重下降得很快,到当地社区医院找医生开了几个药回去吃,感觉好了很多,就把药停了。1 周前跟朋友喝了点酒,肚子胀得厉害,尿变得越来越少,眼睑、脚踝也开始出现水肿,刘先生这会才意识到事态的严重性,在家人陪同下来到医院急诊。

到急诊时刘先生神清,精神稍倦,乏力,腹胀,无腹痛,可平卧,少尿,纳差,大便 2~3 日一行。舌淡暗,苔黄腻,脉弦细,尺脉沉。查体:腹部膨隆,质韧,全腹无压痛及反跳痛,墨菲征阴性,麦氏点无压痛,移动性浊音(+++),肝脾触诊欠满意,肝肾区无叩击痛,肠鸣音 3 次 /min。急查生化: K$^+$ 6.83mmol/L, Urea 31.53mmol/L, Cr 1 216μmol/L;糖类抗原 125(CA125)454.8U/ml;肝功能、AFP、CA15-3、CA19-9、CEA 正常;B 超示双肾实质回声稍增强,前列腺增生,腹腔大量积液。

急诊予利尿、降钾、纠正酸中毒、留置尿管导尿等处理。经治疗,刘先生排尿约 900ml,腹胀情况较前稍缓解,复查生化: K$^+$ 4.76mmol/L, Cr 916μmol/L, CA125 123.7U/ml;为进一步诊断治疗,收入肾内科。

入院后,肾内科医生予利尿、结肠洗液(院内制剂)灌肠等处理,血肌酐迅速下降,腹胀缓解。入院第 3 天行腹腔穿刺留置引流管引流腹水,量约 1 000ml;当日下午刘先生气促、腹胀再次加重,发热,尿少,心率增快,膀胱内压高至测不出,立即复查血常规: WBC 1.04 × 10^9/L, NEUT 0.85 × 10^9/L,中性粒细胞百分比 81.7%;生化: K$^+$ 4.17mmol/L, Cr 349μmol/L;腹水涂片查 TB 菌:未发现抗酸杆菌;腹水常规:黄色,微混浊,比重 1.012,李凡他试验(−),红细胞计数 2 000 × 10^6/L,有核细胞计数 4 861 × 10^6/L,中性粒细胞 95%;腹水生化:总蛋白(TP)11.2g/L, LDH 89U/L, GLU 3.82mmol/L, ADA 3U/L。考虑病情危重,转 ICU 进一步监护治疗。

【提示问题】

1. 该患者发病的主要临床特征是什么?住院期间病情加重的诱因有哪些?

2. 腹胀伴少尿常见于哪些疾病?患者的肾衰竭考虑为急性还是慢性?

3. 你的初步中西医诊断分别是什么?依据是什么?

4. 为明确诊断,还需要为患者做哪些检查?为什么?

【主要讨论内容】

1. 急性肾衰竭的原因有哪些?该患者急性肾衰竭的原因应如何分析?

2. 腹腔间室综合征的定义、常见病因是什么?临床有什么表现?其诊断要点是什么?

3. 腹腔间室综合征导致急性肾衰竭的病理机制是什么?

4. 中医对本病的病因病机如何认识?

【推荐阅读文献】

DE WAELE JJ. Intra-abdominal hypertension and abdominal compartment syndrome [J]. Curr Opin Crit Care, 2022, 28(6): 695-701.

———————————————| 第二幕 |———————————————

转入 ICU 时刘先生有低热,体温 37.5℃,气促,曾呕吐黄色胃内容物 1 次,留置腹腔引流管引出黄色稍混浊液体,尿量少,纳差。舌淡暗,苔黄腻,脉细数。查体:腹部膨隆,肝脾触诊不满意,无明显压痛、反跳痛,肠鸣音弱,约 3 次 /min,移动性浊音(+)。即测膀胱内压高至测不出。急查: CRP 182.7mg/L, PCT >100.0ng/ml。腹部 CT:①右下腹小肠改变,以上空肠、胃及所见食管下段明显扩张,积气及积液,考虑低位小肠不完全性梗阻;②腹腔大量积液,右侧胸腔少量积液;③前列腺增生、钙化,慢性膀胱炎;④肝、胆、脾、胰及双肾 CT 平扫未见明显异常；⑤所见左下肺前内基底段少许炎症。腹水细菌培养及痰培养均提示肺炎克雷伯菌。

对于刘先生腹水的起因以及引流后腹水迅速进展的原因，医生们进行了深入的分析和讨论，最终达成了较统一的意见，并予针对性地调整了治疗方案，严格控制腹水引流量及速度，同时加强抗感染、升白细胞、护胃、化痰、静脉营养支持等对症治疗。中医以"标本兼治"为则，以健脾益气、祛湿活血清热为法，配合多种中医外治法以通腑降浊、清热解毒、活血化瘀。

经治疗，刘先生病情很快好转，转入后第 2 天腹内压即降至 $14cmH_2O$，3 天后复查血肌酐降至 $63\mu mmol/L$，白细胞恢复正常，腹水逐渐减少，生命体征相对平稳，约 1 周转肾内科继续治疗。转科后维持原治疗方案，复查 B 超示腹水少量，予拔除腹腔引流管，约 1 周后带药出院。

【提示问题】

1. 降钙素原在临床感染性疾病诊断中的生物学特点是什么？
2. 腹内压的测定方法有哪些？腹内压测定正常能排除腹腔间室综合征吗？
3. 严重腹腔内高压的紧急处理原则是什么？

【主要讨论内容】

1. 该患者腹水产生的原因是什么？
2. 腹腔间室综合征的治疗原则是什么？
3. 腹腔间室综合征的中医证治原则是什么？

【推荐阅读文献】

杨思雯，李思耐，宋麦芬. 腹腔高压和腹腔间室综合征的中医治疗研究进展［J］. 中国医药导报，2021，18（36）：54-56，64.

（周耿标）

案例 5 肾病综合征

【学习目标】

　　了解肾病综合征的定义、病因、发病机制；熟悉肾病综合征的临床表现、辅助检查特点；掌握肾病综合征的诊断、鉴别诊断和治疗；熟悉水肿的中医病因病机；掌握水肿的辨证要点、中医药治疗切入点。

1. 基础医学
(1) 肾脏结构和生理功能。
(2) 肾病综合征的病理生理。
(3) 中医对水肿的生理功能、病理状态及相关证候的认识。

2. 临床医学

(1)肾病综合征的临床表现、辅助检查、诊断及鉴别诊断。

(2)肾病综合征的治疗。

(3)中医对本病的病因病机认识、治疗切入点。

3. 人文医学

(1)肾病综合征的流行病学特点、预后

(2)肾病综合征的预防及健康教育。

(3)水肿的中医药调护方案。

【关键词】

肾病综合征;水肿。

【时间分配】

1. 学生讨论时间 50 分钟。

2. 学生总结时间 20 分钟。

3. 教师总结讲评 10 分钟。

-------- | 第一幕 | --------

章女士,今年 52 岁,平时身体没什么毛病。2 周前开始出现双侧头部胀跳痛,晚上明显。自认为可能是没有休息好,一直没有去医院就诊。

1 天前,章女士头痛较之前严重,伴有恶心,呕吐 1 次,非喷射状,胃口不好,尿中带泡沫,随后到急诊就诊。到急诊科后的诊疗记录如下:神清,精神稍倦,头痛,双侧颞部为主,左侧颞部血管搏动感明显,无恶心呕吐,颜面轻度水肿,双下肢中度水肿,无发热恶寒,无头晕,无胸闷气促,无腹痛腹胀,口干无口苦,纳眠差,量可,尿中带泡沫,大便尚可。查体:T 36.5℃,P 78 次/min,RR 23 次/min,BP(左上肢)227/101mmHg,(右上肢)230/116mmHg。皮肤黏膜无异常;颜面轻度肿,颈静脉无怒张,肝 - 颈静脉回流征(−),颈部区域未闻及血管杂音;双侧甲状腺未触及肿大;肺部查体正常;心界无扩大,心尖搏动无弥散,HR 78 次/min,律齐,各瓣膜听诊区未闻及杂音;腹部查体无异常;双肾区无叩击痛;双下肢中度凹陷性水肿。舌暗红,苔黄腻,脉弦细。辅助检查:血常规未见明显异常。尿常规:BLD(+++),PRO(++);心肌酶:CK 229U/L,CK-MB 38U/L,LDH 351U/L;BNP 339.3ng/L;酮体 0.77mmo/L;肝功能:STP 47.98/L,ALB 24.7g/L;凝血 4 项:FIB 4.59g/L,D-dimer 1.15mg/L;离子、血氨、心脏肌钙蛋白 T (cardiac troponin T,cTnT)、CRP、同型半胱氨酸未见明显异常。颅脑 CT:双侧基底节区、双侧放射冠多发腔隙性脑梗死;左侧枕叶钙化灶,建议进一步检查。胸片:①右上及双下肺感染,建议抗炎后复查;②双胸少量积液;③主动脉硬化,主动脉型心脏,请结合临床。

急诊医师先后予硝酸甘油、乌拉地尔泵入控制血压等治疗。经治疗,复测血压 180/78mmHg,患者头痛症状未见明显缓解,经患者及家属同意,现为求进一步系统诊疗,收入 ICU。

【提示问题】

1. 患者有什么临床特点?

2. 你的初步中西医诊断分别是什么？依据是什么？

3. 是否需要为患者做进一步的检查？为什么？

4. 你认为要做胸部 CT 或者腹部 CT 吗？为什么？

5. 你认为患者需要行有创的穿刺检查吗？如果需要，你认为是哪种穿刺检查？为什么？

【主要讨论内容】

1. 什么是继发性高血压？继发性高血压有什么临床特点？继发性的常见病因有什么？

2. 肾病综合征的诊断要点是什么？

3. 中医对水肿的病因病机如何认识？

【推荐阅读文献】

BOYER O，SCHAEFER F，HAFFNER D，et al. Management of congenital nephrotic syndrome：consensus recommendations of the ERKNet-ESPN working group［J］. Nat Rev Nephrol，2021，17（4）：277-289.

| 第二幕 |

入 ICU 后继续完善相关检查。治疗上予以抗感染、化痰、药物联合控制血压、利尿、消酮等处理，中医以急则治其标为则，以外治法综合调护。

心脏彩超：左房稍大，主动脉瓣少量反流，二尖瓣少量反流，三尖瓣中量反流，中度肺动脉高压；左室舒张功能减退。腹部彩超：肝实质回声密集；胆囊、胰腺、脾脏未见明显异常声像。泌尿系彩超：双肾、膀胱未见明显异常声像。肾上腺彩超：双侧肾上腺未见明显占位声像。肾动脉彩超：双肾动脉主干起始段血流速度及阻力指数增高，考虑肾动脉硬化并轻度狭窄可能。

尿液肾功 8 项：尿免疫球蛋白 κ 轻链 38.0mg/L，尿免疫球蛋白 λ 轻链 19.8mg/L，尿 β_2 微球蛋白 0.25mg/L，尿白蛋白 1 160.0mg/L，尿 α_1 微球蛋白 38.1mg/L，尿 α_2 巨球蛋白 9.75mg/L，尿转铁蛋白 65.3mg/L，尿免疫球蛋白 G 85.8mg/L；尿红细胞位相：正形红细胞数 5 600 个 /ml，畸形红细胞数 280 800 个 /ml，尿红细胞总数 286 400 个 /ml。24 小时尿蛋白 + 排泄率：24 小时尿量 930.0ml，尿蛋白浓度 5 880.0mg/L，24 小时尿蛋白总量 5 468.0mg，24 小时尿蛋白排泄率 3.798mg/min。尿蛋白电泳：可见多种蛋白成分，提示混合性蛋白尿。自身免疫抗体 12 项未见明显异常。乙型肝炎病毒 DNA 定量检测：8.2×10^2IU/m。骨密度：根据 WHO 关于骨质疏松评价，提示骨质疏松。肾脏穿刺活检病理：符合 II 期膜性肾病。

经治疗后肺部炎症吸收，症状缓解，颜面及四肢水肿消退，血压稳定，复查 24 小时尿蛋白定量 2 503.6mg/L，尿蛋白定量较前明显减少，根据指南，24 小时尿蛋白 <4g/L 暂不予激素 + 免疫抑制剂治疗。结合患者乙肝小三阳及乙肝 DNA 定量，为预防肝炎与肾病综合征相关可能，加用抗病毒治疗；骨质疏松，予补钙治疗。其他情况均稳定，没有特殊不适后就办理出院。

【提示问题】

1. 对于该患者，我们围绕高血压做了哪些进一步的检查？

2. 对于该患者，我们针对下肢水肿、尿隐血阳性、尿蛋白阳性，做了哪方面的检查，分别针对哪方面的疾病进行排除?

3. 肾病综合征有哪些类型? 治疗是一样的吗?

4. 肾病综合征都需要使用激素治疗吗?

5. 对于水肿、头痛,你能想到哪些中医经典有类似的描述吗? 中医的治疗有什么特点呢?

【主要讨论内容】

1. 肾病综合征的病因诊断思路是什么?

2. 肾病综合征的治疗原则是什么?

3. 水肿的中医治疗如何切入?

【推荐阅读文献】

中国成人肾病综合征免疫抑制治疗专家组. 中国成人肾病综合征免疫抑制治疗专家共识[J]. 中华肾脏病杂志,2014,30(6): 467-474.

(曾瑞峰　覃小兰)

案例6　急进性肾小球肾炎

【学习目标】

> 了解急进性(新月体)肾小球肾炎的病因、发病机制;熟悉急进性(新月体)肾小球肾炎的临床特点;掌握急进性(新月体)肾小球肾炎的诊断、鉴别诊断和治疗原则;熟悉中医对急进性(新月体)肾小球肾炎病因病机的认识;掌握急进性(新月体)肾小球肾炎的辨证要点及治疗切入点。

1. 基础医学

(1)肾脏的结构和生理功能。

(2)急进性(新月体)肾小球肾炎的病理生理。

(3)中医对急进性(新月体)肾小球肾炎的认识。

2. 临床医学

(1)急进性(新月体)肾小球肾炎诊断及鉴别诊断。

(2)急进性(新月体)肾小球肾炎分型及西医治疗。

(3)中医对急进性(新月体)肾小球肾炎病因病机认识及治疗切入点。

3. 人文医学

(1)急进性(新月体)肾小球肾炎的流行病学特点、预防措施、预后。

(2)急进性(新月体)肾小球肾炎的中医药调护方法。

【关键词】

急进性(新月体)肾小球肾炎;尿血;水肿。

【时间分配】

1. 学生讨论时间 50 分钟。

2. 学生总结时间 15 分钟。

3. 教师总结讲评 15 分钟。

──────────── | 第一幕 | ────────────

小明今年 11 岁了,平时热爱运动,是学校足球队队员。一周前冒雨进行了 2 小时的足球训练,第 2 天就开始觉得喉咙痛,以为跟往常一样喝些凉茶就好了,不料下午喉咙痛得更厉害了,一测体温 38.2℃,妈妈用手电筒检查了小明的喉咙,看到扁桃体上有几个小脓疱,于是拿了家里备用的阿莫西林让小明吃下后赶紧休息,第二天早上小明体温已经降到正常了,喉咙痛也有缓解。小明继续吃了 3 天的药,虽然没有再发热,但小明总是觉得没力气。第 4 天小明突然发现自己的小便是粉红色的,妈妈赶紧送他到儿科门诊就诊。

医生给小明进行了体格检查:T 37.5℃,P 105 次 /min,RR 20 次 /min,Bp 135/70mmHg,颜面轻度水肿,咽部见扁桃体Ⅰ度肿大,局部少许脓点,双肺呼吸音清,无明显的啰音,HR 105 次 /min,律齐,全腹软,无明显的压痛及反跳痛,肝脾肋下未触及,双下肢无明显水肿。尿常规:尿红细胞 20~30 个 /HPF,PRO(++),Urea 17.12mmol/L,血肌酐为 180.2μmol/L,门诊医生拟"急性肾小球肾炎?"收入肾内科病房。入院后完善血常规:WBC 11.20×10⁹/L,中性粒细胞百分比 81%,Hb 112g/L,PLT 301×10⁹/L;抗中性粒细胞胞浆抗体(ANCA)阳性;抗 GBM 抗体阴性。肝功能、凝血功能、胸片、心电图及心脏、肝胆胰脾、泌尿系彩超均未见明显异常。入院第 2 天复查肾功能:Urea 25.12mmol/L,Cr 223.8μmol/L,且出现少尿、颜面、眼睑水肿较前加重,双侧胫骨前轻度水肿,24 小时尿蛋白定量 2.3g,肾病科医生予抗感染、利尿及维持水电解质平衡等治疗,并嘱咐小明卧床休息。入院第 4 天再次为小明复查肾功能:Urea 28.12mmol/L,Cr 412.6μmol/L。稍气促,少尿。查体:P 120 次 /min,RR 25 次 /min,Bp 146/79mmHg;颜面、眼睑、双下肢水肿明显,双肺呼吸音稍粗,双下肺可闻及少许湿啰音。考虑病情进展迅速,医生予降压、利尿、泼尼松龙 10mg/kg 冲击治疗,并在与小明妈妈沟通、签署知情同意后尽快对小明进行了 B 超引导下经皮肾穿刺活检,次日下午小明气促加重,强迫端坐位,咯吐少量血性泡沫痰,高流量鼻导管吸氧下指脉氧波动于 92%~95%,听诊双肺底可闻及大量湿啰音,肾活检病理示:新旧不一的新月体形成(>50% 肾小球),纤维素样坏死病变明显,考虑患者肾功能恶化进展迅速且出现多种并发症,经家属同意后予转入 ICU 监护治疗。

【提示问题】

1. 患者有什么临床特点?

2. 你的初步中西医诊断分别是什么? 依据是什么?

3. 是否需要为患者做其他的治疗? 为什么?

【主要讨论内容】

1. 血尿如何定义及常见疾病有哪些?

2. 急进性肾小球肾炎的定义及主要发病特点是什么?

3. 新月体形成的机制是什么？

4. 中医对急进性肾小球肾炎的病因病机如何认识？

【推荐阅读文献】

NAIK RH，SHAWAR SH. Rapidly progressive glomerulonephritis［M］. Treasure Island（FL）: StatPearls Publishing，2023.

··· | 第二幕 | ···

小明入住 ICU 后，考虑为肾功能急剧恶化至无尿、液体潴留明显引发急性心力衰竭，立即给予无创呼吸机辅助通气、血液净化治疗、控制血压等减轻心脏负荷及改善肺水肿，药物上予激素冲击、免疫抑制治疗以及血浆置换、免疫吸附治疗肾脏原发病，予以制酸护胃减轻应激性或药物相关性溃疡可能，同时配合中医辨证治疗。

经上述治疗后小明气促、肢体水肿较前明显改善，血清肌酐、尿素氮也逐渐下降，小明以为很快就可以出院继续上学和踢球了，但医生明确告诉小明和妈妈，虽然症状明显改善后可以离开 ICU，但后续会有病情复发、合并感染等可能，需要较长时间观察病情及调护，建议转肾病科继续专科治疗。小明略感失落，不过在妈妈和医生的鼓励下，小明很快又振作起来，住院期间积极配合医生治疗，出院后继续定期到医院复诊，平日注意劳逸结合、合理饮食，为恢复健康、重返球场不断努力。

【提示问题】

1. 在治疗肾脏原发病过程中小明可能会出现哪些并发症？

2. 小明的诊治过程中需要动态监测哪些指标？

【主要讨论内容】

1. 急进性肾小球肾炎的病理如何分型及其各自特点是什么？

2. 急进性肾小球肾炎的治疗原则有哪些？

3. 急进性肾小球肾炎的中医治疗如何切入？

【推荐阅读文献】

何悦悦. 急进性肾小球肾炎患者的临床治疗分析［J］. 中国医药指南，2021，19（16）: 51-52.

（赵丽芸　覃晓莲）

案例 7　横纹肌溶解综合征

【学习目标】

> 了解横纹肌溶解综合征的病因、发病机制；熟悉横纹肌溶解综合征的临床表现、辅助检查特点、预后；掌握横纹肌溶解综合征的诊断标准及鉴别诊断、处理措施；熟悉横纹肌溶解综合征的中医病因病机；掌握横纹肌溶解综合征的辨证要点、中医药治法治则。

1. 基础医学

(1) 骨骼肌的结构特点。

(2) 横纹肌溶解综合征的病理生理学基础。

(3) 中医对横纹肌溶解综合征的病因病机及相关证候的认识。

2. 临床医学

(1) 横纹肌溶解综合征的常见病因。

(2) 横纹肌溶解综合征的临床表现、辅助检查、诊断及鉴别诊断。

(3) 横纹肌溶解综合征的并发症有哪些。

(4) 横纹肌溶解综合征的处理措施。

(5) 横纹肌溶解综合征的中医治疗切入点。

3. 人文医学

(1) 横纹肌溶解综合征的预后。

(2) 中医药对横纹肌溶解综合征的调护。

【关键词】

横纹肌溶解综合征；急性肾损伤。

【时间分配】

1. 学生讨论时间 50 分钟。

2. 学生总结时间 20 分钟。

3. 教师总结讲评 10 分钟。

| 第一幕 |

何伯今年 67 岁，是位农民，以前体检时发现他有高血压，但是他一直没有吃药控制血压，近几年爬山偶尔会觉得气不够，也没有去就诊。今年夏天何伯在取马蜂窝过程中被马蜂在脖子上蜇了两下，当时何伯除了觉得有一点疼痛、麻木，并未发现其他不舒服。第 2 天，何伯如平时一样早起，起床后发现脖子上的印子有明显的红肿，并出现全身酸痛没劲，还有点发热，当时他还是没有太重视。第 3 天，何伯全身酸痛加重，连床都起不了，并且尿液颜色有点深，像红茶一样的颜色，他儿子感觉不对劲，立即送到医院就医。

到达急诊室后当时记录体征：HR 112 次 /min，BP 138/63mmHg，RR 16 次 /min，SpO_2 98%，神清，精神可，颈部可见红色丘疹，局部红肿及压痛，未见出血及坏死，心肺查体未见异常，双侧肾区无叩击痛，四肢肌力 5$^-$ 级，肌张力正常，全身生理反射存在，病理征未引出。急诊科医生立即给他开通静脉通道，予输液等处理，并完善抽血检查。生化：K^+ 6.2mmol/L，Cr 457μmol/L，Urea 28.7mmol/L，余项正常。心肌酶：CK 13 700U/L，CK-MB 85U/L，肌红蛋白 2 360ng/ml。血常规、心电图、胸片均正常。

【提示问题】

1. 患者有什么临床特点？

2. 你的初步中西医诊断分别是什么？依据是什么？

3. 该患者需要与哪些疾病进行鉴别诊断？需完善哪些检查来鉴别诊断？

【主要讨论内容】

1. 横纹肌溶解综合征的常见病因有哪些？

2. 横纹肌溶解综合征的诊断依据是什么？

3. 横纹肌溶解综合征诱发急性肾衰竭的病理生理学机制是什么？

4. 横纹肌溶解综合征的中医病因病机如何认识？

【推荐阅读文献】

陈欢,何颖雪,陈之力.横纹肌溶解并发急性肾损伤的危险因素分析[J].中国中西医结合肾病杂志,2022,23(12):1095-1097.

················| **第二幕** |················

何伯入住肾内科后立即开始进行急诊血液透析,经过 4 小时血透共超滤出液体 2 500ml 后安返肾内科病房。当天夜间何伯突发呼吸困难,伴神志不清,当时查体:HR 135 次/min,BP 196/109mmHg,RR 35 次/min,SpO$_2$ 88%(面罩吸氧 5L/min),浅昏迷状,GCS 评分:E2V3M4,双侧瞳孔直径 3mm,对光反射灵敏,颈静脉充盈,双肺呼吸音粗,可闻及双肺散在干、湿啰音,心律齐,心前区可闻及奔马律,未闻及其他瓣膜听诊区杂音。请 ICU 会诊后考虑"透析失衡综合征",收 ICU 进一步抢救。

收入 ICU 后立即予急性气管插管机械通气以改善氧合状态,完善颅脑 CT 明确排除急性脑血管意外。再次急诊行 CRRT 联合白蛋白、高渗葡萄糖缓解肺水肿、脑水肿。其他治疗方面给予碱化尿液、控制血压、抑酸护胃、镇静镇痛,配合肠内 + 肠外联合营养支持等综合方案。严格执行每日唤醒计划,经 ICU 治疗 48 小时,何伯意识状态逐渐恢复,可配合简单遵嘱指令。入院第 3 天,双肺听诊湿啰音基本消失,血气分析提示氧合指数达 358mmHg,何伯成功停用呼吸机并拔除气管插管,第 4 天转回肾内科继续治疗。

转回肾内科后继续间断血液透析治疗,经过半个月治疗后,何伯平均尿量逐渐恢复至 2 000ml/d,复查生化:Cr 163μmol/L,Urea 10.6mmol/L,CK、CK-MB、肌红蛋白均正常。入院第 17 天出院,随后门诊定期复诊。

【提示问题】

1. 导致尿色异常的疾病有哪些？

2. 横纹肌溶解综合征进行血液净化的抗凝方案有哪些？

3. 横纹肌溶解综合征的中医治法治则是什么？

【主要讨论内容】

1. 横纹肌溶解综合征的治疗要点有什么？

2. 横纹肌溶解综合征合并急性肾损伤血液净化治疗切入点是什么？

3. 透析失衡综合征的病理生理改变是什么？

4. 透析失衡综合征的处理原则是什么？

5. 横纹肌溶解综合征的中医如何辨证论治？

【推荐阅读文献】

周明雪,吴春波,赵建荣,等.横纹肌溶解致急性肾损伤的发病机制及诊治进展[J].医学综述,2022,28(3):522-526.

(杨卫立)

第七节 重症内分泌系统疾病中西医结合诊治案例

案例 1 甲状腺危象

【学习目标】

> 了解甲状腺危象的诱发因素、发病机制;熟悉甲状腺危象的临床表现、辅助检查特点;掌握甲状腺危象的诊断和鉴别诊断、治疗;了解瘿病的中医病因病机;掌握瘿病的辨证要点、中医药治疗切入点。

1. 基础医学

(1)甲状腺的结构和生理功能。

(2)甲状腺功能亢进的病理生理。

(3)中医对甲状腺的生理功能、病理状态及相关证候的认识。

2. 临床医学

(1)甲状腺功能亢进的病因、诊断及鉴别诊断。

(2)甲状腺危象的常见诱发因素。

(3)甲状腺危象的临床表现、辅助检查、诊断及鉴别诊断。

(4)甲状腺危象的治疗。

(5)中医对本病的病因病机认识、治疗切入点。

3. 人文医学

(1)甲状腺功能亢进的流行病学特点、预后。

(2)甲状腺功能亢进的预防及健康教育。

(3)中医药调护方案。

【关键词】

甲状腺危象;甲状腺功能亢进;瘿病。

【时间分配】

1. 学生讨论时间 50 分钟。

2. 学生总结时间 20 分钟。

3. 教师总结讲评 10 分钟。

·········| 第一幕 |·········

一天,45 岁的何叔正常午饭后突然出现肢体颤抖,神志恍惚,胡言乱语,并且出现发热,大汗淋漓,不能平卧,邻居发现后,急至我院急诊就诊。

急诊医生一边积极联系何叔家属到场,一边赶紧给何叔进行了初步检查和处理,记录如下:T 39℃,P 185 次/min,BP 125/89mmHg,烦躁,查体不能配合,言语含糊不能理解,急性痛苦面容,呼吸急促,半卧位,全身大汗,四肢冰冷,四肢颤抖,双眼突出,双瞳孔等大等圆,双肺未闻及干、湿啰音,HR 185 次/min,律齐,未闻及病理性杂音,腹软,无压痛。急查心电图:室上性心动过速,ST 段改变;快速血糖 5.6mmol/L;LAC:4.1mmol/L;血常规:WBC 8.67×10^9/L,中性粒细胞百分比 34.7%;AMY 160U/L。头、胸、腹 CT 检查:双侧基底节少许腔隙性脑梗死;脑萎缩;甲状腺密度减低;胃腔-十二指肠降段明显扩张;腹部小肠肠管普遍积气,考虑肠淤积。

就在急诊医生面对初步镇静、退热、控制心室率、补液等处理没有明显改善的何叔,苦苦思考病因的时候,何叔的太太赶到了医院。何太太补充了何叔的病史,原来何叔平时脾气较暴躁,最近 1 年反复有手抖,曾在门诊就诊,诊断"甲状腺功能亢进",吃了一段时间的药,手不抖了,3 个月前何叔就自行停药了。小杨医生马上给何叔安排了甲状腺功能的检测,结果回复:$FT_3 > 50.0$pmol/L;$FT_4 > 100.0$pmol/L;TSH < 0.005mIU/L。

【提示问题】

1. 患者有什么临床特点?

2. 你的初步中西医诊断分别是什么?依据是什么?

3. 是否需要为患者做其他的检查?为什么?

【主要讨论内容】

1. 突发高热伴意识不清的常见疾病有哪些?

2. 甲状腺危象的诊断要点是什么?

3. 中医对甲状腺危象的病因病机如何认识?

【推荐阅读文献】

FAROOQI S,RAJ S,KOYFMAN A,et al. High risk and low prevalence diseases: thyroid storm [J]. Am J Emerg Med,2023,69: 127-135.

·········| 第二幕 |·········

何叔进入 ICU 后持续药物镇静,呼之可睁眼,烦躁不能配合,胡言乱语,其间行腰椎穿刺,脑脊液相关检查未见异常,结合内分泌科会诊意见予丙硫氧嘧啶片、普萘洛尔、激素治疗,并给予物理降温、加强补液、护胃等治疗,同时予以中医辨证治疗。

何叔家人非常担心,从来没有见过何叔这种情况。医生则说:"你们的担心非常合理,因为这是危重的急症,严重时可危及生命,我们现在也在抓紧时间处理;但何叔目前情况暂时还没有合并其他复杂的情况,若对治疗有反应也很快能显现,请再给我半天时间观察病情走向。"果不其然,第 2 天何叔的生命体征就明显稳定了许多,镇静药物也可以逐渐减停,神志恢复可配合查体了。

经积极治疗,何叔病情逐渐改善并转至内分泌病房继续治疗,转普通病房 7 日后出院。何叔再也不敢随便自己停药,好好专科随诊治疗。

【提示问题】

1. 甲状腺危象的中西医治疗原则有哪些?

2. 该患者甲状腺功能检测指标如何解读?

3. 若患者经以上初步处理后仍不能改善,应如何考虑?

【主要讨论内容】

1. 甲状腺危象的治疗方案有哪些?

2. 瘿病的中医治疗如何切入?

3. 甲状腺危象的预后如何?

【推荐阅读文献】

ROSS DS,BURCH HB,COOPER DS,et al. 2016 American thyroid association guidelines for diagnosis and management of hyperthyroidism and other causes of thyrotoxicosis[J]. Thyroid,2016,26(10): 1343-1421.

(黄东晖 王慧贤)

案例 2 黏液性水肿昏迷

【学习目标】

了解甲状腺功能减退的病因、发病机制、甲状腺功能减退引起黏液性水肿昏迷的机制;熟悉黏液性水肿昏迷的临床表现、辅助检查特点;掌握黏液性水肿昏迷的诊断与鉴别诊断、治疗;了解中医对黏液性水肿昏迷病因病机的认识;掌握黏液性水肿昏迷的辨证要点、中医药治疗切入点。

1. 基础医学

(1)甲状腺的结构和生理功能。

(2)甲状腺功能减退的病理生理。

(3)中医对甲状腺的生理功能、病理状态及相关证候的认识。

2. 临床医学

(1)甲状腺功能减退的病因。

(2)甲状腺功能减退的临床表现、辅助检查、诊断及鉴别诊断。

(3)甲状腺功能减退的治疗。

(4)中医对本病的病因病机认识、治疗切入点。

3. 人文医学

(1)甲状腺功能减退的流行病学特点、预后。

(2)甲状腺功能减退的预防及健康教育。

(3)中医药调护方案。

【关键词】

甲状腺功能减退；黏液性水肿昏迷；虚劳。

【时间分配】

1. 学生讨论时间 50 分钟。

2. 学生总结时间 20 分钟。

3. 教师总结讲评 10 分钟。

| 第一幕 |

70 岁的李婆婆近 5 年来颜面部和双下肢反复出现了水肿,李婆婆多次在当地医院进行消肿治疗,但病情时有反复。生病前,李婆婆非常爱笑,但生病的 5 年以来,李婆婆一直郁郁寡欢、沉默寡语,有的时候反应迟钝。在今年冬至当天,家人聚餐时,李婆婆突然昏迷,家人急忙把她送到了急诊科。

急诊科医生询问了发病经过,发现病程中李婆婆没有出现恶心呕吐,大小便失禁,抽搐。入院时查体:体温不升(<35℃),RR 20 次/min,BP 110/55mmHg,HR 68 次/min,嗜睡状态,体型肥胖,全身皮肤干燥粗糙,双瞳孔等大等圆,唇舌肥厚,颈部对称,双侧甲状腺呈Ⅱ度肿大,表面光滑,双肺呼吸音清,未闻及干、湿啰音。HR 68 次/min,律齐,腹膨隆,肝脾肋下未及,双下肢水肿,神经系统查体不配合,双侧巴宾斯基征阴性。急诊医生赶紧让护士给李婆婆测末梢血糖,结果为 2.7mmol/L。急查血气分析:pH 值 7.40,PCO_2 48.5mmHg,PaO_2 85mmHg,SaO_2 98%;离子:Na^+ 122mmol/L,K^+ 3.45mmol/L,Cl^- 88mmol/L;甲状腺功能:FT_4 1.25pmol/L,FT_3 1.1pmol/L,TSH>100mIU/L。心电图:低电压;胸片示双肺未见明显实质性病变,心脏横径大,左侧胸膜肥厚。心脏、肝胆胰脾及泌尿系超声示左室舒张功能减低,心包积液,轻度脂肪肝,泌尿系未见异常。

【提示问题】

1. 患者有什么临床特点?

2. 你的初步中西医诊断分别是什么? 依据是什么?

3. 患者还需要完善哪些相关检查?

4. 患者的甲状腺功能检查结果如何解读?

【主要讨论内容】

1. 黏液性水肿昏迷的定义是什么?

2. 黏液性水肿昏迷的诊断要点是什么?

3. 中医对甲状腺功能减退的病因病机如何认识?

【推荐阅读文献】

MCDERMOTT MT. Hypothyroidism［J］. Ann Intern Med，2020，173（1）：ITC1-ITC16.

···| 第二幕 |···

　　李婆婆被收入内分泌科住院治疗，医生给予其小剂量左甲状腺素钠、糖皮质激素及利尿消肿对症支持等治疗，并进一步完善皮质醇、促肾上腺皮质激素等方面检查，根据结果调整用药方案。经治疗，李婆婆精神症状有所改善，但有少许咳嗽。入院第 6 天下午，李婆婆突然再次出现嗜睡症状，且在睡眠过程中出现短暂呼吸暂停，口唇发绀明显，主管医生急忙抽了个动脉血，结果动脉血气分析：pH 值 7.19，PCO_2 85mmHg，PaO_2 50.5mmHg，SaO_2 80%。胸片：双肺感染。急予气管插管，呼吸机机械通气，转入 ICU 继续治疗。

　　李婆婆家属连连追问朱医生为什么会这样，朱医生说："其实这跟李婆婆的甲状腺功能减退是有关系的……"经过详细的解释，家属理解和接受了病情的变化。朱医生告诫自己："以后这种可能发生的病情变化要在入院谈话就讲明，那样医护和家属都可加强观察，也可以减少家属不必要的疑虑。"

　　李婆婆转入 ICU，医生考虑到其短时间内不能拔除气管插管，于是在 5 天后予李婆婆行气管切开，7 天后间断停用呼吸机，9 天后改气管套管内氧疗。李婆婆的左甲状腺素钠逐渐加量，复查动脉血气分析示：pH 值 7.40，PCO_2 50mmHg，PaO_2 90mmHg，SaO_2 95%。2 周后拔气管套管，再次复查血气分析：pH 值：7.40，PCO_2 40mmHg，PaO_2：95mmHg，SaO_2 98%；甲状腺功能：FT_4 9.25pmol/L，FT_3 2.9pmol/L，TSH 1.52mIU/L。患者恢复良好，病情稳定出院。3 个月后随访患者精神反应良好，复查甲状腺激素维持在正常生理水平。

【提示问题】

　　1. 导致患者呼吸衰竭的原因有哪些因素？

　　2. 甲减患者的气道会有什么特点？

　　3. 人工气道留置和管理的原则？

【主要讨论内容】

　　1. 黏液性水肿昏迷的西医治疗方案有哪些？

　　2. 甲状腺功能减退的中医治疗如何切入？

　　3. 甲状腺功能减退的预后如何？

【推荐阅读文献】

National Guideline Centre（UK）. Management of hypothyroidism：thyroid disease：assessment and management［M］. London：National Institute for Health and Care Excellence（NICE），2019.

（黄东晖　王慧贤）

案例 3　肾上腺危象

【学习目标】

　　了解肾上腺的生理功能、肾上腺危象的病因和发病机制；熟悉肾上腺危象的临床表现、辅助检查特点；掌握肾上腺危象的诊断、鉴别诊断、治疗；了解中医对肾上腺危象病因病机的认识；掌握中医对肾上腺危象的辨证要点及治疗切入点。

　　1. 基础医学

　　(1)肾上腺的结构和生理功能。

　　(2)肾上腺危象的病理生理机制。

　　(3)中医对肾上腺危象的生理功能、病理状态及相关证候的认识。

　　2. 临床医学

　　(1)肾上腺危象的病因。

　　(2)肾上腺危象的临床表现、辅助检查、诊断及鉴别诊断。

　　(3)肾上腺危象的治疗。

　　(4)中医对本病的病因病机认识、治疗切入点。

　　3. 人文医学

　　(1)肾上腺危象的流行病学特点、预后。

　　(2)肾上腺危象的预防及健康教育。

　　(3)中医药调护方案。

【关键词】

肾上腺危象；脱证。

【时间分配】

　　1. 学生讨论时间 50 分钟。

　　2. 学生总结时间 20 分钟。

　　3. 教师总结讲评 10 分钟。

------------------------------ | 第一幕 | ------------------------------

　　豆豆是一个 10 岁的可爱男孩子，平时活泼好动。2 天前豆豆爸爸发现他突然不像平时一样精神，一摸豆豆身上发烫，急忙帮他测体温，结果体温高达 39.5℃，后来豆豆还出现了腹痛及呕吐，及解稀便 3 次。爸爸拿退热药、止泻药给豆豆吃，但症状没有缓解，反而豆豆的腹痛越来越厉害了，爸爸急忙连夜把豆豆带到了急诊科。

　　急诊科查体记录：T 39.0℃，P 130 次 /min，RR 34 次 /min，BP 80/50mmHg，患儿意识淡漠，双肺听诊可闻及少量湿啰音。腹部膨隆，脐周压痛阳性，反跳痛阴性，腹水征弱阳性。双下肢轻度凹陷性水肿。全身皮肤颜色偏黑，皮肤皱褶和关节伸屈面明显。急查血常规：

WBC 12.8×10^9/L,中性粒细胞百分比 90%;血气分析:PCO_2 40mmHg,PaO_2 75mmHg,SaO_2 95.30%,BEb −6mmol/L;生化:血钠 126mmol/L,血钾 5.6mmol/L,血糖 2.4mmol/L。急诊科予扩容、抗感染、纠正酸碱电解质紊乱、多巴胺升血压等处理。豆豆脱水症状改善,酸碱及电解质紊乱纠正,血糖正常。但是豆豆的血压仍低,BP 70~80mmHg/40~50mmHg,医生紧急联系了 ICU。

【提示问题】

1. 患者有什么临床特点？皮肤颜色偏黑及电解质、血糖的改变需要做哪方面的考虑？

2. 你的初步中西医诊断分别是什么？依据是什么？

3. 患者还需要进一步完善哪些检查？

【主要讨论内容】

1. 肾上腺危象的定义是什么？

2. 引发肾上腺危象的主要原因有哪些？

3. 肾上腺危象的诊断要点是什么？

4. 中医对肾上腺危象的病因病机如何认识？

【推荐阅读文献】

张宇,潘金彬,于会宁,等.肾上腺危象研究进展[J].中华老年病研究电子杂志,2021,8(1):45-48.

───────────────| 第二幕 |───────────────

入 ICU 后进一步查心电图示:窦性心动过速。胸部 X 线片示:双肺纹理增粗;胃肠道彩超:肠壁水肿,少量腹水。尿常规:PRO(+++),BLD(+),酮体(+)。动态复查电解质,结果提示:Na^+ 130mmol/L,K^+ 3.8mmol/L。ICU 继续予抗感染、补充血容量、纠正电解质紊乱等治疗。1 天后豆豆症状加重,全腹压痛,肠鸣音亢进,大便日行 10 余次,黄色水样便,呈喷射状。豆豆仍精神萎靡,神情淡漠,嗜睡,请儿童医院会诊,完善皮质醇和促肾上腺皮质激素(ACTH)测定,结果提示:血浆 ACTH 89pmol/L;上午 8 时—9 时血浆皮质醇 100nmol/L,下午 3 时—4 时 60nmol/L。考虑存在肾上腺危象,遂予氢化可的松琥珀酸钠静脉输入,患儿精神逐渐好转。随后激素逐步减量,其间予参附汤同服。5 天后改为口服泼尼松片,1 周后豆豆腹部症状消失,大便正常,复查肾功能、电解质等实验室指标基本正常。

豆豆准备出院了,医生详细地与豆豆父母交代,豆豆的疾病需要终身每天服用药物,而且当出现感染等情况的时候,还要及时找医生进行评估和调整药物方案,否则轻则影响生长发育,重则危及生命,务必重视起来。豆豆要随身带有急救的药物,还要充分告知学校老师等其他日常接触人员,佩戴可快速识别的警示带以便紧急情况发生的时候陌生人可以及时提供救助。

【提示问题】

1. 肾上腺危象的相关检查结果如何解读？

2. 肾上腺危象的预后是怎样？

【主要讨论内容】

1. 肾上腺危象的西医治疗方案有哪些?

2. 肾上腺危象的中医治疗方案有哪些?

3. 肾上腺危象的长期预后和调护有哪些?

【推荐阅读文献】

PILZ S，KREBS M，BONFIG W，et al. Emergency card，emergency medication，and information leaflet for the prevention and treatment of adrenal crisis（Addison crisis）：an Austrian consensus document［J］. J Klin Endokrinol Stoffwechs.2022，15（1）：5-27.

（黄东晖　王慧贤）

案例 4　原发性醛固酮增多症

【学习目标】

> 了解原发性醛固酮增多症的病因、发病机制；熟悉原发性醛固酮增多症的临床表现、辅助检查特点；掌握原发性醛固酮增多症的诊断和鉴别诊断、治疗；了解中医对原发性醛固酮增多症病因病机的认识；掌握中医对原发性醛固酮增多症的辨证要点及治疗切入点。

1. 基础医学

(1)肾上腺的解剖学和组织学特征。

(2)肾上腺的病理生理。

(3)醛固酮合成和分泌的影响因素。

(4)醛固酮的生理病理。

(5)中医对原发性醛固酮增多症的生理功能、病理状态及相关证候的认识。

2. 临床医学

(1)原发性醛固酮增多症的病因。

(2)原发性醛固酮增多症的临床表现、辅助检查、诊断及鉴别诊断。

(3)原发性醛固酮增多症的治疗。

(4)中医对本病的病因病机认识、治疗切入点。

3. 人文医学

(1)原发性醛固酮增多症的流行病学特点和预后。

(2)原发性醛固酮增多症的预防及健康教育。

(3)中医药调护方案。

【关键词】

原发性醛固酮增多症；低钾血症；肝风。

【时间分配】

1. 学生讨论时间 50 分钟。

2. 学生总结时间 20 分钟。

3. 教师总结讲评 10 分钟。

························| 第一幕 |························

30 岁的小于在 8 年前就开始出现头痛、手足抽搐、夜间尿多、口渴、多饮、乏力的症状，曾自测血压 140/90mmHg，当时在社区医院诊断为糖尿病、高血压，服用中西药治疗虽有一定作用，但疗效不理想。6 年前她再次因"乏力、手足抽搐"到上级医院就诊，发现血钾降低，经治疗后症状缓解；随后她逐渐出现排尿增多，每天 2~3L。3 年前她头痛加重，仍乏力、手足抽搐，于是再次至医院就医，测得血压 170/90mmHg，血钾 2.3mmol/L，医生给予静脉补钾治疗，虽经反复补钾，但低血钾不易纠正，动态复查血钾，波动于 1.98~3.0mmol/L。因不断更换医院，小于的病情总是反反复复发作。2 天前她出现双下肢酸痛，初起她没在意，1 天前她的双下肢疼痛加剧，伴有乏力、恶心呕吐、气促、心慌的症状。另外，小便颜色越来越深，遂至急诊就诊。

入急诊时小于精神状态一般，乏力，恶心呕吐，气促，心慌。查体：BP 165/90mmHg，BMI 24.1kg/m^2，腰臀比 0.91，HR 120 次/min，RR 27 次/min，双肺可闻及大量湿啰音。无满月脸、水牛背、向心性肥胖。进一步完善辅助检查，血钾：8.84mmol/L；生化：ALT 948U/L，AST 2 084U/L，LDH 589U/L，CK 5 788U/L，CK-MB 1 650U/L；肾功能：Cr 842μmol/L，Urea 31.4mmol/L。胸片提示：双肺肺水肿。行口服糖耐量试验（OGTT），结果如下（表 2-1）。

表 2-1　OGTT 结果

	血糖/(mmol·L^{-1})	C 肽/(ng·ml^{-1})	胰岛素/(mU·L^{-1})
服糖前	4.50	4.10	15.14
服糖后 1 小时	12.90	15.45	159.8
服糖后 2 小时	11.85	27.69	306.0

【提示问题】

1. 患者有什么临床特点？

2. 你的初步中西医诊断分别是什么？依据是什么？

3. 是否需要为患者做其他的检查？为什么？

4. 患者前期血钾低，近期突然出现血钾高，原因是什么？

【主要讨论内容】

1. 原发性醛固酮增多症的定义是什么？

2. 原发性醛固酮增多症的诊断要点是什么？

3. 中医对原发性醛固酮增多症的病因病机如何认识？

【推荐阅读文献】

中华医学会内分泌学分会.原发性醛固酮增多症诊断治疗的专家共识(2020版)［J］.中华内分泌代谢杂志,2020,36(9):727-736.

------- | 第二幕 | -------

看到这一系列的检查结果,急诊科刘医生再次追问病史。小于说自己是吃了很多小龙虾后才出现腿痛的,对此,刘医生想到很可能是横纹肌溶解导致的急性肾损伤(acute kidney injury,AKI),但患者这么年轻就高血压,之前又反复低钾又是什么原因呢?基于患者复杂、危重的情况,急诊科刘医生紧急联系了 ICU。入 ICU 后予行床旁 CRRT,经治疗,小于水电解质内环境的紊乱恢复正常。进一步完善肾上腺 CT,结果示:左侧肾上腺外侧肢见直径约 50mm 的结节灶,密度均匀,边缘清晰,平均 CT 值约为 –3HU,增强后,均匀中度强化,皮质期及髓质期 CT 值约为 53HU 及 25HU。左侧肾上腺外侧肢多血供结节,考虑腺瘤可能性大。排除手术禁忌证后,于手术室行腹腔镜肾上腺腺瘤切除术,术后再次转入 ICU 治疗。经综合治疗,再次复查血钾 3.67mmol/L;血气分析未见异常;血压控制平稳,波动于 115/78mmHg,2 天后转回普通科室继续治疗,5 天后出院。

【提示问题】

1. 原发性醛固酮增多症有哪些亚型?

2. 对于不同亚型的原发性醛固酮增多症优选何种治疗方案?

3. 需要手术治疗的原发性醛固酮增多症,应如何选择术前术后药物?

【主要讨论内容】

1. 原发性醛固酮增多症的治疗方案有什么?

2. 中医治疗原发性醛固酮增多症如何切入?

3. 原发性醛固酮增多症患者的转归如何?

【推荐阅读文献】

ARAUJO-CASTRO M. Treatment of primary hyperaldosteronism［J］. Med Clin(Barc), 2020,155(7):302-308.

(黄东晖　王慧贤)

案例5　高血糖高渗状态

【学习目标】

了解机体血糖代谢的生理过程、高血糖高渗状态(hyperglycemic hyperosmolar status,HHS)的诱发因素、发病机制;熟悉 HHS 的临床表现、辅助检查特点;掌握 HHS 的诊断、鉴别诊断、治疗;了解中医对 HHS 病因病机的认识;掌握中医对 HHS 的辨证要点及治疗切入点。

1. 基础医学

(1)高血糖高渗状态的发病机制。

(2)中医对高血糖高渗状态的病理状态及相关证候的认识。

2. 临床医学

(1)高血糖高渗状态的病因。

(2)高血糖高渗状态的常见诱发因素。

(3)高血糖高渗状态的临床表现、辅助检查、诊断及鉴别诊断。

(4)高血糖高渗状态的治疗。

(5)中医对本病的病因病机认识、治疗切入点。

3. 人文医学

(1)高血糖高渗状态的预后。

(2)高血糖高渗状态的预防及健康教育。

(3)中医药调护方案。

【关键词】

高血糖高渗状态；糖尿病酮症酸中毒；神昏。

【时间分配】

1. 学生讨论时间 50 分钟。

2. 学生总结时间 20 分钟。

3. 教师总结讲评 10 分钟。

···| 第一幕 |···

23 岁的女孩小李，平时非常喜欢喝可乐等碳酸饮料。小李五一长假在家休息，连着几天小李的生活中都是电视、可乐加鸡腿。5 天后小李突然出现了恶心、呕吐、腹泻、纳差、面部与左侧肢体抽搐等症状，当天夜里，单位同宿舍的同事发现她已经意识模糊，面部和左手抽搐不止，连忙将她送到急诊科。至急诊时，小李的同事告诉医生，小李入职时刚刚做了体检，体检报告没发现什么问题。急诊科医生给小李做体格检查，记录如下：T 38.2℃，P 118 次 /min，RR 27 次 /min，BP 126/60mmHg，SpO_2 83%。神志不清，嗜睡，双侧瞳孔等大等圆，对光反射存在；巴宾斯基征(-)。甲状腺无肿大，无压痛，未闻及血管杂音；心律齐，各瓣膜听诊区未闻及杂音，双肺可闻及湿啰音；腹部平坦，肠鸣音 3 次 /min，无压痛及反跳痛，肝脾肋下未触及。急测血糖：61.9mmol/L；LAC：18.8mmol/L；急诊生化：血钠 177mmol/L，血钾 5.0mmol/L，血糖 43.8mmol/L，Urea 13.3mmol/L，肌酐 157μmol/L，二氧化碳结合力 26mmol/L；血气分析：pH 值 7.32，PaO_2 58mmHg，PCO_2 48mmHg，SaO_2 85%；尿常规：PRO(-)、GLU(++++)，尿酮体(-)；胸部 CT 提示大面积肺部感染。急诊科予降血糖、纠正电解质紊乱、抗感染、呼吸支持等治疗，急忙联系小李亲属到医院，并转 ICU 治疗。

【提示问题】

1. 患者有什么临床特点？

2. 你的初步中西医诊断分别是什么？ 依据是什么？

3. 血糖的正常范围是多少？

【主要讨论内容】

1. 引起血糖升高的常见疾病有哪些？

2. 高血糖高渗状态的诊断要点是什么？

3. 中医对高血糖高渗状态的病因病机如何认识？

【推荐阅读文献】

LONG B，WILLIS GC，LENTZ S，et al. Diagnosis and management of the critically ill adult patient with hyperglycemic hyperosmolar state［J］. J Emerg Med，2021，61（4）：365-375.

·············| 第二幕 |·············

杨医生进一步安排小李完善头颅 CT，结果未见异常。在排除脑血管意外等疾病后，迅速送到 ICU 抢救。根据血糖水平，计算血浆渗透压为 372.66mOsm/L，血气分析结果为轻度代谢性酸中毒，首先考虑为高血糖高渗状态，首要的治疗措施为补充液体。ICU 医生紧急给患者做了右颈内静脉穿刺，开通专用补液通道，另一静脉通道用作胰岛素治疗。入 ICU 后 1~2 小时内补充了 2 000ml 液体，第 3 小时以后逐渐减慢速度，24 小时内补充 4 000ml 液体，其中生理盐水 2 000ml，5% 葡萄糖液 + 胰岛素 1 000ml，胃肠补液纯水 1 000ml。24 小时胰岛素共计 50U。经补液，小李尿量大量增加，ICU 医生开始积极补钾，并动态监测血钾的变化，36 小时后，小李的血浆渗透压终于降至正常，她的意识恢复正常。清醒后，她一直吵着不要住 ICU。但是，小李肺部感染的面积比较大，气促，呼吸衰竭，需要维持机械通气治疗，ICU 小杨医生耐心地给她科普了高血糖高渗状态以及肺部感染的相关知识，小李终于知道原来这次自己真的是很危险。经过抗感染治疗 10 天后，小李的病情稳定了下来，并顺利转到普通病房。

【提示问题】

1. 血浆渗透压如何计算？

2 高血糖高渗状态是如何发生的呢？

【主要讨论内容】

1. 高血糖高渗状态的西医治疗方案是什么？

2. 高血糖高渗状态的中医治疗方案是什么？

3. 高血糖高渗状态诊治需要注意的细节有哪些？

【推荐阅读文献】

GLASER N，FRITSCH M，PRIYAMBADA L，et al. ISPAD clinical practice consensus guidelines 2022：diabetic ketoacidosis and hyperglycemic hyperosmolar state［J］. Pediatr Diabetes，2022，23（7）：835-856.

（黄东晖 王慧贤）

案例 6　胰 岛 素 瘤

【学习目标】

　　了解胰腺的功能、胰岛素瘤的病因、发病机制；熟悉胰岛素瘤的临床表现、辅助检查特点；掌握胰岛素瘤的诊断、鉴别诊断、治疗；了解中医对胰岛素瘤病因病机的认识；掌握中医对胰岛素瘤的辨证要点及治疗切入点。

　　1. 基础医学

　　(1) 胰腺的结构和生理功能。

　　(2) 胰岛素瘤的病理生理。

　　(3) 中医对胰岛素瘤的生理功能、病理状态及相关证候的认识。

　　2. 临床医学

　　(1) 胰岛素瘤的病因。

　　(2) 胰岛素瘤的临床表现、辅助检查、诊断及鉴别诊断。

　　(3) 胰岛素瘤的治疗。

　　(4) 中医对本病的病因病机认识、治疗切入点。

　　3. 人文医学

　　(1) 胰岛素瘤的预后。

　　(2) 胰岛素瘤的预防及健康教育。

　　(3) 中医药调护方案。

【关键词】

胰岛素瘤；低血糖；晕厥；虚风。

【时间分配】

1. 学生讨论时间 50 分钟。

2. 学生总结时间 20 分钟。

3. 教师总结讲评 10 分钟。

────────────────　| 第一幕 |　────────────────

　　33 岁的小何在 3 年前因劳累、饥饿出现一过性意识障碍，持续约数秒，随后症状可自行缓解。之后每个月这种情况都会发生 1~2 次，伴全身抽搐、意识不清，持续约 5 分钟，但过后她又能回忆起发病的过程。小何曾在当地医院多次诊断为"癫痫"，并长期口服苯妥英钠治疗，但药效不明显。近 3 个月来，小何的症状不断加重，多为清晨空腹发作，持续约半小时。今日晨起小何空腹，急急忙忙赶公交车。快到公交站的时候，她再次出现全身抽搐，意识不清，旁边的好心人急忙拨打了"120"，"120"急救车送小何进入急诊留观。查体：P 80 次/min，BP 115/70mmHg。神志清楚，心悸，乏力，心肺无阳性体征，腹软，无压痛，未触及肿块。神经系统检查未见病理征。急诊科杨医生进一步给小何完善相关检查,电解质、肝肾功能均无异常,空腹血糖 2.0mmol/L。颅脑 CT 检查未见异常。急诊科医生给小何静脉推注 50% 葡萄糖,小何的症状可明显缓解。

【提示问题】

1. 患者有什么临床特点? 是什么原因导致患者反复低血糖?

2. 你的初步中西医诊断是什么? 依据是什么?

3. 是否需要为患者做其他的检查? 为什么?

【主要讨论内容】

1. 胰岛素瘤的诊断要点是什么?

2. 胰岛素瘤的低血糖和糖尿病低血糖的区别是什么?

3. 中医对胰岛素瘤的病因病机如何认识?

【推荐阅读文献】

吴文铭,陈洁,白春梅,等.中国胰腺神经内分泌肿瘤诊疗指南(2020)[J].中华消化外科杂志,2021,20(6):579-599.

| 第二幕 |

随后 2 天,小何多次出现低血糖,短暂意识障碍,急诊科建议小何去内分泌科住院治疗。在内分泌科期间,进一步完善相关辅助检查,进行口服葡萄糖耐量试验(OGTT),结果示:0 分钟、30 分钟、60 分钟、120 分钟、180 分钟的血糖分别为 1.7mmol/L、4.1mmol/L、4.8mmol/L、4.4mmol/L、3.1mmol/L;胰岛素释放试验结果示:0 分钟、30 分钟、60 分钟、120 分钟、180 分钟血清胰岛素分别为 222pmol/L、418pmol/L、357pmol/L、248pmol/L、126pmol/L;脑电图未见异常。虽然彩超查肝、胆、胰、脾、肾上腺、膀胱及腹腔均未见异常,但患者空腹胰岛素明显增高,达 222pmol/L,胰岛素释放指数>6.0,考虑胰岛素瘤的可能性极大。可能因为肿瘤较小,或其他技术原因导致彩超未能显示。征求患者及家属同意后,行剖腹探查,术中见胰体靠尾部中上缘腹面处有 1 个 2.0cm×1.5cm×1.2cm 肿块,球形,界限清。肿块约 1/3 隆出胰体表面,深褐色,与主胰管粘连。肿块切除后,血糖立即升至 3.5mmol/L(60 分钟内测 5 次,均在 3.2~3.5mmol/L 范围内)。术后 1~5 天血糖波动于 1.5~9.8mmol/L,6 天后稳定在 4.5mmol/L 左右,血胰岛素值恢复至 114~188pmol/L。

术后第 7 天,小何觉得自己应该好好补一下,于是便大吃大喝起来。起初,小何只是觉得腹胀,后来开始出现腹痛,冷汗直冒,而且阵阵恶心。外科值班医生赶快进行了查体和完善检查,结果小何的 AMY 严重超标,腹部 CT 结果显示急性胰腺炎。此外,其他检查结果还提示了肝肾功能损伤。为进一步监护治疗转入 ICU。转入 ICU 后小何接受禁食、补液、生长抑素、止痛等一系列治疗,3 天后她的胰腺炎才得到了控制,脏器功能损害慢慢好转。

【提示问题】

1. 胰岛素瘤术前需要做哪些评估? 优选哪些手段?

2. 胰岛素瘤手术的并发症有哪些? 术后有哪些注意事项?

3. 胰岛素瘤手术治疗后会复发吗? 应如何处理?

【主要讨论内容】

1. 胰岛素瘤的西医治疗方案有哪些?

2. 胰岛素瘤的中医治疗方案有哪些?

3. 胰岛素瘤的预后和日常调护有哪些?

【推荐阅读文献】

WIESE D,HUMBURG FG,KANN PH,et al. Changes in diagnosis and operative treatment of insulinoma over two decades［J］. Langenbecks Arch Surg,2023,408(1):255.

(黄东晖　王慧贤)

案例 7　高甘油三酯血症性急性胰腺炎

【学习目标】

　　了解高甘油三酯血症性急性胰腺炎(hypertriglyceridemia induced pancreatitis, HTGP)的流行病学特点、病因及发病机制、危险因素;熟悉 HTGP 的临床表现、辅助检查特点;掌握 HTGP 的诊断标准、鉴别诊断和治疗原则;了解中医对 HTGP 病因病机的认识;掌握中医对 HTGP 的辨证要点及治疗切入点。

1. 基础医学

(1)胰腺的结构和生理功能。

(2)HTGP 的病理生理。

2. 临床医学

(1)HTGP 的病因。

(2)HTGP 的临床表现、辅助检查、诊断及鉴别诊断。

(3)HTGP 的西医治疗。

(4)中医对 HTGP 的认识及诊治。

3. 人文医学

(1)HTGP 的预防及预后。

(2)HTGP 的中医调护方案。

【关键词】

高甘油三酯血症性急性胰腺炎;高脂血症;糖尿病酮症酸中毒;重症胰腺炎。

【时间分配】

1. 学生讨论时间 50 分钟。

2. 学生总结时间 15 分钟。

3. 教师总结讲评 15 分钟。

·································· | 第一幕 | ··································

小亚 20 岁,平时饮食不规律,总喜欢熬夜,熬夜时还喜欢吃香辣可口的烤肉、海鲜,并搭配冰镇可乐。他 1.6m 左右的身高,体重却达 80kg,体型跟他患有糖尿病、高血压的爷爷、爸爸很像。3 个月前,他被诊断出患有 2 型糖尿病,并住院治疗一段时间,出院时医生反复交代他要规律饮食、控制体重、按时服药、定期复诊,但他出院没多久就不吃药也不监测血糖,恢复以往饮食和作息习惯。

又是吃了一顿夜宵之后,小亚突然开始腹痛,痛如刀绞,将食物都吐了出来,吐光了食物便开始呕吐黄水,后来还出现发热的症状,休息了两天也不见好转,甚至出现意识模糊,家人连忙将小亚送到社区医院。

在社区医院里医生给小亚做了一些检查,血常规:WBC $23.73 \times 10^9/L$;CRP 45.17mg/L;血糖 22mmol/L;酮体 3.98mmol/L;AMY 588U/L。医生给予其奥曲肽抑酶,奥美拉唑护胃,左氧氟沙星抗感染,降血糖等处理。但小亚的精神反而越来越差,呈现昏睡状态。考虑条件有限,社区医生赶紧帮忙联系将小亚转到上级医院治疗。

上级医院急诊马上给小亚进行了诊查,记录如下:T 37.2℃,HR 141 次/min,RR 28 次/min,BP 100/78mmHg,呈嗜睡状,气促,无咳嗽咳痰,暂无发热,无恶心呕吐,无腹泻,小便量少,大便 2 日未解,舌红苔黄腻,脉滑数。查体:双肺呼吸音粗,未闻及明显干、湿啰音,心音正常,心律齐,HR 141 次/min,各瓣膜听诊区未闻及病理性杂音。腹肌紧张,上腹部压痛及反跳痛,肠鸣音未闻及。急抽取血样完善相关检查,发现血液标本呈严重脂血状态(图 2-49)。查血常规:WBC $35.18 \times 10^9/L$,中性粒细胞百分比 70.4%,HCT 47.3%;生化:TCO_2<5.0mmol/L,Cr 117μmol/L,K^+ 4.92mmol/L,Ca^{2+} 1.66mmol/L,GLU 27.42mmol/L,血清淀粉酶 727U/L,血清脂肪酶 6 774U/L,血氨(正常值参考范围 9.0~30.0μmol/L)55μmol/L;血脂:TG 114.9mmol/L,TC 25.01mmol/L;尿常规:尿酮体(++),GLU(++++);LAC 2.4mmol/L;血酮体 7.1mmol/L;PCT 16.67ng/ml;BNP、CK-MB、肌钙蛋白正常。腹部 CT(图 2-50):考虑急性胰腺炎;胰周腹腔渗出;双肺炎症,脂肪肝。

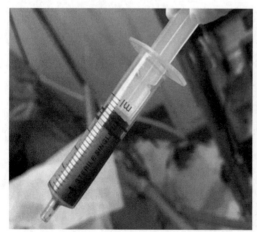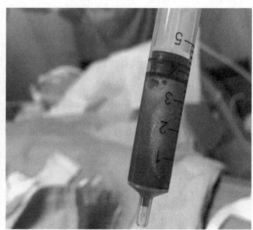

图 2-49 严重脂血样血液

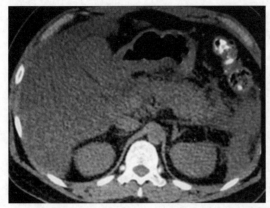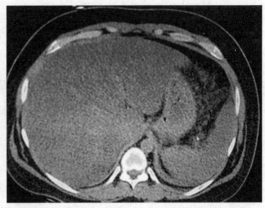

图 2-50　腹部 CT

急诊给予抗感染、补液消酮、抑酶、纠正酸中毒、降血糖、护胃等治疗,考虑患者病情危重,收入 ICU 监护治疗。

【提示问题】

1. 患者有什么临床特点?

2. 你的初步中西医诊断分别是什么? 依据是什么?

3. 是否需要为患者做其他检查? 为什么?

【主要讨论内容】

1. 急性胰腺炎的诊断标准是什么?

2. 如何诊断 HTGP ?

3. HTGP 的常见病因有哪些?

4. 腹痛如何鉴别诊断?

5. 中医对急性重症胰腺炎(severe acute pancreatitis,SAP)的病因病机如何认识?

【推荐阅读文献】

中华医学会外科学分会胰腺外科学组. 中国急性胰腺炎诊治指南(2021)［J］. 中华消化外科杂志,2021,20(7): 730-739.

············ | 第二幕 | ············

小亚入住 ICU 后,监测生命体征: T 38.5℃,P 150 次 /min,RR 44 次 /min,BP 82/46mmHg,呈昏睡状,发热,气促,周身湿冷。考虑为急性胰腺炎引起脓毒性休克、酮症酸中毒,立即予积极液体复苏,并予留置深静脉管、血液透析管。在准备留置深静脉管的过程中,小亚突发呼吸、心搏骤停,立即对其进行心肺复苏、气管插管接呼吸机辅助通气,予加快补液及碳酸氢钠滴入速度。经过一系列抢救,小亚恢复自主呼吸、心跳。经过后续 3 天血液滤过、呼吸机通气、抗感染、补液、消酮等积极的治疗,小亚神志转清,10 天后转至普通病房。

经过这次教训,小亚再也不敢随便熬夜、吃夜宵、喝可乐。现在的小亚积极减肥、按时吃药,体重降低了不少,整个人都阳光有活力起来。

【提示问题】

1. 如何对急性胰腺炎的严重程度进行评估?

2. SAP 的常见并发症有哪些?

【主要讨论内容】

1. HTGP 的内科治疗措施有哪些?

2. SAP 的手术治疗指征是什么?

3. SAP 中医如何辨证治疗?

【推荐阅读文献】

高甘油三酯血症性急性胰腺炎诊治急诊共识专家组. 高甘油三酯血症性急性胰腺炎诊治急诊专家共识[J]. 中华急诊医学杂志,2021,30(8): 937-947.

(范荣荣)

第八节　重症其他系统疾病中西医结合诊治案例

案例1　大疱性表皮松解坏死型药疹

【学习目标】

熟悉药疹的定义、常见致病药物及分型;熟悉大疱性表皮松解坏死型药疹的常见致病药物、临床表现、常见并发症;掌握大疱性表皮松解坏死型药疹的诊断、鉴别诊断、治疗原则、严重程度及预后评估;了解药毒疹的中医病因病机;掌握药毒疹的中医辨证分型及治则。

1. 基础医学

(1)常见皮疹的形态特点及组织学特征。

(2)药疹的病理生理机制。

(3)中医对药毒疹的致病要素认识。

2. 临床医学

(1)药疹的临床表现、常见致病药物及分型、治则。

(2)大疱性表皮松解坏死型药疹的临床表现、严重并发症及治疗原则。

(3)中医对药毒疹的病因病机认识、辨证分型及治则。

3. 人文医学

(1)大疱性表皮松解坏死型药疹的预后、防治及健康教育。

(2)中医药调护方案。

【关键词】

大疱性表皮松解坏死型药疹；药毒疹。

【时间分配】

1. 学生讨论时间 50 分钟。

2. 学生总结时间 20 分钟。

3. 教师总结讲评 10 分钟。

·········| 第一幕 |·········

今年 40 岁的易女士平时总是打喷嚏、流鼻涕，感冒之后更是反复咳嗽，很久才好。1 周前，易女士在海边游玩后开始出现流鼻涕、咳嗽的症状，当时她以为只是普通着凉所以没有太在意，晚上越咳越厉害，睡到半夜还有点发热，第 2 天测得体温 39℃。随后易女士到当地卫生院就诊，医生检查后诊断为肺炎，需要静脉滴注药物治疗。但易女士想到家里还有孩子要照顾，就只要求医生开些退热药和头孢类消炎药回去吃。吃过药之后，易女士的咳嗽确实有所缓解，但第 2 天她发现手臂上出现一块紫红色斑块样皮疹，前臂区域有红肿，还有疼痛感。她以为是普通常见蚊虫叮咬后的皮疹，就简单涂了药膏，没有去就诊。但才不到 1 天的时间，她手臂上的皮疹越来越多、越来越严重，颜面、躯干、下肢也开始出现散在红色皮疹，而且还出现双眼睑、嘴唇肿胀，易女士赶紧到医院急诊就诊。

就诊时，易女士精神疲倦，颜面皮肤潮红，双眼睑及嘴唇红肿，气促明显，张口抬肩，难以平卧，头面、上肢、躯干大面积暗红斑，发热，偶尔咳嗽，痰量多，色黄质黏，咽痛。舌暗红，苔黄腻，脉滑数。查体：T 38.0℃，RR 29 次 /min，全身多处密集红色斑疹，以头面部、躯干、上肢为甚，部分形成大疱，疱壁松弛，多处皮肤糜烂，局部可见渗液。双眼睑红肿，睑缘可见皮肤溃疡，部分睫毛脱落，球结膜充血；唇红肿，双侧口角糜烂，少许渗液，咽充血（+++），双侧扁桃体Ⅰ度肿大，未见脓点，双肺呼吸音粗，双下肺可闻及少许湿啰音。急诊查血常规：WBC 6.0×10^9/L，中性粒细胞百分比 84.9%，PLT 99×10^9/L；生化示：ALT 98U/L，CK 199U/L，CK-MB 100U/L；肝功能：γ-GT 262U/L，TBA 27.7μmol/L；血气分析：pH 值 7.366，PCO_2 39.3mmHg，PaO_2 73.5mmHg；胸片示：右下肺渗出。考虑患者病情重，收入 ICU 进一步治疗。

【提示问题】

1. 该患者发病的临床表现特点是什么？有什么诱因？

2. 皮疹有哪些种类？发病原因有哪些？

3. 你的初步中西医诊断分别是什么？诊断依据是什么？

4. 为进一步评估病情，是否还需要为患者做其他检查？具体有哪些？

【主要讨论内容】

1. 药疹的定义、常见致病药物及分型是什么？

2. 大疱性表皮松解坏死型药疹的临床表现及常见并发症有什么？

3. 大疱性表皮松解坏死型药疹的严重程度及预后如何评估？

4. 中医学对药疹的病因病机如何认识?

【推荐阅读文献】

1. MELLERIO JE, KIRITSI D, MARINKOVICH MP, et al. Mapping the burden of severe forms of epidermolysis bullosa-implications for patient management [J]. JAAD Int, 2023, 11: 224-232.

2. 司庆阳. 中医药辨治药疹的进展 [J]. 浙江中医杂志, 2003, 38(1): 41-43.

---------------------------------- | 第二幕 | ----------------------------------

易女士入院后, ICU 医生给予无创呼吸机辅助通气,请皮肤科、眼科会诊,予甲泼尼龙、免疫球蛋白冲击治疗,同时加强护胃、化痰、平喘、补液等治疗。当晚易女士病情进一步恶化,体温达 40.2℃,呼吸超过 40 次/min,呼吸窘迫,血压下降,最低 75/40mmHg,无尿,乳酸升高达 9.5mmol/L,生命体征极不稳定。予紧急气管插管接呼吸机辅助通气,持续床旁 CRRT, PiCCO 血流动力学监测,结果示: CI 3.5L/(min·m^2), GEDI 661ml/m^2, ELWI 11ml/kg, SVRI 1 071dyn·s/cm^5,根据监测方案指导液体复苏,予注射用亚胺培南西司他丁钠联合注射用替考拉宁加强抗感染,维持血压、保证循环灌注、护肝、抑酸护胃、静脉营养支持等对症治疗,护理方面从皮肤、黏膜、气道等多方面指派护理小组进行全方位精心护理。中医方面,以急则治其标为则,治以清热化痰、凉血解毒之法。

经上述治疗后,易女士病情逐渐好转稳定,9 月 2 日停用血管活性药物,9 月 6 日停用 CRRT,9 月 7 日停用 PiCCO 监测,呼吸方面,予逐渐减少呼吸机支持。患者大疱糜烂面逐渐愈合、结痂(图 2-51),部分皮肤呈袜套样脱落(图 2-52),其间曾因气道黏膜修复导致大量血痂堵塞气道,予反复纤维支气管镜治疗后好转,于 9 月 12 日成功拔除气管插管。9 月 11 日患者再次出现高热,经血培养等检查诊为真菌性脓毒血症,予积极抗真菌等中西医结合治疗后也可逐渐好转。9 月 25 日转至普通病房继续治疗,患者基本痊愈,未遗留任何脏器后遗症及皮肤瘢痕。

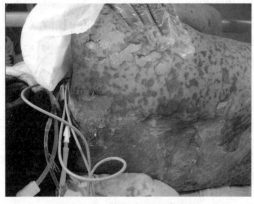

图 2-51　后背皮肤大疱糜烂

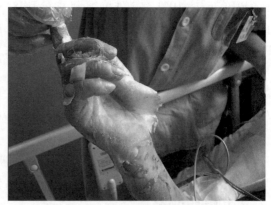

图 2-52　皮肤呈袜套样脱落

【提示问题】

1. 大量应用糖皮质激素的副作用有哪些?

2. 患者 PiCCO 血流动力学监测指标如何解读?

3. 该患者的皮肤黏膜该如何护理? 如何做好气道管理?

4. 重度大疱性表皮松解坏死型药疹的中西医治疗原则是什么?

【主要讨论内容】

1. 大疱性表皮松解坏死型药疹的治疗现状怎样?

2. 针对该患者,抗生素应如何选择?

3. 药疹的中医辨证施治原则是什么?

【推荐阅读文献】

NITI A,KOLIAKOS G,MICHOPOULOU A. Stem cell therapies for epidermolysis bullosa treatment [J]. Bioengineering(Basel),2023,10(4):422.

(周耿标　吴巧媚　郑静霞)

案例 2　急性有机磷农药中毒

【学习目标】

　　熟悉急性有机磷农药中毒的发病机制、临床表现、辅助检查特点;掌握急性有机磷农药中毒的诊断、鉴别诊断和治疗;了解中医对急性有机磷农药中毒病因病机的认识;掌握急性有机磷农药中毒的中医辨证要点和中医药治疗切入点。

1. 有机磷农药简介

2. 临床医学

(1)急性有机磷农药中毒的发病机制。

(2)急性有机磷农药中毒的临床表现。

(3)急性有机磷农药中毒的辅助检查。

(4)急性有机磷农药中毒的诊断及鉴别诊断。

(5)急性有机磷农药中毒的治疗。

(6)中医对本病的病机认识、治疗切入点。

3. 人文医学

(1)急性有机磷农药中毒的流行病学特点、预后。

(2)急性有机磷农药中毒的预防及健康教育。

(3)中医药调护方案。

【关键词】

急性有机磷农药中毒;胆碱酯酶;复能剂;阿托品;中毒病。

【时间分配】

1. 学生讨论时间 50 分钟。

2. 学生总结时间 20 分钟。

3. 教师总结讲评 10 分钟。

·················· | 第一幕 | ··················

黄女士今年 50 岁。11 月 12 日下午与丈夫大吵大闹,哭泣了一段时间后,突然异常安静,后说要回房休息。约 25 分钟后其丈夫感觉黄女士行为不符合常态,遂破门进房,发现她昏倒在地,呼之不应,呼吸急促,口吐白沫,四肢抽搐,冷汗淋漓,室内可闻及强烈蒜臭味。

家人急送黄女士至急诊。至急诊时黄女士呈昏迷状,呼之不应,无抽搐,喉中痰鸣,测 BP 70/40mmHg,SpO_2 47%,双侧瞳孔呈针尖样,对光反射消失,压眶反射迟钝,口中可闻及蒜臭味,双肺闻及大量痰鸣音、湿啰音,HR 72 次 /min,律齐。

家属诉家中有"敌敌畏",但发现患者昏迷后未找到药瓶,家中未发现其他特殊药物及毒物。

急诊急查血常规: WBC 15.13×10^9/L,中性粒细胞百分比 52.6%;血气分析: pH 值 7.182,$PaCO_2$ 28.1mmHg,PaO_2 400.7mmHg,BEecf −18.1mmol/L;急诊生化: K^+ 2.36mmol/L;胆碱酯酶 332U/L;心肌酶: CK-MB 80U/L,LDH 244U/L;肌钙蛋白正常;胃内容物隐血(+++)。

【提示问题】

1. 患者有什么临床特点?

2. 如何鉴别诊断? 未明确诊断之前如何处理病情?

3. 你的初步中西医诊断分别是什么? 依据是什么?

4. 是否需要为患者做其他的检查? 为什么?

【主要讨论内容】

1. 急性有机磷农药中毒的诊断要点是什么? 如何进行鉴别诊断?

2. 急性有机磷农药中毒的院前急救有什么?

3. 中医对急性有机磷农药中毒的病机如何认识?

【推荐阅读文献】

中国医师协会急诊医师分会. 急性有机磷农药中毒诊治临床专家共识(2016)[J]. 中国急救医学,2016,36(12): 1057-1065.

·················· | 第二幕 | ··················

急诊医生跟家属说:"结合她的临床表现和目前检查,考虑至少有有机磷农药中毒的情况,家属还是回去好好找找有没有什么蛛丝马迹,中毒的种类、剂量越明确越能帮助针对性进行救治。"

急诊予留置胃管,抽出绿色浓稠液体约 250ml,以清水洗胃;气管插管接呼吸机辅助通气;予快速补液扩容、血管活性药物升血压;经验性使用解磷定持续静脉滴注解毒;反复使用阿托品静脉推注拮抗乙酰胆碱;纳洛酮静脉滴注促醒等治疗。考虑患者病情危重收入 ICU 治疗。

入 ICU 时黄女士神志不清,予留置气管插管、胃管,患者四肢厥冷,全身抽搐,肌肉颤动,可闻及蒜臭味,无呕吐,无口吐白沫,无大小便失禁。查体: T 36℃,P 138 次 /min,RR 20 次 /min,BP 92/57mmHg。昏迷状态,呼之不应,四肢厥冷,双侧瞳孔等大等圆,直径约 2mm,对光反射迟钝。双肺呼吸音粗,可闻及湿啰音,未闻及干啰音。HR 138 次 /min,律齐,各瓣膜区未闻及病理性杂音。双下肢无水肿。四肢肌张力正常,肌力检查不能配合,疼痛刺激可见肢体轻微屈曲,病理反射未引出。颈软,脑膜刺激征(–)。舌红,苔白稍腻,脉沉弱数。

入院后复查血常规: WBC 33.6×10^9/L,中性粒细胞百分比 92.5%,Hb 155g/L;肾功能: Cr 131.6μmol/L;凝血功能: PT 26.2s,FIB 4.45g/L,APTT 43.7s;胆碱酯酶: 263U/L;血气分析: pH 值 7.342,pCO_2 27.1mmHg,PaO_2 80.7mmHg,BEecf –11.2mmol/L;多次复查肌钙、D-dimer 正常。痰培养:金黄色葡萄球菌。胸片:双肺未见明显实变。心电图:窦性心动过速;低钾血症。腹部及泌尿系 B 超:未见明显异常声像。心脏彩超: EF 77%,心脏结构、大小及血流动力学未见明显异常。

ICU 医生嘱给患者全面更换衣物、剪发、抹身、洗头,继续洗胃、导泻,并予静脉使用阿托品维持阿托品化,维持氯解磷定解毒,纳洛酮促醒。入院前 3 天共行 3 次血液灌流治疗。予维持有创呼吸机辅助通气、补液扩容、升压、输注血浆改善凝血功能、补充胆碱酯酶,输注新鲜红细胞、抑酸护胃、纠正酸中毒、纠正电解质紊乱、抗感染及护肝、营养心肌等治疗。配合中医泻浊、固脱等治疗。

用药 4 天后,黄女士神志转清,但出现高热、气促,主管医生知道这里面可没有那么简单,是阿托品过量？合并严重肺病感染？有机磷农药中毒反跳？中间综合征？复能剂过量？……多种情况需要考虑,只能细细进行鉴别。

经过仔细地考虑,医生给黄女士调整了治疗方案,同时密切观察调整后反应。3 天后,黄女士体温慢慢降了下来,气促也逐渐缓解。病情好转的黄女士终于告诉了家属,发病前一口气喝了整瓶约 500ml 的 "敌敌畏",并把瓶子随手扔到睡房窗外的草丛里,家属回家后果然在窗外草丛里找到了空瓶。

住院 2 周后,黄女士神清,呼吸、循环功能稳定,复查肾功能、凝血功能恢复正常,在家属的密切陪护、疏导下,黄女士转至普通病房继续治疗,1 周后出院。

【提示问题】

1. 急性有机磷农药中毒的中西医治疗原则是什么？

2. 什么是"阿托品化"与"阿托品中毒"？两者如何鉴别？

3. 什么是中间综合征？什么是有机磷迟发性神经病？什么是中毒"反跳"？

【主要讨论内容】

1. 急性有机磷农药中毒的一般治疗原则有什么？

2. 阿托品的使用注意事项有什么？

3. 急性有机磷农药中毒并发症的处理措施有什么？

4. 急性有机磷农药中毒的中医治疗如何切入？

【推荐阅读文献】

GORECKI L,KORABECNY J,MUSILEK K,et al. Progress in acetylcholinesterase reactivators and in the treatment of organophosphorus intoxication：a patent review（2006-2016）［J］. Expert Opin Ther Pat.2017 Sep；27（9）：971-985.

（姚晓彬）

案例3　坠楼致多发伤

【学习目标】

> 　　了解多发伤的定义；熟悉多发伤的临床表现、辅助检查特点；掌握多发伤的诊断、鉴别诊断及治疗；熟悉多发伤的中医病因病机；掌握多发伤的辨证要点、中医药治疗。

1. 基础医学

(1) 多发伤的病理生理。

(2) 多发伤引起失血性休克、昏迷、多器官功能衰竭的病理生理。

(3) 中医对脑、肺、肠的生理功能、病理状态及相关证候的认识。

2. 临床医学

(1) 呼吸频率减慢的病因。

(2) 多发伤病情严重程度的评估

(3) 多发伤的临床表现、特点、救治原则。

(4) 多发伤中急性出血的处理。

(5) 重型颅脑损伤诊治进展。

(6) 多发伤的中医病因病机及治法。

3. 人文医学

(1) 多发伤、重型颅脑损伤流行病学特点、预后。

(2) 高处坠落伤致命并发症的预防及健康教育。

(3) 中医药调护方案。

【关键词】

多发伤；重型颅脑损伤。

【时间分配】

1. 学生讨论时间 50 分钟。

2. 学生总结时间 20 分钟。

3. 教师总结讲评 10 分钟。

·········|　第一幕　|·········

楠楠今年 5 岁了,他是一个活泼好动、淘气的小男孩。一日 15 时许,他悄悄和小伙伴出去玩耍,甚至爬到二楼房顶(高约 8m)上玩,楠楠一不小心从房顶上坠落,致头部流血、神志不清,家属赶紧把孩子送到急诊。急诊医生给他进行了诊查,记录如下：T 37.2℃,HR 139 次 /min,RR 12 次 /min,BP 100/65mmHg,SpO₂ 94%;神志不清,呼之不应,右侧头部肿胀、流血,鼻孔可见鲜血流出,无抽搐,无呕吐,舌未查,脉细数。查体：昏迷状,双侧瞳孔等大等圆,直径约 2mm,对光反射迟钝,右侧头枕部可触及面积约 5cm×5cm 血肿,双肺呼吸音不对称,右肺呼吸音减弱,腹软,全腹未见瘀斑,移动性浊音阴性。急诊立即开通绿色通道紧急抢救。16 时,楠楠出现呼吸减慢(RR 8 次 /min),SpO₂ 下降至 80%,急诊医生立即行经口气管插管、呼吸机辅助通气,并予补液扩容、制酸护胃、止血等处理。查血常规：WBC 14.5×10^9/L,中性粒细胞百分比 43.1%,Hb 93g/L。凝血功能：PT 14.4s,APTT 26.2s。生化：K^+ 3.46mmol/L,TCO₂ 15.3mmol/L。心肌酶：AST 891U/L,CK 745U/L,CK-MB 841U/L,LDH 1 725U/L。头颅、胸部、全腹 CT 示(图 2-53 至图 2-56)：颅底多发骨折,颅内及左眼少许积气,额部及右顶部头皮血肿;双侧筛窦及左侧乳突异常低密度影;双肺挫伤,肺内病灶内见空洞影;右侧少量气胸;气体延至肝脏前缘,请结合临床;可疑肝周少许积液(血液?)。3 小时后复查血常规提示 Hb 47g/L,楠楠出血、肢冷,脉搏微弱,血压低(84/52mmHg),考虑病情危重收入 ICU 进一步抢救治疗。

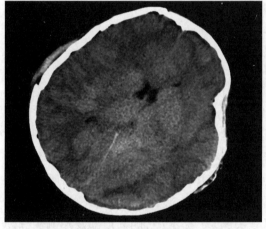

图 2-53　头颅 CT

注:颅骨骨折,颅内积气,右顶部头皮血肿,脑肿胀。

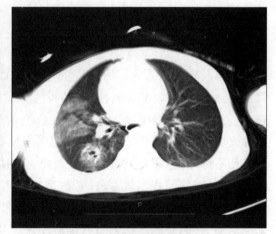

图 2-54　胸部 CT

注:双肺挫伤,右下肺见囊状病变。

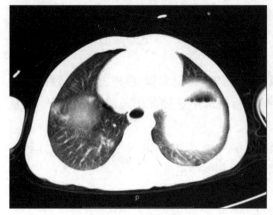

图 2-55　胸部 CT

注:双肺挫伤,右侧少量气胸。

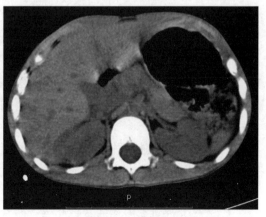

图 2-56　腹部 CT

注:肝肾隐窝可见少许积液。

【提示问题】

1. 患者有什么临床特点？

2. 你的初步中西医诊断分别是什么？依据是什么？

3. 需要为患者进一步做哪些其他的检查？为什么？

4. 需要如何进一步治疗？

【主要讨论内容】

1. 呼吸频率异常的定义及常见病因有什么？

2. 什么是多发性创伤？如何分类？

3. 多发伤病情严重程度如何评估？

4. 中医对多发伤、创伤的病因病机如何认识？

【推荐阅读文献】

PLURAD DS，CHIU W，RAJA AS，et al. Monitoring modalities and assessment of fluid status：a practice management guideline from the Eastern Association for the surgery of trauma ［J］. J Trauma Acute Care Surg，2018，84（1）：37-49.

···|　第二幕　|···

楠楠入住 ICU 后入院后，医生予积极输血、补液扩容等抗休克处理，并予止血、制酸护胃、预防感染处理。复查胸片结果回复：考虑双肺挫伤，并双侧胸腔积液，以右侧为主。复查 B 超提示：双侧胸腔积液（右侧中量，左侧少量，考虑积血），腹腔积液，肝右叶实质不均匀性改变，结合临床考虑肝挫裂伤，胆脾未见明显异常声像，右肾周实性团块，考虑血肿，右肾挫伤不排除，左肾未见明显异常声像。急请神经外科、儿科、胸外科、普外科联合会诊并手术，进行胸腔闭式引流 + 肝、肾破裂缝合止血治疗。术后返回 ICU 病房，维持呼吸机辅助通气，继续输血、补液抗休克治疗，患者生命体征逐渐稳定；次日患者神志不清，左侧肢体未见活动，右侧肢体疼痛刺激有逃避动作。复查头颅 CT 提示：右侧额顶部及左侧额部硬膜外血肿，以右侧额顶部为主，右侧额叶脑挫裂伤，蛛网膜下腔少量出血，脑肿胀（图 2-57、图 2-58）。于气管内插管全麻下行右额顶部开颅硬膜外血肿清除术，术中清除暗红色血块夹杂暗红色液体，共约 50ml，术后返回 ICU 后予脱水控制颅压，适当镇静、镇痛处理，继续防治感染，输注浓缩红细胞、血浆、白蛋白纠正贫血及凝血功能，维持水电解质内环境稳定，开通肠内营养等治疗。

至入院第 6 天，楠楠神志逐渐好转，逐步拔除身上的各种留置管，后神志逐渐清醒，但是左侧肢体无力、失语，将楠楠转出 ICU，在普通病房行中医中药辨证用药，针灸、按摩等康复治疗及高压氧治疗。

住院第 21 天楠楠病情已基本痊愈，能行走，理解力明显改善，能对答讲话，病情好转出院。出院 1 年后随访，楠楠仅仅遗留右耳听力下降，无其他后遗症。

【提示问题】

1. 该患儿严重多发伤涉及哪些器官？有哪些并发症？

2. 该患儿发生休克的原因？严重创伤合并失血性休克如何处理？

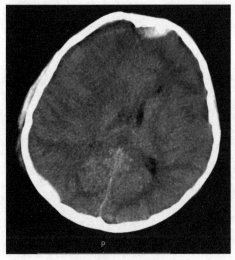

图 2-57　头颅 CT
注：左侧额部硬膜外血肿，
右侧额叶脑挫裂伤，脑肿胀。

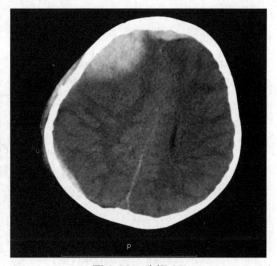

图 2-58　头颅 CT
注：右侧额顶部硬膜外血肿。

3. 严重多发伤的院前急救和急诊救治特点？

4. 严重的多发伤的中西医治疗原则？

【主要讨论内容】

1. 严重多发伤的特点及死因特点？

2. 结合该患者谈谈严重多发伤患者的 ICU 救治原则？

3. 严重创伤出血如何处理？

4. 重型颅脑损伤诊治进展有什么？

5. 多发伤的中医治疗原则是什么？

【推荐阅读文献】

中国医师协会神经外科医师分会，中国神经创伤专家委员会. 中国颅脑创伤外科手术指南 [J]. 中华神经创伤外科电子杂志，2015（1）：59-60.

（翁燕娜）

案例 4　成人斯蒂尔病

【学习目标】

　　了解成人斯蒂尔病（AOSD）的定义、病因、发病机制；熟悉 AOSD 的临床表现、辅助检查特点；掌握 AOSD 的诊断、鉴别诊断和治疗；掌握巨噬细胞活化综合征（MAS）的诊断、鉴别诊断和治疗；熟悉 AOSD 的中医病因病机；掌握 AOSD 的辨证要点、中医药治疗切入点。

1. 基础医学

(1)发热的病理生理。

(2)成人斯蒂尔病的病理生理。

(3)中医对发热病因病机及辨证的认识。

2. 临床医学

(1)反复发热的常见病因。

(2)反复发热、关节痛、皮疹的病因及鉴别诊断。

(3)成人斯蒂尔病的临床表现、辅助检查、诊断及鉴别诊断。

(4)巨噬细胞活化综合征的临床表现、辅助检查、诊断及鉴别诊断。

(5)成人斯蒂尔病的治疗。

(6)巨噬细胞活化综合征的治疗。

(7)中医对本病的病因病机认识、治疗切入点。

3. 人文医学

(1)成人斯蒂尔病的流行病学特点、预后。

(2)巨噬细胞活化综合征的流行病学特点、预后。

(3)中医药调护方案。

【关键词】

成人斯蒂尔病;巨噬细胞活化综合征;内伤发热。

【时间分配】

1. 学生讨论时间 50 分钟。

2. 学生总结时间 20 分钟。

3. 教师总结讲评 10 分钟。

| 第一幕 |

黄阿姨是一名 50 岁的农村妇女,平时经常下田劳作,身体也比较壮实。但是今年 10 月 3 日开始,黄阿姨反复出现阵发性发热,体温最高达 39℃,伴肌肉关节酸痛,恶心欲呕,在当地诊所处理后仍时有发热,无发热时仍能下田劳动,黄阿姨未重视。10 月 25 日开始病情加重,出现高热寒战,体温达 39℃,关节酸痛,恶心干呕,在当地医院住院治疗,先后予头孢唑肟、亚胺培南西司他丁钠、万古霉素、左氧氟沙星、环丙沙星、伏立康唑等抗感染,仍反复发热,并出现腹泻,每天 1~3 次,大便色黄质稀,无肉眼脓血便。3 天前黄阿姨右侧胸腹腰部及双侧大腿出现淡红色皮疹,而且觉得气喘明显,咳嗽咳痰,质黏难咳出,恶心干呕,腹胀,双下肢水肿,纳差,还出现胡言乱语的情况,说的话家人都听不懂。焦急的家属将黄阿姨送至省级医院要求住院治疗。至急诊时黄阿姨烦躁,时有口中怪叫,查体不配合,测 T 39.5℃,BP 96/52mmHg,SpO$_2$ 90%,RR 45 次 /min。查血常规: WBC 47.95×10^9/L,中性粒细胞百分比 93.2%,淋巴细胞百分比 2.3%,RBC 3.64×10^{12}/L,Hb 102g/L,PLT 67×10^9/L;生化: Urea 16.32mmol/L,Cr 138μmol/L;血气分析: pH 值 7.466,PCO$_2$ 34.3mmHg,PaO$_2$ 57.8mmHg,BEecf 1.0mmol/L;D-dimer>8mg/L;LDH: 2 699U/L;AST: 207U/L。胸部 X 线片(图 2-59): 右肺

野阴影,考虑感染;双侧少量胸腔积液。腹部 CT:脾稍大。考虑病情危重,收入 ICU 监护治疗。发病以来黄阿姨体重无明显下降。

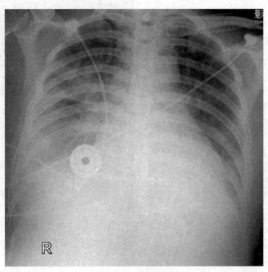

图 2-59　床旁胸片

【提示问题】

1. 患者有什么临床特点?

2. 你的初步中西医诊断分别是什么?依据是什么?

3. 是否需要为患者做其他的检查?为什么?

【主要讨论内容】

1. 反复发热、关节痛、皮疹的常见疾病有什么?

2. 成人斯蒂尔病的诊断要点是什么?

3. 成人斯蒂尔病与脓毒症如何鉴别?

4. 什么是巨噬细胞活化综合征?

5. 中医对成人斯蒂尔病的病因病机如何认识?

【推荐阅读文献】

MIMURA T,KONDO Y,OHTA A,et al. Evidence-based clinical practice guideline for adult Still's disease[J]. Mod Rheumatol,2018,28(5):736-757.

◄┈┈┈┈┈┈┈┈┈┈┈┈┈┈┈┈┈┈ | 第二幕 | ┈┈┈┈┈┈┈┈┈┈┈┈┈┈┈┈┈┈►

入 ICU 后,医生予黄阿姨无创呼吸机辅助通气,并予抗感染、化痰、解痉平喘、利尿、护胃、调节肠道菌群的治疗,予输注血浆、白蛋白、免疫球蛋白,加强营养支持,维持内环境稳定,并予中药辨证治疗。经处理,黄阿姨呼吸衰竭可纠正,肾功能明显改善,但发热仍有反复,胡言乱语更为明显,体温波动在 36~39.3℃,多次复查白细胞波动于 $20.87 \times 10^9/L$~ $47.95 \times 10^9/L$,血小板降低,B 超提示脾稍大,铁蛋白>3 630pmol/L。外院骨髓穿刺结果示感染性骨髓象,自身免疫抗体、CRP、RF、ANA 均阳性,完善消化科、肿瘤科、妇科、皮肤科、血液科会诊后,排除相关专科疾病。请风湿科会诊,发热原因考虑为成人斯蒂尔病,患者存在精神症状,结合化验提示血小板下降、LDH 升高、胆红素升高,注意合并巨噬细胞活化综合征(MAS),建议复查 LDH、骨穿(注意有无噬血细胞)。治疗上予肾上腺糖皮质激素(注射用甲泼尼龙琥珀酸钠)+ 免疫抑制剂(环孢素),继续抗感染及对症支持疗法,家属因自身原因拒绝骨髓穿刺。治疗后患者咳嗽、气促好转、肢肿消除,热渐退,复查胸片好转(图 2-60),带药回当地,其后随访黄阿姨症状基本消失,她又可以下田干农活了。

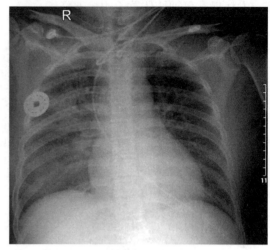

图 2-60　床旁胸片

注:右肺感染较前吸收好转,双侧胸腔积液基本吸收。

【提示问题】

1. 成人斯蒂尔病的中西医治疗原则有哪些?

2. 成人斯蒂尔病出现呼吸衰竭时如何治疗?

【主要讨论内容】

1. 成人斯蒂尔病如何治疗?

2. 成人斯蒂尔病合并 MAS 如何进行治疗?

3. 成人斯蒂尔病中医治疗如何切入?

【推荐阅读文献】

朱小霞,李芹,王悦,等. 成人斯蒂尔病诊疗规范[J]. 中华内科杂志,2022,61(4): 370-376.

(杜炯栋　蓝嘉欣)

案例 5　中性粒细胞缺乏伴发热

【学习目标】

> 了解中性粒细胞在人体免疫功能中的作用、中性粒细胞缺乏的病因、发病机制;熟悉中性粒细胞缺乏的临床表现、辅助检查特点;掌握中性粒细胞缺乏的诊断、鉴别诊断及治疗;掌握中性粒细胞缺乏伴发热的诊断思路及抗菌药物的应用;熟悉虚劳的中医病因病机;掌握虚劳的辨证要点、中医药治疗切入点。

1. 基础医学

(1)白细胞及中性粒细胞的正常值及生理功能。

(2)中性粒细胞缺乏的病理生理。

(3)中医对气血的生理功能、病理状态及相关证候的认识。

2. 临床医学

(1)中性粒细胞缺乏伴高热、咽痛的病因及鉴别诊断。

(2)中性粒细胞缺乏的常见病因。

(3)中性粒细胞缺乏的临床表现、辅助检查、诊断及鉴别诊断。

(4)中性粒细胞缺乏伴发热的诊断及鉴别诊断。

(5)中性粒细胞缺乏的治疗。

(6)中性粒细胞缺乏伴发热的抗感染治疗。

(7)中医对本病的病因病机认识、治疗切入点。

3. 人文医学

(1)中性粒细胞缺乏的流行病学特点、预后。

(2)中性粒细胞缺乏伴发热的流行病学特点、预后。

(3)中性粒细胞缺乏的危险因素、预防及健康教育。

(4)中医药调护方案。

【关键词】

中性粒细胞缺乏；化脓性扁桃体炎；虚劳。

【时间分配】

1. 学生讨论时间 50 分钟。

2. 学生总结时间 20 分钟。

3. 教师总结讲评 10 分钟。

| 第一幕 |

梁阿姨今年 50 岁,20 多年前被诊断过"甲亢"。1 个月前,复查甲亢的指标有所反复,医生给予甲巯咪唑片,每次 10mg,每天 2 次。梁阿姨用药没什么不适,也就一直服用,没有找医生复诊。10 天前梁阿姨开始觉得有点倦怠乏力,但也没去就诊。前天受凉后便发热,最高体温 39.5℃,还出现咽痛,恶寒,头痛,全身酸痛,疲倦乏力,家人赶紧送梁阿姨到急诊就诊。

医生检查发现梁阿姨的扁桃体明显红肿,左侧扁桃体见脓性分泌物,双肺呼吸音清晰,未闻及啰音,舌淡嫩,苔薄黄,脉细数。查血常规: WBC 0.42×10^9/L,NEUT 0.23×10^9/L,LYM 0.16×10^9/L,RBC 3.32×10^{12}/L,Hb 100g/L。医生予重组人粒细胞集落刺激因子升高白细胞,注射用头孢曲松钠、丁胺卡那霉素抗感染,补液维持电解质平衡等对症处理,梁阿姨一直高热未退。第 2 天早上查血常规: WBC 0.36×10^9/L,NEUT 0.09×10^9/L,LYM 0.23×10^9/L,RBC 3.22×10^{12}/L,Hb 96g/L。考虑梁阿姨病情重,收入 ICU 治疗。

【提示问题】

1. 患者有什么临床特点?

2. 你的初步中西医诊断分别是什么? 依据是什么?

3. 是否需要为患者做其他的检查？为什么？

【主要讨论内容】

1. 中性粒细胞缺乏的常见病因有什么？

2. 中性粒细胞缺乏的诊断要点是什么？

3. 中性粒细胞缺乏伴发热的诊断流程是什么？

4. 中医对中性粒细胞缺乏的病因病机如何认识？

【推荐阅读文献】

朱骏,胡炯,毛原飞,等.上海地区粒细胞缺乏伴发热血液病患者致病细菌的分布及耐药性分析的多中心、回顾性研究[J].中华血液学杂志,2017,38(11):945-950.

·········|　第二幕　|·········

梁阿姨入 ICU 后,医生立即给予其保护性隔离,2 次咽拭子涂片均发现真菌。胸片示:双下肺可疑盘状肺不张,余双肺未见实质病变;B 超、心电图、心脏彩超、肝肾功、血脂等未见异常;甲状腺功能:T_3 0.75nmol/L,T_4 50.8nmol/L,FT_3 1.7pmol/L,FT_4 9.3pmol/L,TSH 0.61mIU/ml。入院第 2 天复查血常规:NEUT 0.3×10^9/L。西医治疗以升高白细胞、抗感染、免疫支持、补液、维持电解质平衡为主。中医辨证施治,给予参麦注射液益气扶正,金喉雾化剂雾化、银荷漱口液漱口及中药内服。

第 4 天复查胸片示:双肺未见实变,心影稍大,左室增大为主。经过积极救治,第 5 天梁阿姨退热,中性粒细胞也逐渐升至正常。第 6 天梁阿姨扁桃体分泌物培养出洋葱伯克霍尔德菌,根据药敏结果调整抗感染方案。现在梁阿姨明白服用治疗甲亢的药物一定要规范遵照医嘱,要定期找医生复诊及复查。

【提示问题】

1. 中性粒细胞缺乏的中西医治疗原则有哪些？

2. 中性粒细胞缺乏伴发热的治疗原则有哪些？

3. 中性粒细胞缺乏伴发热如何制订抗感染方案？

【主要讨论内容】

1. 中性粒细胞缺乏如何进行治疗？

2. 对该患者应如何进行危险度分层并制订初始抗生素方案？

3. 初始经验抗菌治疗后如何进行抗菌药物的调整？

4. 中性粒细胞缺乏伴发热的中医治疗如何切入？

【推荐阅读文献】

中华医学会血液学分会,中国医师协会血液科医师分会,刘启发,等.中国中性粒细胞缺乏伴发热患者抗菌药物临床应用指南(2020 年版)[J].中华血液学杂志,2020,41(12):969-978.

(杜炯栋)

案例6 溺 水

【学习目标】

> 了解溺水的流行病学特点和定义；熟悉溺水常见的并发症及发病机制；掌握溺水的病情严重程度评估、急救处理和治疗原则；了解中医对溺水的病因病机认识；掌握中医对溺水的辨证要点和中医药治疗方法。

1. 基础医学

(1)溺水的流行病学情况。

(2)溺水致心搏骤停的病理生理机制。

2. 临床医学

(1)溺水的定义、临床表现、常见并发症。

(2)溺水致 ARDS 的发病机制、临床表现及治疗原则。

(3)溺水致缺氧性脑损害的风险及预后评估、治疗原则。

3. 人文医学

(1)防溺水知识教育、安全培训、急救常识培训。

(2)心理健康教育。

【关键词】

溺水；心搏骤停；吸入性肺炎；缺氧性脑损害。

【时间分配】

1. 学生讨论时间 50 分钟。

2. 学生总结时间 20 分钟。

3. 教师总结讲评 10 分钟。

-------- | 第一幕 | --------

今年 37 岁的张女士在 4 个月前被诊断为重度抑郁症，她曾有过过激行为，医生建议住院治疗，但因各方面的原因，张女士当时只开了药物回家服用。

被诊断抑郁症 4 个月后，张女士从一座桥上跳下江。路人见状赶紧呼救，并拨打电话报警。民警赶至现场将张女士救上岸边，此时张女士已是口唇发绀且无呼吸，民警立即给予清除口中异物，并将患者平躺行胸外心脏按压，同时安排旁人拨打"120"急救电话，约 4 分钟后急救车赶到现场，医生立即对患者边进行心肺复苏边查体，此时张女士意识丧失，双侧瞳孔直径均约 4.5mm，对光反射迟钝，呈叹息样呼吸，颜面口唇发绀，四肢末端冰冷，口腔未见异物，双肺呼吸音极弱，心音微弱、节律不齐，颈动脉搏动消失。急诊医护人员现场继续给予胸外心脏按压，建立静脉通道，加强静脉补液，并给予药物反复静脉推注以兴奋心脏。持续按压约 10 分钟，患者出现手脚抽动、烦躁不安，查体见双侧瞳孔直径均约 3.5mm，对光反射存在,心率慢、心音弱、呼吸音弱并可闻及痰鸣音。再次静脉注射强心、升血压药物,并将张女士抬上救护车给予转运呼吸机辅助通气,转运过程中持续胸外心脏按压,严密监测各项生命体征,同时加强纠正酸中毒、补液等支持治疗。至急诊时张女士出现呻吟、手脚抽动,床旁监测示:BP 100/65mmHg,HR 110~130 次 /min。予以完善血液检查,离子:K^+ 3.42mmol/L,Na^+148mmol/L,Ca^{2+} 1.7mmol/L;Cr 361μmol/L;心 肌 酶:CK 182U/L,CK-MB 38U/L;TnT 4.39μg/L;血常规:WBC 24.68×10^9/L,Hb 185g/L;PCT >100ng/ml;CRP 51.7mg/L;血气分析:pH 值 7.445,PaO_2 154mmHg,PCO_2 34.6mmHg,LAC 9.1mmol/L;凝血功能、肝功能未见明显异常。胸片示:双肺弥漫渗出灶。张女士病情危重,经家属同意,转 ICU 监护治疗。

【提示问题】

1. 心搏骤停的心电图表现有哪些?

2. 心搏骤停的原因有哪些?

3. 心肺复苏术的操作流程? 明确溺水后所进行的心肺复苏有何特殊要求?

4. 如何判断心肺复苏成功?

【主要讨论内容】

1. 溺水的定义及流行病学现状怎样?

2. 溺水后心搏骤停的病理生理发展过程是怎样的?

3. 中医学对溺水后心搏骤停病因病机如何认识?

【推荐阅读文献】

1. 中国研究型医院学会心肺复苏学专业委员会,中国老年保健协会心肺复苏专业委员会,中国老年保健协会全科医学与老年保健专业委员会,等. 中国淹溺性心脏停搏心肺复苏专家共识[J]. 中华急诊医学杂志,2020,29(8): 1032-1045.

2. 陈旭昕,付玉梅. 淹溺的紧急救治原则与方法[J]. 中国临床医生杂志,2016,44(1): 3-5.

| 第二幕 |

转入 ICU 后予其维持有创呼吸机辅助通气,采用肺保护性通气策略,动态调整支持参数,纤维支气管镜治疗评估气道情况、积极清除气道分泌物,行床旁 CRRT,稳定内环境,留置 PiCCO 管行血流动力学监测,药物方面予抗感染、抗炎,同时加强补液、纠正酸中毒、化痰、护胃、加强营养和免疫支持等对症治疗,密切监测各项生命体征,维持内环境稳定。

入院第 3 天,张女士血压较前改善,但人持续没有转醒。外出行头颅 + 胸部 CT 检查,结果示:①双侧大脑半球、小脑半球脑组织肿胀,提示缺血缺氧性脑病,鞍上池、桥前池、双侧小脑延髓池,提示双侧海马旁回疝、颞叶钩回疝、枕骨大孔疝形成;②双侧上颌窦、筛窦炎症;③双肺渗出,双侧少量胸腔积液。随后深部痰培养先后检出多重耐药嗜水气单胞菌、铜绿假单胞菌、大肠埃希菌,根据药敏结果积极调整抗感染方案。中医方面,根据辨证施治原则,初期以益气摄血、温阳利水为法,中期佐以化湿,后期加强益气养阴,兼清余邪。

经中西医结合积极抢救,张女士各项生命体征逐渐稳定,入院后 1 周左右停用血管活性药物,第 10 天停 CRRT。呼吸方面,逐渐降低呼吸机支持参数,氧合状态逐渐改善。入院 2

周左右行气管切开,可间断停机,外周血氧尚可。感染逐渐控制,生命体征平稳,予转至普通病房继续治疗。

虽然张女士性命是保住了,但一直是植物人状态,不知能否清醒过来。

【提示问题】

1. 淡水水域的致病微生物可能有哪些?

2. ARDS 的诊断标准是什么?

3. 缺血缺氧性脑病的发病机制如何?

【主要讨论内容】

1. 溺水致 ARDS 的病理机制及治疗策略是什么?

2. 溺水后吸入性肺炎的抗感染治疗策略是什么?

3. 溺水后缺氧性脑损害的处理原则有哪些?

4. 本病的中医救治原则是什么?

【推荐阅读文献】

GIRASEK DC,HARGARTEN S. Prevention of and emergency response to drowning［J］. N Engl J Med,2022,387(14):1303-1308.

(周耿标)

案例 7　二甲双胍相关乳酸酸中毒

【学习目标】

了解乳酸生成和代谢的途径、乳酸酸中毒的定义、常见病因和发病机制;熟悉乳酸酸中毒的临床表现、辅助检查特点;掌握乳酸酸中毒的诊断、分型及鉴别诊断;掌握二甲双胍相关乳酸酸中毒(metformin associated lactic acidosis,MALA)的诊断及鉴别诊断和治疗;了解中医对 MALA 的病因病机的认识;掌握中医对 MALA 的辨证要点、中医药治疗切入点。

1. 基础医学

(1)乳酸的生成及代谢途径。

(2)乳酸酸中毒的病理生理。

2. 临床医学

(1)气促的常见病因。

(2)代谢性酸中毒的常见病因。

(3)乳酸酸中毒的诊断、分型及鉴别诊断。

(4)MALA 的临床表现、辅助检查、诊断及鉴别诊断。

(5)MALA 的治疗。

（6）中医对本病的病因病机认识、治疗切入点。

3. 人文医学

（1）乳酸酸中毒的流行病学特点、预后。

（2）MALA 的流行病学特点、预后。

（3）MALA 的预防及健康教育。

（4）中医药调护方案。

【关键词】

乳酸酸中毒；二甲双胍相关乳酸酸中毒；喘证。

【时间分配】

1. 学生讨论时间 50 分钟。

2. 学生总结时间 20 分钟。

3. 教师总结讲评 10 分钟。

··········· | 第一幕 | ···········

陈伯伯 73 岁，刚退休时被诊断为高血压、糖尿病，于是长期服用厄贝沙坦、二甲双胍；8 年前被诊断为冠心病、慢性心力衰竭，也一直规范服用药物治疗；2009 年体检发现肌酐 214μmol/L，但陈伯伯没觉得有不舒服，就没在意，平时自己按既往医嘱买药按时服用。半个月前开始自觉胃口差，但未就诊。2010 年 2 月 3 日凌晨陈伯伯突发明显气喘，不能平卧，四肢冰凉，遂来医院就诊。查血气分析：pH 值 6.964，PCO_2 14.2mmHg，PaO_2 127.8mmHg，BEecf −26.6mmol/L；血糖：1.57mmol/L；LAC：28.55mmol/L；生化：K^+ 7.05mmol/L，Urea 10.51mmol/L，Cr 281.6μmol/L；BNP 1 904.3ng/L；血常规：WBC 10.0×10^9/L，中性粒细胞百分比 70.7%。胸片：考虑心力衰竭，伴右下肺感染，建议复查。心脏彩超：①右心明显扩大，肺动脉扩张，中 - 重度肺动脉高压，肺心病不排除；②主动脉瓣轻度关闭不全；③二尖瓣中度关闭不全；④三尖瓣重度关闭不全；⑤少量心包积液。陈伯伯没有发热，深大呼吸，双肺呼吸音粗，可听到明显湿啰音，双下肢水肿明显。舌暗红，苔黄干，脉细数无力。急诊医师考虑陈伯伯病情危重，送入 ICU 抢救。

【提示问题】

1. 患者有什么临床特点？

2. 你的初步中西医诊断分别是什么？依据是什么？

3. 是否需要为患者做其他的检查？为什么？

【主要讨论内容】

1. 乳酸酸中毒的常见病因有哪些？

2. 代谢性酸中毒如何分类？

3. 乳酸酸中毒的诊断要点是什么？

4. MALA 的发病机制及常见原因是什么？

5. 中医对乳酸酸中毒的病因病机如何认识？

【推荐阅读文献】

DI MAURO S，FILIPPELLO A，SCAMPORRINO A，et al. Metformin：when should we fear lactic acidosis［J］. Int J Mol Sci，2022，23（15）：8320.

···| 第二幕 |···

陈伯伯入 ICU 后医生急予碳酸氢钠快速静脉滴注以纠正酸中毒、促钾内移（共使用 1 125ml），50% 葡萄糖注射液 + 胰岛素静脉滴注，呋塞米静脉推注以利尿、减轻心脏负荷。但病情仍进行性恶化，出现严重休克，早期尝试予液体复苏，并予大剂量多巴胺 + 多巴酚丁胺、去甲肾上腺素静脉泵入以强心升压及其他对症支持治疗，复苏后陈伯伯休克无改善，持续无尿，予行 CRRT。中医方面，入院当天陈伯伯出现休克，表现为神志淡漠，面色苍白，四末厥冷，舌淡暗，苔薄黄，脉沉细欲绝。考虑阳气欲脱，反复予参附注射液静脉推注以回阳救逆，并予四逆加人参汤急煎服。其间动脉血乳酸最高值为 37.29mmol/L，但经上述治疗，陈伯伯病情逐渐改善，乳酸也逐渐下降，继续给予中西医治疗。第 2 天酸中毒纠正，第 3 天乳酸完全正常，患者气促缓解，下肢水肿消退。病情稳定后转入普通病房治疗，住院 12 天陈伯伯好转出院，出院时陈伯伯尿量正常，Cr 155.6μmol/L。陈伯伯认识到不是按时服药就没问题，还得定期找医生复诊，让医生根据身体的情况来调整药物。

【提示问题】

1. 乳酸酸中毒的中西医治疗原则有哪些？

2. 紧急 CRRT 的适应证有哪些？

3. 患者慢性心力衰竭基础出现休克的治疗应该注意什么？

【主要讨论内容】

1. 乳酸酸中毒如何治疗？

2. MALA 的治疗方案是什么？

3. 重症患者 CRRT 的指征有哪些？

4. 乳酸酸中毒的中医治疗切入点？

【推荐阅读文献】

1. 王晓兵. 二甲双胍相关性乳酸酸中毒的研究进展［J］. 安徽医学，2014，35（1）：130-133.

2. CALLELLO DP，LIU KD，WIEGAND TJ，et al. Extracorporeal treatment for metformin poisoning：systematic review and recommendations from the extracorporeal treatments in poisoning workgroup［J］. Crit Care Med，2015，43（8）：1716-1730.

（杜炯栋）

案例8　热　射　病

【学习目标】

　　了解热射病的流行病学特点、病因、发病机制；熟悉热射病的临床表现、辅助检查特点；掌握热射病的诊断、鉴别诊断与治疗；熟悉中医对热射病的病因病机的认识；掌握热射病的辨证要点、中医药治疗切入点。

　　1. 基础医学

　　(1)发热的原理。

　　(2)热射病的病理生理学基础。

　　(3)中医对热射病的病因病机及相关证候的认识。

　　2. 临床医学

　　(1)热射病的病因及病理生理学改变。

　　(2)热射病的分型。

　　(3)热射病的临床表现、辅助检查、诊断及鉴别诊断。

　　(4)热射病的治疗。

　　(5)中医对热射病的治疗切入点。

　　3. 人文医学

　　(1)热射病的流行病学特点及预后。

　　(2)中暑的预防与早期识别。

　　(3)中医药对中暑的调护方案。

【关键词】

中暑；热射病。

【时间分配】

1. 学生讨论时间 50 分钟。

2. 学生总结时间 20 分钟。

3. 教师总结讲评 10 分钟。

········| 第一幕 |·········

　　陆先生是马拉松爱好者,常年参加全国各地马拉松比赛。2019 年 6 月 28 日,陆先生去参加马拉松比赛,上午陆先生在稍做热身后就开始比赛。那天是夏至节气,万里无云,天气特别酷热,没什么风。陆先生跑至 10 公里处出现头昏脑涨,随即摔倒在地不省人事。大会应急救援队立即对陆先生进行全身检查,当时测得 T 41℃,HR 123 次 /min,BP 131/63mmHg,全身大汗淋漓,呼之不应。工作人员考虑陆先生出现中暑症状,于是立即进行输液、冰块降温等处理措施,同时开通绿色通道送至医院急诊科。

30 分钟到达急诊科,急诊科医师对陆先生进行检查,体征如下:T 40.5℃,HR 132 次/min,BP 86/44mmHg,RR 25 次/min,SpO$_2$ 95%;GCS 评分:E2V3M4,双侧瞳孔直径均为 3mm,对光反射灵敏,颈软无抵抗,深浅反射无异常,病理征未引出,心肺查体无异常。急查各项指标,血常规:WBC 16.7×10^9/L,PLT 83×10^9/L;血气分析:pH 值 7.220,PCO$_2$ 42.0mmHg,PaO$_2$ 79mmHg,LAC 9.1mmol/L,BEb –10.4mmol/L。心肌酶:cTnT 134.4ng/L,肌红蛋白 1 418ng/ml,CK 341.0U/L,CK-MB 52.0U/L;肝功能:ALT 55U/L,AST 47U/L;胆红素、凝血功能、生化、心电图、胸片正常。舌干红,苔黄,脉细数。

急诊科立即给予激素、药物 + 物理降温、纠正酸中毒、快速补液等处理措施。经抢救约 1 小时,陆先生仍未苏醒,遂送至 ICU 继续抢救。

【提示问题】

1. 患者有什么临床特点?

2. 你的初步中西医诊断分别是什么?依据是什么?

3. 是否需要为患者做其他的检查?为什么?

【主要讨论内容】

1. 热射病的发病诱因有哪些?

2. 热射病的分型有哪些?

3. 热射病如何诊断及鉴别诊断?

4. 中医对热射病的病因病机如何认识?

【推荐阅读文献】

GARCIA CK,RENTERIA LI,LEITE-SANTOS G,et al. Exertional heat stroke:pathophysiology and risk factors[J]. BMJ Med,2022,1(1):e000239.

········· | 第二幕 | ·········

陆先生入住 ICU 后,医生立即给予其药物、降温毯等多种措施加强体温控制,同时给予脱水降颅压、抑酸护胃、液体复苏等治疗。1 小时后陆先生体表温度降至 38.3℃,生命体征逐渐平稳,尿量逐渐增多至 100ml/h 以上,复测得 LAC 2.3mmol/L。陆先生生命体征相对稳定后立即完善头部 CT 明确排除急性脑血管意外。

入院第 2 天,陆先生神志逐渐恢复,可配合简单动作,对答合理,但见广泛皮肤出血点及瘀斑,舌红,苔黄,脉细。查体:T 37.6℃,HR 85 次/min,BP 127/63mmHg,RR 16 次/min,SpO$_2$ 98%,GCS 评分:E4V5M5,心肺及神经系统查体无异常。复测血常规:PLT 50×10^9/L;凝血功能:PT 26.1s,INR 2.11R,FIB 0.56g/L,APTT 17.6s;肝功能:ALT 3 500U/L,AST 2 553U/L。考虑急性肝功能损伤合并弥散性血管内凝血(disseminated intravascular coagulation,DIC),立即给予护肝治疗,并补充新鲜血小板、冷沉淀、新鲜血浆等血液制品。并动态复查凝血指标,根据凝血情况补充凝血因子及血小板。

经调整治疗方案,陆先生皮下出血未见继续增多,肝功能异常及凝血功能紊乱逐渐纠正。1 周后陆先生病情稳定,凝血紊乱完全纠正,ALT 降至 65U/L,转普通病房继续治疗。

【提示问题】

1. 热射病导致多器官功能障碍的病理生理学基础是什么？

2. DIC 的诊断标准是什么？

【主要讨论内容】

1. 热射病的治疗要点有哪些？

2. 热射病常用降温措施有哪些？早期体温管理如何实施？

3. 热射病合并 DIC 的处理措施是什么？

4. 热射病的中医治疗如何切入？

【推荐阅读文献】

全军热射病防治专家组,全军重症医学专业委员会.中国热射病诊断与治疗专家共识
［J］.解放军医学杂志,2019,44(3):181-196.

（杨卫立）

案例 9　毒 蛇 咬 伤

【学习目标】

> 了解毒蛇的分类、蛇毒的致毒成分；熟悉毒蛇咬伤的临床表现；掌握诊断、鉴别诊断、院前紧急处理措施、院内治疗措施；了解中医对毒蛇咬伤病因病机的认识；掌握毒蛇咬伤的中医辨证分型、辨证论治。

1. 基础医学

(1)毒蛇与蛇毒的分类。

(2)蛇毒的致毒成分。

(3)中医对毒蛇咬伤的病因病机认识。

2. 临床医学

(1)蛇毒的毒性强度。

(2)毒蛇咬伤起病的病理生理过程。

(3)毒蛇咬伤的临床症状与体征。

(4)毒蛇咬伤的诊断与鉴别诊断。

(5)中医对毒蛇咬伤的治疗切入点。

3. 人文医学

(1)毒蛇咬伤的预防。

(2)中医药对毒蛇咬伤的预防与调护。

【关键词】

毒蛇咬伤;抗蛇毒血清;蛇咬伤。

【时间分配】

1. 学生讨论时间 50 分钟。

2. 学生总结时间 20 分钟。

3. 教师总结讲评 10 分钟。

························· | 第一幕 | ·························

侯哥是一位摄影爱好者,喜欢起早贪黑地到荒郊野岭去拍日出日落。8 月某天凌晨 4 点多,侯哥又与好友一起登山去拍日出,结果被毒蛇咬伤,同行小伙伴立即打 110 呼救。由交警指挥中心开通一路绿色通道,15 分钟左右直接送到医院急诊室。

到达急诊室时,侯哥自己觉得喘不上气,手脚无力。舌红,苔薄白,脉弦数。急诊记录体征: HR 120 次 /min,BP 117/59mmHg,RR 23 次 /min,SpO_2 92%,口唇发绀,心肺查体无阳性体征,右侧大腿皮带结扎,右侧小腿可见暗红色蛇牙印,局部可见暗红色血液渗出。

【提示问题】

1. 你的初步中西医诊断分别是什么? 依据是什么?

2. 该患者院前如何紧急处理?

【主要讨论内容】

1. 蛇毒的分类有哪几种?

2. 各种蛇毒中毒的临床表现是什么?

3. 毒蛇咬伤如何鉴别诊断?

4. 中医对毒蛇咬伤的病因病机如何认识?

【推荐阅读文献】

中华中医药学会外科分会. 毒蛇咬伤中医诊疗方案专家共识(2016 版)[J]. 中医杂志, 2017,58(4): 357-360.

························· | 第二幕 | ·························

在急诊医生清创过程中侯哥突然失去意识,当时查体: HR 127 次 /min,BP 98/53mmHg, RR 30 次 /min,SpO_2 95%(面罩吸氧 5L/min),双侧瞳孔直径均为 3mm,对光反射迟钝,颈软无抵抗,四肢肌力不配合检查,四肢肌张力下降,病理征未引出。急诊科医生立即完善相关检查,并完善头部 CT 未见脑部出血灶。此时检验科电话报危急值: pH 值 7.06, $PaCO_2$ 86mmHg,PaO_2 86mmHg。急诊医生考虑急性二氧化碳潴留导致意识障碍,立即进行经口气管插管机械通气并转入 ICU 进一步抢救。

转入 ICU 后继续给予创口切开排毒、机械通气、抗毒血清静脉注射、抑酸护胃、扩容补液等处理。同时给予"隔蒜灸""拔火罐"等方法促进毒素排出,中药汤剂辨证论治。经过 72 小时的抢救,侯哥终于逐渐恢复呼吸功能,成功脱机拔管,1 周后病愈出院。

回想起这次被毒蛇咬伤的过程,侯哥心有余悸,幸亏受伤后同行伙伴有经验,直接将其送往有抗蛇毒血清的最近的三级医院,及时用上相应的毒蛇血清。另外还得为交警点个赞,病情危急的情况下可以通过拨打 110 向交警部门求助,开通绿色通道甚至派交警铁骑一路护航到急救部门。

【提示问题】

1. 患者突发意识不清的原因是什么？

2. 针对急性二氧化碳潴留合并意识障碍的处理措施有哪些？

【主要讨论内容】

1. 毒蛇咬伤的现场如何预处理？

2. 毒蛇咬伤的伤口处理措施有哪些？

3. 毒蛇咬伤的药物处理措施有哪些？

4. 中医药对毒蛇咬伤如何辨证论治？

【推荐阅读文献】

RUSSELL JJ，SCHOENBRUNNER A，JANIS JE. Snake bite management：a scoping review of the literature［J］. Plast Reconstr Surg Glob Open，2021，9（4）: e3506.

（杨卫立）

主要讨论内容教师参考重点

第一节 脓毒症与多器官功能障碍综合征中西医结合诊治案例参考重点

案例1 脓毒症并发急性左心衰竭

| 第一幕 |

【教师参考重点】

1. 急性呼吸困难的常见病因是什么？

(1)时间超过1~2小时,伴有喘息:支气管哮喘(病史可参考)、左心功能衰竭(心肌梗死、瓣膜病等)。

(2)时间超过数小时/数天,伴有发热,有痰或无痰:肺炎、急性支气管炎、急性胸膜炎、急性化脓性纵隔炎、急性心包炎等疾病。

(3)高通气伴有代谢性酸中毒者,须考虑肾衰竭、糖尿病酮症酸中毒;一些外源性物质摄入导致的代谢性酸中毒,如水杨酸盐、甲醇等。单纯的高通气综合征多为无心肺疾病的年轻女性。

(4)呼吸困难同时伴有胸痛者,多为气胸(有气管移位)、肺栓塞(可有休克)、大叶性肺炎、AMI、急性心包炎、急性胸膜炎、气道异物等。

(5)产妇破水后突然出现呼吸困难、发绀、休克,应考虑为肺羊水栓塞。胸、腹大手术后突发呼吸困难,须考虑胸腔积液或肺不张。

2. 心源性哮喘与支气管哮喘如何鉴别？

心源性哮喘与支气管哮喘发作时,两者的症状颇为相似,心源性哮喘有时被误诊为支气管哮喘,两者的鉴别可参考表3-1。

表3-1 支气管哮喘与心源性哮喘的鉴别

	支气管哮喘	心源性哮喘
发病年龄	多于儿童或青少年时期起病	多于40岁以后起病
病史	家族病史或个人过敏病史,哮喘发作史,无心脏病史	一般无过敏病史,有高血压性、冠状动脉粥样硬化性心脏病,梅毒性心脏病或二尖瓣狭窄等病史
发作期间	任何时间都可发作,多于深秋或冬春季节发作	常在夜间出现阵发性呼吸困难,可有端坐呼吸和咳粉红色泡沫痰
肺部体征	双肺散在或弥漫性哮鸣音	双肺广泛的湿啰音和哮鸣音

续表

	支气管哮喘	心源性哮喘
心脏体征	正常	左心增大,心动过速,奔马律,心脏瓣膜听诊区器质性杂音
X线检查	肺野清晰,发作时可有肺过度充气改变	肺淤血,左心增大
治疗药物	支气管舒张药、氨茶碱和抗炎药	吗啡、利尿药、血管扩张药、洋地黄类

3. 此患者呼吸困难的病因是什么?

患者入院时以气促、发热为主要症状,急诊测体温最高为39.5℃,SpO$_2$ 91%。查体:双肺呼吸音粗,双下肺可闻及散在湿啰音,HR 160次/min,心房颤动。胸片:①肺淤血,心影增大,左室增大为主;②考虑右下肺感染。临床脓毒症全身炎症反应与急性左心衰竭均可出现上述临床表现,但两者治疗原则存在很大不同,脓毒症患者出现上述情况常需加强补液,急性左心衰竭则需利尿减轻心脏负荷,故需详加鉴别。鉴别要点有:①血压,脓毒症患者因毛细血管渗漏、血容量相对不足通常血压会有不同程度下降,但急性左心衰竭患者多见高血压,此患者在急诊时测血压高达182/119mmHg,支持急性左心衰竭;②肢体水肿情况,患者存在双下肢中度水肿,提示可能存在心力衰竭;③临床检验,脓毒症通常以降钙素原为生物标志物,急性左心衰竭通常以BNP为生物标志物,此患者BNP升高,支持心力衰竭的诊断。根据上述鉴别点,均支持该患者存在ALHF,但脓毒症的情况亦明确存在。临床上往往多见慢性心脏病、心力衰竭基础,合并感染等而诱发急性心力衰竭发作,该患者气促考虑为混合性因素。此时治疗上应该两者兼顾。

4. 中医对脓毒症并发心力衰竭的病因病机如何认识?

此患者以咳嗽、发热、气促为主要表现,为脓毒症、肺部感染并发急性左心衰竭,古代中医学无相关病名,可根据其症状归属于"心衰""喘证"或"外感高热"等范畴。宋代赵佶在《圣济总录·心脏门》中首次提到"心衰"这个病名。古代各种中医文献中很早就有对心力衰竭症状之描述,张仲景在《金匮要略·水气病脉证并治》中云:"心水者,其身重而少气,不得卧,烦而躁,其人阴肿。"

脓毒症心力衰竭病因为机体正气虚、外感六淫,属本虚标实。外感六淫,累及营卫,邪正交争,造成热象;热病初期,心气受伤,气不行血,以致血瘀,形成气虚血瘀之证;严重的感染导致热毒过盛,毒热入血,致使败血阻滞,血热互结,形成瘀血,且毒瘀并存;热盛极后,则伤营阴,正气耗伤,渐渐形成气阴两虚之证;热病后期,阴液已伤,阴损及阳,阳气不能内敛,水邪上犯,故成阳虚水泛之证;因此正气不足、气阴两虚是本病发生的内因,外感邪毒是诱发或加重本病的外因。

【教师注意事项】

患者有冠心病的病史,本次急性加重,出现急性呼吸困难,注意排除AMI引起的心力衰竭,重点引导学生对引起此类症状的疾病进行思考、鉴别。

该患者以咳嗽、气促、发热为主要症状,考虑脓毒症、肺部感染所致,需与ALHF鉴别,两者治疗原则存在很大不同,但在临床上脓毒症、肺部感染与心力衰竭并存的情况并不少见,需要从多方面入手,精确地进行临床判断,才能准确选择治疗方案。

【本幕小结】

患者老年男性,有高血压、糖尿病、冠心病史,慢性病程,本次以咳嗽咳痰伴有发热为首发症状,继而出现喘促、呼吸困难。对引起这些症状的疾病进行鉴别以进一步明确病情。

···| **第二幕** |···

【教师参考重点】

1. 急性左心衰竭如何处理?

(1)一般处理

1)体位:患者应坐位或半坐卧位,两腿下垂,减少下肢静脉回流。

2)吸氧:指脉血氧饱和度<90%者需要给氧。面罩给氧较鼻导管给氧效果好;对常规治疗无效的临床症状严重并且氧分压显著降低者应给予无创正压通气治疗。

3)出入量管理:肺淤血、体循环淤血及水肿明显者应严格限制液体入量及输液速度;对于无明显低血容量因素者,出入量每天负平衡约500ml,以减少水钠潴留和缓解症状。

(2)药物治疗

1)基础治疗:①阿片类药物吗啡,可用于治疗急性肺水肿,静脉注射3~5mg,可迅速扩张体静脉,减少静脉回心血量,降低左心房压力。还能减少烦躁不安和呼吸困难的发生,降低周围动脉阻力,从而减轻左心室后负荷,增加心排血量。②洋地黄类药物毛花苷C,可改善症状,降低再住院率。若快速型心房颤动可将0.2~0.4mg毛花苷C加入到20ml 10%葡萄糖注射液中,静脉推注,2~4小时后可再予0.2mg。

2)利尿剂:呋塞米静脉用药15~30分钟尿量开始增多,60分钟时达到高峰,大量利尿可减少血容量,进一步使左心房压下降。对于血压偏低的患者应慎用,以免引起低血压或休克。

3)血管扩张剂:可降低前后负荷,但无改善预后证据。收缩压>110mmHg者可安全使用,90~110mmHg谨慎使用,<90mmHg禁忌使用。静脉滴注硝酸甘油的起始剂量为10μg/min,在密切监测血压情况下,每5分钟增加5~10μg/min直到症状缓解或收缩压下降至90~110mmHg,病情稳定后逐渐减量至停用。乌拉地尔可应用于治疗高血压合并左心衰竭、主动脉夹层合并急性左心衰竭的患者。

4)正性肌力药物:用于心输出量(cardiac output,CO)降低,低心排血量综合征。①多巴胺:小剂量[<3μg/(kg·min)]可选择性扩张肾动脉,大剂量[>5μg/(kg·min)]有正性肌力和缩血管作用,应自小剂量开始使用;②多巴酚丁胺:2~20μg/(kg·min)可增加CO,正在应用β受体阻滞剂的患者不推荐用①②;③磷酸二酯酶抑制剂:米力农负荷量为25~75μg/kg(输注时间应>10分钟),维持量为0.375~0.75μg/(kg·min);④左西孟旦(钙增敏剂):负荷量为12μg/kg(输注时间应>10分钟,收缩压<100mmHg者不需用负荷剂量),维持量为0.1μg/(kg·min)。

(3)非药物治疗

1)IABP:心源性休克顽固肺水肿,不能用药物纠正者。

2)机械通气:心搏呼吸骤停,合并Ⅰ或Ⅱ型呼吸衰竭。

3)血液净化治疗:高容量负荷,低钠血症(Na$^+$<110mmol/L)可进行超滤。

4)心室机械辅助装置：体外膜肺氧合（extracorporeal membrane oxygenation,ECMO）,心室辅助装置。

2. 急性心力衰竭导致呼吸衰竭的机制是什么？

急性左心衰竭时由于左心室收缩或舒张功能障碍,左心室排血量不足,引起肺静脉与肺部毛细血管压力急剧升高,肺泡毛细血管的通透性增加,液体由毛细血管渗入肺间质、肺泡及细支气管内,引起肺间质及肺泡水肿,导致肺部气体通气血流比例失调,肺内分流增加,影响肺部的弥散功能及换气功能。同时,由于肺间质水肿,肺顺应性下降或肺不张；支气管、小气管水肿导致气道阻力增加,影响肺部通气功能。急性心力衰竭患者由于氧耗量及呼吸肌做功量增大,极易发生呼吸肌疲劳,导致急性呼吸衰竭的发生。

3. 无创通气在急性左心衰竭中的应用机制是什么？

通过鼻、面罩、接口器等相对无创的方式与呼吸机连接进行辅助通气的方式统称为无创正压通气。当急性心力衰竭患者在接受常规药物治疗和高浓度面罩吸氧后呼吸困难症状仍不缓解,动脉血气分析达到呼吸衰竭标准,出现明显酸碱失衡时,应在积极治疗原发病的同时,尽早行机械通气。无创通气可降低心力衰竭合并肺水肿患者死亡率,建议将其作为上述患者的一线治疗方法。

无创通气在急性心力衰竭中的应用机制如下。

(1)改善氧合状态,纠正低氧血症：无创正压通气给氧浓度较高,增加氧输送,气道正压给氧增加肺弥散功能,从而提高氧分压。

(2)改善肺泡通气,纠正急性呼吸性酸中毒。

(3)降低呼吸肌氧耗,减轻呼吸肌疲劳。

(4)提供胸腔内正压,减少渗出,改善肺水肿。

(5)无创正压通气降低心脏前、后负荷以改善心功能。

4. 脓毒症并发急性左心衰竭如何进行液体管理？

结合该患者的临床表现及辅助检查结果,支持存在脓毒症及 ALHF,治疗上存在矛盾：心力衰竭治疗需要限制液体摄入量,而脓毒症早期,特别是脓毒性休克时需要液体复苏。

根据脓毒症治疗指南,临床上存在以下情况需要液体复苏。

(1)持续低血压或 LAC ≥ 4mmol/L 的患者采取早期目标导向的液体复苏。

(2)机械通气、自主呼吸或心律失常时,可选用被动抬腿试验（passive leg raising test,PLR）预测脓毒症患者的液体反应性。

(3)对无自主呼吸和心律失常、非小潮气量通气的患者,可选用脉压变异度、每搏变异度作为脓毒症患者液体反应性的判断指标。

临床上可进行利尿或补液实验,密切观察治疗后患者各项指标变化（血压、心率、乳酸、氧合指数等）以进一步鉴别。建议留置颈部或锁骨下深静脉管监测 CVP 情况,甚至行漂浮导管或 PiCCO 血流动力学监测,可较为精确地进行临床判断,指导临床液体管理。

5. 脓毒症并发心力衰竭的中医治疗原则是什么？

目前对脓毒症心衰病的治疗没有提出明确的辨证分型与治疗指南。现代医家在中医理论的指导下,以辨证论治为基础,探索本病的辨证分型及治则治法。气阴两虚或阳气不足是脓毒症心衰病发生的内因,外感邪毒是本病诱发或加重的外因,以"热毒侵袭"贯穿始终。治疗上应分清标本缓解,以清热解毒、活血化瘀治其标,以益气、养阴、温阳治其本,为脓毒症心衰病的发展提供了一定的临床参考价值。

【教师注意事项】

通过引导学生掌握脓毒症合并急性左心衰竭的临床表现,了解脓毒症合并急性左心衰竭,两者在处理原则上存在一定矛盾,脓毒症早期需要液体复苏,而急性左心衰竭需要限制液体摄入及利尿减负,帮助学生学习如何根据患者病情进行有效液体管理。

【本幕小结】

患者以咳嗽咳痰伴有发热起病,是一个看似简单的呼吸道感染,而进一步出现呼吸困难表现的案例。需要明确引起呼吸困难的原因及如何对症处理,经中西医药物治疗、有效的液体管理、无创通气,患者病情改善出院。

【参考文献】

1. 中华医学会心血管病学分会心力衰竭学组,中国医师协会心力衰竭专业委员会,中华心血管病杂志编辑委员会.中国心力衰竭诊断和治疗指南2018[J].中华心血管病杂志,2018,46(10):760-789.

2. 中华医学会重症医学分会.中国严重脓毒症/脓毒性休克治疗指南(2014)[J].中华内科杂志,2015,54(6):557-581.

(翁燕娜)

案例2 急性呼吸窘迫综合征

························| 第一幕 |························

【教师参考重点】

1. 气促的常见疾病有哪些?

气促的常见病因较多,主要有:

(1)肺源性:气道狭窄、梗阻(如急性喉头水肿、气道异物、气管肿物、支气管哮喘等)、肺疾病(如肺炎、肺脓肿、肺不张、肺间质纤维化、急性肺栓塞等)、胸壁及胸膜疾病(如气胸、胸腔积液、胸膜粘连、严重胸廓畸形等)、神经-肌肉疾病等(如重症肌无力、脊髓灰质炎、多发性神经炎等)。

(2)心源性:心力衰竭、心脏压塞等。

(3)代谢性:严重代谢性酸中毒(糖尿病酮症酸中毒、肾衰竭等)。

(4)其他:中毒(有机磷、一氧化碳、亚硝酸盐等)、严重贫血、中枢性(脑外伤、急性脑血管意外等)。

2. 重症肺炎的诊断要点是什么?

肺炎是指包括终末气道、肺泡和肺间质等在内的肺实质炎症,可由多种病原体(包括细

菌、真菌、病毒、寄生虫等)、理化损伤、药物及免疫损伤等多种因素引起。目前肺炎的诊断标准主要为:

(1)新近出现咳嗽、咳痰或原有呼吸道疾病症状加重,伴或不伴脓痰/胸痛/呼吸困难/咯血。

(2)发热。

(3)肺实变体征和/或闻及湿啰音。

(4)WBC>10×10^9/L 或<4×10^9/L,伴或不伴细胞核左移。

(5)胸部 X 线检查显示新出现的斑片状浸润影、叶/段实变影、磨玻璃影或间质性改变,伴或不伴胸腔积液。

(1)~(4)项任何 1 项加第(5)项,并除外肺结核、肺部肿瘤、非感染性肺间质性疾病、肺水肿、肺不张、肺栓塞、肺嗜酸性粒细胞浸润症及肺血管炎等后,可建立临床诊断。

根据中华医学会呼吸病学分会 2016 年拟定的《中国成人社区获得性肺炎诊断和治疗指南》,重症肺炎诊断标准则是在上述肺炎诊断标准的基础上,符合下列 1 项主要标准或 ≥ 3 项次要标准:

(1)主要标准:①需要气管插管行机械通气治疗;②脓毒症休克经积极液体复苏后仍需要血管活性药物治疗。

(2)次要标准:①呼吸频率 ≥ 30 次/min;② $PaO_2/FiO_2 \le 250mmHg$;③多肺叶浸润;④意识模糊和/或定向力障碍;⑤血尿素氮 ≥ 7.14mmol/L;⑥收缩压<90mmHg,需要积极的液体复苏。

3. ARDS 的诊断要点是什么?

ARDS 的定义自 1976 年来一直在不断演变,目前国际采用标准为 2011 年柏林举行的第 23 届欧洲重症医学年会上所提出的 ARDS 诊断标准(表 3-2)。

表 3-2　柏林 ARDS 标准

柏林标准	ARDS		
	轻度	中度	重度
起病时间	1 周之内急性起病的已知损伤或者新发的呼吸系统症状		
低氧血症	P/F 201~300mmHg 并且 PEEP[①] ≥ 5cmH$_2$O	P/F ≤ 200mmHg 并且 PEEP ≥ 5cmH$_2$O	P/F ≤ 100mmHg 并且 PEEP ≥ 10cmH$_2$O
肺水肿来源	不能被心功能不全或液体过负荷解释的呼吸衰竭[②]		
胸片	双侧浸润影[③]	双侧浸润影[③]	至少累积 3 个象限的浸润影[③]
其他生理学紊乱	无	无	$V_{E\ Corr}$>10L/min 或 C_{RS}<40ml/cmH$_2$O[④]

注:① PEEP:呼气末正压(positive end-expiratory pressure)。

②如果没有危险因素,需要客观指标的评估。

③通过专业影像学判断,不能被胸腔积液、结节、肿块、肺叶塌陷所完全解释。

④ $V_{E\ Corr}=V_E \times PaCO_2/40$(经校正分钟呼气量);$V_E$ 呼出潮气量,C_{RS} 呼吸系统顺应性。

4. 中医对 ARDS 的病因病机如何认识？

ARDS 以突发呼吸窘迫、喘促为主要症状,当归属于中医"暴喘"或"喘脱"范畴。《仁斋直指方》曰:"诸有笃病,正气欲绝之时,邪气盛行,多壅逆而为喘。"中医认为本病之发生,是因温热外邪入侵,或内伤久病,郁热突变,邪热犯肺,肺失肃降,热邪灼液为痰,痰热壅肺,气分热盛。因邪气过盛,正不胜邪,传变迅速,易致邪毒内陷,入营入血,闭阻清窍;或热陷心包,甚则阳气暴脱,出现喘脱危证。治疗上应针对标本缓急主次,审因论治。一般而言,喘证为标,原发疾病是本;邪实闭肺为标,正虚气脱为本。

【教师注意事项】

患者有慢性气促的病史,本次急性加重,重点引导学生对引起此类症状的疾病进行思考、鉴别。

该患者入院时 ARDS 的诊断仍是疑诊,主要考虑该患者平素既存在气促不适,又偶伴有胸闷、心悸及双下肢水肿,提示慢性心功能不全可能,因此,其气促、低氧血症需进一步排除合并心源性肺水肿可能。临床上,ARDS 与心力衰竭同时并存的情况并不少见。

【本幕小结】

患者高龄,反复喘促 5 年,加重 2 天。需对引起这些症状的疾病进行鉴别以进一步明确病情。

────────────── | 第二幕 | ──────────────

【教师参考重点】

1. 对该患者应如何制订抗生素治疗方案？

患者属重症社区获得性肺炎(community-acquired pneumonia,CAP),我国对于 CAP 的多项流行病学调查结果显示,肺炎支原体和肺炎链球菌是我国成人 CAP 的重要病原体,其他常见病原体包括流感嗜血杆菌、肺炎衣原体、肺炎克雷伯菌及金黄色葡萄球菌,而铜绿假单胞菌、鲍曼不动杆菌、耐甲氧西林金黄色葡萄球菌(methicillin resistant staphylococcus aureus,MRSA)均少见。对于特殊人群如高龄或存在基础疾病的患者(如充血性心力衰竭、心脑血管疾病、慢性呼吸系统疾病、肾衰竭、糖尿病等),肺炎克雷伯菌及大肠埃希菌等革兰氏阴性菌则更加常见。细菌混合非典型病原体、病毒亦为常见。

对于需入住 ICU 的重症老年 CAP 患者,推荐早期经验性选择抗生素治疗,可经验性使用青霉素类 / 酶抑制剂复合物、三代头孢菌素、厄他培南联合大环内酯类或呼吸喹诺酮类静脉联合用药治疗。而对于年龄 ≥ 65 岁或有基础疾病(如充血性心力衰竭、心脑血管疾病、慢性呼吸系统疾病、肾衰竭、糖尿病等)的住院 CAP 患者,要考虑肠杆菌科细菌感染的可能。此类患者应进一步评估产 ESBL 菌感染风险(有产 ESBL 菌定植或感染史、曾使用三代头孢菌素、有反复或长期住院史、留置置入物以及经肾脏替代治疗等)。高风险患者经验性治疗可选择头霉素类、哌拉西林 / 他唑巴坦、头孢哌酮 / 舒巴坦或厄他培南等。在流感流行季节,对怀疑流感病毒感染的 CAP 患者,推荐常规进行流感病毒抗原或核酸检测,并应积极应用神经氨酸酶抑制剂抗病毒治疗。

本患者起病急、病情重、进展快,根据降阶梯治疗原则,可早期经验性选用广谱抗生素强势抗感染,必要时可联合使用抗生素,以求尽快获得抗感染治疗的疗效,特别是基础存在重要器官功能不全的患者,防止患者因感染导致器官功能障碍迅速恶化,挽救患者生命;同步完善病原学检查,视临床治疗后反应及病原学诊断结果调整为敏感和针对性强的窄谱抗菌药物,减少诱导耐药菌株产生的风险。

2. ARDS 患者机械通气治疗的策略有哪些?

ARDS 的机械通气治疗应采用肺保护性通气策略。由于 ARDS 患者大量肺泡塌陷,有效肺容积明显减少,常规或大潮气量通气易导致肺泡过度膨胀和气道平台压过高,加重肺及肺外器官损伤。目前推荐肺保护性通气策略,潮气量设置 6ml/kg 左右,维持气道平台压 $<30cmH_2O$。有时为达到上述目的允许 $PaCO_2$ 高于正常值,但保持 pH 值>7.20,即允许性高碳酸血症。同时,可根据病情配合使用俯卧位通气及肺复张的手法。

对于常规机械通气不能改善氧合状态的患者,可以使用 ECMO 维持机体供氧,为救治原发疾病提供机会,让肺脏得到休息。

3. ARDS 患者液体管理的原则是什么?

对于存在血流动力学不稳定的 ARDS 患者,早期积极的液体复苏能够改善预后。但在保证组织器官灌注前提下,应尽量实施限制性液体管理,有利于在肺泡毛细血管屏障功能障碍时限制肺水肿的形成。对于存在低蛋白血症的 ARDS 患者,可通过补充白蛋白等胶体溶液和应用利尿剂实现液体负平衡。

4. 重症肺炎致 ARDS 的中医治疗如何切入?

对于重症肺炎致 ARDS 的患者,早期多以痰、热、瘀、湿等标证为主,且"肺与大肠相表里",病理状态下肺与大肠容易相互影响、形成恶性循环,治疗时宜肺肠同治,可用祛痰、通腑兼清热的方剂;若病情加重,出现休克等脱证表现时,仍可以清热解毒、通腑泻下为主要方向,兼以益气养阴;到疾病后期,患者多逐渐出现阴虚、热毒困于上焦的症状,则以清热解毒之法治之。治疗时应当衡量标本主次,邪正轻重,辨其缓急主从施治。对于重症患者,尤其是老年重症患者,整个治疗过程均需注意固护元气,可视邪实正虚的偏重而予不同程度的干预。

【教师注意事项】
引导学生掌握临床抗生素使用原则。

【本幕小结】
患者诊断为重症社区获得性细菌性肺炎引发 ARDS,进而导致多器官功能障碍综合征(multiple organ dysfunction syndrome,MODS)的发生,经中西医积极救治,患者病情改善出院。

【参考文献】
1. FAN E,DEL SORBO L,GOLIGHER EC,et al. An official American Thoracic Society/ European Society of Intensive Care Medicine/Society of Critical Care Medicine clinical practice guideline:mechanical ventilation in adult patients with acute respiratory distress syndrome [J]. Am J Respir Crit Care Med.2017,195(9):1253-1263.

2. 中华医学会呼吸病学分会.中国成人社区获得性肺炎诊断和治疗指南(2016年版) [J].中华结核和呼吸杂志,2016,39(4):253-279.

（赖　芳　汤翠英）

案例3　重症肺炎

···| 第一幕 |···

【教师参考重点】

1. 误吸、吸入性肺炎的定义及发生机制是什么？

误吸是指外源性液体、颗粒物或内源性分泌物异常进入下呼吸道的过程,健康成人也常有发生,通常为微量误吸,睡眠期间更为常见。多数情况下少量误吸以及机体防御机制良好,不会有严重并发症或后遗症。

吸入性肺炎是指误吸引起的肺部炎症。常见的危险因素为各种原因导致的意识水平下降、吞咽困难、气管插管、留置胃管、胸腹部手术或创伤、高龄、长期卧床、口腔疾病、长期使用制酸药等。老年吸入性肺炎的发生比例较高。细菌性吸入性肺炎的发生既取决于病原体的数量和毒力,更与宿主的免疫防御机制密切相关,所以免疫缺损的患者更易发生细菌性吸入性肺炎。可存在物理(如灼热汤液等)、化学(胃酸等酸性液体)、病原体感染、未清除物质阻塞等多种机制损害。包括社区获得性吸入性肺炎与医院获得性吸入性肺炎。该例患者属于反复吸入含有病原微生物的口咽部分泌物所致的细菌性吸入性肺炎,从而出现气道梗阻,进而危及生命。

2. 吸入性肺炎的病原学特点是什么？

社区获得性吸入性肺炎口咽部定植的常见致病菌多数为厌氧菌、肺炎链球菌及流感嗜血杆菌等。医院获得性吸入性肺炎常见的致病菌为革兰氏阴性杆菌和金黄色葡萄球菌,常见的革兰氏阴性杆菌有肺炎克雷伯菌、铜绿假单胞菌、大肠埃希菌、鲍曼不动杆菌,还有厌氧菌及真菌等。

3. 老年人肺炎有什么临床特点？

老年人重症肺炎病死率高,且随着年龄增加呈现增高的趋势。其临床特点有:①最常见的类型是支气管肺炎,病变以细支气管为中心;②常与吸入性肺炎相伴随,因口腔内的细菌误吸入肺,造成感染;③常有脓肿形成,老年人肺内支气管管腔不规则、阻力大,肺泡弹性降低,这些原因使分泌物排出不畅;④病情易反复、转为慢性或病程迁延,感染不易彻底控制、疗程长;⑤易出现多器官衰竭,其中呼吸衰竭、感染性休克及MODS是老年重症肺炎患者死亡的主要原因。老年人重症肺炎最常见的病原体是病毒和细菌,真菌较少见,但近年来真菌性肺炎发病率呈明显上升趋势。老年肺炎患者肠道革兰氏阴性杆菌的检出率差异较大,与伴随疾病密切相关。革兰氏阴性杆菌感染的危险因素包括误吸、既往住院史、既往抗生素使用史及并发症,而铜绿假单胞菌感染的危险因素是肺部并发症和既往住院史。65岁及以上患者衣原体肺炎、支原体肺炎及嗜肺军团菌肺炎的发生率明显高于青年患者。

4. 中医对重症肺炎的病因病机如何认识？

肺炎多属于中医学的"风温""风温肺热病"之范畴。"肺热病"之名出自《素问·刺热》，曰："肺热病者，先淅然厥，起毫毛，恶风寒，舌上黄身热，热争则喘咳，痛走胸膺背，不得大息……"本病属温病范畴，又有风温肺热病这一病名，是风温病与肺热病的合称，指感受风热毒邪引起的四时皆有，而以冬春两季多发的急性外感热病。肺热病与风温肺热病临床上往往通用，但又有学者指出风温肺热病专门对应现代医学的非重症社区获得性肺炎，以便于临床研究。临床以发热、咳嗽、咳痰、胸痛、舌红苔白或黄、脉数为主症。陈平伯在《外感温病篇》中说"风温为病，春月与冬季居多，或恶风或不恶风，必身热咳嗽烦渴，此风温证之提纲也"。包括西医的急性肺炎、支气管周围炎和急性支气管炎等急性肺部感染疾病。多数医家认为本病的致病因素有内外两因，内因为肺虚卫外不固，外因为风热病邪袭肺。其病变部位在肺，病理机制为痰热瘀毒互阻，致肺脏功能失常。其传变多遵循卫气营血，但也可逆传心包，扰乱心神。

【教师注意事项】

患者老年男性，长期卧床，生活不能自理，有帕金森病史，平时需喂食，有饮水进食后呛咳等肺部感染危险因素。本次急性起病，在喂食后出现呼吸困难，考虑是吸入性肺炎，重点引导学生对引起此类症状的疾病进行思考、鉴别。

患者此次发病的症状特点是起病急，高热，喉间痰鸣，咳嗽，咳痰困难，气促，其后意识不清，口唇发绀；患者神志不清，需要鉴别是否存在脑血管意外，可以引导学生进一步体格检查以评估是否有脑血管意外的体征，必要时可完善头颅 CT。

【本幕小结】

患者高龄，突发发热咳嗽气促 1 天，加重伴意识不清半天入院，对引起这些症状的疾病进行鉴别以进一步明确病情。

──────────── | 第二幕 | ────────────

【教师参考重点】

1. 吸入性肺炎如何进行抗感染治疗？

对于临床常见因误吸口咽部及食管反流物中细菌所致的吸入性肺炎，初始抗菌药物的选择应覆盖厌氧菌。青霉素、大环内酯类、林可霉素和克林霉素可用于厌氧菌感染治疗，但对脆弱拟杆菌不敏感；甲硝唑和替硝唑对包括脆弱拟杆菌在内的大多数厌氧菌有杀伤作用，但对需氧菌和兼性厌氧菌则无作用，需要联合用药。对于医院获得性感染或重症吸入性肺炎的治疗，应选择 β- 内酰胺类 /β- 内酰胺酶抑制剂如氨苄西林 - 舒巴坦、阿莫西林 - 克拉维酸、哌拉西林 - 他唑巴坦、头孢哌酮 - 舒巴坦，碳青霉烯类抗生素如亚胺培南和美罗培南，还有头霉素类和喹诺酮类等抗生素。

对于真菌的治疗，有研究发现，使用碳酸氢钠漱口联合抗真菌药物治疗效果好。因为真菌的生长环境要求为弱酸性，pH 值在 4.0~6.0 范围内，而碳酸氢钠为弱碱性溶液，用碳酸氢钠漱口可使口腔形成碱性环境，能有效抑制真菌生长。对于真菌感染的药物治疗，2007 年中华医学会重症医学分会发布了《重症患者侵袭性真菌感染诊断与治疗指南》,其中提倡分层治疗,包括预防性治疗、经验性治疗、抢先治疗及目标性治疗。对微生物学证实的侵袭性念珠菌感染,主要应结合药敏结果进行用药。白念珠菌、热带念珠菌、近平滑念珠菌对氟康唑敏感,同时也可选择其他唑类、棘白菌素类等药物;光滑念珠菌、克柔念珠菌因对氟康唑有不同程度的耐药,治疗时不应首选氟康唑,而应选择伊曲康唑、伏立康唑、卡泊芬净、两性霉素 B 及其含脂质体等。

2. 吸入性肺炎如何预防?

(1)保持口腔清洁:各种原因导致患者清除口腔内食物残渣及分泌物的能力下降,使致病菌在口腔中不断滋生,并吸入到气管内,均会导致吸入性肺炎的反复发生。所以保持口腔清洁非常重要,包括被动的口腔护理和主动的漱口。

(2)采取半卧位减少吸入:已明确半卧位(头部抬高 30°~45°)能显著降低机械通气患者吸入性肺炎的发生。

(3)减少管饲喂养过程中的误吸:对于留置鼻胃管的患者,应每 6 小时检查胃管的位置和胃腔残留量,如果残留量超过 200ml,应暂时停止输注或降低输注速度,必要时使用促胃肠动力药物。对重症患者合并严重胃肠动力障碍者,可考虑选择经空肠营养,如留置鼻空肠管或经皮内镜下空肠造口术等。

(4)正确使用机械通气治疗:对于需机械通气辅助呼吸而又没有无创通气禁忌证的患者,应首选无创通气治疗,既可避免人工气道的不良反应和并发症如气道损伤、呼吸机相关性肺炎等。

(5)严格消毒措施、预防外源性感染:定期消毒呼吸机、雾化和湿化装置、气管插管等。医务人员接触患者之前应常规洗手(在不同操作之间及接触不同患者之间)。

(6)防止细菌定植、切断继发性内源性感染途径:有学者主张用选择性消化道去污法预防院内感染。通过选择性杀灭口腔和胃肠道的需氧性革兰氏阴性菌和酵母菌,而并不影响机体正常菌群。其方法为经鼻导管给予非吸收性抗生素混悬液(包括多黏菌素 E、妥布霉素和两性霉素 B)。

3. 老年人肺炎中医如何辨治?

老年人肺炎大多属于中医“风温肺热病”范畴。外感风热或风寒病邪,先犯肺卫,病变初起有发热、恶寒、咳嗽、气急等肺卫症状。但由于老年人正气亏虚,抗邪无力,肺气郁闭不甚,上述肺卫症状往往较轻微,而表现为乏力、心慌、纳差、疲倦等正气亏虚之症。在病机上由于老年人罹患慢性基础病,正气内虚,易内生痰湿、瘀血等病理产物,在此基础上感受外邪使病情发作加重,出现“内伤基础上的外感”,表现为痰热瘀毒、气阴两虚相互兼夹的证候特点。治疗以扶正祛邪、标本兼顾为则,以益气养阴、清热解毒、化痰活血为法。临床选择用药应注意以下几点:①祛邪不宜太过苦寒,注意顾护脾胃。肺为娇脏不耐寒热,老人脾胃虚弱,寒凉之品易伤脾胃,又易化燥伤阴。对热毒盛者在选择清热解毒的中药(如鱼腥草、黄芩、金银花、金荞麦等)时,可适当加木香、砂仁、陈皮、紫苏叶等芳香健脾中药,以顾护脾胃。②扶正以益气养阴为主,但不宜太过滋腻。老年人肺炎耗伤阴液表现更明显,“存得一分津液,便有一分生机”,因此,保存阴液应贯穿治疗全过程。但过于滋腻之品碍脾,影响脾胃运化,导致药物不能发挥作用,且疾病初期滋补太过,易致"闭门留寇",故临床应根据具体辨证选用太子参、党参、黄芪、茯苓、白术、扁豆、沙参、麦冬、天冬等益气养阴扶正之品。③注意通腑及活血。肺与大肠相表里,两者相互影响,通腑气以降肺气,肺肠同治,但通腑不宜太过,中病即止。肺主治节,肺朝百脉,患者肺部感染致肺气壅塞,宗气受损,不能助心以贯脉行血。心脉运行不畅,脉络瘀阻,出现血瘀之证。现代药物研究活血化瘀中药能改善肺部微循环,促进炎症吸收。临床可选用桃仁、丹参、赤芍、毛冬青等药。老年人正气亏虚,易于感邪,邪气入里易于化热成痰成毒,年老体虚无力抗邪外出,导致痰热、热毒交结为患,故病势难愈,因此清热解毒为其初起的治疗大法,故初起时当选用金银花、蒲公英、青天葵等药。但除了注意火热毒邪的情况,尚需考虑瘀血的因素,故患者初时起病,除有火热邪毒外,尚要兼顾血瘀方面,可选用桃仁、丹参、当归等药。

《黄帝内经》曰:"正气存内,邪不可干。"《素问·阴阳应象大论》曰:"年四十而阴气自半也,起居衰矣。"随着中老年人年岁的增长,五脏精气由盛转衰,人体抵抗力降低,易感外邪,因此正气亏虚是老年人肺炎发病的根本,虚损是老年人最根本的生理病理特点,故治疗上需要兼顾本虚的一面,以期收扶正祛邪之功。中医诊断虽为"肺热病",但临证应注意患者并非均有痰热之邪,也可风寒为患;选择温病辨证还是伤寒的六经辨证需结合患者的具体病情而定,并需注意老年人的本虚体质,在祛邪同时注意调补脏腑。

【教师注意事项】

引导学生掌握吸入性肺炎的特点及临床抗生素的用药原则。

【本幕小结】

患者诊断为吸入性重症肺炎合并呼吸衰竭,经中西医积极救治,患者病情改善出院。

【参考文献】

1. 孙卫红. 吸入性肺炎的诊治难点和对策［J］. 临床肺科杂志,2007,12(10): 1123.

2. 陈立,熊旭东. 风温肺热病的中医药治疗近况［J］. 中国中医急症,2008,17(7): 985-986.

（翁燕娜）

案例4 肠源性脓毒症

| 第一幕 |

【教师参考重点】

1. 急性腹痛的常见病因是什么?

腹痛是以胃脘以下、耻骨毛际以上部位的疼痛为主要表现,腹壁按之柔软,可有压痛,但无肌紧张及反跳痛;常伴有腹胀、矢气,以及饮食、大便异常等脾胃症状。

急性腹痛指以腹痛急骤发生为突出表现,一般需紧急处理的腹部疾病。常见病因较多,主要有:

（1）内脏急性炎症或肿胀：特点是腹痛起病并非急骤，但发展迅速。腹痛主要部位与炎症器官神经感应相当，为钝痛，呈持续性或间歇性隐痛，伴有感染的全身表现及白细胞计数增加。主要疾病有急性阑尾炎、胆石症、胆道蛔虫症、急性胰腺炎、麦克尔憩室炎、急性盆腔炎等。

（2）内脏急性穿孔或破裂：特点起病急骤，迅速产生弥漫性腹膜炎，腹痛尖锐、剧烈、持续、腹膜刺激征明显，腹肌强直并有气腹征及转移性浊音，常合并休克，主要疾病包括消化性溃疡、麦克尔憩室炎、伤寒等所致的穿孔，卵巢滤泡及肝癌结节破裂等。

（3）空腔器官急性梗阻或扭转：特点为起病急骤，呈阵发性绞痛、间歇性减轻，伴有恶心、呕吐、腹胀等，伴循环衰竭，可出现腹膜刺激征、包块、休克等，主要疾病有肠梗阻、肠扭转（小肠、乙状结肠）、肠蛔虫、肠套叠、输尿管结石及卵巢囊肿扭转等。

（4）器官急性血管性病变：由于血管栓塞或血栓形成，导致急性缺血，其特点为腹中部持续性剧烈疼痛，阵发加剧，伴呕吐，体征有腹部压痛、腹膜刺激征及肠麻痹征，主要疾病有肠系膜动脉栓塞及肠系膜血栓形成等。

2. 急性胃肠炎的诊断要点是什么？

①短期内有饮食不洁史；②临床表现为频繁呕吐、恶心，上腹部脐周压痛，腹泻不止，多水样便，伴少量黏液及血液，或含未消化食物残渣，或伴发热、头痛、全身不适及程度不同的中毒症状；③体征：上腹及脐周有压痛，无肌紧张及反跳痛，肠鸣音多亢进。④辅助检查：血常规白细胞升高或正常，粪便检查有黏液，少量白细胞、红细胞，粪便培养可发现致病菌。

3. 脓毒症、脓毒性休克及肠源性脓毒症的诊断要点是什么？

脓毒症的诊断标准自 1991 年来一直在不断更新改良，目前国内采用标准为 2018 年中华医学会重症医学分会制订的《中国严重脓毒症 / 脓毒性休克治疗指南（2018）》的诊断标准，具体如下：

对于感染或疑似感染的患者，当脓毒症相关序贯器官衰竭［Sequential（Sepsis-related）OrganFailureAssessment，SOFA］评分较基线上升 ≥ 2 分可诊断为脓毒症，见表 3-3。

表 3-3　SOFA 评分标准表

系统	变量	0分	1分	2分	3分	4分
呼吸	PaO_2/FiO_2/mmHg	>400	<400	<300	<200	<100
	呼吸机支持				是	是
血液	血小板 /($10^9 \cdot L^{-1}$)	>150	<150	<100	<50	<20
肝脏	胆红素 /($\mu mol \cdot L^{-1}$)	<20.5	<34.1	<102.5	<205.1	≥205.2
循环	平均动脉压 /mmHg	≥70	<70			
	多巴胺 /［$\mu g \cdot (kg \cdot min)^{-1}$］			≤5	>5	>15
	多巴酚丁胺 /［$\mu g \cdot (kg \cdot min)^{-1}$］			任何剂量		
	肾上腺 /［$\mu g \cdot (kg \cdot min)^{-1}$］				≤0.1	>0.1
	去甲肾上腺 /［$\mu g \cdot (kg \cdot min)^{-1}$］				≤0.1	>0.1

续表

系统	变量	0分	1分	2分	3分	4分
神经	GCS评分[①]	15	13~14	10~12	6~9	<6
肾脏	肌酐/(μmol·L^{-1})	<106	<176	<308	<442	>442
	尿量/(ml·d^{-1})				<500	<200

注:① GCS评分范围3~15分,分值越高代表神经功能越好。

由于SOFA评分操作起来比较复杂,临床上也可以使用床旁快速SOFA(quick SOFA, qSOFA)标准识别重症患者,见表3-4。如果符合qSOFA标准中的至少2项时,应进一步评估患者是否存在脏器功能障碍。

表3-4 qSOFA评分标准

项目	标准
呼吸频率	≥22次/min
意识	改变
收缩压	≤100mmHg

脓毒性休克为在脓毒症基础上,出现持续性低血压,在充分容量复苏后仍需要血管活性药来维持平均动脉压(MAP)≥65mmHg以及LAC>2mmol/L。

肠源性脓毒症(gut origin sepsis,GOS)是脓毒症的一种特殊类型,是在肠源性感染的基础上引起的全身反应。其感染灶隐匿,容易被忽视,常给临床诊断带来一定的困难。目前尚无单独针对肠源性脓毒症的诊断标准。肠源性脓毒症的诊断主要根据患者的病史和一般脓毒症症状。当遇到患者出现脓毒症的临床表现,又找不到明确的感染灶,是否源于肠道应有所考虑。

4. 中医对肠源性脓毒症的病因病机如何认识?

肠源性脓毒症以突发腹痛、腹泻、发热为主要症状,重者可出现精神萎靡,冷汗出,四肢冰冷,当归属于中医"腹痛"范畴。对于腹痛,《金匮要略·腹满寒疝宿食病脉证治》已对其辨证论治作了初步论述,"病者腹满,按之不痛为虚,痛者为实,可下之。舌黄未下者,下之黄自去";李东垣则明确提出"痛则不通"的病理学说,并在治疗上确立了"痛随利减,当通其经络,则疼痛去矣"之说,在具体的临床辨证思路上,当注意区分热毒、湿热、气滞、寒凝、血瘀、食滞等各种病邪,根据病邪性质而因利导之,通其经络。若因邪气过盛,正不胜邪,传变迅速,易致邪毒内陷,形成内闭外脱之势,出现阳脱危证,则可按照"脱证"辨治。

【教师注意事项】

患者有不洁饮食史,本次急性起病,出现腹痛、腹泻、发热、呕吐,重点引导学生对引起此类症状的疾病进行思考、鉴别。

该患者入院时腹痛原因尚未完全明确,患者中年女性,以上腹痛首发,继而出现右下腹疼痛。由于患者 10 多年前曾经有异位妊娠病史,故还需要考虑妇科急腹症,同时需要排除阑尾炎、肠梗阻、肠穿孔等外科急腹症。患者出现四肢冰冷、冷汗出等休克表现,需要鉴别消化道出血等引起的失血性休克。

【本幕小结】

患者中年女性,有不洁饮食史,急性起病,以腹痛、腹泻、发热为主要表现,继而出现四肢冰冷。需要对引起这些症状的疾病进行鉴别以进一步明确病情。

第二幕

【教师参考重点】

1. 脓毒性休克早期液体复苏的治疗目标是什么?

患者符合脓毒症诊断,合并有低血压,收缩压<90mmHg,可诊断为脓毒性休克;脓毒性休克早期目标指导治疗(early goal-directed therapy,EGDT):① CVP 8~12mmHg;②平均动脉压(mean arterial pressure,MAP)≥65mmHg;③尿量 ≥0.5ml/(kg·h);④中心静脉血氧饱和度(central venous oxygen saturation,ScVO$_2$)或混合静脉血氧饱和度(oxygen saturation in venous blood,SvO$_2$)分别 ≥70% 或 65%。

2. 肠源性脓毒症的发病机制是什么?

胃肠道是人体内能源物质的主要提供器官,同时参与体内免疫、屏障、代谢、内分泌等重要功能,是机体防御外来致病微生物侵犯的主要防线。胃肠道存在以下特点:它是体内对创伤等应激反应最为敏感、反应最为严重、最难恢复至生理稳态的器官之一;胃肠道黏膜的供血系统存在解剖上的"生理缺陷",易受各种病理因素的干扰,出现缺血、缺氧;肠道是人体最大的细菌及内毒素贮存库,这些细菌及毒素在正常情况下并不危害机体健康,但在病理情况下,可通过受损的肠黏膜屏障迁移到肠系膜淋巴组织、淋巴液、血液和肠外组织器官,发生GOS,甚至脓毒症休克和多器官功能衰竭。

虽然 GOS 的病因很多,但在 GOS 发生发展过程中主要包括肠屏障功能损伤、肠道菌群/内毒素移位两个基本过程,并在此基础上形成全身炎性反应综合征。生理情况下,依赖于宿主完整的胃肠黏膜屏障、胃肠道菌群的微生态平衡及健全的免疫防御系统,共同形成一个多方面、多层次的防护网,保护宿主免受肠腔内细菌及其主要产物(内毒素)的侵袭。但在多种应激因素作用下,机体胃肠黏膜屏障功能破坏、胃肠道菌群微生态学异常、宿主免疫功能抑制、全身防御系统受到严重破坏,从而发生肠道细菌移位或内毒素血症,进一步发展可引起肠源性感染及失控性炎症反应,最终诱发 MODS。

3. 肠源性脓毒症营养支持原则有什么?

适当的胃肠道营养可通过生理和免疫机制保护胃肠道结构和功能,增加肠血流、肠蠕动及黏液和胆汁分泌,减少病原体黏附肠道上皮细胞及毒素入血,从而降低炎症介质的释放和胃肠屏障功能的进一步损害,是支持胃肠道功能有效、经济的手段,成为目前肠源性脓毒症防治研究的热点。临床上认为对危重病患者,肠内营养途径优于肠外营养补给途径,但同时也发现脓毒症会减少肠系膜血流量,并对胃肠道屏障和代谢功能造成不良影响。因此,胃肠道营养治疗的时机与方式非常关键。在胃肠营养中,应补充有助于提高黏膜屏障和全身免疫功能的制剂,如纤维素、谷氨酰胺、精氨酸、ω-3脂肪酸、亚油酸等。

4. 肠源性脓毒症的中医治疗如何切入?

肠源性脓毒症,多以腹痛、腹泻、呕吐、发热等为主症,属于中医"腹痛"范围,当脓毒症患者出现肠功能障碍时,根据中医理论,六腑功能以"通"为用,综合选择如下几种中医干预措施进行综合干预,包括辨证使用口服中药汤剂、辨证使用中药灌肠、电针刺激双侧足三里等。2007年发表的《多器官功能障碍综合征/严重脓毒症的中西医结合治疗方案》提出多器官功能障碍综合征/严重脓毒症易发生肠道功能障碍,建议应用中药通腑治疗。大黄、大承气汤等通腑泻下药物的运用也得到了中西医学界的公认。对严重肠功能障碍者,予承气汤类中药灌肠。针刺对于促进胃肠功能、保护胃肠黏膜的作用已为大量的临床观察及实验研究所证实。目前的研究结果表明,针刺能够通过多个环节对胃肠功能进行调节,包括改善神经调节、调节胃肠激素的分泌、改善胃肠黏膜的血循环、清除氧自由基等炎症介质、加强肠壁屏障功能等多个方面。将这几种干预措施进行有机结合,有可能发挥整体治疗效应,尽快实现"腑气通"的治疗目标。

【教师注意事项】

引导学生掌握脓毒症早期液体复苏的治疗目标,熟悉肠源性脓毒症的发病机制及中医药治疗的切入点。

【本幕小结】

患者饮食不洁引起急性胃肠炎,引发肠源性脓毒症进而发展成MODS,经中西医积极救治,患者病情改善出院。

【参考文献】

于学忠,姚咏明,周荣斌,等. 中国脓毒症/脓毒性休克急诊治疗指南(2018)[J]. 临床急诊杂志,2018,19(9):567-588.

(翁燕娜)

案例5　尿脓毒血症

| 第一幕 |

【教师参考重点】

1. 急性腰痛的常见病因有哪些?

常见的腰痛原因大致分为以下五种。

(1)由于脊柱骨关节及其周围软组织的疾患所引起。如腰肌劳损、肌纤维组织炎,以及由挫伤、扭伤所引起的局部损伤、出血、水肿、粘连和肌肉痉挛等。

(2)由于脊椎病变引起。如骨质增生症、结核性脊椎炎、脊椎外伤及椎间盘脱出等。

(3)由于脊髓和脊椎神经疾患引起。如脊髓压迫症、急性脊髓炎、神经根炎、脊髓肿瘤等所引起的腰疼。

（4）由于内脏器官疾患所引起。如肾炎、泌尿系感染、泌尿系结石、胆囊炎、胆囊结石、胰腺炎、胃及十二指肠球部溃疡、前列腺炎、子宫内膜炎、附件炎及盆腔炎等，肿瘤也可引起腰骶部疼痛，女性患者往往同时伴有相应的妇科症候。

（5）由于精神因素所引起。如癔症患者也可能以腰病为主诉，但并无客观体征，或客观检查与主观叙述不能以生理解剖及病理知识来解释，这种腰痛常为癔症的一种表现。

2. 复杂性尿路感染的定义及诊断要点是什么？

复杂性尿路感染是指尿路感染同时伴有获得感染或者治疗失败风险的合并疾病，如泌尿生殖道的结构或功能异常，或其他潜在疾病。诊断复杂性尿路感染有 2 条标准，尿培养阳性以及包括以下至少 1 条合并因素：留置导尿管、支架管或间歇性膀胱导尿；残余尿 > 100ml；任何原因引起的梗阻性尿路疾病，如膀胱出口梗阻、神经源性膀胱、结石和肿瘤；膀胱输尿管反流或其他功能异常；尿流改道术后；化疗或放疗损伤尿路上皮；围手术期和术后尿路感染；肾功能不全、移植肾、糖尿病和免疫缺陷等。下尿路感染症状为尿频、尿急、尿痛等，上尿路感染则以肾区疼痛、发热较为多见。泌尿生殖道结构、功能异常或其他存在易发感染的原发病或引起的临床症状多种多样。

3. 尿脓毒血症的定义及诊断要点是什么？

尿脓毒血症为尿路感染引起的脓毒症。参照《中国泌尿外科疾病诊断治疗指南手册(2014 版)》，尿脓毒血症诊断标准为由尿路感染诱发，同时兼备以下所列项目中 2 项或 2 项以上指标：①T > 38℃或 < 36℃；②HR > 90 次 /min；③RR > 20 次 /min 或动脉血二氧化碳分压 < 32mmHg 或机械通气；④外周血白细胞计数 > 12×10^9/L 或 < 4×10^9/L，或不成熟白细胞 > 10%。尿脓毒血症是脓毒症的一种类型，约占所有脓毒症的 5%，男性患病率高于女性，主要致病菌仍是革兰氏阴性菌。

4. 中医对尿脓毒血症的病因病机如何认识？

尿脓毒血症患者起病急，以腰腹痛、高热寒战为主要表现，可归属中医学"外感高热""淋证(石淋)"范畴。本病多由下焦湿热、气滞血瘀或肾气不足引起，病位在肾、膀胱和溺窍。肾虚为本，湿热、气滞、血瘀为标，结石为有形之邪浊集聚而成，病程长，形成缓，结石一旦形成或阻滞经脉致气滞血瘀，故湿热、血瘀是结石相关尿脓毒血症患者的病理基础。当尿液排泄不畅加之摄生不慎或嗜食辛辣肥甘之品，湿热瘀滞，邪毒入血则发病。

【教师注意事项】

该患者中年女性，以腰腹痛为首发症状，要注意排查其他急腹症；该患者泌尿系结石合并感染，看似简单的疾病，却很快出现病情进展，注意引导学生思考尿脓毒血症容易并发出现多器官功能衰竭的原因。

【本幕小结】

患者中年女性，有泌尿系结石、肾绞痛的病史，本次急性起病，以肾绞痛、腹痛、发热为主要表现，病情进展迅速，很快出现休克。需要对引起这些症状的疾病进行鉴别以进一步明确病情。

·············| 第二幕 |·············

【教师参考重点】

1. 尿脓毒血症的常见病原菌有哪些？如何使用抗菌药物？

两项多中心流行病学研究表明尿脓毒血症的病原菌构成分别为：大肠埃希氏菌占50%；变形杆菌占15%；肠杆菌和肺炎克雷伯菌共占15%；革兰氏阳性球菌占15%；铜绿假单胞菌占5%，如患者存在明显机体免疫功能障碍，则细菌培养可能为念珠菌或假单胞菌。尿脓毒血症应早期经验性选择抗生素治疗，首选广谱 β- 内酰胺类抗生素；针对产 ESBL 的肠杆菌以及重度脓毒症患者，可选择碳青霉烯类抗生素，但在保证患者用药安全的前提下，需严格掌握碳青霉烯类抗生素的应用指征以避免耐药率的上升，病原学诊断明确后则立即改为敏感和针对性强的相对窄谱抗菌药物，减少耐药菌株的产生。

2. 尿脓毒血症的抗生素治疗有哪些注意事项？

在尿脓毒血症抗生素治疗过程中，合理使用抗生素还要注意药物的药代动力学和药效动力学特点，下述几点值得关注：①尿脓毒血症患者常常合并肝和 / 或肾功能不全，需酌情调整药物剂量；②脓毒症患者药物清除能力增强，表观分布容积（apparent volume of distribution，Vd）增加，致使抗微生物药物低暴露，尤其是水溶性药物（如 β- 内酰胺类和氨基糖苷类抗生素）；③ β- 内酰胺类抗生素属于时间依赖性药物，持续静脉滴注为最佳给药方式，喹诺酮类抗生素是浓度依赖性药物，脓毒症时液体分布对其 Vd 影响较小，非肾功能不全者无需调整剂量。如果针对某种复杂性泌尿道感染外科因素的处理被认为是得当的，我们应该尽早采用外科方式去控制或去除这种因素。

3. 尿脓毒血症的治疗目标有哪些？

尿脓毒血症的治疗目标包含以下几个主要方面：①早期目标指导治疗（early goal-directed therapy，EGDT）；②早期足量的优化抗生素治疗；③复杂泌尿道的早期处理。上述目标的完成存在两个前提，首先时间就是生命，有效治疗开始时间越早，成功率越高；另外适当的抗生素治疗方案。一项回顾性研究分析指出，脓毒症休克患者如能够在 1 小时内应用适当的抗生素，其生存率在 80% 以上，而随着时间的延长，在 6 小时以内，则时间每拖延 1 小时，生存率下降 8%。

4. 尿脓毒血症的手术时机是什么？手术方式如何选择？

所有尿脓毒血症中最值得关注的是梗阻性肾盂肾炎的处理，是否存在梗阻应及时诊断并予以处理。梗阻引起的肾盂肾炎可以快速进展至尿脓毒症甚至脓毒性休克，导致较高的病死率，而且不解除梗阻会加重对肾功能的损害，因此，怀疑尿脓毒症的患者，影像学发现泌尿系积水征象，即应行外科引流治疗。主要的引流方法包括经皮肾穿刺造瘘引流、输尿管内支架管引流及外科手术治疗。治疗中应遵循执行最轻微的侵入性操作的原则。经皮肾穿刺造瘘术现已成为治疗梗阻引起泌尿系感染的主要治疗方法之一，但穿刺后的严重并发症包括出血、感染加重、血管损伤、腹膜及胸膜损伤等，其中最常见的为穿刺后出血和感染加重。急诊输尿管内引流曾经不被认为是治疗尿脓毒症的一线治疗方法，但是随着摄像系统、光纤、输尿管内支架管的改进以及操作者技术的熟练，这一方法治疗梗阻引起的尿脓毒症逐渐受到重视。能否行输尿管内支架管置入术的关键取决于麻醉风险大小,如麻醉风险过高则无法进行这一操作。

5. 尿脓毒血症的中医治疗原则是什么?

泌尿系统归属于下焦范畴,三焦属六腑之一,故当"以通为用"。若水道不通,气机阻滞,则易酿生瘀、热、痰、湿之邪。从尿脓毒血症的发病机制可以看出"闭"的特点,即水道不通,气机闭郁,湿、热、瘀互结内蕴于里。尿脓毒血症的治疗关键在于"通",即一方面需保持泌尿道通畅,使邪有出路;另一方面可用清热利湿、活血化瘀及扶正补虚等治法,使气血、水道运行通畅。而对于邪毒炽盛、正气欲脱者可先急固其本,不必囿于"淋证忌补"之说。

【教师注意事项】

引导学生掌握尿脓毒血症临床抗生素使用原则及注意事项,对于有梗阻的尿路感染,引导学生掌握手术治疗的时机,了解手术解除梗阻的重要性。

【本幕小结】

患者诊断为泌尿系结石合并感染,引发脓毒症进而发展为 MODS,经手术及时解除梗阻及中西医积极救治,患者病情改善出院。

【参考文献】

1. 尿路感染诊断与治疗中国专家共识编写组. 尿路感染诊断与治疗中国专家共识(2015 版):复杂性尿路感染[J]. 中华泌尿外科杂志,2015,36(4): 241-244.

2. 彭琳. 尿源性脓毒血症中医证候规律研究[J]. 山东中医药大学学报,2018,42(2): 153-156.

(翁燕娜)

案例 6　脓毒症肝功能障碍

| 第一幕 |

【教师参考重点】

1. 黄疸的常见病因有什么?

引起黄疸的常见病因如下。

(1)非结合型胆红素增高为主的黄疸

1)胆红素形成过多,超过肝细胞代偿功能的负荷而形成。①溶血性黄疸:输血性、免疫性(自身免疫性贫血、输血血型不合)、药物(磺胺类、伯氨喹、苯、苯胺等)、感染(败血症、疟疾、梭状芽孢杆菌、溶血性链球菌)、生物(蛇、蜂毒)、其他(脾功能亢进、烧伤、X 线照射)等;②旁路性高胆红素血症:地中海贫血、铅中毒、铁粒幼细胞贫血、新生儿肠源性高胆红素血症(先天性肠狭窄、先天性巨结肠等)。

2)肝脏摄取、结合功能障碍:如先天性非溶血性高胆红素血症(吉尔伯特综合征)、感染

（肝炎后高胆红素血症）、药物（碘化造影剂、驱绦虫药等）、母乳性黄疸等。

（2）结合型胆红素增高为主的黄疸

1）胆汁淤积性黄疸综合征：①非梗阻性黄疸，如非梗阻性胆汁淤积性病毒性肝炎、妊娠肝内胆汁淤积、全胃肠道外静脉高营养、术后胆汁淤积、药物性胆汁淤积（甾体避孕药、甲睾酮、氯丙嗪、甲苯磺丁脲、丙硫氧嘧啶、甲巯咪唑、利福平、异烟肼、对氨基水杨酸等）；②梗阻性黄疸，如胆总管结石、肿瘤（胰头癌、壶腹周围癌、乳头周围癌、淋巴结癌性转移、淋巴瘤等）、胆管狭窄（急性梗阻性化脓性胆管炎、先天性胆管闭锁、术后胆管狭窄、胆总管周围粘连等）、寄生虫、肝硬化。

2）选择性有机离子排泄功能障碍：杜宾 - 约翰逊综合征、罗托综合征。

3）肝细胞病变：①感染病毒、细菌、螺旋体、寄生虫，如病毒性肝炎、传染性单核细胞增多症、肝脓肿、布鲁氏菌病、伤寒、血吸虫病、恶性疟疾等；②化学物质药物，如对乙酰氨基酚、利福平、甲基多巴、异烟肼、对氨基水杨酸、甲巯咪唑、别嘌呤醇、磺胺、四环素；氯化碳氢化合物（氯甲烷、四氯化碳等）；其他化学品（苯肼、萘、三硝基甲苯）；金属类（汞、金、锰、铬等）；生物毒素（鱼苦胆、蕈毒）。③其他：白血病、肝癌、充血性心力衰竭、肝硬化、脂肪肝、甲状腺功能亢进症、糖尿病等。

2. 黄疸的定义及诊断是什么？

黄疸是一种症状 / 体征，并非疾病，其发生一般是由于胆红素代谢障碍而引起的血清内胆红素浓度升高所导致。临床上表现为巩膜、黏膜、皮肤及其他组织被染成黄色。血清胆红素浓度为 17.1~34.2μmol/L（1~2mg/dl）时，而肉眼看不出黄疸者称隐性黄疸；血清胆红素浓度高于 34.2μmol/L（2mg/dl）时，巩膜、皮肤、黏膜以及其他组织和体液出现黄染则为显性黄疸。

3. 脓毒症肝损伤的临床表现有哪些？

脓毒症肝损伤，有三种临床表型。

（1）缺血性肝炎：缺血性肝炎（也称为休克性肝脏、缺氧性肝炎或缺氧性肝损伤）由低氧血症或低灌注引起肝窦内皮细胞损伤、微血栓形成等，也可降低肝脏的组织灌注。缺血性肝炎的临床标准包括呼吸或循环衰竭；血清氨基转移酶水平突然升高（通常>正常水平上限的 20 倍）；并排除其他急性肝细胞坏死原因，如急性病毒性或药物性肝炎。

（2）脓毒症引起的胆汁淤积：胆汁淤积是脓毒症的常见并发症，其原因可能是胆汁形成受损（肝细胞胆汁淤积），也可能是胆管胆汁淤积，不一定是胆道梗阻。脓毒症患者的胆汁淤积和黄疸，与感染风险增加有关。

（3）继发性硬化性胆管炎（secondary sclerosing cholangitis，SSC）：重症患者硬化性胆管炎，其特征是炎症、纤维化和胆管破坏。SSC 与肝硬化的快速进展相关，缺血和炎症是 SSC 的主要诱因。

4. 中医对脓毒症黄疸的病因病机如何认识？

黄疸是由于感受湿热疫毒等外邪，导致湿浊阻滞，脾胃肝胆功能失调，胆液不循常道，随血泛溢引起的以目黄、身黄、尿黄为主要临床表现的一种肝胆病证。《金匮要略》将黄疸立为专篇论述，并将其分为黄疸、谷疸、酒疸、女劳疸和黑疸等五疸。《诸病源候论·黄病诸候》

提出了一种卒然发黄,命在顷刻的"急黄"。黄疸的病因主要有外感时邪,饮食所伤或嗜酒过度,脾胃虚弱及肝胆结石、积块瘀阻等,其发病往往是内外因相因为患。基本病机是湿浊阻滞,胆汁不循常道外溢而发黄,正如《金匮要略·黄疸病脉证并治》有云:"黄家所得,从湿得之"。而黄疸的发生,从外因来看,外邪不得泄越是发黄的重要因素,又如《伤寒论·辨阳明病脉证并治》所云:"阳明病,发热汗出,此为热越,不能发黄也……瘀热在里,身必发黄。"从内因来看,湿邪蕴结中焦,阻滞气机,致使肝气郁而失于疏泄,胆汁输送不循常道,外溢浸淫。上述病因病机与脓毒症黄疸的发病机制充分一致。

【教师注意事项】

引导学生掌握脓毒症肝损伤的病理生理机制,加深对肝功能损伤时评估、监测指标的认识。

【本幕小结】

患者中青年男性,有长期吸烟饮酒史,本次急性起病,以尿频、尿急、尿痛、发热为首发表现,继而出现身目黄染。对引起这些症状的疾病进行鉴别以进一步明确病情。

────────────────── | 第二幕 | ──────────────────

【教师参考重点】

1. 成人脓毒症患者高胆红素血症的发生机制是什么?

成人脓毒症患者高胆红素血症发生原因并非肝炎病毒或其他微生物的直接损害,主要是由于体内非特异炎症反应紊乱所致,而严重紊乱的诱因可能是严重感染、缺氧、各种休克、创伤、中毒、烧伤、缺血再灌注损伤等,这些因素也通过应激反应引起代谢紊乱、内脏缺血、肠道细菌移位和内毒素吸收增加来加重肝损伤。

全身性感染导致胆红素代谢障碍的机制主要有胆红素生成过多(溶血是其中主要途径之一)、肝细胞功能障碍(包括肝脏对胆红素的摄入、肝内加工和胆管排泌等功能障碍)、胆红素排泄障碍等几方面,其中脓毒症黄疸的主要机制在于胆汁淤积。肝脏中库普弗细胞经刺激后释放大量炎性介质,如 TNF-α、IL-1、IL-6、超氧化物、溶酶体酶、血小板活化因子等,这些炎症介质参与肝脏损伤和内毒素诱导的胆汁淤积。

2. 脓毒症肝损伤如何治疗?

早期有效的原发病治疗是防治脓毒症缺血性肝炎和胆汁淤积的基本策略。

(1)常规治疗:依据脓毒症治疗指南,早期有效的液体复苏、早期稳定的血流动力学支持、尽早有效的控制感染等措施可能在防治脓毒症肝损伤方面具有指导意义。纠正微循环障碍、保持血流动力学稳定,以及正常的肝脏组织灌注对于防治脓毒症肝损伤至关重要,如果微循环障碍持续存在,肝功能可能会进一步恶化。

(2)肠内营养治疗:长期禁食可影响肠道、肝脏的代谢及内分泌功能。当危重症脓毒症患者出现胆汁淤积时,全胃肠外营养可抑制肠道蠕动,促进肠道细菌过度增殖和易位;降低胆囊收缩性并促进胆泥形成,适当的肠内营养有利于改善上述症状,增加肝脏血流量,有利于肝功能的恢复。

(3)胰岛素治疗:有国外学者认为,强化胰岛素治疗能有效降低脓毒症重症患者的胆汁淤积发生率。

（4）N- 乙酰半胱氨酸（N-acetylcysteine，NAC）治疗：NAC 是一种巯基供给体，具有抗氧化、清除氧自由基、抗炎作用。国外学者用 NAC 干预脓毒症大鼠模型，证实了 NAC 对肝脏具有一定的保护作用

（5）多烯磷脂酰胆碱（polyene phosphatidyl choline，PPC）治疗：PPC 是从大豆中提取的一种磷脂，既往广泛用于酒精性肝病的治疗，对肝脏具有保护作用。PPC 除了能够增加膜的稳定性和流动性外，还具有降低炎症反应、抗氧应激和脂质过氧化、抑制肝细胞凋亡等作用，能从多个方面保护肝细胞免受损害。

（6）熊去氧胆酸治疗：对于全肠外营养和药物引起的胆汁淤积，应用熊去氧胆酸能改善胆汁流量，降低胆红素水平，但目前尚缺乏足够的临床证据支持应用该药。

（7）血浆置换及胆红素吸附：血浆置换及胆红素吸附等技术多与连续性血液净化技术联合应用治疗脓毒症肝衰竭。有关这些技术在脓毒症肝衰竭中应用的指征和时机尚无定论，多是参照药物、毒物、酒精、肝炎等病因所致肝衰竭的标准执行。肝衰竭诊断标准一般包括 TBIL ≥ 171μmol/L 或每日上升 ≥ 17.1μmol/L、血浆凝血酶原活动度（prothrombin activity，PTA）<40% 等。

3. 脓毒症黄疸的中医治疗原则是什么？

该案例属于中医学"黄疸"范畴，病机为湿浊阻滞，脾胃肝胆功能失调，胆液不循常道，随血外溢。其治疗大法为祛湿利小便，健脾疏肝利胆，故《金匮要略》有"诸病黄家，但利其小便"之训。黄疸应依湿从热化、寒化的不同，分别施以清热利湿和温中化湿之法；急黄则在清热利湿基础上，合用解毒凉血开窍之法；黄疸久病应注意扶助正气，如滋补脾肾，健脾益气等。中医强调早期迅速祛除病邪，调整脾胃功能，这与现代医学对脓毒症黄疸的治疗原则不谋而合。

【教师注意事项】

引导学生掌握脓毒症致肝损害的临床表现，脓毒症引起黄疸发病机制及处理方法。

【本幕小结】

患者以尿频、尿急、尿痛，伴有发热起病，由泌尿系感染进而出现黄疸、腹泻表现，是脓毒症导致的多器官功能损害，经中西医积极救治，患者病情改善出院。

【参考文献】

丁仁彧，林园，马晓春. 如何认识脓毒症肝损伤［J］. 中国实用内科杂志，2018，38（11）：998-1001.

（翁燕娜）

案例 7　急性胆管炎

|·········|·········| 第一幕 |·········|·········|

【教师参考重点】

1. 导致上腹痛的常见疾病有哪些?

上腹痛的常见病因较多,主要有:

(1)腹内脏器病变:炎症(急性胆囊炎、胆管炎、急性胃肠炎、急性胰腺炎、胰腺脓肿、急性出血性坏死性肠炎)、穿孔(胆囊穿孔、胃十二指肠穿孔)、破裂(肝脓肿破裂、肝癌破裂、肝海绵状血管瘤破裂、脾破裂)、梗阻(胆道蛔虫病、结肠肝曲或脾曲结肠癌梗阻、急性胃扩张、肠系膜动脉急性梗阻、肠系膜静脉血栓形成、急性门静脉血栓、急性肝静脉血栓、脾梗死)、套叠(小肠套叠)、扭转(胆囊扭转、急性胃扭转、脾扭转)、绞窄(胆石绞痛)、功能性胃肠疾病、神经官能性腹痛等。

(2)腹外脏器或全身性病变:大叶性肺炎、胸膜炎、肋间神经痛、气胸、AMI、急性心包炎、慢性铅中毒、慢性铊中毒、尿毒症、糖尿病酮症酸中毒、腹型癫痫等。

2. 急性胆管炎的诊断要点是什么?

急性胆管炎的诊断标准包括如下几方面内容。

(1)全身性炎症:①发热(T>38℃)和 / 或寒战;②炎症反应指标(白细胞计数<4×10^9/L 或>10×10^9/L,C 反应蛋白 ≥1g/L)。

(2)胆汁淤积:①黄疸(总胆红素 ≥34.2μmol/L);②肝功能异常(血 ALP、γGTP、AST、ALT 升高超过正常上限 1.5 倍)。

(3)影像学检查:①胆道扩张;②胆道梗阻影像学表现(狭窄、肿瘤、结石、支架等)。

确诊:(1)、(2)、(3)中各符合 1 项或以上;疑似:符合(1)中 1 项 +(2)或(3)中 1 项。对于诊断疑似急性胆管炎,需每 6~12 小时重新评估是否确诊。

3. 重症胆管炎的诊断要点是什么?

急性胆管炎可分为轻度(Grade Ⅰ)、中度(Grade Ⅱ)、重度(Grade Ⅲ)三种严重程度。

轻度:不符合"中度"或"重度"诊断标准的急性胆管炎。

中度:①白细胞计数异常(>12×10^9/L 或<4×10^9/L);②高热(≥39℃);③年龄 ≥75 岁;④血胆红素高(总胆红素 ≥85.5μmol/L);⑤血白蛋白低(<正常值上限的 0.7 倍)。符合①~⑤中任何 2 项诊断为中度急性胆管炎。

重度:①低血压,需要使用多巴胺 ≥5μg/(kg·min)维持,或需要使用去甲肾上腺素;②意识障碍;③氧合指数<300mmHg;④凝血酶原时间国际标准化比值>1.5;⑤少尿,血肌酐>176.8μmol/L;⑥血小板<100×10^9/L。符合重度标准①~⑥中任何 1 项即可诊断为重度急性胆管炎。

疾病过程中需动态观察、评估疾病严重程度。

4. 中医对胆石症的病因病机如何认识？

本病没有对应的中医病名，多归于"胆石症""胆胀""黄疸"范畴。病位主责肝胆；病因多为情志不遂、饮食不节、毒热外袭、久病体虚；病机多在脾虚肝郁，气郁血瘀，湿热蕴结，肝络失养；病性多为虚实夹杂，邪实以气滞、血瘀、湿热为主，正虚以气血亏虚为主。邪毒蕴结不解，可导致阴阳离决而出现脱证等危候。

【教师注意事项】

患者平素嗜酒、饮食不节，有慢性上腹疼痛史，急性加重，重点引导学生对引起此类症状的疾病进行思考、鉴别。

该患者入院时并未完善血淀粉酶、脂肪酶的检查，虽急诊 CT 未提示胰腺异常，但胆道结石患者容易并发胆源性胰腺炎，病程中仍需动态评估、监测。

【本幕小结】

患者高龄，平素嗜酒、饮食不节，慢性上腹疼痛，急性加重伴发热、黄疸，完善检查主要考虑为急性胆管炎。对引起这些症状的疾病进行鉴别以进一步明确病情。

| 第二幕 |

【教师参考重点】

1. 患者何时该进行手术治疗？

对于急性胆管炎，需按患者年龄、炎症反应情况、其他脏器功能情况将病情分为轻、中、重度，并在疾病过程中动态评估观察。

对于严重程度属于轻度的急性胆管炎，往往不需进行感染灶的引流，给予包括抗生素在内的药物的治疗已足够，但若动态观察 24 小时对药物治疗效果不佳，仍需考虑进行胆道引流的治疗，待感染控制后再行病因治疗。

对于存在胆道梗阻的中重度急性胆管炎，有效解除胆道梗阻是首要的治疗措施，需要立即行胆道引流。同样地，待感染控制后再行病因治疗。

本案例患者入院时已处于中度急性胆管炎，且可见胆石梗阻导致胆管扩张，应立即行胆道引流。

2. 手术方式选择的原则是什么？

胆道梗阻引起的急性胆管炎一般首选内镜下胆道引流术，包括内镜十二指肠乳头括约肌切开术（endoscopic sphincteroctomy，EST）、内镜鼻胆管引流术（endoscopic nasal bile drainage，ENBD）、内镜下胆道支架内引流术（endoscopic retrograde biliary drainage，ERBD）等。EST 可在胆道引流的同时取石，但对于重度急性胆管炎及凝血功能障碍者不宜进行，可选用 ENBD、ERBD。ENBD 与 ERBD 比较，优势在于可观察胆汁引流情况、进行胆道冲洗和造影，但为外引流，不适感较强；ERBD 为内引流，不适感较小，但无法直接观察胆汁引流情况，而且有支架脱落和堵塞的风险，部分患者需要再次行内镜治疗取出支架。

对于肝门或肝门以上位置肿瘤、结石或狭窄所致胆道梗阻引发的急性胆管炎，经皮经肝胆道引流术（percutaneous transhepatic biliary drainage，PTCD）优于内镜下胆道引流术，为首选方案。其他情况下，PTCD 只作为次选方案，多为内镜逆行胰胆管造影（endoscopic retrograde cholangiopancreatography，ERCP）插管失败或无条件进行内镜下胆道引流时的替代方案。

开腹胆道引流术因其手术相关并发症发生率、病死率较其他术式高，通常在没有条件进行内镜胆道引流和 PTCD，或内镜操作失败，或存在禁忌证时，方考虑采用。多推荐分期进行，先放置 T 管引流解除梗阻，二期手术再行解决胆道梗阻病因。

3. 对该患者应如何制订抗生素治疗方案？

选择抗生素时需考虑可能的病原体、当地的病原学特点、患者既往使用抗生素情况、患者肝肾功能情况、药物过敏情况、抗生素的药效学和药动学特点，以及其他副作用情况、患者获病方式（医疗保健相关性或社区获得性）、疾病的严重程度等个体因素进行综合考虑。

在我国，社区获得性急性胆管炎（即非"医疗保健相关急性胆管炎"，定义见下文）致病菌多为肠道需氧菌，如大肠埃希菌、克雷伯菌属、肠球菌。

医疗保健相关急性胆管炎（定义为长时间卧床、长期疗养院居住、胃造瘘术后、气管切开术后、反复吸入性肺炎、压疮、长期留置尿管、近期术后感染或因其他疾病正使用抗生素治疗人群发生的急性胆管炎）致病菌多为各种耐药菌，如耐甲氧西林金黄色葡萄球菌、万古霉素耐药肠球菌以及铜绿假单胞菌。

中、重度急性胆管炎常为多重耐药菌感染。

因此，中重度急性胆管炎首选含 β- 内酰胺酶抑制剂的复合制剂、第三和第四代头孢菌素联合硝基咪唑类、替加环素、碳青霉烯类药物经静脉使用。对于 β- 内酰胺酶抑制剂过敏的患者，可考虑使用氟喹诺酮类药物，但有较高的耐药风险。

对于重度的社区获得性急性胆管炎以及医疗保健相关急性胆管炎，需选择可覆盖铜绿假单胞菌的抗生素作为初始的经验性抗感染方案，且考虑使用万古霉素覆盖耐药球菌治疗；对于已知存在万古霉素耐药肠球菌（vancomycin-resistant enterococcus，VRE）定植的患者，和 / 或当地存在 VRE 流行的特点，需使用利奈唑胺或达托霉素。

有胆肠吻合术病史的患者或有可能存在厌氧菌感染的患者需考虑覆盖厌氧菌的抗感染治疗，可合用甲硝唑、替硝唑、克林霉素，或直接选用可覆盖厌氧菌的 β 内酰胺类药物（包括亚胺培南、哌拉西林钠 / 他唑巴坦钠、氨苄西林钠 / 舒巴坦钠、头孢美唑钠、头孢西丁钠、拉氧头孢钠、头孢哌酮钠 / 舒巴坦钠等）。

急性胆管炎抗生素治疗至感染控制后 4~7 天，再根据症状、体征、体温、白细胞、C 反应蛋白等确定停药时间。若感染的病原体为革兰氏阳性球菌（如肠球菌、链球菌等），抗生素疗程至少需 2 周。若结石残留或胆管梗阻仍持续存在，抗生素需用至解剖上的梗阻解除为止。

4. 该病中医治疗如何切入？

针对本病不同的病理因素，可采取不同的切入点。①祛湿：可予利小便而祛湿邪，用茯苓、猪苓、滑石等，同时可予开上焦、运中焦，共建分消三焦法，使湿热之邪共散去；②行气：肝气郁结是该病重要病机之一，行气解郁，同时健运脾胃，使气机升降复常，可使用玄胡、川楝子、郁金、佛手等；③化瘀：胆石日久而成，必致血瘀，瘀血与湿热之邪交结，病情更缠绵难愈，故应在清热利湿时佐以活血类药物，清除血中瘀热，通利血脉，可使用赤芍、牡丹皮、水牛角、紫草等。

【教师注意事项】

引导学生掌握临床抗生素使用原则。

【本幕小结】

患者诊断为急性胆管炎,因自身原因延误治疗导致病情进展为重症急性胆管炎并发ARDS、肠功能障碍,经中西医积极救治,患者病情改善出院。

【参考文献】

1. 中华医学会外科学分会胆道外科学组. 急性胆道系统感染的诊断和治疗指南(2021版)[J]. 中华外科杂志,2021,59(6):422-429.

2. GOMI H,SOLOMKIN JS,SCHLOSSBERG D,et al. Tokyo guidelines 2018:antimicrobial therapy for acute cholangitis and cholecystitis [J]. J Hepatobiliary Pancreat Sci,2018,25(1):3-16.

(赖　芳)

案例8　创伤弧菌感染

┃ 第一幕 ┃

【教师参考重点】

1. 出现伤口迅速恶化的常见疾病有哪些?

患者伤口迅速恶化、肌肉坏死,属于坏死性软组织感染。

坏死性软组织感染包括坏死性蜂窝织炎、坏死性肌炎及坏死性筋膜炎。细菌性分型包括Ⅰ型(复数菌感染:厌氧菌、肠杆菌、梭状芽孢杆菌等)和Ⅱ型[A组链球菌(GAS)感染、嗜水气单胞菌、创伤弧菌、金黄色葡萄球菌等]。其中创伤弧菌可引起蜂窝织炎,伴张力性水疱并迅速转为典型的紫色血性大疱,皮肤、肌肉坏死;侵袭性A组链球菌常引起的坏死性筋膜炎及中毒性休克综合征;金黄色葡萄球菌感染可引起的化脓性肌炎、肌肉脓肿;梭状芽孢杆菌可引起气性坏疽、肌坏死。

2. 创伤弧菌感染的诊断要点是什么?

本案例患者初步西医诊断:创伤弧菌感染(疑诊)。

创伤弧菌感染主要临床表现有三种:原发性脓毒症、伤口感染和胃肠炎。伤口感染亦可迅速发展为继发性脓毒症。

创伤弧菌导致的伤口感染通常是由于伤口暴露于含有该菌的咸水或咸淡水,或者皮肤被携带有该菌的海鲜、鱼类所刺伤,通过细菌培养确定诊断,在标准的血培养或常规用于伤口培养的非选择性培养基上,创伤弧菌很容易生长并被识别。

创伤弧菌脓毒症临床诊断标准的主要依据为:①快速进展的局部病变,24~48小时出现皮肤、肌肉损害,常见下肢局部剧烈疼痛、肿胀、皮肤瘀斑、血疱、坏死等,病变数小时内加重、扩展。②不断恶化的全身情况,大多24~48小时出现低血压或休克,迅速出现 MODS 的症状与体征。③在 3—11 月发病,可伴腹泻、恶心、呕吐、腹痛、呼吸困难等。④有长期嗜酒或慢性肝病等基础疾病史。次要依据为:患者为海边居民,发病前 1 周有生吃海鲜史,或海鲜刺伤、带伤肢体接触海水史。凡符合①~④,可做出创伤弧菌脓毒症的早期临床诊断。

因创伤弧菌感染可能进展迅速、病情严重,临床诊断标准以进展迅速的感染性休克、特征性大疱皮损和相关危险因素为主,通过培养结果再做出确定诊断。

3. 中医对"发"病因病机如何认识?

创伤弧菌伤口感染当归属于中医外科学的"发"范畴。"发"是病变范围较痈大的急性化脓性疾病,属于中医"疮疡"中的危候。其特点是初起无头,红肿蔓延成片,边界不清,灼热疼痛,疾病进展迅速,伴有明显的全身症状。常因局部外伤感染邪毒导致毒邪结聚在肢体,气血壅滞,热盛肉腐,而且毒邪迅速侵犯脏腑,导致脏腑功能失调,常出现四肢冰冷等"脱证"表现,甚者危及生命。

【教师注意事项】

患者出现伤口迅速恶化、坏死,有明显鱼类刺伤史,需引导学生重视病史的采集,并对引起此类症状的疾病进行思考、鉴别。

很多创伤弧菌感染者有长期酗酒或慢性肝病等基础疾病,免疫功能下降。该患者超高龄,体弱,可能存在免疫功能低下,引导学生临床时重视患者的基础疾病状态。

【本幕小结】

患者高龄,鱼刺刺伤后出现伤口迅速恶化、坏死,继而出现感染性休克需要紧急手术、积极抗感染、抗休克治疗,需对引起这些症状的疾病进行鉴别以进一步明确病情。

------ | 第二幕 | ------

【教师参考重点】

1. 创伤弧菌感染的危害性大吗? 病死率有多高? 为何强调早期救治的重要性?

创伤弧菌嗜盐,自然生长在温暖海水中,常寄生在贝壳类海鲜生物中(如牡蛎、蚌等),属革兰氏阴性菌,可引起严重伤口感染、脓毒症和腹泻。人们常因生食带菌海产品、肢体破损创口接触带菌海水或被海鲜刺伤等感染而发病。慢性肝病(肝硬化、酒精性肝病等)、长期酗酒、血色病、恶性肿瘤、免疫抑制、慢性肾功能不全、糖尿病等患者为易感人群,男性明显多于女性。

创伤弧菌感染临床主要表现为三种亚型。

(1)原发性脓毒症:创伤弧菌通过胃肠道入血,暴发脓毒症,约占临床病例的 45%~60%。

(2)创伤感染:创口感染创伤弧菌,可发展为继发性脓毒症,约占临床病例的 30%~45%。

(3)胃肠炎:以腹痛腹泻消化道症状为主,症状较轻,可不需要住院,约占临床病例的 5%~10%。

创伤弧菌所致脓毒症病死率高,50%~70% 的患者在 48 小时内死于感染性休克及多脏器衰竭。因此,创伤弧菌感染非常强调早期识别和及时有效的救治。对于广大群众而言,无论是通过胃肠摄入亦或是创口途径感染创伤弧菌,初期症状表现往往较轻,易被忽视而贻误最佳治疗时机。因此，当皮肤出现创口而又接触过海产品时，要及时清洁消毒，注意动态观察创口变化；生食海鲜后出现呕吐、腹痛腹泻等胃肠症状，也应及时处理。一旦合并发热、创口红肿疼痛、斑疹或水疱形成时，立即前往医院就诊。对于医护人员而言，创伤弧菌脓毒症患者常以发热和肢体红肿疼痛为主诉就诊，若缺乏相关经验，容易延误诊治。因此，最新创伤弧菌脓毒症指南中提出，分诊医生和护士在接诊疑似肢体感染患者时，如果有快速进展的肢体病损、低血压及既往慢性肝病、嗜酒或免疫功能不全病史，应尽早评估干预。

2. 创伤弧菌伤口感染，何时为外科介入的时机？

若患者存在以下情况：①快速进展的肢体病损；②低血压；③既往慢性肝病、嗜酒或免疫功能不全病史；④有生食带菌海产品、肢体破损创口接触带菌海水或被海鲜刺伤情况。应高度怀疑创伤弧菌感染，立刻请外科会诊，及早外科干预；约10%患者需要行截肢手术方可挽救生命。给予积极抗感染之前留取血、疱液进行培养。

3. 创伤弧菌感染的抗生素如何选择？

一旦怀疑创伤弧菌感染，对于考虑诊断为创伤弧菌脓毒症的患者，应立即开始抗菌药物治疗，并在重症监护病房中积极处理。推荐使用第三代头孢菌素联合喹诺酮类治疗，研究表明喹诺酮类抗生素优于四环素类药物，碳青霉烯类抗生素疗效较差，不推荐单独使用碳青霉烯、多西环素治疗。创伤弧菌脓毒症休克应遵从国际脓毒症和脓毒性性休克管理指南推荐意见开展抢救。

4. 创伤弧菌伤口感染的中医治疗如何切入？

在中医方面，创伤弧菌伤口感染属于中医外科学"发"的范畴，是痈之大者。治疗上需内治与外治相结合。外治主要是外科进行切开引流减张、清创，甚者需截肢。内治的总则为"消、托、补"，早期毒邪炽盛，运用清热解毒、活血行气、通腑、解表、祛湿等治则，其中清热解毒最为常用；中期用托法以托毒外出，又分透托法和补托法；后期正气亏虚，用补法恢复正气，促伤口愈合。创伤弧菌毒邪常迅速侵犯脏腑，出现"脱证"，此时需按照"脱证"治疗原则，辨证施救。

【教师注意事项】

引导学生了解创伤弧菌感染的危害性及病死率，明白早期救治的重要性。

【本幕小结】

患者诊断为伤口创伤弧菌感染，迅速出现肢体坏死、感染性休克，进而出现 MODS，但患者超高龄，存在较严重的基础病，虽经过中西医积极救治，仍抢救无效死亡。

【参考文献】

洪广亮, 卢才教, 赵光举, 等. 创伤弧菌脓毒症诊疗方案(2018)[J]. 中华急诊医学杂志, 2018, 27(6): 594-598.

（杜炯栋）

案例 9　导管相关念珠菌血流感染

-------- | 第一幕 | --------

【教师参考重点】

1. 感染性发热的常见病灶有哪些?

感染性发热的常见病灶主要有:

(1)呼吸系统发热:上呼吸道感染、化脓性扁桃体炎、气管支气管炎、肺炎、肺结核、严重急性呼吸综合征(severe acute respiratory syndrome,SARS)等。

(2)消化系统发热:肝炎、肝脓肿、胆囊炎、阑尾炎、盆腔感染、细菌性痢疾、伤寒、寄生虫感染。

(3)泌尿系统发热:尿路感染、急性肾盂肾炎、肾周感染等。

(4)中枢神经系统发热:流行性脑脊髓膜炎、化脓性脑膜炎等。

(5)血管相关性发热:感染性心内膜炎、血流感染等。

(6)其他隐匿发热:浆膜腔炎症、关节腔炎症、皮肤黏膜炎症等。

2. 导管相关性血流感染的诊断标准是什么?

导管相关性血流感染(catheter-related bloodstream infection,CRBSI),是指带有血管内导管或者拔除血管内导管 48 小时内的患者出现菌血症或真菌血症,并伴有发热(>38℃)、寒战或低血压等感染表现,除血管导管外没有其他明确的感染源。CRBSI 是导管相关感染中最严重的类型,而导管相关感染还包括出口部位感染、隧道感染、皮下囊感染等类型。导管相关性血流感染的诊断标准:

(1)确诊:导管能被证明为感染来源,至少包括以下各项中的 1 项:①有 1 次半定量(每导管节段 ≥15CFU)或定量(每导管节段 ≥100CFU)导管培养阳性,从导管节段和外周血中分离出相同的微生物(种属和抗生素敏感性);②从导管和外周静脉同时抽血做定量血培养,两者血培养菌落计数比(导管血:外周血)≥5:1;③阳性时间差:从中心静脉导管和外周静脉同时抽血做定性血培养,中心静脉导管血液培养阳性比外周血培养阳性至少早 2 小时;④导管出口部位流出的脓液中培养出与外周血中同样的细菌。

(2)临床诊断:导管极有可能为感染来源,但未达到确诊标准,称为与导管有关的血行感染,需要包括以下 1 项或 2 项:①导管相关脓毒症:具有严重感染的临床表现,导管头或导管节段的定量或半定量培养阳性,但血培养阴性,除了导管外无其他感染来源,在拔除导管 48 小时内,并未用新的抗生素治疗下,症状好转;②菌血症或真菌血症患者,有发热、寒战和/或低血压等临床表现,且至少有两个血培养(包括一个来源于外周血)的阳性结果,其结果为皮肤共生菌(如类白喉杆菌、芽孢杆菌、丙酸杆菌、凝固酶阴性葡萄球菌、微球菌、念珠菌等),但导管节段培养阴性,且除了导管没有其他明显血行感染的来源。

(3)拟诊:既不能确诊也不能排除导管相关感染,具备下述任意 1 项,不能除外导管为感染的来源:①具有导管相关的严重感染表现,在拔除导管和适当抗生素治疗后症状消退;

②菌血症或真菌血症患者,有发热、寒战和/或低血压等临床表现,且至少有一个血培养阳性(导管血或外周血均可),其结果为皮肤共生菌(如类白喉杆菌、芽孢杆菌、丙酸杆菌、凝固酶阴性葡萄球菌、微球菌、念珠菌等),但导管节段培养阴性,且无其他引起血行感染的来源可寻。

3. 导管相关性血流感染的发病机制有哪些?

微生物引起导管感染的方式有以下三种。

(1)皮肤表面的细菌在穿刺时或穿刺之后经过导管隧道至导管表面及尖端定植,随后引起局部或全身感染。

(2)另一感染灶的微生物通过血行播散至导管,在导管上黏附定植,引起 CRBSI。

(3)微生物污染导管接头和内腔,导致管腔内细菌繁殖,引起感染。

其中,前两种属腔外途径,第三种为腔内途径。在小于 1 周的短期留置导管中,如周围静脉导管、动脉导管、无套囊非隧道式导管,通过腔外途径感染最为常见;在超过 1 周的长期留置导管中,如带袖套式的隧道式中心静脉导管、皮下输液港、经外周中心静脉导管,腔内定植为主要机制。此外,致病微生物的附着在发病过程中亦起重要作用。

4. 导管相关性血流感染的常见病原菌有哪些?

导管相关性血流感染的常见病原菌:革兰氏阳性菌是 CRBSI 最主要的病原体。常见的致病菌有表皮葡萄球菌、凝固酶阴性葡萄球菌、金黄色葡萄球菌、肠球菌等;表皮葡萄球菌感染主要是由皮肤污染引起,约占 CRBSI 的 30%。金黄色葡萄球菌曾是 CRBSI 最常见的病原菌,目前约占院内血行感染的 13.4%,而耐万古霉素肠球菌感染的发生率亦在升高。其他致病菌有铜绿假单胞菌、嗜麦芽窄食单胞菌、鲍曼不动杆菌等,放射性土壤杆菌亦有报道。铜绿假单胞菌和阴沟肠杆菌在大面积烧伤患者中比较多见。随着广谱抗生素应用日趋广泛,真菌在院内血行感染中的比例越来越高。白念珠菌是常见病原体,念珠菌引起的血行感染率为 5.8%。长期接受全肠外营养的患者,念珠菌感染的机会亦会增多,在骨髓移植患者中可达 11%。免疫低下患者,尤其是器官移植后接受免疫抑制剂治疗者,亦可发生曲霉菌感染。

5. 中医对导管相关性血流感染的病因病机如何认识?

本病是现代医学治疗带来的并发症,中医古籍无相应疾病,但根据其以发热、休克等为主要表现,可参考中医学"温病""脱证"等疾病范畴实施治疗。病因:本病均发生于住院患者,多存在本气受损、正气虚衰的基础,在住院期间,由于邪毒循导管而直接入血,导致本病的发生。病机:本病的发生主要责之于正气虚弱,邪毒入侵,正邪相争,入里化热,热毒炽盛,耗气伤阴。由于毒邪直接内陷营血,络脉气血营卫运行不畅,导致毒热、瘀血、痰浊内阻,瘀滞脉络,进而令各器官受邪而损伤,引发本病。其基本病机是正虚毒损,毒热、瘀血、痰浊瘀滞脉络,气机逆乱,脏腑功能失调,邪实未去、正气已虚,病机特点为本虚标实。

【教师注意事项】

患者有糖尿病肾病、维持血透病史,本次进食后出现腹泻、高热寒战、气促,重点引导学生对引起此类症状的疾病进行思考、鉴别。

该患者入院时有腹泻腹胀的胃肠道症状,胸片提示存在肺炎,给予抗细菌治疗效果欠佳,不应局限思维认定为单纯的肠道感染、肺炎,需尽量查找感染病灶及病原菌。提示临证思维需广阔,认真细致的剖析对鉴别诊断具有重要性。

【本幕小结】

患者高龄,多年口干多饮尿少,加重伴腹泻、高热、气促 1 天。对引起这些症状的疾病进行鉴别以进一步明确病情。

·······························| 　第二幕　|·······························

【教师参考重点】

1. 导管相关性血流感染的处理原则是什么?

首先考虑导管的处理,根据指南,当临床拟诊导管相关感染时,在考虑临床相关因素后再做出是否拔除或更换导管的决定,临床相关因素主要包括:导管种类、感染程度和性质、导管对患者的意义、再次置管可能性及并发症、更换导管和装置可能产生的额外费用等。

(1)周围静脉导管:如果怀疑周围静脉导管导致导管相关感染时,应立即拔除周围静脉导管,并进行导管与外周血标本的培养。

(2)中心静脉导管:对于中心静脉导管,当临床出现中心静脉导管相关感染的早期表现时,由于通常难以获得及时的病原学证据,故大多数情况需要医生根据临床经验及有关感染流行病学资料做出判断。根据指南的建议,仅有发热的患者(如血流动力学稳定、无持续血行感染的证据、无导管局部或迁徙感染灶时)可不拔除导管,但应及时判断导管与感染表现的相关性,同时送检导管内血与周围血 2 份标本进行培养。但当怀疑是中心静脉导管导致的发热,同时患者出现严重疾病状态、穿刺部位脓肿时应立即拔除导管。在获得病原学资料后,是否拔除导管很大程度上取决于病原微生物的种类、患者的疾病状况,如有无持续感染、复杂性感染的表现等。根据指南的建议,中心静脉导管合并金黄色葡萄球菌感染应立即拔除导管,并需明确是否并发感染性心内膜炎;对革兰氏阴性杆菌、念珠菌导致的导管相关菌血症时,指南建议拔除中心静脉导管。

(3)隧道式中心静脉导管与埋置式装置:携带有隧道式中心静脉导管、埋置式装置的患者出现临床感染表现时,应及时判断导管与感染表现的相关性,若同时有导管出口或隧道感染,并伴有严重感染、血流动力学异常、持续性菌血症等情况,指南建议应及时拔除导管和去除植入装置。

其次是抗感染治疗,一旦怀疑血管内导管相关感染,无论是否拔除导管,除单纯静脉炎外均应采集血标本,并立即行抗生素治疗。根据临床表现和感染的严重程度,以及导管相关感染的病原菌是否明确,可分为经验性抗生素应用(导管相关感染的病原菌暂未明确)、目标性抗生素应用(导管相关感染的病原菌已明确)。

2. 念珠菌血症的高危因素及常见病原体是什么?

念珠菌血症的危险因素主要有腹部手术、全肠外营养、脓毒症或脓毒性休克、念珠菌多部位定植、糖尿病、各种侵入性导管留置、长期入住 ICU、免疫抑制状态、使用广谱抗生素等。念珠菌血症主要菌种包括白念珠菌、近平滑念珠菌、热带念珠菌、光滑念珠菌、克柔念珠菌等,对于导管相关念珠菌血症最常见的光滑念珠菌感染。

3. 如何鉴别念珠菌定植还是感染？

念珠菌属定植于皮肤、胃肠道及泌尿生殖道。ICU 患者存在念珠菌定植比例很高，仅有少部分患者发展为念珠菌血症。有研究显示，患者在 ICU 留治时间延长，念珠菌定植比例可以由 5%~15% 增加到 50%~80%，然而其中仅有 5%~15% 的患者发生侵袭性念珠菌感染。可尝试通过危险因素的判断，结合患者具体的临床特点以及合理的辅助检查，可能为判断念珠菌血症定植还是感染提供帮助。

（1）(1,3)-β-D- 葡聚糖（G 试验）：通过检测念珠菌细胞壁成分 (1,3)-β-D- 葡聚糖可以协助临床诊断念珠菌血症。当念珠菌感染时，被人体的吞噬细胞吞噬后能持续释放该物质，使血液及体液中含量显著增高。有研究显示，对 ICU 留治时间超过 5 天的重症感染患者，血浆 (1,3)-β-D- 葡聚糖水平高于 80pg/ml 对预测侵袭性念珠菌感染（主要为念珠菌血症）的敏感性和特异性分别为 93% 和 94%。但亦有其他研究显示其诊断价值并不高。目前仍不能单纯通过 G 试验来指导经验性抗真菌治疗。

（2）甘露聚糖：同 (1,3)-β-D- 葡聚糖一样，甘露聚糖也是真菌细胞壁的成分，在念珠菌感染时可以升高。甘露聚糖对诊断的特异性较高，而敏感性较低。

（3）念珠菌评分系统：念珠菌评分系统是根据患者是否存在念珠菌感染的高危因素以及临床感染表现等综合因素的诊断预测系统。

（4）其他：如抗菌丝抗体，念珠菌核酸等，但有待于进一步研究证实。鉴于各种诊断指标的敏感性及特异性存在互补情况，可以考虑联合使用，以进一步协助判断是定植还是感染。

4. 念珠菌血症的抗真菌治疗原则是什么？

目前对念珠菌血症的抗真菌治疗原则是综合考虑念珠菌的类型、患者免疫状况和抗真菌药特点予以优化治疗。无论是非中性粒细胞减少患者还是中性粒细胞减少的患者，即使在未明确菌种的情况下，棘白菌素类药物都是首选，对于重症患者，在肝功能可耐受的情况下，应适当增加药物剂量，如对 ICU 患者，将米卡芬净增为 200mg/d 会发挥更好的疗效，对于先前使用过棘白菌素类药物和感染光滑念珠菌或近平滑念珠菌的患者，应考虑进行棘白菌素类药物敏感性检测，后根据药敏及患者情况调整用药，对棘白菌素及三唑类药物耐药的念珠菌可使用两性霉素 B 脂质体治疗。对于血流动力学稳定、非中性粒细胞减少的非危重感染，可考虑氟康唑作为初始治疗替代方案；对三唑类药物敏感，临床症状稳定，复查血培养阴性的患者，推荐两性霉素 B 治疗 5~7 天后调整为氟康唑治疗；而中性粒细胞减少的患者，推荐棘白菌素类药物进行初始治疗。对伏立康唑及氟康唑敏感的念珠菌感染，在病情稳定且没有合并症的患者血培养转阴后，推荐使用伏立康唑及氟康唑序贯治疗，防止念珠菌再次增长。治疗期间复查血培养以明确是否再次出现念珠菌感染，血培养转阴后继续抗真菌治疗，疗程总计 14 天。

5. 导管相关性血流感染中医如何辨证论治？

临床常见以下 4 种证型。

（1）热毒炽盛证：常见高热，大汗出，大渴饮冷，咽痛，头痛，喘息气粗，小便短赤，大便秘结，舌质红绛、苔黄燥，脉沉数或沉伏。以清热凉血，泻火解毒为治法。可予清瘟败毒饮合凉膈散加减。

(2)热入营血证:常见气促喘憋,发绀,发热以夜晚尤甚,喘促烦躁,往往伴有意识障碍症状,口干,汗出,气短无力,斑疹隐隐,舌质红绛、苔薄,脉细数。以清营解毒,益气养阴为治法。可予清营汤合生脉散加减。

(3)血热动风证:常见高热不退,烦闷躁扰,手足抽搐,发为痉厥,甚则神昏,舌质绛而干、或舌焦起刺,脉弦而细数。以凉肝息风,增液舒筋为治法。可予羚角钩藤汤加减。

(4)内闭外脱证:常见突发高热、神昏、惊厥,大汗淋漓,面色苍白,四肢厥冷,唇指发绀,呼吸不匀,血压下降,或初起神志尚清,旋即神迷而错,烦扰躁动无力,舌质淡黯,舌苔灰黑而滑,脉伏而数,或散乱无根,或脉微欲绝。以回阳救逆,益气固脱为治法,待阳回气纳,则可扶正与解毒并进。可予参附龙牡汤加减。

6. 导管相关性血流感染如何预防?

(1)置管操作建议:导管置入部位、局部皮肤菌群密度与导管相关性感染风险有关。在病情允许的情况下应该避免股静脉插管,成年患者首选锁骨下静脉(血透管首选颈内静脉置管)。根据预期用途和使用时间、感染性和非感染性并发症的风险、置入和护理中心静脉导管的个人技能和培训,选择导管类型和置入位置。当经静脉治疗持续时间可能超过6天时,使用中心静脉导管或外周置入中心静脉导管,而不是短的外周导管。建议使用超声引导放置中心静脉导管,以减少置管尝试次数和并发症。加强手卫生,严格执行无菌要求,做好局部皮肤消毒,氯己定为标准消毒剂,但在有禁忌证的时候可用碘酊、碘伏或75%酒精作为替代品。操作过程中应使用最大屏障预防措施,包括戴口罩和帽子,穿无菌衣,戴无菌手套,同时应使用全身无菌铺巾覆盖患者。

(2)导管维护的集束化措施:每天评估继续留置导管的必要性;做好导管的消毒,每次通过导管给药之前对导管接口的消毒至关重要,尽可能应用腔数少的导管,使用适当的消毒剂擦拭接口;做好严格的无菌换药技术。

【教师注意事项】

导管相关念珠菌血症是定植还是感染需要综合多因素判断,早期诊断、早期治疗是救治成功的关键。引导学生掌握导管相关念珠菌血症的高危因素、常见病原菌、临床抗生素使用原则。

【本幕小结】

患者诊断为维持性血液透析、导管相关念珠菌血症引起脏器功能进一步损害,经中西医积极救治,患者病情改善出院。

【参考文献】

1. 中华医学会重症医学分会. 血管内导管相关感染的预防与治疗指南(2007)[J]. 中华内科杂志,2008,47(8):691-699.

2. CHAVES F,GARNACHO-MONTERO J,DEL POZO JL,et al. Diagnosis and treatment of catheter-related bloodstream infection:clinical guidelines of the Spanish Society of Infectious Diseases and Clinical Microbiology and(SEIMC)and the Spanish Society of Spanish Society of Intensive and Critical Care Medicine and Coronary Units(SEMICYUC)[J]. Med Intensiva

（Engl Ed）.2018,42（1）: 5-36.

3. LING ML,APISAENTHANARAK A,JAGGI N,et al. APSIC guide for prevention of Central Line Associated Bloodstream Infections（CLABSI）［J］. Antimicrobial Resis Infect Control,2016（5）: 16.

4. 国家卫生健康委办公厅医政医管局. 血管导管相关感染预防与控制指南（2021 版）［J］. 中国感染控制杂志,2021,20（4）: 387-388.

（张　燕）

案例 10　恙　虫　病

| 第一幕 |

【教师参考重点】

1. 引起发热的常见疾病有哪些?

发热的常见病因较多,主要有:

（1）感染性发热:①病毒感染,如流感、SARS、肝炎;②细菌感染,如结核病、肺炎;③支原体感染,肺炎支原体肺炎;④立克次体感染,斑疹伤寒、恙虫病;⑤螺旋体感染,如钩端螺旋体病、回归热;⑥真菌感染,如念珠菌病、隐球菌病;⑦寄生虫感染,如疟疾、血吸虫病等。

（2）非感染性发热:①无菌性坏死物质吸收,如术后、烧伤、血栓、坏死、肿瘤、白血病、溶血等;②抗原 - 抗体反应,如血清病、风湿热、结缔组织病、药物反应;③体温调节中枢功能失常,如中暑、中毒、外伤;④内分泌与代谢障碍,如甲亢、癫痫持续状态;⑤皮肤散热减少,鱼鳞病、先天性汗腺缺乏、心力衰竭;⑥自主神经功能紊乱等。

（3）不明原因发热:多与感染或其他因素有关,约 10% 属于特异性发热。

2. 重症恙虫病的诊断要点是什么?

恙虫病诊断标准:依据流行病学史、临床表现和实验室结果进行诊断。在恙虫病流行区内、流行季节时,凡是有不明原因发热或淋巴结肿大者,应考虑恙虫病可能。野外活动史,花草、农作物等接触史对诊断有重要意义。

（1）流行病学史:流行季节,发病前 3 周内曾在或到过恙虫病流行区,并有野外活动史,主要有田间劳作、农村垂钓、野营训练、草地坐卧、接触和使用秸秆等。

（2）临床表现:①发热;②淋巴结肿大;③皮疹;④特异性焦痂或溃疡。

（3）实验室检查:①外斐反应阳性,单份血清 OXk 效价 ≥ 1 : 160;②间接免疫荧光试验阳性,双份血清 IgG 抗体滴度 4 倍及以上升高;③ PCR 核酸检测阳性;④分离到病原体。

满足以下条件者为疑似病例:具备（1）和（2）①,加（2）②、（2）③任何一条,且明确排除其他疾病;或无法获得明确的流行病学史,在流行季节同时具备（2）①、（2）②和（2）③三项。

满足以下条件者为临床诊断病例:疑似病例加（2）④;或同时具备（1）、（2）①、（2）④三项。

满足以下条件者为实验室诊断病例:疑似病例加（3）②、（3）③、（3）④中的任何一项;或临床诊断病例加(3)中的任何一项。

目前尚无统一的重症恙虫病诊断标准,Park 等提出的重症诊断标准如下。

(1)中枢神经系统:存在意识改变、抽搐、脑出血或脑梗死;

(2)呼吸系统:胸片或 CT 显示双肺浸润,以及下列至少一项,氧合指数 ≤250mmHg(1mmHg=0.133kPa),呼吸频率 ≥30 次 /min,或需要机械通气;

(3)心脏:心肌炎、心肌缺血或新发的心律失常;

(4)肾脏:Cr ≥177μmol/L;

(5)感染性休克:收缩压低于 90mmHg,或较基础值下降 40mmHg 以上,且除外其他原因;

(6)消化道出血(无消化性溃疡基础)。

符合其中一项即可诊断为重症恙虫病。一般认为,合并器官功能损伤及障碍者属于重症恙虫病。

3. 中医对重症恙虫病的病因病机如何认识?

恙虫病的中医病名为"沙虱热""沙虱毒",可参照中医学"暑湿""湿温""温毒""沙虱热"等病证辨证论治。《肘后备急方·治卒中沙虱毒方》记载:"山水间多有沙虱,甚细略不可见。人入水浴,及以水澡浴,此虫在水中,着人身,及阴天雨行草中,亦着人。便钻入皮里。其诊法:初得之皮上正赤,如小豆黍米粟粒,以手摩赤上,痛如刺,三日之后,令百节强,疼痛寒热,赤上发疮,此虫渐入骨,则杀人。"夏秋季节,气候炎热,水湿较多,湿则生虫,且天暑地湿,人处天地气交之中,则易感受沙虱湿热毒邪,一旦摄生不慎,野外活动,接触沙虱,同时正气内虚,脾胃虚弱,水湿内停,兼之沙虱湿毒内侵,内外相因而致本病。中医认为本病是外感沙虱,致湿热毒邪郁遏为患。湿热毒邪壅滞肌表,卫气失宣,则寒战、高热、头痛、全身酸痛不适,口干;热邪上炎头面,则面目赤;湿热阻滞中焦,脾胃失运,胃气上逆则食欲不振、恶心呕吐;湿热毒盛,升降失司,中焦气血壅遏而胁下结块痞硬;湿热流注四肢则肢体困倦,酸痛乏力;湿热毒邪弥漫三焦,灼津为痰,痰热壅滞,结聚经络发为肿块;湿毒郁滞肌肤,营气稽留不行,则皮肤赤疹生疮。热毒内扰心营,可致谵语、嗜睡;后期邪热退却,阴气内伤,正气羸弱,则疲乏气短,口干咽燥。总之,其病理机制为湿热毒邪内遏机体充斥三焦所致。

【教师注意事项】

该患者入院时虽然胸片、腹部 CT 提示存在肺炎、慢性胆囊炎,但给予常规广谱抗生素治疗后效果欠佳,此时需回归临床重新梳理、细细甄别。再次追问病史发现有草地接触史、右腹股沟区特征性焦痂样皮损,可临床诊断为恙虫病。引导学生思考技巧性问诊、认真仔细查体对鉴别诊断具有重要性。

【本幕小结】

患者高龄,反复发热 8 天,伴有特征性焦痂样皮损。对引起这些症状的疾病进行鉴别以进一步明确病情。

| 第二幕 |

【教师参考重点】

1. 临床上应如何解读外斐反应检查结果？

外斐反应 OXk 是临床常用的血清学检测方法，采用的是 OXk 变形杆菌菌株作为抗原与被检者血清进行凝集反应，但该方法的灵敏度和特异性都无法满足临床需求。外斐反应 OXk 阳性率与检测时间有很大关系，在发病第 1 周阳性率仅为 26.5%，第 2~4 周为 50%~70.5%。因此，早期外斐反应 OXk 阴性不能排除恙虫病，仍需结合临床表现及动态监测给予及时诊治。

2. 恙虫病的病原体是什么？其流行病学特点有哪些？

恙虫病的病原体是恙虫病东方体，原属于立克次体科（rickensieae）的立克次体属（rickettsia），后经研究发现，该病原体的部分生物学特性明显不同于该属其他立克次体，从而将其另立一属，称东方体属（orientia），将恙虫病立克次体改称为恙虫病东方体。恙虫病东方体的分型：

（1）血清型：恙虫病东方体存在抗原型的多样性和混合性。迄今为止，世界各地已从患者、媒介昆虫及啮齿动物中分离到百余株恙虫病病原体，公认的标准型为 Karp、Kato 和 Gilliam 3 个血清型，在中国均有分布，据目前文献报道，我国长江以南地区以 Karp 型为主，长江以北地区以 Gilliam 型居多。

（2）基因型：目前恙虫病东方体的基因分型多以 *56kD* 表面蛋白基因作为目的基因，基因分型主要包括 *Karp*、*Kato*、*Gilliam*、*TA763*、*TA678*、*TA716*、*Kawasaki*、*Kuroki*、*Shimokoshi* 等，据现有文献报道，我国福建、广东地区以 *Karp* 型为主，江苏北部、山东地区以 *Kawasaki* 型为主。

恙虫病的流行病学特点：

（1）宿主动物与传播媒介：鼠类是最重要的储存宿主，我国目前已在啮齿目的 18 种动物中发现恙虫病东方体的自然感染，如黄毛鼠、黑线姬鼠、黄胸鼠等；其次为食虫目动物，如臭鼩鼱、四川短尾鼩。此外，兔、猪、猫和禽类也能感染。本病的传播媒介是恙螨（chigger mite），全球已发现 3 000 多个种，我国有 500 多个种，分布遍及全国。只有少数恙螨能成为恙虫病的传播媒介，我国已经证实的媒介有地里纤恙螨、小盾纤恙螨、微红纤恙螨、高湖纤恙螨、海岛纤恙螨和吉首纤恙螨等。恙螨一生经历卵、次卵、幼虫、若蛹、若虫、成蛹和成虫 7 个时期，仅幼虫时期营寄生生活，能够传播疾病，其他阶段都生存于地面浅表层。恙螨活动范围极小，呈点状分布，聚集于一处，形成"螨岛"。

（2）传播途径：本病通过携带恙虫病东方体的恙螨幼虫叮咬传播。恙螨幼虫孵出后，在地面草丛中活动，遇到宿主动物或人时即附着其体表叮咬组织液，3~5 天吸饱后落于地面。恙螨一生一般只在幼虫期叮咬宿主动物一次，获得东方体后经卵垂直传播，当子代恙螨叮咬人时传播本病。人与人之间不传染，尚无接触危重患者或带菌动物的血液等体液导致传播的报道。

（3）人群易感性：人对恙虫病东方体普遍易感，病后可获得较稳固的免疫力。流行地区居民多经感染而获得免疫,通常表现为散发,外来人群进入疫区常易发生流行。田间劳作的农民、野外作业人员(伐木、筑路工人、地质勘探人员等)、野外训练部队和野外旅游者等受恙螨侵袭机会较多,容易发生感染。

(4)地理分布和发病季节特点:本病主要流行于热带和亚热带,东亚各国流行较为广泛,日本、韩国、泰国和澳大利亚等国家报道发病较多。恙虫病在我国呈广泛分布,除内蒙古、青海、宁夏和西藏外,其余省份都曾有病例报告。我国北方和南方的流行季节有显著差异。长江以南地区以 6—8 月为流行高峰,属于"夏季型",宿主动物以黄毛鼠、黄胸鼠、褐家鼠和黑线姬鼠为主,主要媒介为地里纤恙螨;长江以北地区以 10—11 月为流行高峰,属于"秋季型",宿主动物以黑线姬鼠、社鼠和褐家鼠为主,主要媒介为小盾纤恙螨;此外,福建 1—2 月也曾出现流行高峰,以小盾纤恙螨为主要媒介生物。

3. 对该患者应如何制订抗生素治疗方案?

恙虫病东方体为专性细胞内寄生,应选用脂溶性抗生素。β- 内酰胺类抗生素及氨基糖苷类对恙虫病的治疗无效。目前临床上较常应用的抗生素有多西环素、大环内酯类和氯霉素,一般以多西环素为首选。

(1)多西环素:目前较常应用的是多西环素,成人 100mg,每 12 小时口服 1 次,退热后 100mg/d 顿服;8 岁以上小儿 2.2mg/(kg·d),每 12 小时口服 1 次,退热后按体重 2.2mg/(kg·d),口服 1 次 /d。多西环素可引起恶心、呕吐、腹痛、腹泻等胃肠道反应,以及肝功能损害、脂肪肝变性,同时应注意过敏反应的发生。孕妇不宜服用多西环素,8 岁以下儿童禁止服用多西环素。

(2)大环内酯类:常用的是罗红霉素、克拉霉素和阿奇霉素。

1)罗红霉素:成人每次 150mg,2 次 /d,退热后 150mg/d 顿服;儿童每次 2.5~5mg/kg,2 次 /d,退热后剂量减半。

2)克拉霉素:成人每次 500mg,每 12 小时口服 1 次,6 个月以上的儿童每次 7.5mg/kg,每 12 小时口服 1 次。

3)阿奇霉素:成人每次 500mg 顿服,退热后 250mg/d 顿服,儿童 10mg/kg(1 日量最大不超过 500mg)顿服,退热后剂量减半,亦可静脉滴注阿奇霉素。

大环内酯类的主要不良反应为恶心、腹痛、腹泻、肝功能异常(ALT 及 AST 升高)、头晕和头痛等。孕妇及哺乳期妇女需慎用。

(3)氯霉素:成人患者 2g/d,分 4 次口服,退热后 0.5g/d,分 2 次口服;危重患者亦可静脉滴注。儿童 25~50mg/(kg·d),分 3~4 次服用;新生儿每日不超过 25mg/kg,分 4 次服用。氯霉素类可引起外周血白细胞和血小板减少,有可能诱发不可逆性再生障碍性贫血、溶血性贫血、过敏反应等。在泰国、缅甸和我国都曾发现对氯霉素耐药的恙虫病东方体株。

根据患者的情况选用上述 3 类药物,疗程均为 7~10 日,疗程短于 7 日者可出现复发。复发者疗程宜适当延长 3~4 日。为了更及时、有效地治疗立克次氏体感染相关疾病,建议仅根据临床症状疑似恙虫病就开始进行治疗。

4. 重症恙虫病的中医如何辨证论治?

中医认为重症恙虫病是外感沙虱,致湿热毒邪郁遏为患,可从卫气营血辨证论治。

(1)湿热毒邪壅滞,卫气同病证:临床常见寒战,高热,头痛全身不适,肌肉酸痛,面赤口干,舌红,苔薄腻,脉浮数。治法宜以解表透邪,清热除湿。方药可予麻杏苡甘汤加石膏加减。小便短黄者,可加白茅根;恶寒明显者,可加荆芥穗、防风。

(2)热入营血证:临床常见高热持续,身体赤疹发疮,神志不清或烦躁,谵语,舌红绛,苔焦黄,脉数。治法宜以清热凉血,散血解毒。方药可予升麻鳖甲汤合犀角地黄汤加减。大便干结、腑气不畅者,可加芒硝、大黄;昏迷抽搐者,可合安宫牛黄丸或紫雪丹。

(3)湿热阻遏中焦证:临床常见发热,恶心呕吐,乏力,肌肉酸痛,小便不利,舌红,苔黄厚腻,脉滑。治法宜以解热化气利湿。方药可予桂苓甘露饮加减。头身痛甚者,加葛根;胸闷、苔腻者,加广藿香、佩兰。若湿温初起及暑温夹湿之湿重于热证,可用三仁汤加减。

(4)气阴两虚证:临床常见发热已退,疲乏懒言,气短心悸,口干咽燥,舌红,少苔,脉细数。治法宜以清热养阴,益气生津。方药可予竹叶石膏汤加减。纳差、口干者,可加石斛、山药;仍有发热者,可加知母、天花粉。

5. 如何预防恙虫病的发生?

目前还没有针对立克次体(包括恙虫病东方体)感染的有效疫苗。对于在疫区居住和旅行的人群,可以采取一般的预防保护措施,以避免感染,如尽量避免前往重点疫区;应注意少在草地或树林等长时间坐卧,尽量不要席地而坐等;使用杀虫剂等改善田间作业卫生条件;前往高风险地区后进行认真清洁等,这些措施对防止恙虫病的流行具有至关重要的作用。如有不适应及时就医。

【教师注意事项】

恙虫病的症状无特异性,常以隐蔽的焦痂或溃疡为其特异性体征,早期诊断和早期治疗可显著减少重症恙虫病的发生率、并发症及致死率。引导学生掌握恙虫病的流行病学特点、临床抗生素使用原则。

【本幕小结】

患者诊断为重症恙虫病引起急性呼吸衰竭、肝功能异常,经中西医积极救治,患者病情改善出院。

【参考文献】

1. 戴威,王瑞丽,戴元荣,等.重症恙虫病诊治进展[J].中华医学杂志,2017,97(28):2237-2240.

2. PARK SW,LEE CS,LEE CK,et al. Severity predictors in eschar-positive scrub typhus and role of serum osteopontin [J]. AM J TROP MED HYG,2011,85(5): 924-930.

3. KIM DM,KIM SW,CHOI SH,et al. Clinical and laboratory findings associated with severe scrub typhus [J]. BMC Infect Dis,2010(10): 108.

(张 燕)

第二节 重症呼吸系统疾病中西医结合诊治案例参考重点

案例 1 慢性阻塞性肺疾病急性加重期

······| 第一幕 |······

【教师参考重点】

1. COPD 的危险因素与急性发作的常见诱因有什么？

慢性阻塞性肺疾病（COPD），特征是管径<2mm 的小气道阻塞和阻力增高。临床表现为持续的呼吸道症状和气流受限，气流受限不完全可逆，呈进行性发展，是一种严重危害人类健康的常见病、多发病。

COPD 确切的病因尚不完全清楚，但多认为与明显暴露于有毒颗粒或气体引起的气道和/或肺泡异常炎症反应有关。已经发现的危险因素大致可以分为外因（即环境因素）与内因（即宿主因素）两类。外因主要包括吸烟、职业性粉尘、燃料烟雾、空气污染、化学物质的吸入和呼吸道感染等；内因主要包括遗传因素、年龄和性别、肺生长发育不良、支气管哮喘和气道高反应性、低体重指数等。临床上，COPD 患者呼吸系统症状出现急性加重（典型表现为呼吸困难加重、咳嗽加剧、痰量增多和/或脓性痰），超过日常变异范围，称为 COPD 急性加重（AECOPD）。AECOPD 的常见诱因有吸烟、呼吸道感染、空气污染、吸入过敏原、外科手术、应用镇静药物、肺栓塞、肺不张、胸腔积液、气胸、充血性心力衰竭等，另外还有三分之一急性加重无明显的诱因。其中呼吸道感染是最常见的诱因，78% 的 AECOPD 患者有明确的病毒或细菌感染依据。

2. COPD 的诊断要点是什么？

COPD 的诊断标准需基于症状和危险因素，并通过肺功能检查明确诊断。对于疑似COPD 的新患者，必须详细采集病史。任何有呼吸困难、慢性咳嗽或咳痰，和/或 COPD 危险因素暴露史的患者，都应考虑 COPD 的诊断。确诊 COPD 要求进行肺功能检查，使用支气管扩张剂之后第一秒用力呼气量与用力肺活量比值（FEV_1/FVC）<0.70 可确定存在持续性气流受限，结合具有相应症状和暴露于有害刺激物质可诊断为 COPD。

3. COPD 急性加重与引起呼吸衰竭的病理生理机制是什么？

气道及全身炎症反应是 COPD 的主要发病机制。在感染等诱发因素的作用下，COPD患者气道炎症加剧，支气管黏膜充血、水肿，黏液分泌增加，气道痉挛导致气流受限加重，引起 AECOPD 的一系列症状。

COPD 是引起慢性呼吸衰竭的最常见的原因。其机制涉及阻塞性通气障碍、限制性通气障碍、弥散功能障碍即肺泡通气与血流比例失调多个方面。COPD 急性加重时气道炎症加剧,呼吸力学异常进一步加重,氧耗量和呼吸负荷显著增加,上述原因可导致呼吸肌获得的化学能降低或化学能利用功能受损,使得呼吸肌力量减弱,超过呼吸肌自身的代偿能力使其不能维持有效的肺泡通气,从而造成缺氧及 CO_2 潴留。且因自主咳痰能力降低,气道阻力增加,气道解剖结构遭到破坏,导致呼吸道屏障防御功能下降,支气管清除能力减弱或消失,易导致排痰不畅,痰栓形成,痰痂阻塞,影响呼吸,加重呼吸困难,从而发生急性呼吸衰竭。

4. 中医对 COPD 的病因病机如何认识?

本病以咳、痰、喘、肿、发绀为主症,可归属于中医学"咳嗽""痰饮""喘病""肺胀"等范畴。《灵枢·胀论》言"肺胀者,虚满而喘咳",指出了肺胀的主要病机是正虚。《诸病源候论》谓"肺虚为微寒所伤,则咳嗽,嗽则气还于肺间,则肺胀,肺胀则气逆,而肺本虚,气为不足,复为邪所乘,壅痞不能宣畅,故咳逆短气也",指出了本病本虚标实的病机特点。后世医家对本病的认识亦不断有所充实和发展,如《丹溪心法·咳嗽》中提及"肺胀而嗽,或左或右,不得眠,此痰挟瘀血碍气而病",提示痰瘀互结、阻碍肺气这一病机特点;《症因脉治》曰"肺胀之因,内有郁结,先伤肺气,外复感邪,肺气不得发泄,则肺胀作矣",指出了肺胀的内因多为痰郁。现代大量医家不断探索和研究,进一步丰富了该病病因病机的内容。综上,COPD 发生的根本原因是正气虚弱,主要诱因是外感六淫之邪。病机特点是本虚标实,本虚主要是肺、脾、肾虚损;标实主要包括外邪、痰饮、瘀血,两者互为影响,贯穿疾病始终。

【教师注意事项】

患者有慢性咳喘的病史,本次急性加重,重点引导学生对引起此类症状的疾病进行思考、鉴别。该患者入院虽未经肺功能检查,但有反复咳嗽、咳痰、气促病史数年,加之长期吸烟,临床诊断明确。此次因肺部感染诱发病情加重,在外院治疗后炎症有所吸收,但出现了呼吸机依赖,撤机困难。AECOPD 常常伴有肺部感染及呼吸衰竭,需要借助临床检查、检验进行判定。而对于脱机困难的 AECOPD 患者必须分析导致呼吸机依赖的根本原因,做到对因处理。

【本幕小结】

患者老年男性,反复咳嗽气促 10 余年,加重 1 个月。对引起这些症状的疾病进行鉴别以进一步明确病情。

------| 第二幕 |------

【教师参考重点】

1. AECOPD 患者的一般药物治疗有哪些?

(1)支气管扩张剂:包括 β_2 受体激动剂、抗胆碱能药物及茶碱类药物,三者常联合用药。吸入型短效 β_2 受体激动剂联合或不联合速效抗胆碱能类支气管扩张剂是治疗 AECOPD 最常用和优先选择的方案,可以短期内改善临床症状和肺功能,应用雾化吸入疗法吸入短效支气管扩张剂可能更适合于 AECOPD 患者。长效支气管扩张剂可以作为维持期治疗,在患者出院前尽早使用。茶碱类药物不推荐作为一线支气管舒张剂,在 β_2 受体激动剂、抗胆碱能药物治疗 12~24 小时后,病情改善不佳时可考虑联合应用。但在确定使用茶碱类药物之前要考虑其副作用,使用时注意监测血药浓度,防止茶碱类药物中毒。

(2)糖皮质激素:糖皮质激素具有扩张支气管和减轻 COPD 急性期炎症反应的作用。在中重度 AECOPD 患者中,经口或静脉使用糖皮质激素能迅速地改善患者的肺功能和氧合状态,缓解急性期症状,降低早期复发和治疗失败的风险,缩短住院时间。口服糖皮质激素与静脉应用激素疗效相当,常用激素有泼尼松、泼尼松龙、甲泼尼龙和地塞米松等。但是,AECOPD 患者糖皮质激素治疗的临床试验中报道了多项不良事件,故目前糖皮质激素的最佳疗程尚未明确。目前比较推荐甲泼尼龙 40mg/d,治疗 5 天,静脉应用与口服疗效相当。有文献报道雾化吸入布地奈德(4~8mg/d)与静脉应用甲泼尼龙(40mg/d)在治疗 AECOPD 上的疗效相当,且不良事件发生率更低,但其经济成本较高。

(3)抗感染药物:下呼吸道感染是 AECOPD 最常见的原因,占 1/3~1/2,其中细菌感染引起的 AECOPD 比例超过一半,所以,抗生素的治疗可能会对临床结果有益。应用指征包括:①同时出现呼吸困难加重、痰量增加和脓性痰这三种症状;②患者仅出现以上三种症状中的两种但包括脓性痰这一症状;③需正压机械通气的严重 AECOPD,包括有创和无创机械通气。临床上应用何种类型的抗菌药物要根据当地细菌耐药情况选择。对于反复发生急性加重的患者、严重气流受限和 / 或需要机械通气的患者,应该作痰液培养,因为此时可能存在革兰氏阴性杆菌感染,并出现抗菌药物耐药。AECOPD 的常见致病菌包括流感嗜血杆菌、卡他莫拉菌、肺炎链球菌、铜绿假单胞菌和肠杆菌科细菌;相对少见的病原体包括肺炎衣原体、肺炎支原体、军团菌、金黄色葡萄球菌等。对于已经较长时间使用广谱抗菌药物和 / 或近期反复全身应用糖皮质激素治疗的患者,应注意耐药菌、特殊病原体感染以及真菌感染的可能。如果有流感的流行病学、临床和实验室依据,注意筛选使用抗流感病毒药物。此外还需要根据病情严重程度选择抗菌药物的给药途径,病情较轻和可以接受口服药物治疗的患者,推荐口服抗菌药物作为一线治疗。静脉使用抗菌药物病情好转后,应考虑转换为口服治疗。抗菌药物的推荐治疗疗程为 5~7 天,特殊情况下可以适当延长应用时间。

(4)其他:AECOPD 患者病情反复与痰液分泌增多有关,可通过全身或雾化吸入药物、吸痰、物理排痰等方式辅助气道痰液清除。并发呼吸衰竭时,一般不推荐使用呼吸兴奋剂,只有在无条件或不适合使用机械通气时选用。尽管近年来对 AECOPD 的药物治疗进行了广泛研究,但是过去的二十几年中,并没有取得实质性的进展。此外,注意维持酸碱度和电解质平衡,加强营养支持,对于 AECOPD 患者十分重要,对不能进食者需经胃肠补充要素饮食或予静脉高营养。

2. AECOPD 患者的呼吸支持治疗方案有哪些?

(1)控制性氧疗:氧疗是 AECOPD 患者的基础治疗,给氧途径主要包括鼻导管或文丘里面罩,其中文丘里面罩更能精确地调节吸入氧浓度。无严重合并症的 AECOPD 患者氧疗后易达到满意的氧合水平($PaO_2>60mmHg$ 或 $SaO_2>90\%$)。为了避免可能发生潜在的 CO_2 潴留及呼吸性酸中毒,要注意吸入氧浓度不宜过高。氧疗 30 分钟后应复查动脉血气分析,以确认氧合状态满意,且未引起 CO_2 潴留和 / 或呼吸性酸中毒。

(2)经鼻高流量氧疗(high flow nasal therapy,HFN):HFN 是一种通过高流量鼻塞持续为患者提供可以调控并以相对恒定吸氧浓度(21%~100%)、温度(31~37℃)和湿度的高流量

（最高可达 60L/min）吸入气体的治疗方式。与传统氧疗相比，其优势是供氧浓度更精确，加温湿化效果更好。高的气流对上气道的"冲洗效应"可减少解剖无效腔，同时产生一定水平的呼气末正压（平均为 3cmH_2O），对 AECOPD 患者的呼吸困难有一定的改善作用，舒适性及耐受性优于常规的无创正压通气。目前在临床实践中 HFN 主要应用于合并轻度呼吸衰竭的患者。禁忌证包括心搏呼吸骤停，需紧急气管插管有创机械通气；自主呼吸微弱、昏迷；严重的氧合功能异常（$PaO_2/FiO_2 < 100mmHg$）；中重度呼吸性酸中毒高碳酸血症（pH 值<7.30）。

（3）机械通气：机械通气包括无创正压通气（non-invasive positive pressure ventilation，NPPV）和有创正压通气（invasive positive pressure ventilation，IPPV）。近年来，有多项研究显示，对于经过适当氧疗仍难以纠正的呼吸困难、中至重度酸中毒、高碳酸血症、严重的低氧血症，甚至出现肺性脑病或其他严重并发症等情况的 AECOPD 患者，早期 NPPV 的应用可改善呼吸性酸中毒，增加 pH 值，降低 $PaCO_2$、呼吸频率，减轻气促，改善患者临床症状，并能降低气管插管率、病死率，缩短住院时间及 ICU 入住时间。对于有 NPPV 禁忌或使用 NPPV 失败的严重呼吸衰竭患者，一旦出现严重的呼吸形式、意识、血流动力学等改变，应及早插管改用 IPPV。

1）NPPV 的适应证和相对禁忌证。

适应证：①呼吸性酸中毒（动脉血 pH 值 ≤ 7.35 和 / 或 $PaCO_2 \geq 45mmHg$）；②严重呼吸困难且具有呼吸肌疲劳和 / 或呼吸功增加的临床征象，如使用辅助呼吸肌、胸腹部矛盾运动或肋间隙凹陷；③常规氧疗或 HFN 治疗不能纠正的低氧血症。

相对禁忌证：①呼吸停止或呼吸明显抑制；②心血管系统不稳定（低血压、严重心律失常、AMI）；③嗜睡、意识障碍或患者不合作；④易发生误吸（吞咽反射异常、严重上消化道出血）；⑤痰液黏稠或有大量气道分泌物；⑥近期面部或胃食管手术；⑦头面部外伤；⑧固有的鼻咽部异常；⑨极度肥胖；⑩严重胃肠胀气。

2）无创正压通气模式的选择与参数调节：常用 NPPV 通气模式有持续气道正压通气（continuous positive airway pressure，CPAP）、压力控制通气（pressure controlled ventilation，PCV）、成比例辅助通气（proportional assist ventilation，PAV）、双水平气道正压通气（bilevel positive airway pressure，BiPAP），其中以 BiPAP 模式最为常用。如何为患者设定个体化、合理的治疗参数十分重要。一般采取适应性调节方式：呼气相压力（expiratory positive airway pressure，EPAP）从 2~4cmH_2O 开始，逐渐上调压力水平，以尽量保证患者每一次吸气动作都能触发呼吸机送气；吸气相压力（inspiratory positive airway pressure，IPAP）从 4~8cmH_2O 开始，待患者耐受后再逐渐上调，直至达到满意的通气水平，或患者可能耐受的最高通气支持水平（一般不超过 25~30cmH_2O）。

3）IPPV 的指征：①不能耐受 NPPV、NPPV 治疗失败或存在 NPPV 禁忌证；②呼吸或心搏骤停；③危及生命的低氧血症，且患者不能耐受无创通气；④严重的呼吸性酸中毒（pH 值<7.25）和高碳酸血症；⑤意识状态下降、普通镇静药物无法控制的躁动、大量吸入或持续呕吐；⑥长期不能排出呼吸道的分泌物；⑦严重的血流动力学不稳定，对液体疗法和血管活性药物无反应；⑧严重的室性心律失常。

4）有创正压通气模式和参数的调节：常用的通气模式有辅助控制通气、同步间歇指令通气（synchronized intermittent mandatory ventilation，SIMV）和压力支持通气（pressure-support ventilation，PSV）等。其中 SIMV+PSV 和 PSV 临床最为常用。对接受有创正压通气的 AECOPD 患者，可采取限制潮气量和呼吸频率、增加吸气流速从而延长呼气时间等措施以促进呼气，同时给予合适水平的外源性 PEEP，降低吸气触发功耗，改善人机的协调性。具体呼吸参数大致是潮气量（tidal volume，V_T）为 7~9ml/kg、通气频率（RR）为 10~15 次 /min、吸呼气时间比（inspiratory to expiratory ratio，I/E ratio）为 1：2/1：3、吸气流速>60L/min、吸氧浓度（FiO_2）能使 SaO_2>90%、外源性 PEEP 约为 4~6cmH$_2$O，吸气末平台压（P_{plat}）<30cmH$_2$O。

5）有创 - 无创序贯治疗：一般对于有创机械通气的撤离，临床常规思路包括撤机和拔管。然而随着无创通气技术临床运用的经验积累，越来越多临床决策采用有创 - 无创序贯通气方法，即在未达到拔管撤机标准之前即撤离有创机械通气，继之以无创机械通气，从而减少有创机械通气时间和与有创机械通气相关的并发症发生的一种撤机方式。国内外已有多项 RCT 证实采用有创无创序贯通气可显著提高 AECOPD 患者的撤机成功率，缩短 IPPV 和住 ICU 的时间，降低院内感染率，并增加患者存活率。

临床上切换点的把握是实施序贯通气的另一个关键因素。一般经验上可以有创通气患者早期达到行自主呼吸试验（spontaneous breathing trial，SBT）标准或 SBT 失败为切换点（诱发因素控制、意识清醒、自主呼吸能力恢复、通气及氧合功能良好、血流动力学稳定），即可采取序贯通气辅助早日撤离有创机械通气。另有研究显示可以肺部感染控制窗为切换节点，即 AECOPD 患者在建立有创人工气道有效引流痰液并合理应用抗生素后，在一定时间内支气管 / 肺部感染得到控制，临床上表现为痰液量减少、黏度变稀、痰色转白、体温下降、白细胞计数降低、胸片上支气管肺部感染影消退，这一肺部感染得到控制的阶段称为肺部感染控制窗。但当患者存在以下情况时并不适用：①严重的心、脑、肝、肾衰竭；②严重营养不良；③严重且难以纠正的电解质紊乱；④导致无法佩戴鼻 / 面罩的上气道或面部损伤；⑤出现肺部感染控制窗时咳嗽反射极弱或咳痰无力；⑥不能配合 NPPV。

3. AECOPD 患者呼吸机依赖和撤机困难的应对策略是什么？

呼吸机依赖一般是指使用呼吸机 2 周以上，已习惯于被动辅助呼吸，对呼吸机产生明显依赖，脱离呼吸机后不能自行调节呼吸，干扰并延长撤机过程。有研究显示 ICU 患者呼吸机依赖发生率高达 13%，患者发生呼吸机依赖会导致撤机困难，提高了呼吸机相关并发症的发生率，降低了患者的生存质量，延长了住院时间，加重了家庭和社会的经济负担。机械通气的撤离是一个完整的过程，医生在给予患者气管插管的第一天开始就应该开始计划撤机，有关研究显示，医生需要用将近 40% 的时间来评估是否能够撤机及实施撤机，在 AECOPD 状态下撤机时间可能占总通气时间的 60% 左右。

AECOPD 机械通气患者存在多方面因素的影响，包括肺部感染情况、营养状况差、酸碱失衡和电解质紊乱、心理因素等，均可导致患者撤机困难。因此，成功的撤机需要积极治疗原发病、控制感染，给予合理的营养支持，维持酸碱、电解质的平衡，解除患者的恐惧、焦虑、依赖等不良情绪，正确把握撤机指征和时机等。具体策略如下：

（1）积极治疗原发疾病，预防并控制感染：抗生素的合理应用是撤机的有力保证，应根据痰培养结果合理选用有效的抗生素治疗，避免无病原学诊断的经验性用药。同时，上机过程中容易产生呼吸机相关性肺炎,导致感染进一步加重,因此,临床工作中需加强呼吸道管理,按需吸痰,保持呼吸道通畅,做好呼吸道湿化、雾化;护理方面应加强无菌操作,接触患者时戴一次性检查手套,接触不同患者之间换手套并消毒手部,接触呼吸道分泌物和插管前后要有效洗手;加强 ICU 环境管理制度,进入室内要换鞋、戴口罩和帽子。

(2)加强营养支持:AECOPD 患者多数合并有营养不良,能量供应不足、肌肉萎缩,导致呼吸肌无力,影响呼吸驱动、降低呼吸中枢对缺氧的反应,增加患者对呼吸机的依赖。因此,机械通气过程中应积极、适当的补充营养,可采用肠内或肠外营养支持,营养物质的配比多推荐每日供给热量 50%~60% 为碳水化合物,20% 左右为蛋白质,30% 左右为脂肪,应注意尽量减少碳水化合物的摄入,以防高碳水化合物导致二氧化碳增加而加重呼吸负荷和氧耗。

(3)维持酸碱、电解质平衡:酸碱平衡和水、电解质及足够的微量元素对维持呼吸肌的正常功能发挥着重要作用。呼吸机依赖与血中磷酸盐过少有关,低钙、低镁、低钾、低氯性碱中毒等可影响呼吸肌的正常代谢和功能,导致呼吸肌收缩力下降,产生呼吸机依赖,从而造成撤机困难,因此,必须积极纠正。

(4)重视患者的心理治疗:患者在呼吸机使用过程中容易受到自身疾病及周围环境等各方面因素的影响,容易对自己自主呼吸的能力产生怀疑,从而出现焦虑、恐惧、依赖等消极情绪,影响撤机。因此,医护人员应及时了解患者的心理状态,提供人文关怀,向患者和家属做好解释工作,说明病情已经好转,以增强其信心,同时要向其说明长期机械通气的危害性和撤机的必要性,争取取得患者和家属的主动配合。

(5)正确掌握撤机指征:一般而言,当患者满足以下条件时,可考虑进行撤机。①引起呼吸衰竭的原发疾病或诱发因素得到有效控制;②通气及氧合功能良好,$PaO_2/FiO_2>250mmHg$,$PEEP<5cmH_2O$,pH 值>7.35,$PaCO_2$ 达缓解期水平;③血流动力学稳定;④有较强的自主呼吸、咳嗽能力;⑤神志清楚,精神状况良好;⑥代谢状态稳定(无明显的酸碱失衡、电解质紊乱等)。当然,撤机指征只是量化指标,在临床中,尽管有些患者不完全满足上述条件,我们也应综合考虑是否能进行撤机试验。

(6)正确掌握撤机方法:在满足撤机指征后,即应采用合理的呼吸支持模式,一方面积极向撤机过渡,另一方面需要加强对呼吸肌的被动锻炼,如间断脱机(如白天间断脱机数小时,夜间不脱机;到逐步白天全脱机;夜间间断脱机数小时,直至最终完全脱机)。撤机时间宜选择在患者状况好、精神足、医务人员多的时候,比如说 9—11 时或 13—17 时。开始撤机时应让患者取卧位或半卧位,医护人员应于一旁密切观察患者反应,告诉患者及家属安全脱机步骤,让患者情绪稳定,配合脱机,撤机后及时检验血气分析,对患者撤机反应作出评估,必要时暂停撤机或部分恢复机械通气。

上述撤机方案虽使部分患者减少了机械通气时间,但尚未完全解决呼吸肌功能不良、呼吸肌废用性萎缩等导致的呼吸机依赖造成的脱机困难。只要患者临床状态许可,积极地开展呼吸康复治疗,有利于患者减轻呼吸困难症状、提高运动耐力、改善生活质量。

4. AECOPD 的预防方法有哪些?

急性加重是 COPD 自然病程中重要的合并症,是 COPD 患者发病和死亡的主要原因,严重影响患者的生活质量,AECOPD 治疗的花费占整个 COPD 治疗的 50%~75%,因此,预防 AECOPD 对于改善患者的生活质量、延缓疾病进程、改善最终预后、降低 COPD 患者病死率、降低社会医疗成本都具有重要意义。目前预防 AECOPD 主要有两大策略,即非药物干预和药物干预。

(1)非药物干预:主要包括戒烟、接种流感疫苗、肺康复和患者自我管理等措施。目前,肺炎球菌疫苗接种预防 AECOPD 的方法正在研究之中,仅有中等质量的证据证明 COPD 患者接种肺炎球菌疫苗能够获益,但是目前肺炎球菌疫苗在 COPD 患者预防 AECOPD 的过程中也常常应用。

(2)药物干预

1)糖皮质激素 + 长效 β_2 受体激动剂(long acting beta-agonists,LABA)复合制剂:有研究已经表明吸入糖皮质激素 +LABA 复合制剂能够显著降低 AECOPD 的发生率。对于中至极重度的稳定期 COPD 患者,美国胸科学协会(American Thoracic Society,ATS)和中华医学会呼吸病学分会推荐吸入糖皮质激素 +LABA 联合维持治疗以预防 AECOPD。如氟替卡松(fluticasone)+ 沙美特罗(salmeterol)、布地奈德(budesonide)+ 福莫特罗(formoterol)等。

2)长效支气管扩张剂:长效抗胆碱能药物(long-acting muscarine anticholinergic,LAMA)和 LABA 目前被广泛应用于 COPD 稳定期的治疗,对于预防 AECOPD 作用明确。COPD 急性加重期间的呼吸困难主要是由于呼出气流受限的急性加剧和气体陷闭所致,所以在 COPD 稳定期,通过吸入长效支气管扩张剂,可以改善呼出气的气流受限,从而降低 AECOPD 发生的可能性。目前常用的 LAMA 药物主要有噻托溴铵(tiotropium)、格隆溴铵(glycopyrronium)、阿地溴铵(aclidinium)等。

3)长效支气管舒张剂复合制剂(LABA/LAMA):研究发现,LABA+LAMA 复合制剂与单药治疗相比,预防 AECOPD 更加有效。目前常用的复合剂有茚达特罗 + 格隆溴铵,噻托溴铵 + 奥达特罗,乌镁溴铵 + 维兰特罗,福莫特罗 + 格隆溴铵等。

4)三联治疗:有研究表明,吸入性糖皮质激素(inhaled corticosteroids,ICS)+LABA+LAMA 三联吸入治疗较 ICS+LABA、LABA+LAMA 及 LAMA 单药治疗相比,能更好地改善患者的肺功能、临床症状及生活质量,并进一步降低 AECOPD 发生的风险。对于在使用 ICS+LABA 治疗的基础上仍存在呼吸困难或运动受限的患者,推荐升级至三联药物治疗。临床常用的有氟替卡松 + 维兰特罗 + 乌镁溴铵。

5)磷酸二酯酶 -4 抑制剂:有研究表明,与安慰剂相比,罗氟司特治疗的 COPD 患者,急性加重的发生率降低了 17%。ATS 和中华医学会呼吸病学分会推荐,中至重度 COPD 合并慢性支气管炎,且过去 1 年至少有 1 次加重病史的患者,建议使用罗氟司特以预防 AECOPD。

6)黏液溶解剂和抗氧化剂药物:有研究表明,N- 乙酰半胱氨酸能够显著减少 AECOPD 发生的次数,ATS 和中华医学会呼吸病学分会建议,对于中至重度 COPD,且在过去 2 年内有 2 次或以上加重的患者,口服 N- 乙酰半胱氨酸以预防 AECOPD。

7)白三烯受体拮抗剂:不推荐 COPD 患者常规应用白三烯受体拮抗剂。

8)大环内酯类药物:对于中至重度 COPD 患者,尽管有最佳的维持吸入治疗,近 1 年仍有 ≥1 次中至重度 COPD 加重,建议长期使用大环内酯类药物以预防 AECOPD,但其疗效和副作用尚待研究,包括可能出现细菌耐药等问题。

5. AECOPD 的中医治疗如何切入?

COPD 可归属于中医学"咳嗽""痰饮""喘病""肺胀"等范畴,其病机特点是本虚标实,虚实夹杂,本虚主要是肺、脾、肾虚损;标实主要包括外邪、痰饮、瘀血,两者互为影响,贯穿疾病始终。现代临床研究发现外感六淫、七情所伤、饮食失宜、劳作过度等因素均可能诱发 AECOPD,外邪、痰浊、血瘀以及气滞是导致 AECOPD 的重要病理因素,而外感风邪为其主要诱因。

近来有研究者建立 AECOPD 患者数据库,进行频次和频率的统计描述及用 Logistic 回归方法进行分析,认为 AECOPD 的常见证候有痰热壅肺、外寒内饮、痰湿阻肺、痰瘀阻肺、肺脾气虚等证型。还有研究者利用二次文献探讨 AECOPD 的中医证候类型,提出急性加重期的主要证候为风寒袭肺、外寒内饮、痰热壅肺、痰浊阻肺、痰蒙神窍 5 个实证,在此基础上可兼有累及肺、脾、肾三脏的虚证。可见本虚标实是 COPD 的主要病理特征,因此在具体治疗上,应根据患者病情特点和体质情况,有侧重地使用扶正与祛邪之法。标实者,根据病邪的性质,分别采取祛邪宣肺、降气化痰、温阳利水、活血祛瘀,甚或开窍息风等法。本虚者,当以补养心肺、益肾健脾为主,或气阴兼调,或阴阳兼顾,正气欲脱时则应扶正固脱,救阴回阳。

而 COPD 急性加重期标实证突出,虽然缓解期以本虚证为主,但是随着后世"宿根"与"伏痰(饮)"学说的发展,痰饮亦作为缓解期最重要的病理因素之一,故治"痰"当贯穿整个过程。在急性期选方上,若以痰浊壅肺为主者,可选用三子养亲汤合二陈汤或苏子降气汤加减;若痰热内壅于肺,以越婢加半夏汤或桑白皮汤加减;若风痰闭阻于肺,上蒙神窍,可以涤痰汤加减;若寒痰闭阻于肺,予华盖散加减;若郁痰阻肺,可以五磨饮子加减;当水饮上凌心肺,以真武汤合五苓散;如寒饮闭肺,予小青龙汤加减;若饮邪郁热,以麻杏石甘汤合葶苈大枣泻肺汤加减;若肝逆夹饮邪内伏,可予旋覆花汤;若痰瘀交结,可拟千金苇茎汤加减。总体如此,但由于重症患者病程阶段、全身情况、病势轻重、虚实程度更为不同,尤应把握整体,根据病情不同发展阶段,分阶段论治,分型论治,分目标论治,分方法论治。例如机械通气患者,上机初期辨证当以痰、热、瘀为主,治以清热豁痰、活血开窍;通气支持后期,辨证以气虚或气阴两虚,兼有痰浊、瘀血,治以益气养阴、健脾益肺、活血化瘀。又如机械通气致腹部胀满者,或大便不通者,阶段性出现阳明腑实证者,均可利用中医药手段灵活处理,而不应该拘于一证一方、一脏一腑。

中医药治疗 COPD 除内治法外,还包含多种中医特色疗法,临床应用中也多可取效。中医外治法还有助于减轻药物的毒副作用,减少胃肠道的不良反应。常用的中医外治法主要有穴位贴敷、穴位注射、穴位埋线、中药雾化、灌肠、针灸及砭石疗法等。

【教师注意事项】

引导学生掌握机械通气的一般使用原则和撤机指征。

【本幕小结】

患者肺部感染,引发 AECOPD,同时存在撤机困难,经中西医积极救治,患者成功拔管,病情稳定出院。

【参考文献】

中华医学会呼吸病学分会慢性阻塞性肺疾病学组,中国医师协会呼吸医师分会慢性阻塞性肺疾病工作委员会.慢性阻塞性肺疾病诊治指南(2021年修订版)[J].中华结核和呼吸杂志,2021,44(3):170-205.

（左天 韩彦）

案例2 纵隔气肿合并气管食管瘘

| 第一幕 |

【教师参考重点】

1. 纵隔气肿的定义、病因和发病机制是什么?

纵隔气肿是肺泡外积气的一种形式,指纵隔内气体聚集。纵隔气肿可由多种原因引起,50%以上是发生在原有肺部疾患基础上。常见原因有哮喘持续状态、肺大疱、胸部外伤、医源性损伤,如正压通气等。纵隔气肿按照病因可分为自发性、创伤性或医源性,而据病情严重程度的不同,临床又可分为张力性纵隔气肿和非张力性纵隔气肿。

纵隔气肿的常见病因和发病机制如下:①患有某些肺部基础病如支气管哮喘、细支气管炎、百日咳等,常在吸气后屏气,用力剧咳时肺泡破裂,空气沿肺血管周围鞘膜进入纵隔,此外肺泡破裂引起自发性气胸亦可发生纵隔气肿。②部分住院患者,因机械通气支持时引起肺部气压伤,造成气胸和/或纵隔气肿。③胸部外伤、内窥镜检查或吸入异物等可引起支气管或食管破裂而发生纵隔气肿。或当食管痉挛阻塞时,食管下部易发生纵行撕裂,食管破裂常伴发胸腔积液或脓胸。④各种相关手术,如甲状腺切除术或扁桃体切除术,有时气体可沿颈深筋膜间隙进入纵隔。又如行气管切开术,若皮肤切口过小,气管切口过大,空气逸出易发生纵隔气肿。⑤胃肠穿孔、肾周围充气造影术或人工气腹,腹腔内气体可经膈肌主动脉裂孔和食管裂孔周围的疏松组织进入纵隔。⑥结核性空洞、肺大疱及肺囊肿等破入纵隔内可产生气肿。⑦充气造影或其他纵隔穿刺均可以造成纵隔气肿。

2. 纵隔气肿的诊断要点是什么?

胸骨后疼痛和呼吸困难是典型的症状。胸痛可放射到两侧肩臂,随呼吸或吞咽动作而加重。纵隔积气如较严重,可压迫静脉阻碍回流。上腔静脉受压伴张力性气胸时,严重者可出现发绀、烦躁不安、血压下降、吞咽困难、脉细弱等表现。纵隔气肿常伴有皮下气肿,可以延至面部,上肢,胸壁,相应部位有握雪感,听诊有皮下捻发音。纵隔气肿典型的体征是Hamman征,即心前区闻及与心搏一致的摩擦音或咔嗒音,吸气时和左侧卧位时尤为明显。

纵隔气肿的诊断主要依赖于X线和CT。正位胸片可显示纵隔两侧边缘与其平行的线条阴影,该线条影内侧见透亮的气体阴影,上纵隔更明显。心边缘也可见透明带,一般在左侧纵隔。纵隔气肿向下扩散至心脏与膈之间,使两侧横膈与纵隔呈连续状充气,称为"膈连续征"。侧位胸片见胸骨后有一增宽的透亮区,将纵隔胸膜推移向后呈线条状阴影,纵隔内部分结构可因纵隔内积气而清晰显示。颈部的皮下气肿影也可有显示,隔上及食管旁气体阴影,是食管损伤或自发性破裂较为特征性的表现。CT 可以清晰显示纵隔内气体密度影的存在,同时也可以显示颈部及上胸部的皮下气肿影,比胸部平片更准确可靠。此外,床旁超声检查也有助于纵隔气肿的诊断。

3. 中医对纵隔气肿如何辨证?

古代医籍中无气胸及纵隔气肿病名,因该类病症皆由气体进入胸膜腔或纵隔造成积气状态,以突发胸痛、伴或不伴有呼吸困难、刺激性干咳等为主要症状的病证,多归于中医之"胸痛""喘证""咳嗽"等范畴。

中医认为该类病症由机体诸多内外因素导致内脏尤其是肺组织的损伤,影响肺的主气功能,阻碍气血的营运,导致气滞血瘀,最终造成机体气亏虚羸,五脏六腑功能衰弱。其主要病机在于气机升降逆乱,出入失调,浊气上逆,肺失肃降,体内气血运行乖戾。由此认为脾胃虚弱、中枢失司是根本,肺或局部组织损伤造成的气机乖戾,是症结之所在。

该类患者平素有肺胀等基础病史,继发严重合并症。中医在辨病上需要借鉴西医诊断手段,以期对患者全身及局部情况有全面了解。此类患者往往病机特点复杂,尤其高龄患者,病势演变迅速,虚实的转换、药物的用量用度往往难以掌握。例如肺胀的治疗当根据感邪时偏于邪实和平时偏于正虚的不同,有侧重地分别采用扶正与祛邪的不同治法。还需要注意的是,此类患者正气已伤,病势沉重,往往又伴有多脏腑功能的衰败,随着病情的发展,主要病机可能并不局限于基础病的脏腑,当主要矛盾转移时,中医更应该发挥辨证论治的优势特点,或着眼于局部,或放眼于整体,以合理选择干预目标、切入时机以及灵活调整攻补的比重。要善于在优势环节处发力,根据其错综复杂的表现灵活施治,防止痰蒙神窍、肺肾气虚、阳虚水泛的危重证出现。

【教师注意事项】

患者有慢性咳嗽、气促的病史,本次 AECOPD 伴有 II 型呼吸衰竭、肺性脑病,注意引导学生对引起此类症状的疾病进行思考、鉴别。

该患者入院时诊断基本明确,入院后继发纵隔气肿,要从病理生理学及临床治疗两个角度引导学生思考上述并发症发生、发展的原因和处理原则。

【本幕小结】

患者高龄,因反复咳喘,加重伴意识不清入院。注意对引起这些症状的疾病进行鉴别诊断,同时要求学生对机械通气和临床治疗中发生的相关并发症需要有一定知识储备和鉴别能力。

········· | 第二幕 | ·········

【教师参考重点】

1. 气管食管瘘的定义、病因、发病机制是什么?

气管食管瘘是一种临床少见疾病,指食管发育异常或因病变导致气管与食管之间出现瘘管。分为先天性或后天性,以后者居多,临床上也可分为气管 - 食管瘘和支气管 - 食管瘘。先天性者多合并有食管的其他畸形,大部分患儿有长期喂奶呛咳史或咳嗽史,常咳出食物颗粒。后天性多见于食管癌、食管异物、胸部外伤、医源性因素(如气管切开损伤气管后壁,医疗器械损伤、外科手术创伤等）、特异性感染及其他非特异性因素等。

2. 气管食管瘘的诊断要点是什么？

气管食管瘘具有一定隐匿性，除先天性患儿外，后天性患者尤以食管癌及医源性因素导致多见，临床表现可为局部或全身性症状，常常未能第一时间发现。对于重症患者，尤其是长期使用呼吸机或者留置气管切开套管的患者，出现以下症状时需要高度怀疑气管食管瘘的可能：①患者咳嗽时胃胀气加重，表现在使用胃肠减压可见咳嗽时胃肠减压器迅速膨胀，可能为气管食管瘘发生时最早出现的征象；②没有咳嗽反射的机械通气患者，呼吸机会提示呼出潮气量低于吸入潮气量，多伴有腹胀，且排除人工管道所致漏气因素；③气管内滴入亚甲蓝溶液，胃管内可回抽出蓝色液体；④胃管内注入亚甲蓝溶液，吸痰时发现蓝色溶液，此时多提示发生吸入性肺炎；⑤食管镜镜下可见食管前壁瘘口形成，多因留置气管套管气囊压迫瘘口，纤维支气管镜不易发现瘘口以确诊。

气管食管瘘的主要可通过 CT 检查、支气管镜、食管镜，支气管造影（碘油）及食管造影（碘油、钡）可帮助明确瘘管部位和形态。

3. 医源性纵隔气肿和气管食管瘘如何预防？

(1) 医源性纵隔气肿的预防主要针对患者病情特点合理运用机械通气及内窥镜检查的规范操作。对于机械通气造成的气压伤，目前暂无明确策略可预防。但通常可采取肺保护性通气方法，即限制吸气平台压 ≤ 30cmH$_2$O 和使用低潮气量通气（6~8ml/kg 理想体重）。其他预防原则包括避免过度通气、谨慎使用高水平 PEEP 等。需要注意的是在基础诱发因素解除、患者脱机之前，气压伤的风险一直存在。故纵隔气肿高危人群在尽量预防的同时，应严密监控，预防失败也需要做到早发现、早治疗。

(2) 对于需要长期放置人工气道或存在其他危险因素的患者，可采取以下措施预防气管食管瘘：①尽早脱离呼吸机，拔除气管套管或更换金属套管是最根本的治疗方法；②使用高容量低压力气囊的气管套管或使用双气囊气管套管；③监测气囊内压力，将压力维持在20mmHg；④以往使用高压力低容量气囊需定时进行气囊放气，目前常用的是高容量低压力气管套管，大多数学者认为定期监测和控制气囊内压力、调整气囊内注气量，则无需常规按时放气；⑤妥善固定气管套管，进行吸痰、翻身等护理工作时尽量减少气管导管的移动，减轻气囊对气管壁的摩擦压迫作用；⑥加强营养支持治疗，维持内环境稳定，躁动患者适当镇静。

尤需注意的是，在行相应内窥镜检查时，一定要注意操作规范，避免因操作造成局部气道壁或食管壁损伤破口而导致纵隔气肿和气管食管瘘。

4. 纵隔气肿和气管食管瘘的一般治疗方案是什么？

(1) 纵隔气肿的治疗主要是治疗原发病、氧疗及切开引流。如果纵隔气肿症状不明显可不必治疗，一般 1~2 周内气体可自行吸收。但若病情突然进展或大量气体进入纵隔，可导致呼吸循环障碍，甚至危及生命的，则需要紧急处理。一般认为单纯行胸腔闭式引流并不能起到排气减压的效果，可采取颈部及胸部皮下留置粗针头定时排气，或行前纵隔切开，待症状平稳后评估手术修补。对于机械通气过程中出现纵隔气肿的，应尽快撤离正压通气，或尽量改用小潮气量通气、停用或减少 PEEP 以及改换压力限制型通气模式等。此外，还可以吸入纯氧置换氮，以促进纵隔内和皮下积气的吸收。

(2)对于机械通气导致的良性气管食管瘘,应首先考虑外科手术治疗或内镜及介入治疗,不适宜或不能耐受手术、介入的患者,可试用医用胶封闭治疗或内科保守治疗。

1)外科手术及介入治疗:手术原则是切除瘘管和病变的肺组织,对于病变不可逆的肺组织可行肺叶或全肺切除术。与瘘有关的食管憩室亦应切除,气管、支气管、食管缺损处分别双层缝合。可于食管和气管之间置入如胸膜、肌肉、心包膜或膈肌瓣等组织包裹气管侧瘘口以减少瘘复发。具体手术方式应根据病变部位、患者身体状况综合考虑,应尽量保留食管及肺组织。介入手段主要是通过食管或气管内置入带膜支架以封堵瘘口,但亦存在排痰不畅、胸痛、支架移位、再狭窄等并发症。

2)内科保守治疗:①首先经口禁食水,床头抬高30°,减少胃肠道反流腐蚀瘘口,及时清除呼吸道分泌物,积极预防和治疗吸入性肺炎。②有条件时可尽早留置空肠营养管,经空肠管持续缓慢给予肠内营养,必要时可行胃造瘘或空肠造瘘。③保持胃管负压引流,防止腹胀发生胃内容物误吸入气道。④在原发病控制基础上尽早撤机,持续气道正压以及气囊持续对气管后壁压迫会导致瘘口不易愈合。⑤有文献报道称可经纤维支气管镜或胃镜给予瘘口处给予重组人表皮生长因子溶液清洗,可以促进瘘口愈合,或用纤维蛋白凝胶封堵治疗,疗效均有待确认。

本案例中,由于患者气道软化,局部呈囊状扩张,无介入治疗指征;且其年老体弱,心肺等脏器功能差,暂不适宜手术治疗,最后只能选择保守治疗。

5. 对该类患者应如何制订保护性机械通气策略?

当ICU机械通气患者出现了此类并发症时,将使治疗的难度大大增加,同时引发诸多治疗矛盾。

(1)如在患者正压通气过程中出现纵隔气肿,应尽快撤离正压通气,但很多患者本身存在严重的呼吸衰竭,又必须维持呼吸机支持,此时只能两利相权取其重,两害相权取其轻。一是尽快设法排出纵隔内气体;二是改用小潮气量通气,停用或减少PEEP,或改为压力限制型通气模式。另外应尽量减少引起气道压力增高的因素,如通过镇静减少烦躁,缓解气道痉挛,稀化痰液利于痰液咳出,避免用力咳嗽引起气道压升高等。

(2)当相关手术后患者存在气管损伤,抑或需要较长时间维持气管插管,球囊压迫或可致气管扩张变薄,这两者单一或协同作用均是引起气管食管瘘的重要原因。故对于本身存在气管损伤的患者,或预计机械通气时间长的患者,正压机械通气时应特别注意检测气压伤的风险,尽量降低气道压力,合理设置气道高压报警,早期发现并积极处理导致气道压力升高的因素,以期减少气压伤的发生。同时在治疗过程中应尽量减少对气道的损害,在保证不漏气的基础上尽量减小气囊压,减少对患者的搬动,避免气囊移动摩擦损伤气管等。有条件的情况下使用气管插管气囊压力测定仪,保持气囊压力在18~25mmHg,可最大限度避免气道黏膜的损伤,同时保证呼吸机有效通气。

6. 该类患者的中医治疗思路和优势切入环节是什么?

ICU患者中常有需要长期维持机械通气治疗的患者,此类患者常存在呼吸肌疲劳、气压伤等各种并发症,导致住院时间延长,影响预后。

该类患者常病机复杂,辨证多属虚实夹杂,实者常为瘀血阻滞、肝郁气滞、痰热壅肺,用方可选血府逐瘀汤、柴胡疏肝散、桑白皮汤等,虚者多为肺气不固、肺脾肾虚等,多选用补肺汤、金匮肾气丸等加减。而实际临床上又往往不拘于上述成方,需要视患者体质,病势转变灵活取用。

此外,中医理论认为此类患者常常伴有五脏六腑功能衰弱,尤其是肺、脾、肾三脏精气亏虚,故可从以下几个方面进行防治调摄。①药物方面:慢性肺系疾病患者多形体消瘦,肺气不足,胃纳不佳,以致气血生化乏源,脾气虚弱,久之呼吸肌萎软失用,不耐疲劳。此时应培土生金,辨证选用四君子汤、参苓白术散、黄芪建中汤、补中益气汤等补中益气;或可起到减少呼吸肌蛋白分解、改善骨骼肌能源物质供给的作用,从而增强呼吸肌耐力,减轻呼吸肌疲劳。此外尚有研究证明参麦注射液、参附注射液、人参四逆汤、复方红景天、愈肺宁丸剂等均有抗膈肌疲劳的作用,临床上可酌情选用。②肺康复疗法:采用传统中医功法"六字诀"气功进行肺康复,即通过在呼气时发出的"嘘、呵、呼、呬、吹、嘻"6个字的音,每次锻炼时间30分钟,每日2次。配合吸气可以达到综合锻炼内脏、调节气血、平衡阴阳、养肺气、祛气壅、壮营卫的目的。患者经过六字诀锻炼,掌握气功发音呼吸法,对于增加卫气防御功能,进而改善肺脏气机运动将大有裨益。③针灸:隔姜灸双侧足三里穴位,每个穴位灸30分钟,每日1次;穴位注射双侧足三里,用参麦液2ml,每日1次;隔姜灸和穴位注射隔周交替进行,总疗程3~6个月。

【教师注意事项】

引导学生掌握纵隔气肿和气管食管瘘的一般诊断和处理原则。

【本幕小结】

患者诊断为AECOPD合并呼吸衰竭、肺性脑病,入院后继发纵隔气肿及气管食管瘘,虽经中西医积极救治,患者病情一度稳定好转,但由于患者基础状态差,患者家属治疗意愿有限,最终放弃继续积极救治,自动签字出院。

【参考文献】

1. KE M,WU X,ZENG J. The treatment strategy for tracheoesophageal fistula［J］. Journal of Thoracic Disease,2015,7（Suppl 4）:S389-S397.

2. KOCH M,VASCONCELOS CRAVEIRO A,MANTSOPOULOS K,et al. Analysis of surgical treatment strategy and outcome factors in persistent tracheoesophageal fistula:a critical analysis of own cases and review of the literature［J］. European Review for Medical and Pharmacological Sciences,2022,26（1）:257-269.

（左 天）

案例3 重症哮喘

·········| 第一幕 |·········

【教师参考重点】

1. 发作性喉间哮鸣常见病因有什么?

（1）肺源性:支气管哮喘、肺栓塞、肺不张、AECOPD、变应性支气管肺曲菌病、慢性嗜酸细胞性肺炎等。

(2)心源性:急性左心衰竭。

(3)上气道梗阻:气道异物吸入、急性喉头水肿、气管肿物压迫。

2. 支气管哮喘如何诊断?

(1)反复发作喘息、气急、胸闷或咳嗽,多与接触变应原、冷空气、物理及化学性刺激,以及病毒性上呼吸道感染、运动等有关。

(2)发作时在双肺可闻及散在或弥漫性、以呼气相为主的哮鸣音,呼气相延长。

(3)上述症状和体征可经治疗缓解或自行缓解。

(4)除外其他疾病所引起的喘息、气急、胸闷和咳嗽。

(5)临床表现不典型者(如无明显喘息或体征),应至少具备以下一项试验阳性:①支气管激发试验或运动激发试验阳性;②支气管舒张试验阳性[第一秒用力呼气容积(forced expiratory volume in one second,FEV$_1$)增加 ≥12%,且 FEV$_1$ 增加绝对值 ≥200ml];③最大呼气流量(maximal expiratory flow,MEF)日内变异率 ≥20%。

符合(1)~(4)条或(4)、(5)条者,可以诊断为支气管哮喘。

3. 支气管哮喘发作期危重程度如何分级?

哮喘急性发作时病情严重程度的分级参见表 3-5。

表 3-5 支气管哮喘发作时病情严重程度分级

临床特点	轻度	中度	重度	危重
气短	步行、上楼时	稍事活动	休息时	
体位	可平卧	喜坐位	端坐呼吸	
讲话方式	连续成句	单词	单字	不能讲话
精神状态	可有焦虑,尚安静	时有焦虑或烦躁	常有焦虑、烦躁	嗜睡或意识模糊
出汗	无	有	大汗淋漓	
呼吸频率	轻度增加	增加	常>30 次/min	
辅助呼吸肌活动及三凹征	常无	可有	常有	胸腹矛盾运动
哮鸣音	散在,呼吸末期	响亮,弥漫	响亮,弥漫	减弱乃至无
脉率/(次·min^{-1})	<100	100~120	>120	脉率变慢或不规则
奇脉	无,收缩压(呼气相−吸气相)<10mmHg	可有,收缩压(呼气相−吸气相)10~25mmHg	常有,收缩压(呼气相−吸气相)>25mmHg(成人)	无,提示呼吸肌疲劳
最初支气管扩张剂治疗后 MEF 占预计值或个人最佳值百分比/%	>80%	60%~80%	<60% 或 MEF<100L/min 或支气管扩张剂作用持续时间<2h	

续表

临床特点	轻度	中度	重度	危重
PaO_2（吸空气时）/ mmHg	正常	$\geqslant 60$	<60	<60
$PaCO_2$/mmHg	<45	$\leqslant 45$	>45	>45
SaO_2（吸空气）/%	>95	91~95	$\leqslant 90$	$\leqslant 90$
pH 值				降低

注：只要符合某一严重程度的某些指标，而不需满足全部指标，即可提示为该级别的急性发作。

4. 中医对哮病的病因病机如何认识？

哮病的病因以肺虚、脾虚、肾虚为本，以风、寒、热、湿、痰、瘀为标，发作期以实证表现为主，缓解期以虚证表现居多。哮喘患者多因先天禀赋不足，故大多自幼发病，随着年龄增长，肾之精气渐充，可使部分患者逐渐向愈；若反复发病，或治疗失当，以致肾气更虚，摄纳失常，时至中年则较难治愈。

本病发生主要为宿痰内伏于肺，复加外感、饮食、情志、劳倦等因素，以致痰阻气道，肺失肃降，肺气上逆。《医述·哮》："若因根本有亏，肾虚气逆，浊阴上冲而喘者，此不过一二日之间，势必危笃，用药亦难奏功，此喘证之虚者也。"患者受到外邪侵袭，未能及时表散，内舍于肺，则肺失宣降，肺气郁闭，郁而化火，灼津酿痰，痰随气升，气因痰阻，相互搏结，壅塞气道，致气机不利，从而出现哮鸣如吼，气息喘促。若病情发展，痰热互结，进而炽盛化火，内传营血，伤阴耗液，心血瘀阻，则更可酿成危急重症。

本病长年累月反复发作，可累及心、肾导致心气、心阳不能鼓动血脉运行，气滞则血瘀而见面色、唇色、指甲青紫，甚至出现喘汗致脱、亡阴亡阳的危险症候，若救治不及则致死亡。

【教师注意事项】

患者老年女性，以反复发作性咳嗽，喉间哮鸣为主症，引导学生对此类症状的病因进行鉴别，明确诊断，针对性治疗。该患者既往行肺功能检查提示气管激发试验阳性，结合患者发病特点及肺功能结果，支气管哮喘诊断明确。本次急性加重，伴有严重呼吸困难，考虑哮喘急性发作期，常因接触变应原、刺激物或呼吸道感染诱发，引导学生寻找诱因，对病情危重程度做出评估，以便给予及时有效的紧急治疗。

【本幕小结】

患者中年女性，慢性病程，急性加重，以反复咳嗽，发作性哮鸣为主要表现，伴有呼吸困难，对引起这些症状的疾病进行鉴别以进一步明确病情。

································· | 第二幕 | ·································

【教师参考重点】

1. 何为重症哮喘？

重症哮喘是指哮喘急性发作，经常规治疗症状不能改善，继续恶化或伴严重并发症者，通常指症状严重或难以控制的一类哮喘。

2014 年欧洲呼吸协会（European respiratory society，ERS）/ 美国胸科学会重度哮喘国际指南工作组关于年龄 ≥ 6 岁者重度哮喘的定义为：在过去的 1 年需要指南建议的全球哮喘防治创议（global initiative for asthma，GINA）4~5 级哮喘药物治疗［大剂量 ICS 联合 LABA 或白三烯调节剂 / 茶碱］或全身激素治疗 ≥ 50% 的时间，以防止变成未控制哮喘，或即使在上述治疗下仍表现为未控制哮喘。

未控制哮喘须至少符合以下一条。

（1）症状控制差：哮喘控制问卷（asthma control questionnaire，ACQ）评分持续>1.5，哮喘控制测试（asthma control test）评分<20（或 GINA 指南定义为"非良好控制"）。

（2）频繁重度发作：在过去 1 年中 2 次或以上全身激素治疗（每次超过 3 天）。

（3）严重发作：在过去 1 年中至少 1 次住院、入住 ICU 或接受机械通气。

（4）气流受限：适当停用支气管扩张剂后，FEV_1<80% 预计值［同时 FEV_1 与用力肺活量（forced vital capacity，FVC）比值（FEV_1/FVC）降至 <正常值下限 ］。得到控制的哮喘在上述大剂量 ICS 或全身激素（或联合生物制剂）减量时恶化。

2. 重症哮喘的急救处理措施有哪些？

原则：依照尽快解除气道阻塞，纠正低氧血症，控制感染，恢复肺功能，预防进一步恶化或再次发作，防止并发症发生的原则，给予以下处理：

（1）确定诊断：排除其他原因，如急性左心衰竭、气道异物等；

（2）严重性评估：听诊呼吸音；心电图检查排除冠脉痉挛；动脉血气分析；胸部 X 线检查；

（3）尽快治疗：①氧疗，维持 PaO_2>60mmHg；②持续雾化吸入 β_2 受体激动剂，或合并抗胆碱药；或静脉滴注氨茶碱或沙丁胺醇，加用口服白三烯拮抗剂；③静脉滴注糖皮质激素如氢化可的松琥珀酸钠、甲泼尼龙或地塞米松。待病情得到控制和缓解后（一般 3~5 天），改为口服给药。

（4）若存在上述方法无效、病情继续恶化、$PaCO_2$>50mmHg（6.67kPa）或 PaO_2<60mmHg（8.0kPa）、神志意识障碍、呼吸肌疲劳、不能耐受的呼吸窘迫、呼吸停止、心搏骤停等情况，应果断行气管插管，并给予机械通气。

3. 重症哮喘机械通气策略是什么？

重度和危重哮喘急性发作患者经过药物治疗，临床症状和肺功能无改善甚至继续恶化，应及时给予机械通气治疗，其指征主要包括：意识改变、呼吸肌疲劳、$PaCO_2$ ≥ 45mmHg 等。可先采用经鼻（面）罩无创机械通气，若无效应及早行气管插管机械通气。哮喘患者可能存在鼻息肉者，应尽量避免经鼻气管插管，经鼻气管插管容易引起鼻窦炎。另外哮喘患者气道内很容易形成较大的黏液栓，小管径的插管容易阻塞，更增加了气道阻力，因此重症哮喘患者插管应该尽量选择较大的管径。有创机械通气时应建立人工气道，有利于清除气道分泌物与黏液栓，但气管插管和拔管可诱发或加重支气管痉挛，气管插管时可使用丙泊酚和氯胺酮诱导麻醉，氯胺酮对血压影响较小且支气管扩张作用强于丙泊酚。哮喘急性发作患者机械通气时需要较高的吸气压，可使用适当水平的 PEEP 治疗。如果需要过高的气道峰压和平台压才能维持正常通气容积，可试用允许性高碳酸血症通气策略以减少呼吸机相关性肺损伤。机械通气本身并不能逆转支气管痉挛，因此，通过药物治疗及时打开气道仍是十分重要的措施,全身用药的同时可通过机械通气管路进行雾化治疗。

脱机指标:病情稳定,激素及平喘药已发挥作用,自主呼吸有力,呼吸音正常,哮鸣音消失,沉默肺转为呼吸音清晰,气道压正常,血气分析结果正常,循环正常,无感染。脱机后观察4~6小时,病情稳定,即可拔管。

4. 中医如何治疗哮病?

支气管哮喘属于中医学"哮病"范畴。从古至今有关哮喘防治方面的专篇论述层出不穷,无论是辨证理论,还是论治手段都是非常丰富的,治疗手段包括中药汤剂、贴敷疗法、针灸治疗、穴位注射、推拿按摩等。由于临床表现繁多复杂,各有不同,所以治疗应按不同的临床表现和不同阶段进行。朱丹溪提出"未发以扶正气为先,既发以攻邪气为急",以"发作时治标,平时治本"为原则,区分寒热虚实,分别论治。《中医内科学》(周仲瑛主编)把哮病发作期分为冷哮证、热哮证、寒包热哮证、风痰哮证及虚哮证五种证型,未将重症哮喘独立出来。从临床实际情况来看,重症哮喘除病情重,预后差以外,更具有不同的病机特点,归纳起来为虚者恒虚,实者尤实。肾阳虚衰是重症哮喘的根本,病理因素即是痰饮伏留。治疗上可多法并用,补中有泻,泻中有补,标本同治,而以扶正固本为主,祛邪为辅。根据其临床表现,采用宣肺平喘,涤痰祛瘀,扶正固脱等方法。

【教师注意事项】

通过学习病例引导让学生掌握发作性咳嗽、喉间哮鸣的常见病因,支气管哮喘的诊断,哮喘危重程度分级;掌握重症哮喘的诊断及急救措施,熟悉重症哮喘机械通气指征;引导学生掌握支气管哮喘的中医认识及治疗;重症哮喘为内科常见的危重症之一,多以中西结合进行救治。对极危重患者,应行气管插管、机械通气以纠正呼吸衰竭,配合中药辨证治疗。

【本幕小结】

患者为老年女性,慢性病程,急性发作,以发作性咳嗽、哮鸣为首发症状,本次发作伴有呼吸困难,对引起这些症状的疾病进行鉴别,结合发作特点及哮喘病病史,可明确诊断;诊断明确后需要评估病情的危重程度,并针对性治疗。经中西医积极救治,患者病情改善出院。

【参考文献】

中华医学会呼吸病学分会哮喘学组. 支气管哮喘防治指南(2020年版)[J]. 中华结核和呼吸杂志,2020,43(12):1023-1048.

(翁燕娜)

案例4　急性酒精中毒后吸入性肺炎

················| 第一幕 |················

【教师参考重点】

1. 突发意识不清的常见病因是什么?

(1)颅内疾病:颅内感染性疾病、脑血管病(脑出血、大面积脑梗死、蛛网膜下腔出血等)、颅内占位性疾病、颅脑外伤、颅高压综合征、癫痫等。

(2)全身性疾病：全身感染性疾病(流行性出血热、脓毒症)、内分泌及代谢障碍性疾病(糖尿病酮症酸中毒、肝性脑病、肺性脑病、垂体卒中等)、水电解质平衡紊乱等。

(3)中毒性疾病：一氧化碳中毒、酒精中毒、有机磷农药中毒、药物中毒等。

(4)物理因素所致疾病：中暑、电击伤、高原病等。

2. 急性酒精中毒如何诊断？

(1)具备以下两点可临床诊断急性酒精中毒。

1)明确的过量酒精或酒精饮料摄入史。

2)呼出气体或呕吐物有酒精气味并有以下之一者：①表现易激惹、多语或沉默、语无伦次，情绪不稳，行为粗鲁或攻击行为，恶心、呕吐等；②感觉迟钝、肌肉运动不协调，躁动，步态不稳，明显共济失调，眼球震颤，复视；③出现较深的意识障碍如昏睡、浅昏迷、深昏迷，神经反射减弱，颜面苍白，皮肤湿冷，体温降低，血压升高或降低，呼吸节律或频率异常、心搏加快或减慢，二便失禁等。

(2)临床确诊急性酒精中毒：在(1)的基础上血液或呼出气体酒精检测乙醇浓度 $\geqslant 11mmol/L$ (500mg/L)。

3. 急性酒精中毒程度临床如何分级？

(1)轻度(单纯性醉酒)：仅有情绪、语言呈兴奋状态的神经系统表现，如语无伦次，但不具备攻击行为，能行走，但有轻度运动不协调，嗜睡能被唤醒，简单对答基本正确，神经反射正常存在。

(2)中度：具备下列之一者为中度酒精中毒。

1)处于昏睡或昏迷状态或格拉斯哥昏迷量表评分>5 分且 ≤8 分。

2)具有经语言或心理疏导不能缓解的躁狂或攻击行为。

3)意识不清或神经反射减弱的严重共济失调状态。

4)具有错觉、幻觉或惊厥发作。

5)血液生化检测有酸中毒、低血钾、低血糖等代谢紊乱的表现之一者。

6)在轻度中毒基础上并发脏器功能明显受损表现，如与酒精中毒有关的心律失常(频发早搏、心房颤动或心房扑动等)，心肌损伤表现(ST-T 异常、心肌酶学指标升高 2 倍以上)或上消化道出血、胰腺炎等。

(3)重度：具备下列之一者为重度酒精中毒。

1)处于昏迷状态格拉斯哥昏迷量表评分 ≤5 分。

2)出现微循环灌注不足表现，如脸色苍白，皮肤湿冷，口唇微紫，心搏加快，脉搏细弱或不能触及，血压代偿性升高或下降(低于 90/60mmHg 或收缩压较基础血压下降 30mmHg 以上)。发生昏迷伴有失代偿期临床表现的休克时也称为极重度。

3)出现代谢紊乱的严重表现，如酸中毒(pH 值 ≤7.2)、低血钾(血清钾 ≤2.5mmol/L)、低血糖(血糖 ≤2.5mmol/L)之一者。

4)出现重要脏器如心、肝、肾、肺等急性功能不全表现。

4. 中医对急性酒精中毒的病因病机如何认识？

急性酒精中毒中医病名为"酒毒"，是指饮酒过量所引起的急性脏腑功能受损，出现恶心呕吐、胁腹胀满、易怒易激、步态不稳或谵妄昏迷等，俗称"醉酒"，属中医常见急症。早在《黄帝内经》就有急性酒精中毒的疾病描述，提出"酒悖"之名，汉代张仲景《金匮要略》提出"酒疸"病名，《华佗神医秘传》首次提出"酒毒"病名，历代医著有关酒精中毒的疾病描述有"酒癖""酒积""酒禁""酒厥""恶酒"和"留饮"等。急性酒精中毒的病因主要在于饮酒过度和机体虚损内外两个方面，而机体虚损中以脾胃虚弱及阴阳失调为易感因素。其病机为酒毒损及脏腑，"酒乃毒热之邪"，起病之初多损伤脾胃，再累及其他脏腑，后酒毒伤及肝胆，继而酒毒攻心，阳气外脱。

【教师注意事项】

患者为青年男性，酗酒后出现呕吐，神志不清，急性呼吸困难，注意排除中枢系统疾病或全身性疾病引起的昏迷，重点引导学生对引起此类症状的疾病进行思考、鉴别。

该患者饮酒后出现昏迷、气促、发热等主要症状，考虑为急性酒精中毒引起呕吐，从而导致吸入性肺炎、ARDS。在临床中，急性酒精中毒可合并出现多种严重脏器功能损害，需要从多方面入手精确地进行临床判断，才能准确选择治疗方案。

【本幕小结】

患者青年男性，大量饮酒后出现呕吐、神志不清、呼吸困难，对引起这些症状的疾病进行鉴别以进一步明确病情。

第二幕

【教师参考重点】

1. 急性酒精中毒有哪些并发症及预防措施？

（1）呕吐后误吸：大量饮酒后乙醇迅速透过大脑神经细胞作用于网状结构，引起昏睡和昏迷，同时刺激胃黏膜引起呕吐，由于饮酒者胃内有大量食物储存，加之清醒程度下降，咳嗽反射减弱，呕吐物很容易被误吸进入气道，轻者导致吸入性肺炎，重者致急性呼吸衰竭或窒息死亡。

预防措施：醉酒患者来诊时，避免仰卧位放置，头要转向一侧，防止呕吐物进入气管，并根据患者具体情况评估利弊选择性给予洗胃，排空胃内容物。一旦出现呕吐窒息及呼吸衰竭，即刻予以畅通气道、呼吸机辅助通气治疗，以挽救患者生命。

（2）心源性猝死：饮酒可诱发心肌梗死，同时可引起恶性心律失常，比较严重的可出现心室电风暴。而致猝死量饮酒会出现血压升高，加重冠状动脉痉挛，促进血栓形成，导致心肌缺血、缺氧，心肌细胞受到损伤而诱发心肌梗死。

预防措施：酒精中毒患者来诊时做心电图，特别是老年患者及合并糖尿病等基础病变的患者，常规行心肌酶学检查，以防漏诊，同时做好电除颤准备。

（3）脑出血：脑出血常见原因是高血压，饮酒后在酒精的作用下，交感神经兴奋，导致血管收缩，血压骤然升高，特别是原有高血压的患者，血压会进一步升高致使血管壁破裂，或血管痉挛致使血管壁缺氧坏死，从而导致脑出血。同时醉酒后患者易跌倒，外伤性蛛网膜下腔出血及急性硬膜外血肿的发生率升高。

预防措施：酒精中毒昏迷特别是合并高血压的患者要全面细致体检，必要时行头颅 CT 检查，以最大限度减少漏诊及误诊。

(4)双硫仑样反应：一些头孢类抗生素如头孢哌酮的分子结构中含有 N-甲基硫代四唑等基团，可抑制乙醛脱氢酶活性，使乙醛无法降解蓄积在体内，造成乙醇中毒现象——双硫仑样反应。患者会出现颜面潮红、头痛、头晕、恶心、呕吐、腹痛、心悸、气急、心率加快、血压下降、嗜睡、幻觉及濒死感等症状，严重者可致呼吸抑制、心肌梗死、心力衰竭、惊厥及死亡。

预防措施：急性酒精中毒患者应询问近期用药史。头孢哌酮使用期间直至停药后 5 天内不能饮酒。

(5)低血糖昏迷：饮酒时酒精可通过抑制肝脏的糖异生过程或刺激胰岛素分泌增多而引发低血糖，低血糖可加重酒精中毒昏迷程度，若低血糖较重且持续时间超过 6 小时，即使血糖恢复正常，最终仍会造成脑组织的严重或不可逆损害，抢救不及时甚至可致死亡。

预防措施：对所有到急诊室就诊的酒精中毒患者，常规测定血糖，及早识别低血糖，同时加大对民众健康教育，及时就诊，以免悲剧发生。

(6)急性胰腺炎：饮酒可导致急性胰腺炎发作，急性胰腺炎可产生心肌抑制因子，导致心脏停搏。

预防措施：酒精中毒患者来诊时应常规查血清淀粉酶及尿淀粉酶，以免漏诊。

(7)代谢紊乱：饮酒过量可引起代谢性酸中毒致高血钾死亡。

预防措施：对饮酒过量或急性酒精中毒患者及早查动脉血气分析、电解质及血糖，早诊断、早治疗。

(8)横纹肌溶解合并急性肾衰竭：酒精对肌肉有直接损害作用，加上醉酒后长时间昏睡造成对肌肉的直接压迫，导致肌肉坏死溶解；饮酒后严重呕吐造成低钾血症亦可诱发肌溶解。蛋白堵塞肾小管常造成急性肾衰竭。

预防措施：对急性酒精中毒昏迷倒地及严重呕吐患者常规行心肌酶及肌红蛋白、电解质、肾功能检查，诊断为肌溶解合并急性肾衰竭患者，及时行血液滤过治疗挽救患者生命。

2. 急性酒精中毒如何处理？进行血液净化治疗的指征是什么？

(1)单纯急性轻度酒精中毒不需治疗，可居家观察，有肥胖通气不良等基础疾病要嘱其注意保暖，侧卧位防止呕吐误吸等并发症，双硫仑样反应严重者宜早期对症处理。

(2)消化道内酒精的促排措施：由于酒精吸收迅速，催吐、洗胃和活性炭不适用于单纯酒精中毒患者。评估病情，权衡利弊，建议仅限于以下情况之一者行洗胃治疗：①饮酒后 2 小时内无呕吐，评估病情可能恶化的昏迷患者；②同时存在或高度怀疑其他药物或毒物中毒；③已留置胃管特别是昏迷伴休克患者，胃管可试用人工洗胃。洗胃液一般用 1% 碳酸氢钠液或温开水，胃内容物吸出干净即可，洗胃时注意气道保护，防止呕吐误吸。

(3)药物治疗

1)促酒精代谢药物：美他多辛是乙醛脱氢酶激活剂，能拮抗急慢性酒精中毒引起的乙醇脱氢酶活性下降；适当补液及补充维生素 B_1、维生素 B_6、维生素 C 有利于酒精氧化代谢。

2)促醒药物：纳洛酮能特异性拮抗内源性吗啡样物质介导的各种效应，能解除酒精中毒的中枢抑制，缩短昏迷时间。盐酸纳美芬为具有高度选择性和特异性的长效阿片类受体拮抗剂,已有应用于治疗急性酒精中毒的报道。

3)镇静剂:应慎用镇静剂,烦躁不安或过度兴奋特别有攻击行为的患者可用地西泮;躁狂者首选氟哌啶醇,奥氮平也可选择。避免用氯丙嗪、吗啡及苯巴比妥类镇静剂。

4)胃黏膜保护剂:H_2受体拮抗剂或质子泵抑制剂可常规用于重度中毒特别是消化道症状明显的患者。

(4)血液净化疗法与指征:酒精易溶于水中,也具有亲脂性,分子量较小,血液灌流对体内乙醇清除作用存在争议,血液透析可以直接将乙醇和乙醇的代谢产物迅速从血中清除,需要时建议将血液透析作为首选,CRRT也可选择,但费用较血液透析昂贵。

病情危重或经常规治疗病情恶化并具备下列情况之一者可行血液净化治疗。

1)血乙醇含量超过87mmol/L(4 000mg/L)。

2)呼吸循环严重抑制的深昏迷。

3)酸中毒(pH值≤7.2)伴休克表现。

4)重度中毒出现急性肾功能不全。

5)符合中毒或高度怀疑合并其他中毒并危及生命,根据毒物特点酌情选择血液净化方式。

(5)抗生素:单纯急性酒精中毒无应用抗生素的指征,除非有合并明确感染证据,如呕吐误吸导致肺部感染。抗生素选用注意诱发双硫仑样反应,其中以头孢菌素类抗生素多见,头孢哌酮最常见。

(6)对症支持治疗:对于昏睡或昏迷患者应评估其气道和通气功能,必要时行气管插管。做好安全防护,保暖;意识不清者侧卧位,防止误吸;维持水电解质、酸碱平衡,纠正低血糖;脑水肿者给予脱水剂。

3. 纤维支气管镜灌洗在吸入性肺炎中应用有何意义?

急性酒精中毒患者由于呕吐容易引起误吸。吸入胃内容物后滞留于气道中,或胃酸刺激气道和血管产生低氧血症;进入肺泡的胃液迅速扩散至肺组织,引起吸入性肺炎、ARDS、MODS,病死率高达30%~60%。对于此类患者应尽早充分清除误吸物、保持气道通畅、减轻气道黏膜及肺组织损伤。有研究显示在机械通气和加强抗感染的基础上进行纤维支气管镜肺泡灌洗是治疗吸入性肺炎致ARDS的一种有效的辅助治疗措施。一般吸入固体颗粒性物质,应立即行纤维支气管镜检查,吸出异物;对于化学性吸入,如胃酸类物质,不主张行支气管肺泡灌洗,因为实验发现酸吸入后几分钟内,即可在肺内扩散进入全身。但对于此种酗酒后呕吐误吸者,既有食物残渣又有胃酸,临床上应及早实施纤维支气管镜检查,不仅可以进一步帮助确诊病情而且还可以实施灌洗治疗,及时清除误吸物,减少支气管阻塞及酸碱化学因素对支气管黏膜的损伤,大大降低炎症反应,并且可以获得较准确的病原菌资料,为抗生素应用提供细菌学依据。

4. 急性酒精中毒的中医治疗原则是什么?

急性酒精中毒的治疗,以解酒毒,清热祛湿为基本原则,其中清除酒毒贯穿治疗的始终。酒毒起病之初多损伤脾胃,以消食醒酒、调治脾胃为主;后酒毒伤及肝胆,以解酒毒,清肝利胆为主;继而酒毒攻心,则需及时醒脑开窍,益气固脱。急性酒精中毒病情急而凶险,病机变化迅疾而复杂,治疗宜谨守病机,以"急则治其标"为治疗大法,以祛除酒毒之邪,护卫脏腑为急要。待邪去病缓,以脏腑辨证为主,调治脏腑功能,使邪去正安为善后。本病还常结合其他治法,如导吐法、洗胃法、针灸以及中成药静脉给药等救治措施。

急性酒精中毒变证和兼证较多,如并发中风(脑出血)、血证(上消化道出血)、并发急性腹痛(如急性胰腺炎、急性胆囊炎等)、合并外伤等,需要本病和变证、兼证同治,遵循变证兼杂病的辨证治疗法则,如治从中风,治从血证,治从胰疸等。

【教师注意事项】

引导学生掌握急性酒精中毒的临床表现、诊断及治疗方法;掌握急性酒精中毒危及生命并发症及预防措施;了解血液净化治疗急性酒精中毒的指征,引导学生掌握如何根据患者病情选择血液净化。

【本幕小结】

患者以呕吐、昏迷伴发热起病,容易诊断为中枢神经系统疾病,要注意询问病史,结合发病前大量饮酒及进食,考虑急性酒精中毒与食物中毒鉴别,患者继而出现呼吸困难表现,考虑吸入性肺炎合并 ARDS。引起呼吸困难的原因需要排除急性气道梗阻,经中西医药物治疗、机械通气、血液净化治疗,患者病情无法改善,出现严重的多器官功能衰竭,最终抢救无效死亡,引导学生了解重度酒精中毒可危及生命,要向患者及家属宣传酒精中毒的危害,开展健康及法规教育。

【参考文献】

1. 急性酒精中毒诊治共识专家组. 急性酒精中毒诊治共识[J]. 中华急诊医学杂志,2014,23(2): 135-138.

2. 中华中医药学会急诊分会,张荣珍,刘清泉,等. 急性酒精中毒中医诊疗专家共识[J]. 中国中医急症,2018,27(10): 1693-1696.

(翁燕娜)

案例5 显微镜下多血管炎导致的大咯血

| 第一幕 |

【教师参考重点】

1. 咯血的常见病因是什么?

(1)呼吸系统疾病:肺结核、支气管炎、支气管扩张、肺脓肿、肺癌、肺炎、肺吸虫病、肺真菌病、肺囊肿、支气管结石、肺部转移性肿瘤、肺腺瘤病、硅肺、肺隔离症、肺含铁血黄素沉着症等。

(2)循环系统疾病:风湿性心脏病二尖瓣狭窄、高血压心脏病、肺动脉高压、主动脉瘤、肺梗死、肺动静脉瘘等。

(3)外伤:胸部刺伤、挫伤、肋骨骨折、医疗操作(胸腔或肺穿刺、活体组织检查、支气管镜检查等）所引起的损伤等。

（4）伴有全身出血倾向的疾病：肺出血型钩端螺旋体病、流行性出血热、肺鼠疫、血小板减少性紫癜、白血病、血友病、再生障碍性贫血、慢性肾衰竭、尿毒症、弥散性血管内凝血等。

（5）结缔组织及风湿病：肺出血-肾炎综合征、结节性多动脉炎、血管炎、系统性红斑狼疮、韦格纳肉芽肿病等。

（6）其他：子宫内膜异位症、代偿性月经、吸入有毒气体等。

2. 咯血如何诊断、鉴别诊断？

咯血是指喉及喉以下的呼吸道内任何部位的出血，经口腔排出者。诊断咯血，需除外口腔、鼻、咽部出血或呕血。咯血前常有喉部痒感、胸闷、咳嗽等，血色鲜红，血中混有痰液及泡沫、呈碱性，出血后常有咳血痰数日，如咯血咽下，则可有黑便。鼻出血多自前鼻孔流出，常在鼻中隔前下方发现出血灶；鼻腔后部出血经后鼻孔沿咽后壁下流，可用鼻咽镜检查确诊；咽部炎症及肿瘤出血、口腔溃疡、牙龈出血等不难诊断。呕血为上消化道出血，常见病因有消化性溃疡、肝硬化、急性胃黏膜病变、胆道出血等。呕血前常有上腹部不适、恶心、呕吐等，可为喷射状呕出，血色呈棕黑、暗红，有时亦呈鲜红，血中常混有食物残渣及胃液，反应呈酸性，常伴黑便及柏油样便，呕血停止后仍持续数日，有时与咯血鉴别较为困难。

3. 咯血量分度标准是什么？大咯血有哪些并发症？

咯血量多少取决于原发病及病变性质，不一定与疾病的严重程度一致。24 小时内咯血量在 100ml 内为少量咯血，在 100~500ml 为中量咯血，在 500ml 以上（或一次 300ml 以上）为大量咯血。大咯血多见于支气管扩张、空洞性肺结核或动脉瘤破裂。大咯血常见并发症有吸入性肺炎、肺不张、窒息、呼吸衰竭、失血性休克等。

4. 中医对咳血的病因病机如何认识？

患者以咯血，咳嗽，发热为主要症状，当属中医学"血症（咳血）"范畴。血证可由感受外邪、情志过极、饮食不节、劳倦过度、久病或热病等多种原因所导致。外邪侵袭，或因热病损伤脉络而引起出血，其中以热邪及湿热所致者为多，如风、热、燥邪损伤上部脉络，引起咳血；情志不遂，恼怒过度，或肝气郁结化火，肝气犯肺引起咳血；劳欲体虚或体劳伤脾，损伤于气，则气虚不能摄血，以致血液外溢而形成咳血、便血、紫斑等；久病入络，使血脉瘀阻，血行不畅，血不循经而致出血。"咳血"的病位在肺，其病机可以归结为火热熏灼，迫血妄行及气虚不摄，血溢脉外两类。

【教师注意事项】

患者中年女性，以发热、咳嗽，咯血痰为主症，突出表现为咯血，引导学生对咯血的病因进行鉴别诊断，完善相关检查，收集其他证据以明确病因；大咯血是内科急危重症之一，短时间内可导致窒息、呼吸循环衰竭等严重并发症，需尽快明确病因，治疗原发病。该患者咯血，伴有发热、咳嗽、呼吸困难、血尿、蛋白尿，经抗感染治疗后效果欠佳，病情迅速进展为呼吸窘迫，此时考虑患者肺部、泌尿道多部位出血，应警惕风湿性、自身免疫性疾病，如肺出血-肾炎综合征等，需尽快完善相关检查明确诊断才能准确选择治疗方案。

【本幕小结】

患者中年女性，亚急性起病，以咳嗽为首发症状起病，后出现发热、咯血，伴有呼吸困难、血尿等多系统损伤,需对引起这些症状的疾病进行鉴别以进一步明确病情。

-------- | 第二幕 | --------

【教师参考重点】

1. 显微镜下多血管炎的定义、临床表现是什么?

显微镜下多血管炎(microscopic polyangitis,MPA)是一种主要累及小血管的系统性坏死性血管炎,可侵犯肾脏、皮肤和肺等脏器的小动脉、微动脉、毛细血管和微小静脉。目前认为 MPA 为一独立的系统性坏死性血管炎,很少或无免疫复合物沉积,常见坏死性肾小球肾炎以及肺的毛细血管炎。MPA 可呈急性起病,表现为快速进展性肾小球肾炎和肺出血,有些也可隐匿起病数年,以间断紫癜、轻度肾脏损害、间歇的咯血等为表现。

典型病例多具有皮肤 - 肺 - 肾的临床表现。

(1)全身症状:可有不规则发热、乏力、厌食、肌痛、关节痛和体重减轻。

(2)皮肤表现:约30% 的患者有肾 - 皮肤血管炎综合征,可出现各种皮疹,以紫癜及可触及的充血性斑丘疹多见。还可有网状青斑、皮肤溃疡、皮肤坏死、坏疽以及肢端缺血、坏死性结节、荨麻疹,血管炎相关的荨麻疹常持续 24 小时以上。

(3)肾脏损害:是本病最常见的临床表现,约 70%~80% 患者出现肾脏受累,多数患者出现蛋白尿、血尿、各种管型尿、水肿和肾性高血压等,部分患者出现肾功能不全,可进行性恶化致肾衰竭。但是极少数患者可无肾脏病变。

(4)肺部损害:有一半的患者有肺部损害发生肺泡壁毛细血管炎,12%~29% 的患者有弥漫性肺泡出血。查体可见呼吸窘迫,肺部可闻及啰音。由于弥漫性的肺间质改变和炎症细胞的肺部浸润。约 1/3 的患者出现咳嗽、咯血、贫血,大量的肺出血导致呼吸困难,甚至死亡。部分患者可在弥漫性肺泡出血的基础上出现肺间质纤维化。

(5)消化系统:表现为消化道出血、胰腺炎以及由肠道缺血引起的腹痛,严重者可出现穿孔等,这是由于胃肠道的小血管炎和血栓形成造成缺血所致。

(6)心血管系统:部分患者还有胸痛和心力衰竭症状,临床可见高血压、心肌梗死以及心包炎。

(7)神经系统:部分患者有神经系统损害的症状,出现多发性单神经炎或多神经病,还可有中枢神经系统受累,常表现为癫痫发作。

2. 显微镜下多血管炎的诊断标准是什么?

本病诊断尚无统一标准,目前 MPA 公认的诊断标准如下。

(1)症状:急进性肾小球肾炎;肺出血;其他器官的症状,包括紫癜、皮下出血、胃肠道出血和多发性神经炎。

(2)组织学改变:小动脉、毛细血管和小静脉,以及血管周围炎性细胞浸润。

(3)实验室检查:MPO-ANCA 阳性;CRP 阳性;蛋白尿、血尿;血尿素氮和肌酐增加。

确诊:2 项或 2 项以上症状,阳性的组织学发现;2 项或 2 项以上症状,MPO-ANCA 阳性。可能诊断:三项症状阳性;一项症状阳性和 MPO-ANCA 阳性。此外,还应结合影像学资料,胸部高分辨率 CT 可见:以间质性炎症为主,包括网状改变和囊状改变,其中树冠征和囊内小叶核心征阳性较具特点。部分患者出现肺泡渗出,其中弥漫渗出较具特点,且多为非感染性。此外,其他伴随征象中结节状叶间胸膜增厚较具特点。总之,需综合临床、生理、生化、病理结果相联系分析才更具实际意义。

3. 显微镜下多血管炎如何治疗?

显微镜下多血管炎的治疗可分 3 个阶段:诱导期、维持缓解期和治疗复发。诱导期和维持缓解期的治疗主要如下。

(1)糖皮质激素:泼尼松龙 1mg/(kg·d)清晨顿服或分次服用,一般服用 4~8 周后减量,病情缓解后以维持量治疗,维持量有个体差异。建议小剂量泼尼松龙(10~20mg/d)维持 2 年或更长。对于重症患者和肾功能进行性恶化的患者,可采用甲泼尼龙冲击治疗,每次 0.5~1.0g 静脉滴注,每日或隔日 1 次,3 次为 1 个疗程,1 周后视病情需要可重复。激素治疗期间注意防治不良反应。不宜单用泼尼松治疗,因缓解率下降,复发率升高。

(2)环磷酰胺:可采用口服,剂量一般 2~3mg/(kg·d),持续 12 周。亦可采用环磷酰胺静脉冲击疗法,剂量 0.5~1.0g/m²(体表面积),每月 1 次,连续 6 个月,严重者用药间隔可缩短为 2~3 周,此后每 3 个月 1 次,至病情稳定 1~2 年(或更长时间)可停药观察。口服不良反应高于冲击治疗。用药期间需监测血常规和肝功能、肾功能。

(3)硫唑嘌呤:由于环磷酰胺长期使用不良反应多,诱导治疗一旦达到缓解(通常 4~6 个月后)也可以改用硫唑嘌呤 1~2mg/(kg·d),口服,维持至少 1 年,应注意不良反应。

(4)吗替麦考酚酯:1.0~1.5g/d,用于维持缓解期和治疗复发的 MPA,有一定疗效,但资料较少,且停药可能引起复发。

(5)甲氨蝶呤:有报告示甲氨蝶呤 5~25mg,每周 1 次,口服或静脉注射治疗有效,应注意不良反应。

(6)免疫球蛋白:采用大剂量静脉免疫球蛋白 0.4g/(kg·d),3~5 日为 1 个疗程,部分患者有效。在合并感染、体弱、病重等原因导致无法使用糖皮质激素和细胞毒药物时可单用或合用。

(7)血浆置换:对于就诊时即已需透析的患者可能有益。由于目前资料尚不充分,应用血浆置换主要根据临床经验,需要谨慎权衡血浆置换可能带来的风险(如深静脉置管相关并发症、感染等)与其潜在获益之间利弊。当同时出现抗肾小球基膜抗体(anti-glomerular basement membrane antibody,anti-GBM antibody)、存在严重肺泡出血者或病程急性期存在严重肾脏病变时可考虑血浆置换。

总之,MPA 治疗关键在于早期识别与诊断,在开始治疗前应考虑原发与继发、鉴别活动性病变与慢性病变、初发与复发,治疗中则需考虑治疗方案的规范性与个体化,以减少并发症。对于难治性病例,可试用新的治疗药物,包括新的免疫抑制剂、生物制剂及血浆置换等。临床数据显示:环磷酰胺与激素联合使用仍为治疗首选方法,虽然其治疗效果让人满意,但伴随而来的严重并发症使治疗的远期效果不尽如人意。随着对系统性血管炎发病机制的深入认识,在研发其治疗方案时更具有针对性和有指导意义。新疗法中有研究针对发病机制中关键靶点的治疗,有研发其他免疫抑制剂在保证其疗效的同时减少其毒副反应,同时也有免疫吸附疗法,且随着吸附柱工艺的改进和治疗时机的把握,免疫吸附联合免疫抑制剂治疗也会有更好的应用前景。这几项研究目前各具优势,但仍然需要更深入地进行高质量的临床对照研究,才能为实验提供更为有力的临床证据。临床医师需根据患者的具体病情正确决策,以期取得最佳疗效。

4. 中医如何治疗咳血?

咳血的辨治,首先辨病,血由肺及气管外溢,经口而咳出,表现为痰中带血,或痰血相兼,或纯血鲜红,间夹泡沫,均为咳血。其次辨脏腑,同一血证可以由不同的脏腑病变而引起,如喉痒咳嗽,痰中带血,口干鼻燥,或有身热,舌质红,少津,苔薄黄,脉数,此为燥热伤肺,肺失清肃;如咳嗽阵作,痰中带血或纯血鲜红胸胁胀痛,烦躁易怒,口苦,舌质红,苔薄黄,脉弦数,此为木火刑金,肺络受损;如咳嗽痰少,痰中带血,或反复咳血,血色鲜红,口干咽燥,颧红,潮热盗汗,舌质红,脉细数,此为虚火灼肺,肺络受损。再次辨证候虚实,一般初病多实,久病多虚,由火热迫血所致者属实,由阴虚火旺,气虚不摄,甚至阳气虚衰所致者属虚。《景岳全书·血证》说:"凡治血证,须知其要,而血动之由,惟火惟气耳。故察火者,但察其有火无火,察气者,但察其气虚气实,知此四者而得其所以,则治血之法无余义矣。"概而言之,对血证的治疗可归纳为治火、治气、治血三个原则。咳血常见辨证分为燥热伤肺、肝火犯肺、阴虚肺热,应根据证候虚实的不同,并结合受病脏腑的不同,分别选用适当的方药。

【教师注意事项】

引导学生掌握咯血的病因、治疗;咳血的中医认识及治疗;同时从咯血的表现引导学生如何快速完善相关检查,从复杂的临床表现中准确找到要点,尽快确诊病因。引导学生掌握显微镜下血管炎的临床表现、诊断、治疗,同时,引导学生通过文献资料查阅了解现代中医对血管炎的认识及治疗。

【本幕小结】

以咳嗽、咯血、气促等肺部表现为主,按照常见病治疗方法治疗无效时应警惕 MPA 肺部损害可能,及早行 ANCA 检查;重视肺部表现以外的多系统受累表现及非特异性表现。

【参考文献】

1. 韩云,李芳.中西医结合救治危重症 60 例精解与评析[M].北京:人民卫生出版社,2015.

2. 中华医学会风湿病学分会.显微镜下多血管炎诊断及治疗指南[J].中华风湿病学杂志,2011,15(4):259-261.

(翁燕娜)

案例 6 急性肺脓肿

```
·········| 第一幕 |·········
```

【教师参考重点】

1. 肺脓肿如何定义和分类?

肺脓肿是由一种或多种病原体引起的肺实质坏死的肺部化脓性感染。

肺脓肿可根据发病后的症状持续时间分为急性或慢性,症状持续 1 个月以上者可归为慢性。也可根据有无相关原发疾病分为原发性或继发性,易发生误吸者或先前健康者的肺脓肿,比如吸入性肺脓肿、血源性肺脓肿通常属于原发性;而"继发性肺脓肿"通常是继发于其他肺部疾病,如支气管源性肿瘤、空洞性结核等,或破坏免疫防御能力的全身性疾病,如HIV 感染或器官移植,以及肺部邻近器官或组织化脓性感染穿破至肺部形成肺脓肿。此外肺脓肿也可根据致病微生物的种类来定义,如假单胞菌肺脓肿、厌氧菌肺脓肿或曲霉菌肺脓肿等。

2. 肺脓肿的常见病因、病理机制和感染病原体是什么?

最常见的肺脓肿成因是由于患者意识水平降低,不能清除病菌,或因为吞咽障碍而吸入了大量病菌,口鼻咽腔的寄居菌常在患者处于卧位时到达下呼吸道。早期可造成吸入部位细支气管阻塞,进而发生肺炎,导致小血管栓塞,肺组织化脓,通常会在 7~14 天后进展为肺组织坏死,这种坏死最终导致肺脓肿和 / 或脓胸,后者可因支气管胸膜瘘或感染直接蔓延至胸膜腔而发生。

肺脓肿常见病原体与上呼吸道、口腔的微生物基本一致,厌氧菌是肺脓肿最常见的病原体,需氧菌与兼性厌氧菌亦占一定比例。厌氧菌通常包括革兰氏阳性球菌,如消化球菌属、消化链球菌,以及革兰氏阴性杆菌,如拟杆菌和梭形杆菌等。院内感染中需氧菌比例较高;血源性肺脓肿以金黄色葡萄球菌最为常见;肠道术后则以大肠埃希菌、变形杆菌等较多。此外链球菌(如咽峡炎链球菌)、肺炎克雷伯菌等细菌也可造成肺脓肿。

3. 肺脓肿的临床特征是什么?

肺脓肿临床主要表现为高热、咳嗽、咳脓臭痰、胸痛、咯血等。大部分肺脓肿患者病情均在数周或数月期间逐步进展,若机体抵抗力下降和病势进展迅猛时,脓肿可破溃到胸膜腔,出现胸痛、呼吸急促等脓气胸症状。厌氧菌肺脓肿患者通常存在慢性全身性疾病的临床表现,如盗汗、体重减轻和贫血。几乎所有患者都有发热,但几乎都没有寒战。大部分患者都有恶臭或发酸的痰液。咽峡炎链球菌引起的肺脓肿与厌氧菌感染表现相似,但不产生恶臭痰液。

体格检查通常闻及与胸腔积液和 / 或肺实质病变相关的异常肺音。存在齿龈缝疾病、伴有会降低意识水平或导致吞咽困难的疾病可作为肺脓肿的线索之一。

4. 肺脓肿的辅助检查有什么?

(1)血常规和微生物学检测:外周血白细胞总数和中性粒细胞比例会显著升高。慢性肺脓肿患者白细胞水平可无异常,但可有贫血、血沉加快。理论上,应在抗生素治疗开始前对痰标本行常规革兰氏染色,并进行痰、血、胸腹水的需氧菌和厌氧菌培养。一般脓性胸腔积液样本极其适合革兰氏染色、厌氧培养和需氧培养,阳性结果直接具有诊断意义。因大部分呼吸道样本(痰液或支气管镜抽吸物)会被上呼吸道菌群沾染,因此不适厌氧培养,难以分离出厌氧菌。故理想方法是避开上呼吸道直接至肺脓肿部位或引流支气管内采样。对免疫低下宿主,还应注意行真菌和分枝杆菌的相关病原学检查。此外,宏基因组二代测序(metagenomic next-generation sequencing,mNGS)技术已在临床广泛开展运用,对不同免疫状态重症呼吸道感染患者的早期病原学筛查和诊断具有重要作用。

（2）影像学检查：胸片通常显示肺部大片浓密炎性阴影中有脓腔及液平，好发于卧位时常处在重力依赖区的肺段，例如肺下叶上段或肺上叶后段。CT检查更具优势，其显示的解剖结构及诊断意义更为明确，CT可区分实质病变和胸腔积液，但在部分病例中，肺脓肿和伴气液平面的脓胸很难鉴别。

（3）其他病因的筛查：当患者临床表现不典型或细菌性肺脓肿诊断证据不足时，应扩宽鉴别诊断思路。考虑包括诸多引起空洞性病变的感染性和非感染性病因，尤其是注意排查具有重要流行病学意义的微生物，如结核分枝杆菌等。此类患者可进行更具侵袭性的检查（如支气管镜检查、经皮肺穿刺），以获得培养样本和细胞来排除恶性肿瘤等疾病。

5. 中医对肺痈的病因病机如何认识？

本病以咳嗽、胸痛、发热、咳吐腥臭脓痰，甚至脓血相兼为主症，属中医学"肺痈""喘证"范畴。肺痈属内痈之一，病名首见于《金匮要略》，在《金匮要略·肺痿肺痈咳嗽上气病脉证治》中有记载"咳而胸满，振寒，脉数，咽干不渴，时出浊唾腥臭，久久吐脓如米粥者，为肺痈"，"若口中辟辟燥，咳即胸中隐隐痛，脉反滑数，此为肺痈，咳唾脓血"，条文不仅明确了肺痈病名，也基本归纳了其临床特点。张仲景认为本病病因是"风中于卫，呼气不入，热过于荣，吸而不出；风伤皮毛，热伤血脉，风舍于肺"，经后世医家总结提炼后，指出肺痈病因为感受外邪，内犯于肺，或因痰热素盛，蒸灼肺脏，以致热壅血瘀，酝酿成痈，血败肉腐而化脓。

肺痈病机要点在于痰热和血瘀，辨证关键在于辨清邪正消长，虚实演变。本病初期及成痈阶段，症见恶寒高热、咳嗽气急、胸痛、咳吐黏痰等，此时表现为邪盛的实热证，成痈化脓的病理基础便是痰热和血瘀，两者互为因果，最终导致热聚血败、肉腐酿脓。而溃脓之后，大量腥臭脓痰排出，身热渐退，咳嗽减轻，但常伴有胸胁隐痛，短气自汗等，此为邪毒渐尽，而见气阴耗伤之象。此时属于虚实夹杂之证；至恢复期，久病伤及肺脾肾气，正虚邪恋，阴液耗损，出现胸胁隐痛、短气、自汗、心烦等虚热之症。掌握上述虚实变化基本规律，对辨证及治疗有积极意义。

【教师注意事项】

该患者入院时的临床特点结合影像学检查对于肺脓肿的诊断是明确的，但是暂无病原学的相关证据支持，对于经验性的抗菌治疗方案，要由浅入深地进行引导思考，同时要注意提醒对于继发性肺脓肿的原发病进行鉴别和筛查。

【本幕小结】

患者年近六旬，既往体健，因"咳嗽咳痰3周，气促发热1周，加重1天"入院。需对引起上述症状的疾病进行鉴别以进一步明确诊断及病情。

------------| **第二幕** |------------

【教师参考重点】

1. 急性肺脓肿患者的一般诊断及病原学筛查思路是什么？

以该患者为例，其临床表现较为典型，结合血象高、PCT高、乳酸高、氧合指数<100mmHg，胸片、心脏彩超及胸部CT结果，肺脓肿、脓胸、液气胸、严重脓毒症诊断明确，考虑合并ARDS。在早期阶段，利用多种手段尽快明确诊断后，第一时间留取了深部痰、

静脉血、胸腔积液标本行涂片检查或培养,包括需氧菌和厌氧菌的培养。因该患者平素体健,无长期使用激素、患糖尿病等免疫功能缺陷诱因,故病原学筛查以常见引起肺脓肿病原体为主,以"尽早、多样本、反复留取"为原则,病情严重时应积极采用纤维支气管镜等侵袭性手段。条件允许的,可留取标本行 mNGS 检查以尽早明确致病源。

倘若患者为免疫低下宿主,或有特殊个人史者,还应注意行真菌、分枝杆菌、诺卡菌甚至寄生虫(如溶组织内阿米巴)等的相关病原学筛查。

2. 急性肺脓肿患者的西医治疗原则是什么?

急性肺脓肿的基本治疗原则是抗感染和痰液 / 脓液引流。

(1)抗菌治疗:对于多数严重感染患者,治疗早期应根据肺脓肿常见致病菌谱,予重锤出击,使用能够覆盖广谱革兰氏阴性杆菌、革兰氏阳性球菌、厌氧菌的经验性联合抗感染方案。后续应及时根据痰、血、胸腔积液等标本培养、药物敏感试验以及 PCR 或 mNGS 结果针对性选用和调整抗菌药物。

在实际临床中,肺脓肿的抗生素疗法几乎都是经验性治疗,这与适合厌氧培养的样本难以获取,标本培养时间较长等因素有关,故微生物学诊断的实施和作用常常受限。既往传统经验治疗首选青霉素,但由于通过产生 β- 内酰胺酶来抵抗青霉素的厌氧菌越来越多,且考虑经验性治疗药物需能渗透肺实质,并需要同时覆盖专性厌氧菌和兼性厌氧链球菌,故目前少许体外实验和相关经验推荐选择 β 内酰胺类 /β- 内酰胺酶抑制剂合剂,或者卡巴培南类药物(如亚胺培南、美罗培南)。脆弱拟杆菌和产黑色素拟杆菌对青霉素耐药,可予林可霉素或克林霉素治疗,但为避免克林霉素引起艰难梭菌感染的风险,应尽量选择前面提到的药物,但如果患者存在对 β- 内酰胺类药物过敏,仍可选择克林霉素。对厌氧菌感染的,尚可选用或联合用甲硝唑治疗,但需要注意有证据显示甲硝唑单药治疗腐败性肺脓肿的疗效不佳,原因可能是患者同时存在兼性厌氧链球菌,甲硝唑是对专性厌氧菌最有效的药物,但对链球菌无效。故使用甲硝唑时应联用青霉素或上述推荐药物。如为金黄色葡萄球菌感染,可选用耐青霉素酶的药物,亦可加用氨基糖苷类抗生素;对于甲氧西林敏感性金黄色葡萄球菌,首选药物是头孢唑林、萘夫西林。对于 MRSA 菌感染者,应首选利奈唑胺,其主要替代药物是万古霉素。另有研究显示莫西沙星有良好的体外抗厌氧菌效果,但厌氧菌对它的耐药率正在逐步增加,且目前围绕莫西沙星的研究结果尚不足以支持将其列为肺脓肿治疗的一线药物。亦有研究表明目前肺脓肿的抗菌药物治疗可能需使用二联甚至三联及以上方能奏效,治疗周期亦较长。并且致病菌耐药情况普遍,经验治疗效果常常不理想,若治疗周期较长,细菌培养与药敏试验对治疗方案的调整则具有重要作用。此外,在全身用药基础上,尚可加用抗生素的局部治疗,如环甲膜穿刺,经鼻导管气道或经纤维支气管镜滴药。目前肺脓肿治疗的抗菌持续时间尚有争议,一般认为抗感染疗程为 6~10 周,也有认为应将 3 周作为一个标准疗程,直到临床症状完全消失,胸部 X 线片显示脓腔及炎性病变完全消失,仅残留少量条索状纤维阴影为止。

(2)痰液及脓液引流:对身体状况较好、发热不高的患者,应强调体位引流排脓,使脓肿部位处于最高位置,轻拍患部,每日 2~3 次,每次 10~15 分钟;但对脓液甚多且身体虚弱者体位引流应慎重,以免大量脓痰涌出,咳出不及而造成窒息;痰液引流不畅者,可经纤维支气管镜冲洗及吸引。痰液黏稠时,可选用祛痰药鲜竹沥或氨溴索等药物口服或雾化稀释痰液。贴近胸壁的巨大脓腔,可留置导管引流和冲洗,合并脓胸时应尽早胸腔闭式引流。肿瘤性疾病致支气管狭窄后的继发性肺脓肿有时需经支气管镜球囊扩张或置入支架加强引流。

3. 急性肺脓肿的外科干预指征是什么?

单纯肺脓肿患者极少需要手术。急性肺脓肿经有效的抗菌治疗大多数患者可治愈,少数患者疗效不佳,在全身状况和心肺功能允许的情况下,可考虑外科手术治疗。手术指征通常包括:药物治疗无效、疑似肿瘤或出血。有以下情况者可出现或治疗无效或起效慢:肺脓肿伴支气管阻塞、巨大肺脓肿(直径>6cm)及涉及耐药性较高病原微生物如(铜绿假单胞菌、金黄色葡萄球菌、肺炎克雷伯菌等)的肺脓肿,此时通常使用肺叶切除术或全肺切除术。手术风险较高的患者可采用经皮引流或内镜下引流。

4. 急性肺脓肿致脓毒症 ARDS 时的机械通气策略和气道管理原则是什么?

急性肺脓肿导致的脓毒症 ARDS,其机械通气原则尚不能脱离 ARDS 的总体治疗原则,应结合病情发展及血气分析情况,以保证患者氧合功能为首要目的,采取肺保护通气策略,即通气参数以"小潮气量、限制性平台压、适当 PEEP"为准,参数设置为 V_T 5~6ml/kg,据氧合状态逐步下调 PEEP,维持气道平台压<30cmH$_2$O。这样的参数设置常常可出现患者二氧化碳水平升高,发生呼吸性酸中毒,因此需要同时动态监测动脉血气分析情况,遵循"允许性高碳酸血症"原则,维持动脉血气分析 pH 值不低于 7.2,视临床情况调整通气参数,以选择合理的肺泡开放压。如果实施肺保护性通气策略后患者出现严重的呼吸性酸中毒,需要考虑联合使用体外二氧化碳移除技术或者体外膜氧合技术。

部分留置胸腔闭式引流管的患者,应给予持续低负压吸引,动态复查胸片,有并发皮下气肿情况者,应尽力寻求两者的平衡点,既保证氧合状态良好又能减少或避免气压伤出现。此外,还应加强体位引流、纤维支气管镜引流、免疫及营养支持等,在保证组织灌注的情况下,补充白蛋白、血浆等胶体,适当利尿及液体管理,以期减轻肺水肿,达到改善氧合功能的目的。

5. 急性肺脓肿的中医治疗如何切入?

总体而言,肺痈的中医治疗当以"清热消痈,解毒排脓"为主,且当分期而治。脓未成应清热消痈,力求消散;已成脓者则应解毒排脓,尤以排脓为首要;脓溃后当补虚养肺。

该病可分为初期、成痈期、溃脓期、恢复期四期论治。初期病机为风热袭表犯肺,卫表失和,肺失宣降,治以"疏风散热,清肺化痰"为则,可用银翘散加减;成痈期病机为邪热蕴肺,热痈血瘀,酝酿成痈,治以"清热解毒,化瘀消痈"为则,用千金苇茎汤、如金解毒散加减;溃脓期病机为热壅血瘀,血败肉腐,痈脓溃泄,此期治以"排脓解毒"为则,用千金苇茎汤合加味桔梗汤加减;恢复期多为正虚邪恋,阴伤气耗,需"益气养阴,扶正托邪",可用《济生方》桔梗汤,加麦冬、党参等益气养阴之品。

对于急危重症的中医治疗,应该注重环节优势的切入。古人谓"脓成即死",可见古人已意识到脓毒的清除在肺痈的整个治疗过程中至关重要,中医治疗同西医一样,应该树立"有脓必排"的治疗原则。特别是,多数重症患者来诊时皆已至成痈期甚至溃脓期,此时在西医或采取胸腔穿刺引流或纤维支气管镜引流的同时,中医治疗在选用相应时期的汤方的同时,应注意药物配伍中均应选用排脓之品,或为君药,或为臣药,分清不同时期主次,酌情兼顾。恢复期邪衰正虚,仍需谨防余毒不清;溃脓期邪恋正虚,应注意邪毒复燃或转为慢性,故均需重视排脓之法。类似桔梗等排脓的主药,应灵活调整用量。另在辨治过程中,后期虽需顾扶正气,但在热毒得到较充分控制前,扶正药物仍需谨慎使用。在具体应用过程中,必要时可从少量开始使用补益、扶正类药物,不宜贸然补益。

除上述中药施治外,还可配合针灸等其他传统治疗手段。初期针灸可选用大椎、合谷、曲池、外关、尺泽、鱼际穴,用泻法,透邪清热;成痈期、溃脓期选用合谷、尺泽、肺俞、大椎、期门、膻中、内关穴,用泻法,祛邪泄热;恢复期选用肺俞、尺泽、气海、太溪、天门、复溜穴,用平补平泻法,扶正祛邪。

【教师注意事项】

引导学生掌握急性肺脓肿经验性抗菌治疗的原则和一般思路。

【本幕小结】

患者诊断明确为急性肺脓肿,引发 ARDS,经中西医积极救治,患者病情改善出院。

【参考文献】

SPERLING S,MORTENSEN KL,GJORUP P,et al. Bacterial lung abscesses［J］. Ugeskr Laeger,2021,183（21）: V12200948.

（左 天）

案例 7　急性肺栓塞

-------| 第一幕 |-------

【教师参考重点】

1. 肺栓塞的定义及相关概念。

肺栓塞（pulmonary embolism,PE）是以各种栓子阻塞肺动脉系统引起肺循环功能障碍的临床和病理生理综合征,包括肺血栓栓塞症、脂肪栓塞综合征、肿瘤栓塞、羊水栓塞和空气栓塞等。

肺血栓栓塞症（pulmonary thromboembolism,PTE）为来自静脉系统或右心的血栓阻塞肺动脉或其分支所致的疾病,以肺循环和呼吸功能障碍为其主要临床表现和病理生理特征。PTE 为 PE 的最常见类型,占 PE 中的绝大多数,通常所称 PE 即指 PTE。当肺动脉发生栓塞后,其支配区的肺组织因血流受阻或中断而发生坏死称为肺梗死。

引起 PTE 的血栓可以来源于下腔静脉径路、上腔静脉径路或右心腔,大部分血栓是来源于下肢深静脉,其中 50%~90% 的血栓来自于从腘静脉上端到髂静脉段的下肢近端的深静脉。所以说 PTE 是深静脉血栓形成（deep venous throm-bosis,DVT）的并发症。DVT 与 PTE 两者统称为静脉血栓栓塞症（venous thrombosis embolism,VTE）。急性肺栓塞（acute pulmonary embolism,APE）已成为我国常见的心血管系统急危重症,在美国等西方国家也是常见的三大致死性心血管疾病之一。

2. 静脉血栓栓塞症的危险因素有哪些？

VTE 的危险因素：任何可以导致静脉血流滞缓、血管壁损伤和血液高凝状态的因素，都是 VTE 发生的危险因素，特别是存在多种因素综合作用时，发生 VTE 的危险性更大。大体上，可将危险因素分为遗传性危险因素和获得性危险因素。

(1)遗传性因素：由遗传变异引起，常以反复发生的动、静脉血栓形成为主要临床表现。小于 50 岁的患者如无明显诱因反复发生 VTE 或呈家族性发病倾向，需警惕易栓症的存在。

(2)获得性因素：获得性危险因素是指后天获得的易发生 VTE 的多种病理生理异常，多为暂时性或可逆性的。如手术、创伤、急性内科疾病(如心力衰竭、呼吸衰竭、感染等)，某些慢性疾病(如抗磷脂综合征、肾病综合征、炎性肠病、骨髓增生性疾病等)；恶性肿瘤是 VTE 重要的风险因素，但不同类型肿瘤的 VTE 风险不同，胰腺、颅脑、肺、卵巢及血液系统恶性肿瘤被认为具有最高的 VTE 风险，恶性肿瘤活动期 VTE 风险增加。

VTE 与某些动脉性疾病，特别是动脉粥样硬化有共同的危险因素，如吸烟、肥胖、高胆固醇血症、高血压和糖尿病等，心肌梗死和心力衰竭也能够增加 VTE 的风险。获得性危险因素可以单独致病，也可同时存在，协同作用。年龄是独立的危险因素，随着年龄的增长，VTE 的发病率逐渐增高。

3. 中医对肺栓塞的病因病机如何认识？

肺栓塞归属于中医的"咳嗽""胸痹""痰饮""血证(咳血)""喘证"等范畴，严重者甚至可出现"厥证""脱证"等危候。肺栓塞虽然在中医学中被归属于不同疾病，但是其病因病机及治疗原则却是一致的。

(1)病因：本病虽病因较复杂，但基本可概括为内因、不内外因两大类。

1)内因：中医认为"正气存内，邪不可干；邪之所凑，其气必虚"，素体正气亏虚或长期情志内伤之人，脏腑气血功能失调，气虚则无力推动血行，血虚则血液运行迟缓，阳虚则血寒凝滞，阴虚则灼津成痰，气血津液运行不畅，而为瘀血、痰浊、水饮等邪气，"心主血脉""肺朝百脉"，瘀血痰浊趁心肺虚衰，循经上阻肺脉而成栓塞。

2)不内外因：主要为金刃跌仆损伤、创伤、术后、久坐久卧、药毒等，耗伤气血，气血运行不畅而成瘀血、痰浊、水饮等邪气，"心主血脉""肺朝百脉"，瘀血痰浊趁心肺虚衰，循经上阻肺脉而成栓塞。

(2)病机：本病多为本虚标实之证，病位在心、肺，与脾、肾相关。患者素体多正气亏虚，脏腑气血功能失调，兼之金刃跌仆损伤、创伤、术后、久坐久卧、药毒等耗气伤血，正虚则血行不畅而成瘀，瘀血阻络；气血津液运行不畅，聚湿、留津而为痰，痰浊瘀血随经而行，闭阻心肺，血脉不通，肺治节失调，气血运行不畅而发为本病。阴阳气血之虚，尤其心肺肾阳气之虚，推动和温煦功能下降是病之本，瘀血、痰浊、水饮痹阻肺脉是病之标。阳气虚则寒，寒则血液凝滞，瘀血、痰浊、水饮上乘心肺，闭塞肺脉则成本病，肺主气，司呼吸，主宣发肃降。痰瘀痹肺，肺失肃降则咳嗽气喘，呼吸困难；痰瘀阻滞胸中血脉，不通则痛；邪阻肺络，血不循常道则咳血；饮邪凌心射肺则心悸气短；湿浊下注则下肢水肿；阳气进一步虚衰、外脱，阴阳之气不相顺接则出现厥脱。

【教师注意事项】

患者既往无慢性气促病史,此次坐长途汽车后突发气促症状,重点引导学生对引起此类症状的疾病进行思考、鉴别。

该患者入院时急性肺栓塞的诊断仍是疑诊,该患者平素无气促的表现,此次突发气促、低氧血症,需进一步排除合并气胸、AMI 等相关疾病。

【本幕小结】

患者坐长途汽车后,突发气促,低氧血症。对引起这些症状的疾病进行鉴别以进一步明确病情。

| 第二幕 |

【教师参考重点】

1. 对该患者应如何制订治疗方案?

肺栓塞的治疗分一般治疗、溶栓治疗、抗凝治疗、介入治疗、手术治疗及 DVT 的治疗。

(1)一般治疗为密切监测生命体征,氧疗,绝对卧床,适当止痛药,保持大便通畅。合并呼吸衰竭患者,给予无创或有创机械通气;合并休克患者,给予血管活性药物;心功能不全者按照心力衰竭指南进行处理。

(2)溶栓治疗:可有效降低病死率和复发率。常用溶栓药物有尿激酶和重组组织型纤溶酶原激活剂(rt-PA)。

(3)抗凝治疗:抗凝治疗能预防再次形成新的血栓,并通过内源性纤维蛋白溶解作用使已经存在的血栓缩小甚至溶解,但不能直接溶解已经存在的血栓。包括普通肝素、低分子量肝素、华法林及其他新型抗凝药物。

(4)介入治疗(经静脉导管碎解和抽吸血栓 + 局部小剂量溶栓):对于血栓栓塞于肺动脉近段的高危急性 PTE 患者,当有溶栓禁忌证或溶栓治疗及积极内科治疗无效,可考虑介入治疗。

(5)PTE 的手术治疗:肺动脉血栓摘除术是治疗高危险度且存在溶栓禁忌证或溶栓无效的急性 PTE 患者的一种值得推荐的治疗方法,但要求医疗单位有施行手术的条件与经验。

(6)DVT 的治疗:原则是卧床、抬高患肢、抗凝、溶栓、抗炎及抗血小板聚集。对于有抗凝禁忌证、血栓栓塞反复发作、有高危近端静脉血栓形成的 DVT 患者可考虑在下腔静脉安装滤过器。

2. 急性肺栓塞患者如何进行危险分层?

PTE 危险分层主要基于患者血流动力学状态、心肌损伤标志物及右心室功能等指标进行综合评估,以便于医师对 PTE 患者病情严重程度进行准确评价,从而采取更加个体化的治疗方案。血流动力学不稳定的 PTE 为高危;血流动力学稳定的 PTE 可根据是否合并右心功能不全(right ventricular dysfunction,RVD)和心脏生物学标志物异常将 PTE 患者分为中危和低危。

(1)高危 PTE:以休克和低血压为主要表现,即体循环收缩压<90mmHg(1mmHg=

0.133kPa),或较基础值下降幅度≥40mmHg,持续 15 分钟以上。须除外新发生的心律失常、低血容量或感染中毒症所致的血压下降。

(2)中危 PTE:血流动力学稳定,但存在 RVD 的影像学证据和/或心脏生物学标志物升高为中危组。根据病情严重程度,可将中危 PTE 再分层。中高危 PTE 为 RVD 和心脏生物学标志物升高同时存在;中低危 PTE 为单纯存在 RVD 或心脏生物学标志物升高。

RVD 的诊断标准:影像学证据包括超声心动图或 CT 提示 RVD,超声检查符合下述表现者。①右心室扩张(右心室舒张末期内径/左心室舒张末期内径>1.0 或 0.9);②右心室游离壁运动幅度减低;③三尖瓣反流速度增快;④三尖瓣环收缩期位移减低(<17mm)。CTPA 检查符合四腔心层面发现的右心室扩张(右心室舒张末期内径/左心室舒张末期内径>1.0 或 0.9)。

(3)低危 PTE:血流动力学稳定,不存在 RVD 和心脏生物学标志物升高的 PTE。

3. 急性肺栓塞溶栓治疗的适应证及禁忌证是什么?

(1)溶栓治疗适应证:休克和体循环低灌注的高危 PTE 者;存在右心功能不全、心肌标志物升高的中高危患者,一旦出现血流动力学失代偿时应进行溶栓;

(2)溶栓时间窗:14 天以内。溶栓开始的时间越早,治疗效果越好。确诊 PTE 后应尽快溶栓治疗。

(3)禁忌证:①绝对禁忌证为活动性内出血;颅内出血或有出血性卒中病史;中枢神经系统肿瘤。②相对禁忌证为 2 周内的大手术、分娩、器官活检或不能以压迫止血部位的血管穿刺;2 个月内的缺血性脑卒中;10 天内的胃肠道出血;15 天内的严重创伤;1 个月内的神经外科或眼科手术;难于控制的重度高血压(收缩压>180mmHg,舒张压>110mmHg);近期曾行心肺复苏;血小板计数低于 $100×10^9$/L;妊娠;细菌性心内膜炎;严重肝肾功能不全;糖尿病出血性视网膜病变;出血性疾病等。

(4)常用溶栓药物:常使用尿激酶以及重组组织型纤溶酶原激活剂(rt-PA)进行溶栓。尿激酶用法为 20 000IU/kg 静脉滴注 2 小时;rt-PA 用法为 50~100mg 持续静脉滴注 2 小时。

4. 急性肺栓塞的中医治疗如何切入?

"血瘀证"是肺栓塞的基本证型,所以"活血化瘀"疗法贯穿肺栓塞治疗的始终,结合病患素体阴阳气血之虚,并考虑兼夹的邪气,如痰浊、水饮等,在此基础上进行脏腑辨证及八纲辨证,从而对临床具体病例进行辨证施治。"活血化瘀"疗法是中医学治疗学中一个重要的方法,它与现代医学中的溶栓、抗凝、抗聚集等治疗方法有异曲同工之妙,又能与现代医学协同、互补,达到增强疗效而较少副作用的作用。而中医的"补气、温阳、养阴"等治疗方法,又能减少溶栓抗凝等治疗所致的出血风险,同时增强其作用。清代王清任的"血府逐瘀汤"是治疗肺栓塞的代表方剂,清代唐容川认为"王清任著《医林改错》,论多粗舛,惟治瘀血最长"。大量的医家在研究肺栓塞的治疗中均使用血府逐瘀汤为基础进行加减,达到较好的临床疗效。"气为血之帅,血为气之母",瘀血之证,多兼气滞,血府逐瘀汤气血兼顾,升降同用,行气活血相得益彰。广东省名老中医刘伟胜教授对危重性肺栓塞的治疗有丰富经验:①存在溶栓禁忌证的患者,往往是患者久病或年老体虚,气虚无力摄血、统血,而不得擅用破血的药物,以免动血而溢,中医治疗可立足于气虚血瘀这一病机,以益气活血为主进行治疗,常用的中药汤剂为补阳还五汤等。出现脱证者,可采用温阳活血固脱法,将四逆汤与补阳还五汤、桃红四物汤等方合用以温阳活血固脱,同时选用参附注射液、参麦注射液等中成药注射液。②溶栓或抗凝治疗效果不理想的患者,常在血府逐瘀汤的基础上配伍使用水蛭、地龙、僵蚕等虫类药以破血,促进血栓消融。③溶栓或抗凝治疗后出现出血并发症者,治疗上强调益气摄血、祛瘀止血,常在补中益气汤的基础上加减用药。根据"无形之气所当急固"的思想,大剂量使用黄芪、人参、炒白术等益气升提药物,如黄芪用量多在60g以上。④重视对下肢静脉血栓的干预,治疗上常选用补阳还五汤为主加减治疗,因常出现下肢水肿,可配合使用五苓散、苓桂术甘汤等利水方药。

【教师注意事项】

引导学生掌握急性肺栓塞的治疗原则。

【本幕小结】

患者久坐后出现下肢深静脉血栓,血栓脱落导致急性肺栓塞,经中西医积极救治,患者病情好转出院。

【参考文献】

中华医学会呼吸病学会肺栓塞与肺血管学组,中国医师协会呼吸医师分会肺栓塞与肺血管病工作委员会,全国肺栓塞与肺血管病防治协作组.肺血栓栓塞症诊治与预防指南[J].中华医学杂志,2018,98(14):1060-1087.

(杜炯栋)

案例8　成人钝性胸部损伤

第一幕

【教师参考重点】

1. 成人钝性胸部损伤如何进行初步评估及处理?

钝性胸部损伤,多由减速性、挤压性、撞击性及冲击性暴力所致的一类胸部损伤,与胸部穿透伤相区别的是,这类损伤的胸壁还保持完整性。在较轻的胸外伤患者中,常见的症状有局部胸痛、胸闷及痰中带血等,结合局部体征及普通X线检查即可确诊。在较重的患者中,除上述症状外,还可伴有咯血,严重呼吸困难甚至休克,除相应体征外,如病情需要和条件允许,还可行CT、超声、内镜、生化等检查以辅助诊断。情况危急或需鉴别,还可进行诊断性穿刺,包括胸膜腔穿刺和心包穿刺。

对较轻的胸外伤,一般对症处理即可,即镇痛、相对限制活动(如包扎固定等);对伤情较重者,应遵循急救"ABC"法则,即"A"为呼吸道清理,"B"为呼吸支持,"C"为循环支持,然后在此基础上视具体情况进行针对性处理。但对于创伤后发生呼吸窘迫的患者,呼吸支持应优先于气道评估。

胸部外伤的主要危险是气胸和失血,造成循环和呼吸衰竭。因此,有下列情况时,可能会快速危及生命,应急诊进行开胸探查等相应处理。①心脏大血管损伤;②胸腔持续出血,1次出血1 500ml,或连续3小时出血200ml/h,以及血液循环不稳定、失血性休克症状明显;③严重肺、气管、支气管损伤;④食管破裂;⑤张力性气胸;⑥心脏压塞。初步评估及处理时需要鉴别是否存在以上情况。

2. 胸腔积液如何进行诊断及鉴别诊断?

一旦确定存在胸腔积液,则首先明确积液的性质,即漏出液或渗出液,鉴别要点参见表3-6。

表3-6　渗出液与漏出液鉴别表

类别	漏出液	渗出液
病因	非炎症所致(心力衰竭、肝硬化、静脉瘀血、各种原因低蛋白血症等引起)	炎性积液(由感染、恶性肿瘤、外伤、变态反应性疾病、结缔组织病等引起)
外观	透明,无色或淡黄色,一般不能自凝	呈透明或浑浊,脓性或血色,常可自凝。
比重	常<1.018	常≥1.018
pH值	常>7.3	常在6.8~7.3之间
李凡他试验	阴性	阳性
细胞总数	常<100×10^6/L	常>500×10^6/L,
细胞分类	以淋巴细胞为主,偶见间皮细胞,单个核细胞>50%	①淋巴细胞增多:慢性炎症;②中性粒细胞增多:急性炎症;③嗜酸性粒细胞增多:过敏状态及寄生虫感染;④大量红细胞:出血、肿瘤、结核;⑤少量红细胞:穿刺损伤;⑥肿瘤细胞:恶性肿瘤
葡萄糖	和血糖相近	低于血糖
淀粉酶	无	>500U/L。若胸腔积液或血浆中>2,约10%为癌性渗出液
细菌	阴性	可培养出相应致病菌
蛋白总量	≤30g/L	>30g/L
积液/血清蛋白比值	≤0.5	>0.5
LDH	≤200U/L	>200U/L;如>500U/L提示癌性渗出液
积液/血清LDH比值	≤0.6	>0.6
ADA	阴性	感染、结核>45U/L,肿瘤<40U/L
胆固醇	≤1.56mmol/L	>1.56mmol/L
积液/血清胆红素比值	≤0.6	>0.6
特殊蛋白	无	系统性红斑狼疮及类风湿等C3、C4水平可降低
CEA	阴性	癌性渗出液可升高,且胸腔积液的CEA>血清的CEA

其中,临床中较常用的胸腔积液性质判断 Light 标准如下:①胸腔积液蛋白 / 血清蛋白比值 > 0.5;②胸腔积液 LDH/ 血清 LDH 比值 > 0.6;③胸腔积液 LDH 值超过实验室正常血清 LDH 上限的 2/3。符合以上 3 条标准中的任意 1 条考虑渗出液,反之为漏出液。

但由于临床情况复杂,可同时由多种机制共同参与形成胸腔积液,有时难以完全对其按照性质进行划分。对于部分渗出液,尤其是心力衰竭引起的漏出液经过抗心力衰竭治疗后,按以上标准进行判断,可能存在较高的误判率。

3. 中医对成人钝性胸部损伤的病因病机如何认识?

胸部闭合性损伤,以胸部疼痛,呼吸困难,胸部压痛,咳嗽时胸痛加重为主证,当归属于中医"胸痹""胸痛"范畴。本病多因跌仆损伤、车祸碰撞打击等伤及胸中血府,瘀血内滞,阻塞脉络,气机阻滞,不通则痛,故而胸肋疼痛;肝脉布两胁,瘀血阻滞,经络不通,肝气不舒,而出现呼吸不畅。治疗上以活血化瘀,理气止痛为主。

【教师注意事项】

患者高龄,此次因车祸碰撞外伤,重点引导学生对此类疾病的鉴别及初步评估和处理。

【本幕小结】

患者高龄,车祸后出现胸痛、胸闷气促,胸部 CT 提示气胸、胸腔积液、肋骨骨折等,需行胸腔穿刺引流术改善病情并进一步明确病情。

————| 第二幕 |————

【教师参考重点】

1. 常见的胸部外伤有哪些? 相应的处理措施有哪些?

(1)肋骨骨折:最为常见,单纯肋骨骨折及多发肋骨骨折通常以保守治疗为主,通过胸带固定或局部加压包扎固定、止痛、促进排痰等,必要时行气管切开,有呼吸功能障碍者行呼吸机辅助呼吸等,通常能够治愈。如合并漏气、肋骨刺入肺内,必须进行手术治疗。

(2)闭合性气胸:少量闭合性气胸不需处理,大量气胸需行胸腔穿刺或胸腔闭式引流术,以促使肺尽早膨胀。

(3)血胸:胸腔出血主要是由于肺血管、心脏大血管、肋间血管出血造成。少量血胸不需要特殊处理,中等量以上血胸,如胸腔内无严重的活动性出血、病情稳定者,可作胸膜腔穿刺术,尽可能抽净积血;对出现休克的血胸患者,如经积极的保守治疗效果不佳,或闭式引流量不见逐渐减少,即引流后 3 小时内持续出血超过 200ml/h,应尽早实施剖胸探查术。

(4)膈肌损伤(膈疝):膈肌损伤(膈疝)患者禁行胸腔穿刺或胸腔闭式引流术以免伤及疝入胸腔内的腹腔脏器。一旦高度怀疑或确诊膈肌损伤(膈疝)者,若患者生命体征稳定,应尽早行膈肌修补术。

(5)肺挫伤:轻者临床症状不明显,无或仅轻度呼吸困难,可有痰中带血;重者有明显呼吸困难、发绀甚至休克等临床表现,应予以积极对症治疗及预防感染,必要时予气管插管或气管切开行机械辅助通气。

(6)其他：气管、支气管损伤、心肌破裂、食管破裂、连枷胸等，根据患者情况，必要时立即行急诊手术治疗。

2. 胸腔闭式引流术的原理、适应证、禁忌证及拔管指征分别是什么？

胸腔闭式引流术是将引流管经胸壁放置到胸膜腔内，其最基本目的在于持续引流胸腔积气、积液（血、脓、乳糜等），从而促进肺膨胀、恢复胸腔正常负压，以改善、恢复正常呼吸功能；引流管也可用于灌输药物来诱导胸膜粘连或治疗脓胸。

胸腔闭式引流术的原理：正常情况下胸膜腔内为负压，其随呼吸而变，一般呼气时压力为 $-5\sim-3cmH_2O$（$-0.49\sim-0.294kPa$），吸气时压力为 $-10\sim-8cmH_2O$（$-0.978\sim-0.782kPa$）。胸腔闭式引流管一端置入胸膜腔内，另一端外接闭式引流装置，胸腔内的气、液因积聚形成的正压大于闭式引流形成的 $3\sim4cmH_2O$（$0.3\sim0.4kPa$）压力，胸腔的积气、积液便可引流出胸腔外，因闭式引流装置的隔绝，外界空气、液体不会随患者呼吸被吸入胸腔，可使患者逐渐恢复胸腔负压的状态。

胸腔闭式引流术的适应证：①气胸（自发性气胸、外伤性气胸、医源性气胸、张力性气胸、支气管胸膜瘘）；②血胸：胸部创伤（钝性或穿透性）、胸部或上腹部手术术后；③胸腔积液：无菌性积液、感染性或炎性积液、恶性胸腔积液、乳糜胸等；④胸膜固定术。

胸腔闭式引流术的禁忌证：①严重的凝血功能异常、出血情况；②终末期肿瘤、终末期肝性胸腔积液；③严重分隔多房性胸腔积液。

胸腔闭式引流拔管指征：①胸管内没有气体逸出；②在没有胸腔内感染、出血，并且引流通畅的情况下，24 小时引流量<100ml；③拔管前胸片提示患侧肺膨胀良好，无明显液、气胸。

3. 成人钝性胸部损伤的中医治疗如何切入？

胸部钝性损伤，早期因外伤致经脉受伤，气血受损，血离经脉，瘀积不散，肿胀疼痛，故早期宜以活血化瘀，理气止痛为主，临床常用血府逐瘀汤、复元活血汤等；经早期中西医用药以后，气血始将恢复，此时筋骨软弱，时有着痛，而瘀血尚未化尽，经脉未完全畅通，气血欠旺盛，宜用养血通络，强筋壮骨之法；病程后期，功能逐渐恢复，但身体虚弱，气血两亏，此时宜以行气补血为主。治疗时应衡量其标本主次，辨其缓急主从施治。

【教师注意事项】

引导学生掌握常见钝性胸部外伤及处理、胸腔积液的鉴别。

【本幕小结】

患者诊断为车祸碰撞后出现的血气胸、肋骨骨折，经胸腔闭式引流术等中西医积极救治，患者病情改善出院。

【参考文献】

陈孝平,汪建平,赵继宗.外科学［M］.9 版.北京：人民卫生出版社,2018：249-251.

（周敏莹　赖　芳）

案例 9　重症人感染禽流感

···| 第一幕 |···

【教师参考重点】

1. 考虑人感染禽流感,如何正确采集及运送标本?

(1)标本采集:禽流感病毒分离成功与否很大程度上取决于临床标本的质量及其保存、运输等环节。医疗机构的医生、护士或疾病预防控制中心专业人员负责标本采集并填好标本登记表,标本采集人员按照相关要求做好个人防护。

尽量采集病例发病早期的呼吸道样本(上呼吸道样本包括咽拭子、鼻拭子、鼻咽抽取物、咽漱液和鼻洗液,下呼吸道样本包括痰液、气管吸取物、肺洗液、肺组织等)。可将鼻、咽拭子收集于同一采样管中,以便提高检出率。患者有下呼吸道样本时,应优先采集。临床标本采集管建议使用带螺口的塑料管,标本采集后应立即放入适当的采样液中低温保存。常用的采样液有以下五种:普通肉汤、pH 值 7.4~7.6 的 Hank's 液、Eagle's 液、水解乳蛋白液或不加抗生素的生理盐水(漱喉液)。为防止采样液生长细菌和真菌,在采样液中需加入庆大霉素和抗真菌药物,庆大霉素终浓度为 0.1mg/ml,抗真菌药终浓度为 2mg/ml。加入抗生素以后重新调节 pH 值为 7.4,配制好的采样液分装到采样管中,每个采样管 4ml,-20℃冻存。

上呼吸道标本采样方法有以下几种。

1)鼻拭子:将带有聚丙烯纤维头的拭子轻轻插入鼻道内鼻腭处,停留片刻后缓慢转动退出,以另一拭子拭另一侧鼻孔。将拭子头浸入采样液中,尾部弃去。

2)咽拭子:用带有聚丙烯纤维头的拭子擦拭双侧咽扁桃体及咽后壁,同样将拭子头浸入采样液中,尾部弃去。

3)鼻咽抽取物:用与负压泵相连的收集器从鼻咽部抽取黏液。先将收集器头部插入鼻腔,接通负压,旋转收集器头部并缓慢退出。收集抽取的黏液,并用 5ml 采样液涮洗收集器 3 次。

4)漱口液:用 10ml 生理盐水漱喉。漱时让患者头部微后仰,发"噢"声,让生理盐水在咽部转动,用平皿或烧杯收集洗液。

5)鼻洗液:患者取坐姿,头微后仰,用移液管将 5ml 生理盐水注入一侧鼻孔,嘱患者同时发"K"音以关闭咽腔。然后让患者低头使生理盐水流出,用平皿或烧杯收集洗液。重复此过程洗两侧鼻孔。

为了提高诊断率,我们建议至少连续 2 天采集不同部位的多个呼吸道样本。在出现症状后应尽快采集第 1 份样本,并且采集时间不要超过临床疾病出现后 7 天。

(2)标本运送:①新鲜的临床采集标本应在 4℃条件下 24 小时内运送至全国流感监测网络实验室。未能 24 小时内送至实验室的,应置于 -70℃或以下保存。标本送至实验室后,病毒分离标本应尽快进行接种分离,24 小时内能进行接种的可置于 4℃保存,如未能接种应置于 -70℃或以下保存。②冻存的临床采集标本应在冻存的条件下,低温送至实验室。冻存的标本送到实验室后,24小时内能进行病毒分离的可放置4℃保存,如未能分离的标本应置于-70℃或以下保存。

2. 重症人感染禽流感的诊断标准是什么?

按照2008年5月发布的《人感染禽流感诊疗方案(2008版)》和2017年2月发布的《人感染H7N9禽流感诊疗方案(2017年第一版)》中的标准,根据流行病学接触史、临床表现及实验室检查结果,可作出人感染禽流感的诊断。但对散发病例而言,在临床上诊断较为困难。

(1)流行病学史:发病前10天内,有接触禽类及其分泌物、排泄物,或者到过活禽市场,或者与人感染禽流感病例有密切接触史。

(2)临床表现:潜伏期多为7天以内,也可长达10天。

1)症状及体征:肺炎为主要临床表现,患者常出现发热、咳嗽、咳痰,可伴有头痛、肌肉酸痛、腹泻或呕吐等症状。重症患者病情发展迅速,多在发病3~7天出现重症肺炎,体温大多持续在39℃以上,出现呼吸困难,可伴有咯血痰。常快速进展为ARDS、脓毒性休克和MODS。少数患者可为轻症,仅表现为发热伴上呼吸道感染症状。

2)实验室检查

①血常规:早期白细胞总数一般不高或降低。重症患者淋巴细胞、血小板减少。

②血生化检查:多有C反应蛋白、乳酸脱氢酶、肌酸激酶、天冬氨酸转氨酶、丙氨酸转氨酶升高,肌红蛋白可升高。

③病原学及相关检测:采集呼吸道标本(如鼻咽分泌物、痰、气道吸出物、支气管肺泡灌洗液)送检,下呼吸道标本检测阳性率高于上呼吸道标本,标本留取后应及时送检。

核酸检测:对可疑人感染禽流感病例宜首选核酸检测。对重症病例应定期检测呼吸道分泌物核酸,直至阴转。

甲型流感病毒通用型抗原检测:呼吸道标本甲型流感病毒通用型抗原快速检测禽流感病毒阳性率低。对高度怀疑人感染禽流感病例,应尽快送检呼吸道标本检测核酸。

病毒分离:从患者呼吸道标本中分离禽流感病毒。

血清学检测:动态检测急性期和恢复期双份血清禽流感病毒特异性抗体水平呈4倍或以上升高。

④胸部影像学检查:发生肺炎的患者肺内出现片状阴影。重症患者病变进展迅速,常呈双肺多发磨玻璃影及肺实变影像,可合并少量胸腔积液。发生ARDS时,病变分布广泛。

(3)诊断标准:

1)疑似病例:符合上述流行病学史和临床表现,尚无病原学检测结果。

2)确诊病例:有上述临床表现和病原学检测阳性。

3)重症病例:符合下列1项主要标准或≥3项次要标准者可诊断为重症病例。

主要标准:①需要气管插管行机械通气治疗;②脓毒性休克经积极液体复苏后仍需要血管活性药物治疗。

次要标准:①呼吸频率≥30次/min;②氧合指数≤250mmHg(1mmHg=0.133kPa);③多肺叶浸润;④意识障碍和/或定向障碍;⑤血尿素氮≥7.14mmol/L;⑥收缩压<90mmHg需要

积极的液体复苏。

(4)易发展为重症的危险因素:①年龄≥65岁;②合并严重基础病或特殊临床情况,如心脏或肺部基础疾病、高血压、糖尿病、肥胖、肿瘤、免疫抑制状态、孕产妇等;③发病后持续高热(T≥39℃);④淋巴细胞计数持续降低;⑤ CRP、LDH 及 CK 持续增高;⑥胸部影像学提示肺炎快速进展。

3. 中医对重症人感染禽流感的病因病机如何认识?

人感染禽流感在古籍中没有确切对应的病名,目前倾向于将禽流感归入中医"温疫"范畴。自古以来,传染病不时流行,在秦、汉、唐、宋、金、元之时都有疫病的发生,如《周礼》就有"仲夏行秋令,民殃于疫"的记载;明、清之时更有江浙、两湖、鲁冀的疫病流行,甚至曾经有过"白骨不覆,疫疠流行"的万户萧疏景象。我们可以借鉴传统中医学防治温病的经验处理古代未见其名的禽流感。中医根据人禽流感的临床表现,认为是疫毒(或称病毒)从口鼻而入,邪入于体内潜伏 3~7 天而发病,其过程为邪入半表半里或邪入膜原潜伏待发,发病时系由里向外发,可见发热、恶寒、咽痛、头身疼;同时犯肺,向里、向脏腑发,出现发热、咳嗽、气短、喘息、符合"温邪上受,首先犯肺";由于"气通于胃",故可见发热、恶心、呕吐、腹泻、胃气失和;严重者可见咯血、喘急、神昏、窍闭、厥脱等症,一些患者可迅速出现缺氧、呼吸窘迫、多脏衰竭,致使阴阳离决,危及生命。

【教师注意事项】

该患者急诊时完善流感病毒抗原筛查结果阴性,在流行季节,结合症状体征及其他辅助检查,依然不能排除是否存在流感病毒感染,此时需正确采集标本送检,动态复查实验室结果。

【本幕小结】

患者高龄,活禽接触史,反复咳嗽、气促、发热,动态完善检查明确为重症人感染禽流感。

| 第二幕 |

【教师参考重点】

1. 禽流感的病原学及流行病学特点是什么?

(1)病原学:禽流感病毒属正黏病毒科,病毒颗粒呈多形性,其中球形直径 80~120nm,有囊膜。基因组为分节段单股负链 RNA。依据其外膜血凝素(H)和神经氨酸酶(N)蛋白抗原性不同,目前可分为 18 个 H 亚型(H1~H18)和 11 个 N 亚型(N1~N11)。禽流感病毒属甲型流感病毒属,除感染禽外,还可感染人、猪、马、水貂和海洋哺乳动物。可感染人的禽流感病毒亚型为 H5N1、H7N9、H9N2、H7N7、H7N2、H7N3、H5N6、H10N8 等。

禽流感病毒对乙醚、氯仿、丙酮等有机溶剂均敏感。常用消毒剂容易将其灭活,如氧化剂、稀酸、含卤素化合物(漂白粉和碘剂)等都能迅速破坏其活性。禽流感病毒普遍对热敏感,对低温抵抗力较强,65℃加热 30 分钟或煮沸(100℃)2 分钟以上可灭活。病毒在较低温下可存活 1 周,在 4℃水中或有甘油存在的情况下可保持活力 1 年以上。裸露的病毒在直射阳光下 40~48 小时即可灭活,如果用紫外线直接照射,可迅速破坏其活性。其中感染人的禽流感病毒中 H5N1 的患者病情重,病死率高。

而近年流行的 H7N9 禽流感病毒是新型重配病毒,编码 HA 的基因来源于 H7N3,编码 NA 的基因来源于 H7N9,其 6 个内部基因来自于两个不同源的 H9N2 禽流感病毒。与 H5N1 禽流感病毒不同,H7N9 禽流感病毒对禽类的致病力很弱,在禽类间易于传播且难以发现,增加了人感染的机会。

(2)流行病学:①传染源为携带禽流感病毒的禽类。目前,大部分为散发病例,有数起家庭聚集性发病,尚无持续人际传播的证据,应警惕医院感染的发生。②传播途径为呼吸道传播或密切接触感染禽类的分泌物或排泄物而获得感染;或通过接触病毒污染的环境感染。③高危人群为在发病前 10 天内接触过禽类或者到过活禽市场者,特别是中老年人。

2. 重症人感染禽流感的西医治疗方案是什么?

(1)隔离治疗:对疑似病例和确诊病例应尽早隔离治疗。对于重症患者,建议集中在当地具备救治条件的定点医院进行救治。如医院不具备必要的重症病例救治条件,充分评估转运风险后,在保障转运安全的基础上,可考虑转到具备良好救治和隔离条件的定点医院进行救治。

(2)抗病毒治疗:对怀疑人感染禽流感的患者应尽早应用抗流感病毒药物。

1)抗病毒药物使用原则:①在使用抗病毒药物之前应留取呼吸道标本;②抗病毒药物应尽早使用,无需等待病原学检测结果。

2)抗病毒药物:①神经氨酸酶抑制剂,如奥司他韦(Oseltamivir),成人剂量 75mg,2 次 /d,疗程 5~7 天,重症病例剂量可加倍,疗程可适当延长。1 岁及以上年龄的儿童患者应根据体重给药(宜选择儿童剂型),体重不足 15kg 者,予 30mg,2 次 /d;体重 15~23kg 者,予 45mg,2 次 /d;体重 23~40kg 者,予 60mg,2 次 /d;体重>40kg 者,予 75mg,2 次 /d。对于吞咽胶囊有困难的儿童,可选用奥司他韦混悬液。帕拉米韦(Peramivir),重症病例或无法口服者可用帕拉米韦氯化钠注射液,成人用量为 300~600mg,静脉滴注,1 次 /d,常规疗程 5~7 天,可根据临床需要调整。扎那米韦(Zanamivir)适用于 7 岁以上人群,2 次 /d,间隔 12 小时,10mg/次(分两次吸入)。不建议用于重症或有并发症的患者。②离子通道 M2 阻滞剂,目前监测资料显示所有禽流感病毒对金刚烷胺(Amantadine)和金刚乙胺(Rimantadine)耐药,不建议使用。

(3)对症治疗:对于重症人感染禽流感患者,应采取抗病毒、抗休克、纠正低氧血症、防治 MODS 和继发感染、维持水电解质平衡等综合措施。对出现呼吸功能障碍者给予吸氧及其他相应呼吸支持,发生其他并发症的患者应积极采取相应治疗。

1)氧疗和呼吸功能支持:对重症人禽流感患者出现呼吸衰竭时应及时给予呼吸支持治疗,包括经鼻管或面罩吸氧、无创和有创正压通气治疗。实际上,在病毒性肺炎患者出现呼吸衰竭时,维持和保证恰当有效的氧合状态是治疗最重要的环节。

①氧疗:患者病情出现下列情况之一,应进行氧疗。

a. 吸空气时 SpO_2<92%。

b. 呼吸频率增快(呼吸频率>24 次 /min),呼吸困难或窘迫。

②呼吸功能支持。

a. 机械通气:患者经氧疗 2 小时,SpO_2 仍<92%,或呼吸困难、呼吸窘迫改善不明显时,宜进行机械通气治疗。可参照 ARDS 机械通气的原则进行治疗。ARDS 治疗中可发生纵隔

气肿、呼吸机相关肺炎等并发症,应当引起注意。

b. 无创正压通气:出现呼吸窘迫和/或低氧血症、氧疗效果不佳的患者,可早期尝试使用无创通气,推荐使用口鼻面罩。无创通气治疗 1~2 小时无改善,需及早考虑实施有创通气。

c. 有创正压通气:运用 ARDS 保护性通气策略,采用小潮气量,合适的 PEEP,积极的肺复张,严重时采取俯卧位通气。有条件的可根据病情选择 ECMO。

2)循环支持:加强循环评估,及时发现休克患者;合理使用血管活性药物;有条件的,可进行血流动力学监测并指导治疗;在循环稳定的前提下,注意液体平衡。

3)免疫调节治疗

①糖皮质激素:应用糖皮质激素的目的在于抑制肺组织局部的炎性损伤,减轻全身的炎症反应状态,防止肺纤维化等。目前,由于治疗的病例数有限,在临床探索过程中尚未证实应用糖皮质激素对人禽流感患者预后有任何有益的效果,尤其是大剂量激素还可诱发感染,故一般不推荐使用。但根据我国对 SARS 治疗的经验,人禽流感患者如出现下列指征之一时,可考虑短期内给予适量糖皮质激素治疗,如氢化可的松 200mg/d 或甲泼尼龙 0.5~1mg/(kg·d),在临床状况控制好转后,应及时减量停用。糖皮质激素应用指征:a. 短期内肺部病变进展迅速,氧合指数迅速下降;b. 合并脓毒血症伴肾上腺皮质功能不全;c. 出现感染性休克经液体复苏、血管活性药物治疗无效时。

②其他免疫调节治疗不推荐常规使用,如胸腺肽、干扰素、静脉用丙种球蛋白等。

4)抗菌药物:本病为病毒性疾病,不应常规使用抗菌药物;但应当密切监测病情变化,一旦出现继发细菌感染征象或存在细菌感染的高危因素,可根据当地和所在医院的情况,合理选择抗菌药物治疗。

5)其他支持治疗:高热者可进行物理降温,或应用解热药物;咳嗽、咳痰严重者可给予止咳祛痰药物,如复方甘草片、盐酸氨溴索、乙酰半胱氨酸、可待因等;早期肠内营养,保持肠道微生态平衡;维持水电解质平衡,出现 AKI 时,推荐使用 CRRT。

3. 重症人感染禽流感的中医如何辨证论治?

(1)毒邪犯肺证:临床常见发热,恶寒,头痛,咽痛,肌肉关节酸痛,咳嗽,少痰,苔白,脉浮滑数。治法以清热解毒,宣肺透邪。

基本方:柴胡 10g、黄芩 12g、炙麻黄 6g、炒杏仁 10g、金银花 10g、连翘 15g、牛蒡子 15g、羌活 10g、白茅根 15g、芦根 15g、生甘草 6g。

加减:咳嗽甚者加炙枇杷叶、浙贝母;发热重者加生石膏。

常用中成药:连花清瘟胶囊、柴银类、银黄类等清热解毒,宣肺透邪的口服制剂。

(2)毒犯肺胃证:临床常见发热,或恶寒,头痛,肌肉关节酸痛,或咳嗽;恶心,呕吐,腹泻,腹痛,舌苔白腻,脉浮滑。治法以清热解毒,化湿和胃。

基本方:葛根 20g、黄芩 10g、黄连 6g、鱼腥草 30g、苍术 10g、藿香 10g、姜半夏 10g、厚朴 6g、连翘 15g、白芷 10g、白茅根 20g。

加减:腹痛甚者加炒白芍、炙甘草;咳嗽重者加炒杏仁、蝉蜕。

常用中成药:双黄连、藿香正气等清热解毒化湿类制剂。

（3）毒邪壅肺证：临床常见高热，咳嗽少痰，胸闷憋气，气短喘促；或心悸，躁扰不安，甚则神昏谵语，口唇紫暗，舌暗红，苔黄腻或灰腻，脉滑数。治法以清热泻肺，解毒散瘀。

基本方：炙麻黄 9g、生石膏[先煎]30g、炒杏仁 10g、黄芩 10g、知母 10g、金荞麦 15g、葶苈子 15g、桑白皮 15g、蒲公英 15g、鱼腥草 30g、赤芍 10g、牡丹皮 10g、白茅根 20g。

加减：持续高热，神昏谵语者加服安宫牛黄丸；肢体抽搐者加羚羊角、僵蚕、广地龙等；腹胀便结者加生大黄、枳实、或元明粉。

常用中成药：清开灵注射液、双黄连注射液、血必净注射液等。

（4）热入营血证：临床常见高热，神昏，皮肤斑疹，甚者吐血、便血、尿血，舌质红绛，脉数。治法以清营解毒，凉血活血。

基本方：水牛角[先煎]30g、生地 15g、赤芍 10g、牡丹皮 10g、金银花 10g、连翘 15g、丹参 10g、竹叶 10g、紫草 10g。

常用中成药：血必净注射液、丹参注射液等。

（5）脱证：临床常见神志淡漠甚至昏蒙，面色苍白或潮红，冷汗自出或皮肤干燥，四肢不温或逆冷，口燥咽干，舌暗淡，苔白，舌红绛少津，脉微细数，或脉微弱。治法以扶正固脱。

基本方：偏于气虚阳脱者选用人参[另炖]15g、制附子[先煎]15g、干姜 10g、炙甘草 6g、山萸肉 30g、煅龙骨[先煎]20g、煅牡蛎[先煎]20g 等；偏于气虚阴脱者可选用红人参[另炖]15g、麦冬 15g、五味子 5g、山萸肉 30g、生地 15g 等。

常用中成药：参附注射液、生脉注射液、参麦注射液等。

4. 如何预防禽流感的发生？

"正气存内，邪不可干"，中医药预防针对易感人群和高危人群，提高人群的特异性的抗病能力，改善易感体质；临床用药应因时、因地、因人制宜，主要用一些益气、化湿、解毒药品泡水代茶或煎汤内服外；也可采用传统药物熏法等。重视选择易感人群，不必不分情况人人皆服药预防，应勿紧张慌恐，保持正常心态，认真了解发病及传播过程，锻炼身体，保持健康。中药预防药则应根据疾病规律和不同人群拟定：对于疫区的易感老年人，注意以益气固表为主；对于疫区的易感青中年，以防止毒热内蕴为主。

【教师注意事项】

禽流感的症状无特异性，与普通感冒症状体征相似，但病情较重、进展较快，早期诊断和早期治疗可显著降低重症人感染禽流感的发生率及致死率，减少并发症的发生。需引导学生掌握禽流感的流行病学特点及临床抗生素使用原则。

【本幕小结】

患者诊断为重症人感染禽流感引起 ARDS，经中西医积极救治，患者病情改善出院。

【参考文献】

中华人民共和国国家卫生和计划生育委员会. 人感染 H7N9 禽流感诊疗方案（2017 年第一版）［J］. 中华临床感染病杂志，2017，10（1）：1-4.

（张　燕）

案例10　支气管扩张伴咯血

| 第一幕 |

【教师参考重点】

1. 形成支气管扩张的常见病因有什么?

(1)既往下呼吸道感染:儿童及成人支气管扩张的常见病因(可达41%~69%),特别是细菌性肺炎,百日咳,支原体及病毒感染。

(2)结核和非结核分枝杆菌:我国支气管扩张的常见病因之一,尤其是上肺叶支气管扩张,但气道中分离出非结核分枝杆菌不一定表明是合并该菌感染,应注意进一步完善检查以明确。

(3)先天性和遗传性疾病:最常见的相关遗传病是囊性纤维化、卡塔格纳综合征(三联征,即内脏转位、鼻窦炎和支气管扩张)等。

(4)免疫功能缺陷:病因未明的支气管扩张患者中有6%~48%存在抗体缺陷,最常见的疾病为普通变异型免疫缺陷病(common variable immunodeficiency)、免疫球蛋白G(immunoglobulin G,IgG)亚群的缺陷(IgG_2,IgG_4)及免疫球蛋白A(immnoglobulin A,IgA)缺乏症。

(5)异物和反复误吸:异物吸入或毒性物质吸入,气道内肿物阻塞,均可导致支气管扩张,对于支气管扩张患者应注意询问有无气道阻塞和误吸病史。

(6)其他肺部疾病:变应性支气管肺曲菌病可因反复痰栓阻塞而导致中心性支气管扩张;COPD和哮喘患者可同时共患支气管扩张;弥漫性泛细支气管炎(diffuse panbronchiolitis,DPB)后期多有合并支气管扩张。

(7)其他系统疾病:部分类风湿性关节炎、其他结缔组织疾病(如原发性干燥综合征、系统性红斑狼疮、抗中性粒细胞胞质抗体相关性血管炎等)、炎症性肠病患者可有不同比例支气管扩张发生。

2. 支气管扩张如何诊断及鉴别诊断?

(1)支气管扩张的诊断:当成人出现下述表现时需进行胸部高分辨率CT检查,以除外支气管扩张。①持续排痰性咳嗽(超过8周)、痰血或反复咯血;②无法解释的咯血或无痰性咳嗽;③COPD患者治疗反应不佳,下呼吸道感染不易恢复,反复急性加重(≥2次/年),重症哮喘或哮喘控制不佳,且既往痰培养铜绿假单胞菌阳性;④慢性鼻窦炎、类风湿性关节炎或其他结缔组织病患者出现慢性咳嗽、咳痰或反复肺部感染;⑤既往人类免疫缺陷病毒(human immunodeficiency virus,HIV)感染史、实体器官或骨髓移植史、接受免疫抑制治疗史,出现慢性咳痰或反复肺部感染。

明确支气管扩张诊断的患者还需要进行病因学的诊断和鉴别,因为不同病因的治疗策略会有较大差异。需详细询问患者的病史及合并症;完善全血细胞计数鉴别是否有潜在免疫缺陷、嗜酸粒细胞增多的变应性气道反应性疾病可能;查血清总免疫球蛋白水平(IgG、

IgA、IgM、IgE 等),对免疫球蛋白水平升高的患者需进一步行血清蛋白电泳排除血液系统肿瘤;完善痰病原学相关检测。有具体病因诊断的考虑时,需进一步完善疾病相关的评估检查。

(2)鉴别诊断:出现慢性咳嗽、咳痰者需要与 COPD、肺结核、慢性肺脓肿等鉴别;反复咯血需要与支气管肺癌、结核病以及循环系统疾病进行鉴别。

3. 中医对本病的病因病机如何认识?

支气管扩张属肺系病变,在中医学中无相应病名,按其发病的不同程度和阶段,可归纳入中医"肺络张""咳嗽""肺痈""咯血"等范畴。对于支气管扩张的病因病机认识,历代均有发展。据其发病过程的不同阶段,中医学认为其病因分为外因和内因两个方面。外因指外感风、湿、燥、热、火之邪;内因多指肺体亏虚、饮食不当与七情内伤。内因与外因又互为因果可致恶性循环:正气虚弱容易感受外邪,内有痰热,感受风寒又易化热,使痰热更盛;在邪正相争中正气消耗,使正气更虚,更容易再感外邪,故支气管扩张之病缠绵难愈。

本病自邪热犯肺到形成肺络损伤,是慢性渐进过程,病程缓慢,具有本虚标实,虚实夹杂的病性特点。火热、痰湿、瘀血是支气管扩张的常见致病因素,而病邪的侵入与机体正气不足相关,本虚标实贯穿病程始末。肺脾两虚为本,外邪侵袭为标。总之,本病初期属实,以痰热壅盛多见,邪浅易治;日久不愈则易反复发作,耗损气血,本虚标实,气血亏虚,阴虚火旺,邪深难治。初起主脏属肺,渐可累及肝脾,日久甚至可出现由肺累及心肾的恶性后果。肺络损伤是本病的主要病机,外邪或他脏邪热再度伤络,形成病情反复发作,迁延难愈的病变趋势。

【教师注意事项】

患者既往咯血病史,此次晨起咳嗽突发咯血症状,入院时 CT 检查提示肺部感染并双下肺支气管扩张,重点引导学生对引起此类症状的疾病进行思考、鉴别。

【本幕小结】

患者长期反复咳嗽、咳痰,突发咯血症状,完善检查明确为支气管扩张伴咯血。应对引起这些症状的疾病进行鉴别以进一步明确病情。

·········· | 第二幕 | ··········

【教师参考重点】

1. 对该患者应如何制订药物及非药物的治疗方案?

支气管扩张的治疗包括治疗原发病、控制感染、清除气道分泌物、改善气流受限、防治咯血等。如出现咳嗽咳痰加重、痰量增多等急性加重情况,且实验室检查支持感染时,应考虑使用抗菌药物。清除气道分泌物可通过物理方式(如体位引流、震动拍背、呼吸训练、辅助排痰技术等),存在气流受限患者可适当使用支气管舒张剂(如长效 β_2 受体激动剂、糖皮质激素、长效抗胆碱能药物等)。

本案例患者诊断为支气管扩张并咯血,初始咯血量不大,可予药物治疗,如垂体后叶素(注意冠心病、心力衰竭、孕妇等忌用)、氨甲苯酸、酚磺乙胺、白眉蛇毒血凝酶等,治疗后效果不明显,后出现大咯血。

大咯血是一次咯血量超过 100ml 或 24 小时咯血量超过 500ml,严重时可导致窒息,为临床严重的、致命的并发症。

大咯血的处理原则有:

(1)咯血的紧急处理:预防咯血窒息应视为大咯血的首要措施,大咯血时首先应保证气道通畅,改善氧合状态,稳定血流动力学状态。咯血量少时应安抚患者,缓解其紧张情绪,嘱其患侧卧位休息。出现窒息时嘱患者采取头低足高 45° 的俯卧位,用手取出患者口中的血块,轻拍患者健侧背部促进气管内的血液排出。若采取上述措施无效时,应迅速行气管插管,必要时行气管切开。

(2)介入治疗或外科手术治疗:支气管动脉栓塞术和 / 或外科手术是大咯血的一线治疗方法;大量咯血不止者,可经气管镜确定出血部位后,用浸有稀释肾上腺素的海绵压迫或填塞于出血部位止血,或在局部应用凝血酶或气囊压迫控制出血。反复大咯血用上述方法无效、对侧肺无活动性病变且肺功能储备尚佳又无禁忌证者,可在明确出血部位的情况下考虑肺切除术。

2. 支气管扩张患者合并有感染该如何选择用药?

在支气管扩张合并感染开始使用抗菌药物之前应进行痰培养,初始先进行经验性用药,待痰培养及药敏结果回复后在相应结果指导下应用抗生素。

支气管扩张患者最常分离出的细菌为流感嗜血杆菌和铜绿假单胞菌。其他革兰氏阳性菌如肺炎链球菌和金黄色葡萄球菌也可定植患者的下呼吸道。

无铜绿假单胞菌感染高危因素的患者应立即经验性使用对流感嗜血杆菌有活性的抗菌药物(如第二代、三代头孢菌素,莫西沙星,左氧氟沙星等)。对有铜绿假单胞菌感染高危因素[①近期住院; ②频繁(每年 4 次以上)或近期(3 个月以内)应用抗生素; ③重度气流阻塞; ④最近 2 周每日口服糖皮质激素,至少符合 4 条中的 2 条]的患者,应选择有抗铜绿假单胞菌活性的抗菌药物(β- 内酰胺类、碳青霉烯类、氨基糖苷类、喹诺酮类等),还应根据药敏试验监测结果调整用药。

3. 支气管扩张反复咯血的中医治疗如何切入?

支气管扩张引起的咯血之证,发病原因多为痰、火、热、瘀,无论疾病处于何种阶段,始终存在潜伏的病机。反复的咯血久治不愈究其病机主要有二。一方面,病程日久,痰蕴气滞,肺肾皆虚,本虚标实;同时,支气管扩张日久易致阴虚津伤,甚则及肾,可致肾阴不足。两者的治疗均须标本同治,重点兼顾肺肾,以养阴润肺为治疗支气管扩张伴咯血的治本大法之一。因此,除继续使用清热泻火,凉血止血药物的同时,应予以养阴之品,标本兼顾。常选用百合固金汤、麦门冬汤、增液汤等方;根据病情,可在清化痰饮,和络的基础上,酌情加用生地黄、麦门冬、天门冬、玉竹、沙参等养阴润肺之品,可收邪去正复之效。如有痰热,予千金苇茎汤加减以清热化痰;如兼有脾虚,予参苓白术散以健脾化痰,如因气阴两虚,予生脉散益气养阴。另一方面,瘀血是咯血迁延不愈和反复的主要继发病因之一,贯穿咯血病程的始终。血不循经,离经之血则成瘀。或肺气壅遏导致血行瘀滞;或痰热郁肺,或肝火犯肺,或阴虚火旺,导致津亏不能载血;或气虚推动无力,种种之因皆容易导致血液瘀滞。因而,结合病机应有效且适当地应用活血化瘀之法,尤多选用活血止血之品。活血止血之时,应同时兼顾气虚、气滞、气脱之证候,适当补气、行气、固气。

【教师注意事项】

引导学生掌握支气管扩张并感染、大咯血的治疗原则。

【本幕小结】

患者为支气管扩张并感染不重视治疗导致急性加重并大咯血的高龄老人,既往肺叶切除的病史和肺功能低下的基础限制了临床介入、外科手术的治疗,经中西医积极救治,患者病情好转出院。

【参考文献】

1. 支气管扩张症专家共识撰写协作组,中华医学会呼吸病学分会感染学组.中国成人支气管扩张症诊断与治疗专家共识[J].中华结核和呼吸杂志,2021,44(4):311-321.

2. 成人支气管扩张症诊治专家共识编写组.成人支气管扩张症诊治专家共识[J].中华结核和呼吸杂志,2012,35(7):485-492.

(杨梓鸿　赖　芳)

第三节　重症心血管系统疾病中西医结合诊治案例参考重点

案例1　急性ST段抬高型心肌梗死

·········| 第一幕 |·········

【教师参考重点】

1. 胸痛的常见疾病有什么?

胸痛的常见病因较多,主要有:

(1)心源性:冠状动脉与心肌疾病(如心绞痛、AMI、X综合征、心肌梗死后综合征、冠状动脉瘤、梗阻型原发性心肌病等);心瓣膜病(如二尖瓣膜病、主动脉瓣膜病、二尖瓣脱垂综合征等);胸主动脉瘤(如主动脉瘤、主动脉窦动脉瘤等);心脏神经官能症。

(2)肺源性:肺动脉疾病(如肺栓塞、肺动脉高压、肺动脉瘤等);胸膜疾病(如胸膜炎、胸膜肿瘤、自发性气胸、血胸、血气胸等);气管及支气管疾病(如支气管炎、支气管癌等);纵隔疾病(如纵隔炎、纵隔肿瘤、纵隔气肿等)。

(3)胸壁病变:皮肤及皮下组织病变(如急性皮炎、皮下蜂窝织炎、带状疱疹、胸前水肿、硬皮病等);神经系统病变(如肋间神经炎、肋间神经痛、神经根痛、胸段脊髓压迫症、多发性硬化等);肌肉病变(如外伤、肌炎及皮肌炎、流行性胸痛等);骨骼及关节病变(如强直性脊柱

炎、颈椎病、结核性胸膜炎、化脓性骨髓炎、非化脓性肋软骨炎、骨肿瘤、急性白血病、嗜酸性肉芽肿等）

（4）其他：通气过度综合征、痛风、胸廓出口综合征。

2. AMI 的诊断要点是什么？

AMI 诊断标准的要点为临床表现有持久的胸骨后剧烈疼痛、发热、白细胞计数和血清心肌损伤标志物增高以及心电图进行性改变；可发生心律失常、休克或心力衰竭。如果心肌损害标志物显著升高伴 ST 段抬高心电图改变，可诊断为 ST 段抬高型心肌梗死（ST segment elevation myocardial infarction，STEMI）；心肌损伤标志物显著升高伴 ST 段压低等非特异性 ST-T 心电图改变，可诊断为非 ST 段抬高型心肌梗死（non-ST segment elevation myocardial infarction，NSTEMI）。

部分患者有心梗先兆，发病前数日或数周内有乏力、胸部不适，以及活动时出现心悸、气促、烦躁、心绞痛等症状。临床表现特点：

（1）疼痛的症状是最先出现的症状，疼痛的部位、性质与心绞痛相似。常发生于安静或睡眠时，疼痛程度重，范围广，持续时间长，休息和含服硝酸甘油疗效差，疼痛时伴有焦虑不安、汗出肢冷、面色苍白、全身乏力等症状。

（2）心电图需具备坏死性 Q 波（宽而深的 Q 波，在面向透壁心肌坏死区导联上出现）、损伤性 ST 段（ST 段抬高呈弓背向上型，在面向坏死区周围心肌损伤区导联上出现）和缺血性 T 波（T 波倒置，在面向损伤区周围心肌缺血的导联上出现；在背向心肌梗死区的导联则出现相反的改变，即 R 波增高、ST 段压低和 T 波直立并增高）的改变，这些改变的动态演变通过一定导联上的改变反映心肌梗死的部位（前间壁心梗主要表现在 $V_1 \sim V_3$，前间壁心梗表现在 $V_3 \sim V_5$，广泛前壁心梗表现在 $V_1 \sim V_5$，高侧壁心梗表现在 Ⅰ、aVL，下壁心梗表现在 Ⅱ、Ⅲ、aVF，下侧壁心梗表现在 Ⅱ、Ⅲ、aVF、$V_5 \sim V_7$，后壁心梗表现在 $V_7 \sim V_8$）。

（3）血清肌钙蛋白 T 和 I 是诊断心肌梗死最敏感的指标，两者均在 AMI 发生 3 小时后增高，其中肌钙蛋白 T 持续 10~14 天，肌钙蛋白 I 持续 7~10 天。血清肌红蛋白的升高较肌钙蛋白和 CK-MB 的出现时间均略早，高峰消失较快，多数 24h 即恢复正常。血清 CK 在起病 6 小时内增高，24 小时内达高峰，3~4 天恢复正常。CK-MB 诊断透壁心肌梗死的敏感性和特异性极高，在起病 4 小时内增高，16~24 小时达高峰，3~4 天恢复正常。AST，在起病 6~12 小时后升高，24~48 小时达高峰，3~6 天后降至正常。LDH 在起病 8 小时后升高，2~3 天达高峰，持续 1~2 周才恢复正常。

3. 中医对 AMI 的病因病机如何认识？

AMI 当属中医"真心痛""厥脱"范畴。《灵枢·厥病》曰："真心痛，手足清至节，心痛甚，旦发夕死，夕发旦亡。"其病因与年老体衰、阳气不足、七情内伤、气滞血瘀、过食肥甘或劳倦伤脾、痰浊化生、寒邪侵袭、血脉凝滞等因素有关。素体阳虚，胸阳不足，寒凝气滞，闭阻胸阳；或过食肥甘生冷，脾胃运化失常，聚湿成痰，致气滞血瘀；或忧思伤脾，脾虚气结，痰瘀互结，胸阳不展；或年老肾气阴亏虚，致心之阴阳不足。其发病基础是本虚，标实是发病条件。本虚包括气、血、阴、阳不足，以气虚、阳虚为主，标实包括寒凝、气滞、血瘀、痰浊，以血瘀痰浊为主。寒凝气滞，血瘀痰浊，闭阻心脉，心脉不通，出现心胸疼痛，重者部分心脉突然闭塞,气血运行中断,心胸猝然大痛而发病。若心肾阳虚,水邪泛滥,水饮凌心射肺,可出现心悸、水肿、喘促,或亡阳厥脱,或亡阴厥脱,或阴阳俱脱,最后导致阴阳离决。

【教师注意事项】

患者有反复胸闷痛的病史,本次急性加重,重点引导学生对引起此类症状的疾病进行思考、鉴别。

该患者入院时 AMI 的诊断是明确,临床应该注意识别以下非典型心肌梗死:①无痛性心肌梗死,多见于老年人和糖尿病患者。约 20%~30% 心肌梗死发生时仅有心前区不适、胸闷、气短。②以神经精神为首发症状,部分心梗患者,表现以头痛、烦躁不安、肢体瘫痪或意识丧失、抽搐等脑循环障碍的症状,容易误诊为神经科病变。③以心力衰竭为主要表现,在劳累或静息熟睡时突然发生心悸、气促、咳嗽、肺部啰音等心力衰竭表现。④以心律失常为表现,凡突发性心律失常,都应作心电图和心肌酶学排除 AMI。⑤以胃肠症状为主要表现,老年人或下壁心肌梗死患者,早期出现恶心、呕吐、腹胀,甚至腹痛等急性胃肠炎症状;少数亦出现呕血、血便等消化道出血。疼痛部位不典型常以咽喉痛、牙痛、头痛为主诉,检查无相应的体征及血压不高,应警惕心肌梗死的可能。

【本幕小结】

患者高龄,反复胸闷痛,突发加重。对引起这些症状的疾病进行鉴别以进一步明确病情。

| 第二幕 |

【教师参考重点】

1. 对该患者应如何早期识别诊断和常规治疗?

患者属典型的 ST 段抬高型心肌梗死,患者突发胸前区压榨样疼痛,持续不能缓解,查心电图提示急性前壁心肌梗死,心肌酶、肌钙蛋白升高明显,临床符合 AMI。患者一经诊断迅速住院治疗,完善术前检查与准备,并迅速安排进行直接 PCI 治疗,从就诊到球囊扩张治疗的时间控制在 90min 以内,符合目前国内外有关 STEMI 治疗指南精神。第一时间的诊治对于 STEMI 患者最为重要。因此必须在第一时间提供正确的评估、选择及治疗方法。确诊 AMI 后,常规的治疗包括吸氧、止痛、硝酸甘油、β 受体阻滞剂、ACEI、抗血小板聚集、抗凝等药物。

2. AMI 患者早期溶栓治疗的策略有哪些?

STEMI 早期溶栓治疗的指征是:

(1)持续性胸痛超过 30 分钟,含服硝酸甘油症状不能缓解。

(2)相邻两个或更多导联 ST 段抬高>0.2mV。

(3)发病 6 小时以内者。

(4)排除溶栓禁忌证:①近 14 天内有活动性出血(胃肠道溃疡出血、咯血、痔疮出血),做过外科手术或活体组织检查,心肺复苏后(体外胸外按压、气管插管),不能实施的气管压迫,以及外伤史;②高血压患者血压>180/110mmHg,或不能排除主动脉夹层分离;③有出血性脑血管意外,或半年内有缺血性脑血管意外以及短暂性脑缺血;④对扩容和升压药无反应的休克；⑤妊娠、感染性心内膜炎、二尖瓣病变合并心房颤动且高度怀疑左房血栓；⑥糖尿病合并视网膜病变；⑦出血性疾病或有出血倾向，严重的肝肾功能障碍以及进展性疾病。

3. AMI 的介入治疗原则有哪些？

对于急性 STEMI，在症状出现的前数个小时内，及早行再灌注治疗，无论是直接 PCI 或是静脉溶栓，都可挽救心肌、降低病死率。但对于超过 12 小时才就诊的无症状患者，尚无证据证明行再灌注治疗能有获益的。由于药物溶栓一般需要 30 分钟才能恢复灌注，PCI 再灌注治疗即刻就发生，可使心肌再灌注时间更加前移，介入治疗是公认为首选最安全有效的恢复心肌再灌注的治疗手段。对于有条件由熟练操作者进行 PCI 治疗的单位，优选 PCI 治疗；若条件所限不能及时开展直接 PCI，则进行静脉溶栓治疗。对于开展直接 PCI 时间将晚于静脉溶栓开始时间超过 90 分钟的患者，则首选静脉溶栓治疗。结合患者当时病情及院内再灌注治疗开展情况，尽管该患者符合静脉溶栓指征，但再灌注治疗首选策略仍是进行直接 PCI。

急性 STEMI 直接 PCI 的适应证：①伴有 ST 段抬高或新出现的完全性左束支传导阻滞的心肌梗死患者，能在发病 12 小时内施行 PCI；或是发病 12 小时后仍有症状者，由有经验的介入医生在具备一定条件的导管室及时施行 PCI，为公认的适应证；②伴有 ST 段抬高或新出现的完全性左束支传导阻滞的心肌梗死患者，发病 36 小时内发生心源性休克，年龄<75 岁，可以在休克发生 18 小时内由有经验的介入医生在具备一定条件的导管室完成 PCI 者；③适合再灌注治疗，但有溶栓治疗禁忌证的 AMI 患者，可行 PCI 治疗。其相对禁忌证为：①在心肌梗死急性期治疗非梗死相关动脉；②已经溶栓治疗，目前没有心肌缺血症状；③发病已经超过 12 小时，目前没有心肌缺血证据；④术者经验不足。

4. AMI 的中医治疗如何切入？

对于 AMI 的中医治疗，中医辨证施治常以补气活血、温阳通脉为法，常见分型为①气虚血瘀，治以益气活血，祛瘀止痛，用补元汤合血府逐瘀汤加减；②寒凝心脉，治以温补心阳，散寒通脉，用当归四逆汤加味；③痰瘀互结，治以活血化痰、理气止痛，用瓜蒌薤白半夏汤合桃红四物汤加减；④正虚阳脱，治以回阳救逆，益气固脱，用参附龙牡汤加减，若阴竭阳亡，则合生脉散。除上述辨证施治外，结合辨病治疗，常选用活血类药物进行配伍。

此外，结合真心痛心气虚→心气衰→心气脱的中医证候的演变，通过溶栓治疗、介入治疗或外科冠状动脉搭桥术等治疗，可截断上述演变恶化过程。因此，应根据 PCI 术前、术中、术后三个阶段进行中医辨证治疗。

（1）PCI 术前：此阶段的中医辨证与一般的冠心病治疗一致。患者平素多有气虚，加之气滞血瘀痰阻而急性起病。临床常见有六种证型，分别是心血瘀阻型、痰浊壅塞型、阴寒凝滞型、心肾阴虚型、气阴两虚型、阳气虚衰型。治疗上急则治标、缓则治本，治本宜健脾补中益气，治标宜行气活血化痰，注意活血不忘益气，化痰不忘祛瘀，注意其他各种证型的兼夹。

（2）PCI 术中（手术以及术后 1 周）：年轻患者多数为胸痹胸痛重症，多为血瘀心脉型；老年患者多数胸痹心痛症状相对较轻，此类可因寒凝、气滞、痰浊、瘀血或气虚、阳虚、阴虚致心脉受损，以致闭阻不通。治疗的根本以开通心脉为主要。

（3）PCI 术后（术后 1 周以后）：此阶段患者多表现为气虚血瘀、气虚痰瘀，治以健脾益气、温阳化痰、活血祛瘀为法。

【教师注意事项】

引导学生掌握急性心梗的药物治疗以及再灌注治疗原则。

【本幕小结】

此案例为典型的急性 STEMI 患者,经中西医积极救治,患者病情改善出院。

【参考文献】

陈可冀,张敏州,霍勇.急性心肌梗死中西医结合诊疗专家共识[J].中西医结合心脑血管病杂志,2014,12(6):641-645.

（麦舒桃）

案例 2　心 搏 骤 停

第一幕

【教师参考重点】

1. 突发昏迷的常见病因有什么?

主要有:

(1)神经源性:颅内感染、脑血管疾病(如脑出血、脑梗死等)、颅内占位性病变、闭合性颅脑损伤、癫痫等;

(2)心源性:结构性心脏病(冠心病、AMI、肥厚型心肌病、心肌炎)、心律失常、心力衰竭等;

(3)代谢性:尿毒症、肝性脑病、糖尿病性昏迷、低血糖性昏迷、肺性脑病、甲状腺危象等;

(4)其他:急性感染性疾病(如病毒性感染、细菌性感染、寄生虫感染等)、外因性中毒(如农药类中毒、工业毒物中毒、药物类中毒等)、物理性及缺氧性损害(如热射病、触电等)。

2. 心搏骤停的常见原因和诊断要点是什么?

心搏骤停是心脏活动突然中止,导致患者无反应、没有正常的呼吸也无循环体征的事件。通过心肺复苏和/或除颤、心脏复律,或者心脏起搏逆转上述事件。其诊断标准包括突然脉搏消失大动脉(颈动脉、股动脉)搏动消失;突然意识丧失;看不到心尖搏动,听不到心音;心电图可表现为心室颤动或心室扑动,心室停顿、心肌电机械分离。

心搏骤停的常见原因包括:①冠心病,包括不稳定型心绞痛、AMI,是最主要和最重要的原因。②其他类型的结构性心脏病,如先天性冠状动脉异常、心肌炎、肥厚型心肌病和致心律失常性右室心肌病等。③心律失常,发生于没有结构性心脏病,如长 QT 综合征、Burgada 综合征、预激综合征和儿茶酚胺敏感性多形性室性心动过速等。④其他非心脏性病因,如创伤、出血、药物中毒、颅内出血、肺栓塞和中央气道阻塞等。

临床常需要快速、系统地甄别心搏骤停的原因,多以"6H6T"进行概括。

6H:低体温(hypothermia)、酸中毒(hydrogenion)、低/高血糖(hypo/hyper-glycemia)、低/

高钾血症(hypo/hyper-kalemia)、缺氧(hypoxia)、低血容量(hypovolemia)。

6T：冠状动脉血栓(thrombosis of the coronary)、肺栓塞(thrombosis lungs)、药物过量(tablets overdose)、中毒(toxins)、张力性气胸(tension pneumothorax)、心脏压塞(cardiac tamponade)。

3. ACS 的诊断要点是什么？

急性冠脉综合征(ACS)是发生在冠状动脉不稳定的斑块出现裂缝、糜烂或破裂的基础上形成血栓，导致急性心肌缺血的一组临床综合征，包括不稳定型心绞痛、NSTEMI、STEMI。不稳定型心绞痛的诊断标准是血清肌钙蛋白阴性，缺血性胸痛，心电图表现为一过性 ST 段压低或 T 波低平、倒置，少见 ST 段抬高(变异性心绞痛)。STEMI 的诊断标准是肌钙蛋白>99th 正常参考上限(upper limit of normal，ULN)或 CK-MB>99[th]ULN，心电图表现为 ST 段弓背向上抬高，伴有下列情况之一或以上者：持续缺血性胸痛；超声心动图显示节段性室壁活动异常；冠状动脉造影异常。NSTEMI 诊断标准是肌钙蛋白>99[th]ULN 或 CK-MB>99[th]ULN，并同时伴有下列情况之一或以上者：持续缺血性胸痛；心电图表现为新发的 ST 段压低或 T 波低平、倒置；超声心动图显示节段性室壁活动异常；冠状动脉造影异常。

4. 中医对心搏骤停的病因病机如何认识？

ACS 致心搏骤停以突发胸痛、气促、意识不清为主要症状，当归属于中医"真心痛""厥脱"范畴。本病之发生，是因外邪侵袭，邪毒炽盛，入中脏腑；或饮食不节，或情志过激，而使机体阴阳不相维系；或七情内伤、劳逸失度、大病久病之后，阳脱于外，阴竭于内，致心神失养，心阳暴脱、阴阳离决而厥脱暴死。久患胸痹心痛者，或伤于情志，或伤于饮食，或寒凝气滞，脏腑功能失调，脾胃运化失司，聚湿成痰，清阳不振，气机不畅，血瘀积聚，心脉痹阻，胸阳不振，如其人仍不善调摄，最终出现心阳不振、痰瘀闭阻心脉进而出现心阳暴脱而至厥脱暴死。

【教师注意事项】

患者突发意识不清，平素有反复胸闷胸痛病史，本次急性加重，重点引导学生对引起此类症状的疾病进行思考、鉴别。

该患者平素即存在胸闷胸痛，提示心绞痛可能，因此其胸痛、气促、意识不清需进一步鉴别是不稳定型心绞痛、STEMI 以及 NSTEMI 的情况。

【本幕小结】

患者高龄、冠心病、陈旧性心肌梗死病史，突发胸痛、气促伴意识不清。需要对引起这些症状的疾病进行鉴别以进一步明确病情。

| 第二幕 |

【教师参考重点】

1. 如何早期识别和治疗 ACS？

对于疑诊 ACS 患者，就诊后应快速评估，关注胸部不适、相关症状和体征、既往心脏病史、ACS 风险因素和可能排除使用溶栓或其他治疗的历史表现。在就诊 10min 内完成主要病史询问、做好心电监护并获取 12 导联心电图。如果有 STEMI,初始评估应更高效,溶栓目标再灌注时间是在入诊的 30 分钟内(就诊至开始用药时间),或 PCI 的时间是入诊的 90 分钟内(就诊至球囊时间)。当患者有潜在 ACS 的症状和体征,根据心电图表现将患者分组:① ST 段抬高或可能新发的左束支传导阻滞(left bundle-branch block,LBBB);②缺血性 ST 段压低 0.5mm 或进行性 T 波倒置伴胸痛或不适;③非特异性 ST 段或 T 波变化。第一组明确 STEMI 患者,医务人员应快速筛选其溶栓和 PCI 治疗的适应证和禁忌证,第二组、第三组患者的处理策略主要根据风险分层决定。评估疑似 ACS 期间常做心脏标志物动态监测,优先选择肌钙蛋白。对 STEMI 再灌注治疗的患者,不应因等待生物标志物结果而延误治疗,应把症状发作的时间与生物标志物的敏感性、精确性和本机构内的正常值,以及生物标志的释放动力学和清除率考虑进去。如果症状发作 6 小时内的首次生物标志为阴性,推荐在症状发作后的 6~12 小时复查。ACC/AHA 指南推荐所有患者均应进行风险分层以确定初始处理策略和治疗场所,常用 Braunwald 风险分层。其他风险分层方案包括 TIMI、GRACE 和 PURSUIT 风险积分,主要用于短期或长期风险评估。

ACS 的初始一般治疗包括持续心电监护、建立静脉通道、氧疗、抗血小板聚集、硝酸甘油、止痛处理。其他药物的辅助治疗包括噻吩并吡啶类、β 受体阻滞剂、肝素、钙通道阻滞剂、血管紧张素转化酶抑制剂(angiotesin converting enzyme inhibitor,ACEI)和血管紧张素 II 受体阻滞剂(ARB)、他汀类药物等。

2. 对该患者应如何制订再灌注治疗方案?

患者急性起病,突发胸痛、气促,继而出现意识不清、心搏呼吸骤停,经积极成功的心肺复苏抢救后,心肺功能逐渐稳定。考虑其心搏骤停的原因为冠心病、AMI 导致。ACS 导致的心搏骤停,在病情许可的情况下尽快行再灌注治疗。STEMI 患者早期再灌注治疗包括 PCI 和经静脉溶栓治疗,NSTEMI 患者不进行溶栓治疗。溶栓治疗常用于不具备 PCI 条件的医院或因各种原因导致 PCI 时间延迟者。

对于 STEMI 患者的 PCI 治疗推荐意见:

(1)发病 12 小时内(包括正后壁心梗)或伴有新出现 LBBB;

(2)伴严重急性心力衰竭或心源性休克(不受发病时间限制);

(3)发病 12~24 小时内存在持续性心肌缺血、心力衰竭或致命性心律失常的症状或体征。

对于 NSTEMI 的侵入性评估和血管重建的推荐意见:

(1)极高危缺血者,包括:①血流动力学不稳定或心源性休克;②危及生命的心律失常或心搏骤停;③心肌梗死机械性并发症;④急性心力衰竭伴难治性心绞痛和 ST 段改变;⑤再发 ST-T 动态演变,尤其是伴有间歇性 ST 段抬高,建议行紧急冠状动脉造影(<2 小时)。

(2)高危缺血者,包括:① cTn 动态演变;② ST 段或 T 波动态演变(有或无症状);③ GRACE 评分>140 分,建议早期介入策略。

(3)中危缺血者,包括:①糖尿病;②肾功能不全,估算肾小球滤过率(eGFR)<60ml/(min·1.73m^2);③左心室功能下降(左心室射血分数<40%)或充血性心力衰竭;④早期心肌梗死后心绞痛;⑤近期行 PCI 治疗;⑥既往行冠状动脉搭桥术治疗;⑦ GRACE 评分>109,但<140 分;⑧无创检查时反复出现缺血症状,建议介入策略(<72 小时)。

(4)对于无症状的低危者,建议先行非侵入性检查(如无创负荷试验、心脏超声等)寻找缺血证据,再决定是否采用介入策略。

3. ACS致心搏骤停患者的心肺复苏的策略有哪些?

当ACS发作导致心搏骤停时,必须尽早行心肺复苏术(包括基础生命支持:畅通气道、使用人工呼吸或人工球囊、呼吸机等措施恢复呼吸、人工闭胸心脏按压等;高级生命支持:复苏药物治疗、除颤复律和人工起搏等),尽快恢复自主循环,维护患者心肺功能和重要器官的灌注,以期能改善患者的神经功能和提高生存率。不少患者在长时间、及时有效的心肺复苏后往往心肺复苏成功,但脑复苏困难。在国内外均有长达十余小时长时间心肺脑复苏成功的案例,其中有效的、不间断的闭胸心脏按压是最重要的一环,要求严格按照心肺复苏指南的按压部位、频率及深部,确保按压有效。在院内情况下,同时监测血压、外周血氧饱和度,确保平均动脉压达到65mmHg以上,可更加有效的保证心肺脑复苏的效果。《2015美国心脏协会心肺复苏及心血管急救指南更新》提出,对ACS患者的主要治疗目标包括:①降低AMI患者的心肌坏死范围,从而保留左心室功能,预防心力衰竭,减少其他心血管并发症的发生;②预防严重的心血管事件,包括死亡、非致命性心肌梗死和需要紧急进行血运重建术;③治疗ACS的急性致命性并发症,如无脉性室性心动过速、心室颤动、不稳定型心动过速、有症状的心动过缓、肺水肿、心源性休克和AMI的机械并发症。

4. 心搏骤停患者心脏复苏后的监护策略有哪些?

心搏骤停患者的心肺复苏成功后进入监护病房继续密切监测,复苏后的处理原则和措施包括:①进行气道管理,保证呼吸氧合功能;②维持有效的循环支持;③维持水、电解质和酸碱平衡;④进行必要的实验室和辅助检查进行鉴别诊断;⑤目标体温管理;⑥对怀疑有心源性病因或心电图有ST段抬高的患者,尽快行急诊冠脉血管造影和开通血管治疗;⑦神经功能的监测与保护;⑧治疗急性肾衰竭和继发感染;⑨对于部分难治性心搏骤停患者,如传统CPR无效可考虑采用ECMO治疗。

5. ACS致心搏骤停的中医治疗如何切入?

真心痛乃胸痹进一步发展的严重病证,常危及生命,如《灵枢·厥病》曰"旦发夕死,夕发旦死"。其发病急、病势剧,如《灵枢·经脉》曰"手少阴气绝则脉不通,脉不通则血不流"。其辨证当分清标本虚实,本着补其不足,泻其有余的原则,实证宜用活血化瘀,辛温散寒,泄浊豁痰,宣通心阳等法;虚证宜以补养扶正为主,用益气通脉,滋阴益肾,益气温阳等法。临证所见,多虚实夹杂,故必须严密观察病情,灵活掌握,辨证论治,按虚实主次缓急而兼顾同治,并配合运用有效的中成药,可取得较好的效果。急性期应以益气、回阳、固脱为主,原则上多以针剂静脉用药;待情况稳定后根据辨证采用益气回阳救逆、益气养阴、活血化瘀等治法。真心痛进一步发展至心阳暴脱,出现厥脱之证,此时表现属于元气虚衰、元阴欲竭的真气欲脱病证,可分为阳气暴脱型、真阴衰竭型和气阴耗伤型。在脑复苏阶段主要属于痰湿蒙蔽清窍或痰热闭阻清窍型,急性肾衰竭主要表现为肾阴阳失调,浊邪壅塞三焦,正气不得升降,使肾关开阖失度所致。进一步的治疗可按虚实辨证,属正虚者有气虚、阳虚、阴虚、气阴两虚和阴阳两虚之分,治以补益气血阴阳为原则;属邪实者以痰热、瘀血、热闭、痰凝较多见,治以祛痰、活血、泄热和散寒等法。

【教师注意事项】

引导学生掌握临床心肺复苏治疗。

【本幕小结】

患者诊断为 ACS、AMI 引发的心搏骤停,经中西医积极救治,患者病情改善出院。

【参考文献】

1. 王立祥,孟庆义,余涛.2016 中国心肺复苏专家共识[J].中华危重病急救医学.2016,28(12):1059-1079.

2. 何亚荣,郑玥,周法庭,等.2020 年美国心脏协会心肺复苏和心血管急救指南解读:成人基础/高级生命支持[J].华西医学,2020,35(11):1311-1323

(麦舒桃)

案例3 急性心力衰竭

| 第一幕 |

【教师参考重点】

1. 心源性气促的常见疾病有什么?

心源性气促的常见疾病较多,主要有:

(1)冠状动脉疾病:ACS、急性广泛前壁心肌梗死、缺血后乳头肌断裂、心室间隔穿孔等。

(2)心肌炎:暴发性心肌炎。

(3)瓣膜病:感染性心内膜炎、退行性二尖瓣腱索断裂或主动脉夹层引起的急性二尖瓣或主动脉瓣关闭不全、主动脉瓣或二尖瓣机械瓣血栓形成、主动脉瓣或二尖瓣生物瓣叶撕裂或穿孔。

(4)进展性瓣膜疾病:重度主动脉瓣或二尖瓣狭窄、重度主动脉瓣或二尖瓣关闭不全。

(5)心肌病:肥厚型心肌病、扩张型心肌病(dilated cardiomyopathy,DCM)、心动过速介导的心肌病、应激性心肌病。

(6)心律失常:在原有心脏病基础上出现的快速性心律失常或严重缓慢性心律失常,心房扑动、心房颤动、Ⅱ度和Ⅲ度房室传导阻滞及快速性心律失常(如室上性心动过速、室性心动过速等)。

(7)其他:心脏压塞、高血压危象、进展性肺水肿、双侧肾动脉狭窄、输液过快过多等。

2. 急性心力衰竭的诊断要点是什么?

急性心力衰竭的诊断要点包括:

(1)病史:多数患者既往有基础心血管疾病及心血管疾病危险因素,伴或不伴有诱因;

(2)临床表现:多有突发呼吸困难、端坐位、咳嗽,或咯粉红色泡沫痰等表现,以肺淤血、体循环淤血以及组织器官低灌注为特征的各种症状及体征。呼吸困难可表现为劳力性、夜间阵发性、端坐呼吸等。查体可发现心脏增大、舒张早期或中期奔马律、P_2 亢进、肺部干啰音或湿啰音、体循环淤血体征(颈静脉充盈、肝颈静脉回流征阳性、下肢和骶部水肿、肝肿大、腹腔积液等)。

(3)辅助检查:心力衰竭患者应行心电图检查,明确心律、心率、QRS 形态、QRS 宽度;胸片常表现为肺淤血/肺水肿,和心脏增大等影像学改变;经胸超声心动图是评估心脏结构和功能的首选方法;射血分数可反映左心室收缩功能;床旁胸部超声检查可发现肺间质水肿的征象;利尿钠肽有助于急性心力衰竭诊断和鉴别诊断;BNP<100ng/L、NT-proBNP<300ng/L 时通常可排除急性心力衰竭,诊断急性心力衰竭时,NT-proBNP 水平应根据年龄和肾功能进行分层:50 岁以下的患者 NT-proBNP 水平>450ng/L,50 岁以上>900ng/L,75 岁以上应>1 800ng/L,肾功能不全(肾小球滤过率<60ml/min)时应>1 200ng/L。综上根据基础心血管疾病、诱因、临床表现(病史、症状和体征)以及各种检查(心电图、胸片、超声心动图、利尿钠肽等)作出急性心力衰竭的诊断,并评估严重程度、分型和预后。

3. 中医对急性心力衰竭的病因病机如何认识?

中医多将心力衰竭归于"心悸""喘证""水肿"等病证范畴。对于心力衰竭病因,多为先天禀赋不足、外邪入侵、久痹入心、情志失调、久咳伤肺损心、年老体衰等因素使心之气血阴阳受损,心气虚衰,肺脾肾虚,渐则气虚及阳,血脉通行受阻,水湿、瘀血、痰饮互结而为病。病位在心,涉及肺、脾、肾。病机特点属本虚标实、虚实夹杂,本虚指心之气血阴阳亏虚,尤以心气、心阳虚损为主;标实则指瘀血、水湿、痰饮。虚实错综,交相为患。当不慎感邪,心肺气血亏虚仍存,又兼痰热壅肺之证。病延日久者,则气虚、阳虚愈重,导致血瘀、水停愈甚;血瘀、水停加重,更加耗散阳气,从而形成恶性循环,使病情不断加深,终致内闭外脱,阴阳离决之危候。

对于急性心力衰竭,心阳虚衰是其关键病机。阳气是气的组成部分之一,是机体功能活动的总体现。阳气为一身之本,阳气的盛衰决定疾病的顺逆。心属火,为阳中之阳,人体生命活动有赖于心阳的温煦。《素问·脏气法时论》说:"心病者,日中慧,夜半甚,平旦静。"日中阳气盛,心衰病势暂缓;入夜阳气衰,心衰病史容易加重。急性心力衰竭临床表现符合中医心阳虚衰、心阳暴脱、心阳虚脱等证的症状描述。心阳气不足也可发展到阳损及阴、阴损及阳、阴阳衰竭,心阳气亏虚为急性心力衰竭的内因,阳气虚衰、阳亡欲脱为其主要的病理特点,更成为心衰发病及转归预后的决定因素。除了心阳虚衰外,往往伴有痰湿、水饮、瘀血等标实,尤其是阳气虚衰,水湿阴邪易窃阳位,上则表现为肺气不能肃降,咯吐白稀痰,下则表现为肢体水肿。

【教师注意事项】

患者有慢性胸闷、气促的病史,本次急性加重。重点引导学生对引起此类症状的疾病进行思考、鉴别。

该患者入院时急性心力衰竭的诊断仍是疑诊,主要考虑该患者平素即存在气促、胸闷,提示冠心病、慢性心功能不全可能,其突发气促、低氧血症考虑慢性心力衰竭的急性发作。

【本幕小结】

患者高龄,反复胸闷、活动后气促 1 年,加重伴咳嗽、肢肿 2 天,口唇发绀半天。对引起这些症状的疾病进行鉴别以进一步明确病情。

··|　第二幕　|··

【教师参考重点】

1. 对该患者应如何制订药物治疗方案?

急性心力衰竭的常用药物治疗以在降低心脏过多的前后负荷基础上适当增强心肌的收缩力为原则,包括利尿剂、血管扩张剂、镇静药、强心药、正性肌力药物等。

(1)利尿剂:有容量超负荷证据的急性心力衰竭患者应立即给予静脉利尿剂治疗,常用的药物有静脉用袢利尿剂。同时,应个体化应用利尿剂。肾功能正常患者使用袢利尿剂时的常用初始静脉剂量为:呋塞米 20~40mg、托拉塞米 10~20mg。如果初始剂量疗效很弱或无效,则根据需要每 2 小时将剂量加倍,最高可达最大推荐剂量:静脉给予呋塞米 40~80mg、托拉塞米 20~40mg。

(2)血管扩张剂:适用于收缩压>90mmHg 的急性心力衰竭患者,收缩压<90mmHg 或症状性低血压患者,禁忌使用,有明显二尖瓣或主动脉瓣狭窄的患者应慎用。其代表药物有硝酸甘油(适用于急性心力衰竭合并高血压、冠心病心肌缺血、二尖瓣反流的患者)和硝普钠(适用于严重心力衰竭、后负荷增加以及伴肺淤血或肺水肿的患者,特别是高血压危象、急性主动脉瓣反流、急性二尖瓣反流和急性室间隔穿孔合并急性心力衰竭等)。

(3)镇静药:对于急性心力衰竭发作时呼吸困难、缺氧所导致的焦虑、烦躁,可适当配合使用镇静药物降低机体氧耗,打破缺氧与烦躁之间的恶性循环。阿片类药物,如吗啡,可缓解焦虑和呼吸困难,但急性肺水肿患者谨慎使用,伴明显和持续低血压、休克、意识障碍、COPD 等患者禁忌使用;苯二氮䓬类药物是较为安全的抗焦虑和镇静剂,但仍需在充分的气道、呼吸保护前提下谨慎使用,同时需要注意药物对心肌的抑制及药物反应的个体差异性大,需在有经验的医师指导下使用。

(4)强心药:主要是洋地黄类药物,其适应证是心房颤动伴快速心室率的急性心力衰竭患者。使用剂量为去乙酰毛花苷 0.2~0.4mg 缓慢静脉注射,2~4 小时后可再用 0.2mg,AMI后 24 小时内应尽量避免使用。

(5)正性肌力药物:适用于低血压(收缩压<90mmHg)和 / 或组织器官低灌注的患者。常用的药物有多巴胺、多巴酚丁胺、左西孟旦、米力农等。

2. 急性心力衰竭患者的非药物治疗原则有哪些?

(1)呼吸支持:无创呼吸机辅助通气适用于呼吸频率>25 次 /min、血氧饱和度<90% 的呼吸窘迫患者,可采用持续气道正压通气或双水平气道正压通气模式,并根据氧合状态调整无创呼吸机的模式和参数。对于有无创呼吸机辅助通气适应证而又不能良好耐受的患者可应用高流量鼻导管给氧。气道插管和人工机械通气适用于呼吸衰竭致低氧血症(血氧分压<60mmHg、血二氧化碳分压>50mmHg 和酸中毒),经无创通气治疗不能改善患者。

(2)主动脉内球囊反搏:适用于 AMI 或严重心肌缺血并发心源性休克,且不能由药物纠正的患者;伴血流动力学障碍的严重冠心病(如 AMI 伴机械并发症)患者;心肌缺血或急性重症心肌炎伴顽固性肺水肿患者;作为左心室辅助装置或心脏移植前的过渡治疗。

(3)肾脏替代治疗:适用于肺水肿或严重外周水肿,且存在利尿剂抵抗的患者。难治性容量负荷过重合并以下情况时可考虑肾脏替代治疗：液体复苏后仍然少尿；血钾>6.5mmol/L；pH值<7.2；血尿素氮>25mmol/L，血肌酐>300μmol/L。

（4）机械循环辅助装置：对于药物治疗无效的急性心力衰竭或心源性休克患者，可短期（数天至数周）应用机械循环辅助治疗，包括经皮心室辅助装置、体外生命支持装置（ECLS）和ECMO。

3. 急性心力衰竭患者的液体管理策略有哪些？

急性心力衰竭的液体管理策略包括严格限制饮水量和静脉输液速度、输入量。无明显低血容量因素，每天摄入液体量一般宜在1 500ml以内，不超过2 000ml。每天出入量负平衡约500ml，严重肺水肿者负平衡为1 000~2 000ml/d，甚至可达3 000~5 000ml/d。3~5天后，如肺淤血、水肿明显消退，应减少水负平衡量，逐渐过渡到出入量大体平衡。在负平衡下应注意防止发生低血容量、低钾血症和低钠血症等。

4. 如何根据急性心力衰竭临床分型确定治疗方案原则？

急性心力衰竭的治疗方案原则根据《中国心力衰竭诊断和治疗指南2018》推荐以皮肤的"干湿冷暖"体征进行临床分型。①"干暖"：只要调整口服药物即可。②"干冷"：首先适当扩容，如低灌注仍无法纠正可给予正性肌力药物。③"湿暖"：分为血管型和心脏型两种，前者以高血压为主要表现，首选血管扩张药，其次为利尿剂；后者以淤血为主要表现，首选利尿剂，其次为血管扩张药，如利尿剂抵抗可行超滤治疗。④"湿冷"：最危重的状态，如收缩压>90mmHg，则给予血管扩张药、利尿剂，若治疗效果欠佳可考虑使用正性肌力药物；如收缩压<90mmHg，则首选正性肌力药物，若无效可考虑使用血管收缩药，当低灌注纠正后再使用利尿剂。对药物治疗无反应的患者，可行机械循环支持治疗。

5. 急性心力衰竭的中医治疗如何切入？

急性心力衰竭的中医辨证治疗当辨明虚实，以心、肾或肺脾肾阳虚为本，痰饮阻肺，水气凌心，或痰瘀互结，或痰热壅肺，肺气壅塞，宗气不得外达，多为本虚标实、虚实夹杂之重症。治法当以温阳利水、攻补并用或急则治其标，泻肺利水、清热化痰等法。常见证型有阳虚水泛，治以温阳利水，以真武汤加味；痰热壅肺，治以清热化痰、降气定喘，以清金化痰丸加减；阳气虚脱，治以回阳救逆，以参附龙牡汤加减。值得注意的是，在治标的同时，也应注意中病即止。心衰的水肿，由于正气虚衰，脾胃虚弱，不能化生水谷精微，致精血生化乏源。张介宾在《类经·阴阳类》中对《素问·阴阳应象大论》的"精化为气"注解为："精化为气，谓元气由精而化也"。夫气赖精化，精盈则气盛，精少则气衰，精亏血耗，阳气化源欲竭，则水肿加重，表现全身重度水肿及腹水难消，小溲量少。一旦心力衰竭情况缓解，此时应该适当使用健脾和胃，补血填精之品，如香砂六君子汤等。由于急性心力衰竭起病急剧，传统的中药汤剂在抢救这类患者时存在煎煮费时的缺点，这时可以应用参附注射液、黄芪注射液、参麦注射液等中成药针剂配合抢救。

【教师注意事项】

引导学生掌握急性心力衰竭的治疗原则。

【本幕小结】

患者诊断为冠心病合并肺炎引发急性心力衰竭，经中西医积极救治，患者病情改善出院。

【参考文献】

MASIP J,FRANK P W,ARRIGO M,et al. Acute heart failure in the 2021 ESC heart failure guide-lines: a scientific statement from the Association for Acute Cardiovascular Care(ACVC)of the European Society of Cardiology［J］. European Heart Journal Acute cardiovascular care,2022,11(2):173-185.

（麦舒桃）

案例 4　感染性心内膜炎

-------------------------------- | 第一幕 | --------------------------------

【教师参考重点】

1. 引起发热、气促的常见疾病有哪些?

发热、气促的常见病因较多,主要有:

(1)咽部和颈部感染:会厌炎、咽峡炎、重度扁桃体炎、扁桃体周围脓肿和咽后脓肿所致的颈深间隙感染等。

(2)肺源性:重度支气管炎或肺炎、急性胸部综合征等。

(3)心源性:感染性心内膜炎、病毒性心肌炎、急性心包炎等。

(4)其他:中毒(水杨酸盐中毒等)。

2. 感染性心内膜炎的诊断要点是什么?

感染性心内膜炎(infective endocarditis,IE)是由细菌、真菌和其他微生物(如病毒、立克次体、衣原体、螺旋体等)直接感染而产生心瓣膜或心室壁内膜或大动脉内膜的炎症。常见有自体瓣膜心内膜炎和人工瓣膜心内膜炎。

感染性心内膜炎的诊断根据临床表现、血培养(或其他微生物学数据)和超声心动图可确立。目前国际采用诊断标准为改良 Duke 标准,见表 3-7、表 3-8。

表 3-7　改良 Duke 标准

诊断类型	
确诊感染性心内膜炎	
病理学标准	病理损害:组织学检查证实赘生物或心内脓肿有活动性心内膜炎改变
	微生物:赘生物或心内脓肿标本培养或组织学检查证实有微生物
临床标准	有 2 条主要标准;或 1 条主要标准加 3 条次要标准;或 5 条次要标准
可疑感染性心内膜炎	
临床标准	1 条主要标准和 1 条次要标准;或 3 条次要标准(表 3-8)
排除感染性心内膜炎	
	心内膜炎的表现符合其他疾病的诊断;或抗菌治疗 ≤ 4 日后临床表现完全消失;或抗菌治疗 ≤ 4 日后手术或活检没有发现 IE 的病理学证据;或不符合确诊或疑诊 IE 的临床标准

表 3-8　改良 Duke 标准诊断 IE 的主要和次要临床标准

临床标准类型

主要标准

（1）血培养阳性

　1）两次不同血培养发现典型导致 IE 的微生物：金黄色葡萄球菌、草绿色链球菌、牛链球菌、HACEK 族或无原发灶的社区获得性肠球菌。

　2）或者持续微生物血培养阳性：
　①对于心内膜炎的典型致病微生物：血培养抽血间隔>12 小时，至少有 2 次血培养阳性；
　②对于更常见于皮肤污染物的微生物：3 次独立血培养均阳性或 ≥4 次独立血培养中大多数为阳性（首次和最后一次取样时间间隔 ≥1 小时）。

　3）或者单次血培养贝纳柯克斯体阳性或 I 相 IgG 抗体滴度>1：800。

（2）心内膜受累证据（以下之一）

　1）IE 超声心动图阳性表现：

　赘生物（摆动的心内团块，位于瓣膜或其支持结构上，或瓣膜反流路径上，或在植入材料上且无其他的解剖学解释）；或者脓肿；或者新发的人工瓣膜部分裂开。

　2）新发瓣膜关闭不全（既有杂音增强或改变不是充分标准）。

次要标准

（1）易感因素：静脉注射毒品或既往有心脏病病史

（2）发热：T ≥38.0℃；

（3）血管表现：大动脉栓塞、脓毒性肺梗死、感染性动脉瘤、颅内出血、结膜出血、Janeway 病损；

（4）免疫学表现：肾小球肾炎、奥斯勒结节（Osler node）、罗特斑（Roth spot）或类风湿因子等阳性；

（5）微生物学证据：不符合主要标准的血培养阳性或符合 IE 的微生物活动性感染的血清学证据；

（6）去除超声心动图次要标准。

3. 中医对感染性心内膜炎的病因病机如何认识？

感染性心内膜炎多属于中医学"温病"范畴。本病多见于先天禀赋不足，或久病体虚，或情志抑郁，耗伤气血阴精，导致正气不足，卫外不固，温热毒邪乘虚而入，或经卫气营血传变，由表及里；或直中气分；或直达营血，热灼营阴，迫血妄行；甚至逆传心包，变生危证。疾病后期，余邪未尽，耗伤阴液，热邪恋于阴分；或阴虚血涩、瘀血内停；或虚热内扰心神；或湿热之邪、耗气伤阴；气阴两虚，气血不足，心失所养，从而变生诸症。总之，本病病位在心，涉及肺、肝、脾、肾，病性属虚实夹杂，虚为气、阴、血不足，实为火、瘀、郁等内扰。

【教师注意事项】

患者有发热、气促的病史，本次急性加重，重点引导学生对引起此类症状的疾病进行思考、鉴别。

该患者入院时感染性心内膜炎的诊断仍是疑诊，主要考虑该患者为年轻男性，无心脏疾病基础，有自行拔牙的病史，随之出现发热、气促、咳嗽等症状，提示脓毒症可能，因此其气促、发热需进一步排除合并肺源性呼吸困难可能。

【本幕小结】

患者年轻男性,反复高热 2 周余,气促咳嗽 1 天。对引起这些症状的疾病进行鉴别以进一步明确病情。

·········|　**第二幕**　|·········

【教师参考重点】

1. 对该患者应如何制订抗生素治疗方案?

患者属于感染性心内膜炎,其抗生素治疗分为经验性治疗和目标性治疗。

(1)经验性抗感染治疗

根据中华医学会心血管病学分会于 2014 年发布的《成人感染性心内膜炎预防、诊断和治疗专家共识》、2015 年欧洲心脏病学学会发布的《感染性心内膜炎管理指南》以及 2015 年美国心脏协会发布的《成人感染性心内膜炎的诊断、抗菌治疗及并发症管理的科学声明》,将三项指南中对于 IE 经验性抗感染治疗的相关推荐意见归纳如下。

1)IE 抗感染治疗的基本要求:应用杀菌剂;联合应用 2 种具有协同作用的抗菌药物;大剂量,需高于一般常用量;静脉给药;一般用药 4~6 周,人工瓣膜心内膜炎患者需 6~8 周或更长时间。

2)在获得血培养阳性结果之前采用经验性治疗,应根据感染严重程度、受累心瓣膜的类型、有无少见或耐药菌感染危险因素制订,分为自体瓣膜心内膜炎(native valve endocarditis,NVE)和人工瓣膜心内膜炎(prosthetic valve endocarditis,PVE)。治疗上覆盖链球菌、肠球菌和甲氧西林敏感型和耐药型葡萄球菌。对于大多数患者,初始治疗用药可选择万古霉素,用法为 15~20mg/kg,每 8~12 小时用药 1 次,一次不超过 2g。

3)对于 NVE 合并严重脓毒血症无肠杆菌科细菌、铜绿假单胞菌属感染危险因素的患者,推荐使用万古霉素联合庆大霉素,如万古霉素过敏,改用达托霉素。

4)对于 NVE 合并严重脓毒血症有肠杆菌科细菌、铜绿假单胞菌属感染危险因素的患者,推荐使用万古霉素联合美罗培南。

5)对于 PVE 在等待血培养结果或血培养阴性患者,推荐使用万古霉素联合庆大霉素和利福平或头孢吡肟或一种碳青霉烯类药物。

6)对于血培养阴性的 NVE 患者,经验性治疗应覆盖革兰氏阳性和革兰氏阴性微生物。对于存在急性临床症状持续数日,抗菌治疗应覆盖金黄色葡萄球菌、乙型溶血性链球菌和革兰氏阴性厌氧杆菌感染,推荐初始方案选用万古霉素和头孢吡肟。对于存在亚急性临床症状持续数周,抗菌治疗应覆盖金黄色葡萄球菌、草绿色链球菌组、HACEK 细菌和肠球菌感染,推荐初始方案选用万古霉素联合氨苄西林舒巴坦。

(2)目标性抗感染治疗

一旦获得 IE 病原学结果,就可以参考体外药敏试验结果进行目标性治疗。

1)对于葡萄球菌 IE 治疗方案根据病原菌是否属于甲氧西林耐药株而定。甲氧西林敏感型葡萄球菌所致的 IE,治疗可采用半合成青霉素,例如苯唑西林等。是否联合氨基糖苷类,必须权衡该方案有限的益处与潜在危害证据。耐甲氧西林金黄色葡萄球菌或凝固酶阴性葡萄球菌引起的 IE 的治疗推荐选用万古霉素。

2）对于链球菌 IE 的治疗方案根据草绿色链球菌对青霉素的敏感程度而制订。青霉素对草绿色链球菌敏感株最低抑菌浓度 ≤ 0.125mg/L，推荐使用青霉素 G 或头孢曲松。对于耐药株，推荐使用万古霉素或替考拉宁联合庆大霉素。

3）对于肠球菌 IE 的治疗方案推荐联合用药，推荐选用阿莫西林或氨苄西林联合庆大霉素，或万古霉素联合庆大霉素。

4）对于需氧革兰氏阴性杆菌 IE 的治疗推荐选用抗假单胞菌活性的青霉素类或头孢菌素联合抗假单胞菌氨基糖苷类，如哌拉西林联合庆大霉素或头孢他啶联合氨基糖苷类。对于 HACEK 菌的 IE 治疗推荐对产酶株选用头孢曲松或头孢噻肟等三代头孢菌素治疗，非产酶株选用阿莫西林、氨苄西林联合氨基糖苷类治疗。

5）对于念珠菌的 IE 初始治疗推荐选用棘白菌素类或两性霉素 B 脂质体或两性霉素 B 去氧胆酸盐。曲霉菌 IE 初始治疗推荐首选伏立康唑。

对于非危急的临床病情稳定患者，在开始给予抗菌药物治疗前，应从不同静脉穿刺部位采集至少 3 套血培养标本，并等待血培养及其他诊断性检查结果再行目标性抗感染治疗。对于临床病情不稳定的危重患者，则应在不同穿刺部位至少采集 2 套（最好 3 套）血培养标本后（且抽取每套血培养样本之间的时间间隔最好为 30~60 分钟），开始给予经验性抗感染治疗。开始抗感染药物治疗后应每 48~72 小时复查 1 次，直到证实菌血症消除。

2. 感染性心内膜炎患者手术治疗的策略有哪些？

感染性心内膜炎的外科手术治疗是清除 IE 感染灶的主要方法，也是公认治疗的最佳方法。根据已有的指南共识总结，伴以下一种或多种并发症的自体瓣膜 IE 需要行外科手术治疗：①在主动脉瓣或二尖瓣关闭不全的情况下出现中重度心力衰竭。②感染在瓣周扩散且伴发脓肿、瘘形成、瓣叶穿孔、Valsalva 窦动脉瘤和 / 或心脏传导阻滞。③难治性病原体所致感染，主要指单用内科治疗难以治愈的病原体包括铜绿假单胞菌、布氏菌、真菌和耐 β 内酰胺类抗生素或耐万古霉素的革兰氏阳性球菌所致感染。④栓塞，尤其对开始适当抗生素治疗后仍有持续性赘生物和再次栓塞发作的特定患者。

3. 感染性心内膜炎并发症的治疗原则有哪些？

重症 IE 患者应及时评估各系统的并发症发病情况，包括心脏、神经系统、肾脏、骨骼肌肉以及与全身感染相关的栓塞、转移性感染和感染性动脉瘤等。针对不同并发症给予对症治疗，在治疗过程中及时把握外科手术治疗的指征和时机。如出现心力衰竭者按抗心力衰竭治疗。

4. 感染性心内膜炎的中医治疗如何切入？

感染性心内膜相应的临床特征及证候特点与卫气营血学说相似，因此根据卫气营血实施辨证论治。急性期，病在气分、卫分，以清热解毒透邪为法，兼顾气阴；病已入腑，当泻火通便、急下存阴；病在营分，以清营透邪为法，佐以滋阴；病在血分，以清热凉血、化瘀通脉为法。疾病后期，热邪留恋阴分，或兼气阴两虚，当扶正祛邪。治疗过程中始终应顾护阴气。急性期其病机多为热毒入里、内舍于心。常见的证型有热毒炽盛、血瘀阻脉，治以清热解毒、凉血活血，方药选清营汤和五味消毒饮加减；气阴两虚、热毒内结，治以益气养阴、清热解毒，方选生脉散和济生解毒汤加减。亚急性期其中医病机或为心脏病日久，正气亏损，感受外邪,或由急性期迁延,邪毒未去、正气已虚所致,治宜补虚清热为主。常见的证型有阴虚火旺,治以滋阴清热,方用清骨散加减;气血亏虚,治以益气养血,方选归脾丸加减。重症患者出现阳脱或阴脱证时,参照感染性休克的证候类型辨证。

【教师注意事项】

引导学生掌握该病临床抗生素使用原则。

【本幕小结】

患者诊断为重症感染性心内膜,引发心力衰竭进而发生 MODS,经中西医积极救治,患者病情改善出院。

【参考文献】

中华医学会心血管病学分会,中华心血管病杂志编辑委员会. 成人感染性心内膜炎预防、诊断和治疗专家共识[J]. 中华心血管病学杂志. 2014,42(10): 806-816.

(麦舒桃)

案例5　先天性长 QT 间期综合征

| 第一幕 |

【教师参考重点】

1. 引起晕厥的常见疾病有哪些?

晕厥的常见病因较多,主要有:

(1)血管舒缩障碍:血管迷走性晕厥、直立性低血压、仰卧位低血压综合征、晕厥型癫痫、颈动脉窦综合征、排尿性晕厥、咳嗽晕厥、舌咽神经所致的晕厥。

(2)心脏病:阵发性心动过速、阵发性房颤、病态窦房结综合征、高度房室传导阻滞、特发性长 QT 间期综合征、主动脉瓣狭窄、先天性心脏病、原发性心肌病、心绞痛与 AMI、左心房黏液瘤、左心房血栓形成等。

(3)血管疾病:脑动脉粥样硬化、短暂性脑缺血发作、偏头痛、多发性大动脉炎、慢性铅毒性脑病等。

(4)其他:低血糖状态、通气过度综合征、重度贫血、高原晕厥等。

2. 先天性长 QT 间期综合征的诊断要点是什么?

长 QT 间期综合征(long QT syndrome,LQTS)亦称 QT 间期延长综合征,是一种心室复极时程延长、不均一性增大的疾病。心电图上表现为 QT 间期延长、T 波和 / 或 U 波异常、早搏后的代偿间歇及心率减慢时易于发生尖端扭转型室性心动过速(torsade de pointes,TdP)。临床表现以晕厥、癫痫发作或猝死为特征。

LQTS 可以是先天性的,也可以是获得性的。先天性 LQTS 多有家族遗传性,是因基因缺陷引起的心肌细胞膜上钠或钾离子通道蛋白异常,导致钾离子外流减少和 / 或钠离子内流增加,心室肌复极时间延长,复极不均一性增加。心电图表现为 QT 间期延长,QT 离散度增加。先天性 LQTS 患者中确认了至少 17 个基因的突变,命名为 LQT1~17,其中 LQT1、LQT2 和 LQT3 占 90% 以上。根据临床表现可分为两型:

(1)肾上腺素能依赖型:包括原因不明的患者、蛛网膜下腔出血或自主神经系统术后,在用力、惊恐、疼痛、激动等交感神经张力增高的情况下容易发病。

(2)心动过缓依赖型:在药物作用、电解质紊乱、营养不良、缓慢心率等情况下发病。

对于先天性 LQTS 的诊断,目前公认的诊断标准是参考 Schwartz 评分系统以估算诊断该病的临床可能性(表 3-9)。

表 3-9　Schwartz 评分系统

心电图诊断标准	计分
1)QTc[①]	
≥480ms	3
460~479ms	2
450~459ms(男性)	1
2)运动负荷试验后恢复的第 4 分钟 QTc≥480ms	1
3)尖端扭转型室性心动过速(TdP)	2
4)T 波交替	1
5)3 个导联中 T 波有切迹	1
6)静息心率低于同龄的第 2 百分位数	0.5
临床病史	
晕厥[②]	
应激引起	2
非应激引起	1
先天性耳聋	0.5
家族史[③]	
1)家族中有确诊的 LQTS 患者	1
2)直系亲属中有 30 岁以下不明的心源性猝死	0.5

注:≤1 分,LQTS 可能性小;1.5~3 分,中等可能,并不能诊断,需要进一步评估诊断可能性;≥3.5 分,高度可能。
① QTc 采用 Bazett's 公式计算。
②如果 TdP 与晕厥同时存在,计分只取两者之一。
③如果某一家族成员同时具备"家族史"中的 1)和 2)二项,计分只取两者之一。

对于获得性 LQTS,美国心脏协会 / 美国心脏病学会 2010 年发表的院内获得性 LQTS 防治建议中,推荐 QTc 正常值男性为 470ms,女性为 480ms。不论女性或男性,QTc>500ms 都属于明显的异常。

3. 中医对先天性长 QT 间期综合征的病因病机如何认识？

先天性长 QT 间期综合征以发作性意识不清为主要症状，当属中医"厥证"范畴。厥证有因外感六淫，热毒过盛，邪毒内陷，蒙闭心神；亦有因内伤劳倦，病后体弱，年老体衰，气虚下陷，清阳不升，或突然失血，气随血脱，血不上荣，心脑失养。其主要病机是人体阴阳失调，气机突然逆乱，导致气血运行失常，影响血脉和心主神明功能。因此，强调首辨病因，继而审寒热，再查虚实。辨病因方面，如气厥虚证，素体虚弱，多在过劳、眠少、饥饿、悲恐后发生；血厥虚证，多在失血后发生；气厥、血厥实证，形体壮实，多在精神刺激下发生；痰厥，好发于恣食甘肥，体丰湿盛者，多在恼怒后发生；食厥，多在暴饮暴食，情志触动，食后发生；暑厥，多在烈日、高温下出现。辨寒热方面，如热厥，多见于湿热病早期，即火毒炽盛，正不胜邪，邪毒内陷，内攻脏腑，灼液伤津，阳气被遏，不能通达四末而为厥；寒厥，多见于热性病后期，或为其他病证发展为阳气衰微，阴寒内盛，导致气血凝滞而为厥。辨虚实方面，虚证多为形体不足，气息微弱，口张，自汗，身冷肢凉，脉细微；实证多为形实壮实，气壅息粗，喉中有痰，牙关紧闭，两手紧握，四肢僵直，脉弦实，或沉伏。

【教师注意事项】

患者有反复发作性意识不清的病史，本次急性加重，重点引导学生对引起此类症状的疾病进行思考、鉴别。

【本幕小结】

患者年轻，反复发作性意识不清。对引起这些症状的疾病进行鉴别以进一步明确病情。

------ | **第二幕** | ------

【教师参考重点】

1. 对该患者应如何制订抗心律失常方案？

根据欧洲心脏病协会推荐的 LQTS 心脏性猝死的预防治疗指南意见，临床一般对无症状的 LQTS 患者和首发晕厥的 LQTS 患者推荐 β 受体阻滞剂治疗；对反复晕厥的 LQTS 患者建议做左颈交感神经节切除治疗；对有过心搏骤停发生的 LQTS 患者主张用 β 受体阻滞剂 + 左颈交感神经节切除 + 植入型心律转复除颤器(implantable cardioverter defibrillator, ICD)治疗；对有长间歇性 TdP 发生的 LQTS 患者主张 β 受体阻滞剂 + 起搏器治疗；对有哮喘或糖尿病的 LQTS 患者一般主张做左颈交感神经节切除治疗。

抗心律失常药物治疗方面如下：

(1)β 受体阻滞剂：无论是否存在症状，β 受体阻滞剂都是先天性 LQTS 的主要治疗方法，可选用美托洛尔、普萘洛尔和阿替洛尔。LQT1 患者可以从该类药物的治疗中获益最多，但 LQT3 患者治疗效果最差。该类药物使 QTc 缩短，阻断 TdP 的诱因，还可减少左侧星状神经节发出的激动。由于该患者有心律失常病史以及早发家族猝死史，应给予最大耐受剂量的 β 受体阻滞剂。据研究报道，美托洛尔平均剂量可达到 121mg/d，普萘洛尔平均剂量可达到 108mg/d。

(2)心动过缓依赖型 LQTS：可用异丙肾上腺素、阿托品等药物。

(3)预防发作的其他药物：对于 LQT2 患者，补钾应当是一种有效的治疗途径。由于

LQT1、LQT2 是钾离子外流减少所致,故可加用钾通道开放剂。镁剂是快速治疗先天性或获得性长 QT 综合征扭转型室性心动过速首选药物。钠通道阻滞剂如美西律、利多卡因,可用于 LQT3 患者的治疗,对 LQT1 和 LQT2 亦有效。

2. 先天性长 QT 间期综合征患者的非药物治疗策略有什么?

LQTS 患者的非药物治疗包括起搏治疗和手术治疗。

(1)起搏治疗:普通型起搏器适用于显著心动过缓、窦性停搏患者。人工心脏起搏器植入可选用双腔、心室或心房起搏,起搏频率一般维持在 75~90 次 /min,联合使用 β 受体阻滞剂。ICD 适用于 β 受体阻滞剂、行左侧心交感神经切除术和 / 或起搏治疗无效的顽固性患者,使用 β 受体阻滞剂期间反复发生尖端扭转型室性心动过速、晕厥以及短阵心室颤动的患者。

(2)手术治疗:主要是进行左侧颈胸交感神经节切除术,作用是阻断左侧交感神经,达到左右交感神经张力的平衡,减少局部肾上腺素的释放,防止心律失常的发生。适用于药物治疗失败和使用药物后 ICD 仍频繁放电的患者。

3. 先天性长 QT 间期综合征的中医治疗如何切入?

先天性长 QT 间期综合征归属于中医"厥证"范畴。传统中医在临床辨治厥证时,强调首辨病因,继审寒热,再查虚实。分气厥虚证、血厥虚证、气厥实证、血厥实证、痰厥、食厥、暑厥、热厥、寒厥等。由于厥证病因复杂,病情迅速、变化快,危及生命,故应结合现代医学治疗方法,在明确病因的基础上进行辨证论治,辨病与辨证相结合能进一步改善疗效。

对于长 QT 综合征,有学者认为其多由阳虚寒凝心脉,经脉运行不畅所致,采用温针灸以及参附注射液、川芎嗪注射液等药物参与抢救治疗,达到温通血脉、气血通利之效,病情缓解后,在辨证用药的基础上再加心宝丸、麻黄附子细辛汤以改善病灶的心电传导,使之恢复正常。针对性选用有不同药理作用的抗心律失常中药有助于提高临床疗效,其中具有治疗快速型心律失常的中药可分为阻滞心肌细胞膜钠通道的中药,如苦参、莲子心、当归、石菖蒲、山豆根、甘松、三七、延胡索、地龙等;抑制心肌细胞膜钠钾泵的强心中药,如生脉散、葶苈子等;阻滞 β 受体的中药,如佛手、淫羊藿、葛根等;阻滞钙通道的中药,如川芎、藁本、羌活、独活、红花、赤芍、丹参、茵陈蒿、五味子等;延长动作电位类药物,如延胡索、黄连等。具有治疗缓慢型心律失常的中药为兴奋 β 受体的中药,如麻黄、附子、细辛、吴茱萸等。

【教师注意事项】

引导学生掌握抗心律失常药物的使用原则。

【本幕小结】

患者诊断为先天性长 QT 间期综合征,经中西医积极救治,患者病情改善出院。

【参考文献】

林果为,王吉耀,葛均波. 实用内科学[M]. 15 版. 北京:人民卫生出版社,2017.

(麦舒桃)

案例6　病毒性心肌炎

| 第一幕 |

【教师参考重点】

1. 引起心悸的常见疾病有哪些？

心悸的常见病因较多，主要有：

(1)心脏因素：由于结构性心脏病或心脏传导异常等原因导致的心律失常（心动过速、心动过缓、异位搏动）、二尖瓣脱垂、起搏器综合征、心内分流等。

(2)肺部因素：如COPD、肺栓塞等。

(3)代谢性因素：低血糖、甲状腺功能亢进、嗜铬细胞瘤等。

(4)精神疾病：焦虑症、恐慌症、躯体化障碍等。

(5)药物或食物因素：咖啡因、酒精、尼古丁、血管扩张药、抗胆碱能药、β受体阻滞剂停药等。

(6)其他：贫血、妊娠、发热、运动、紧张等。

2. 病毒性心肌炎的诊断要点是什么？

病毒性心肌炎是指由嗜心肌病毒感染引起，以心肌非特异性间质性炎症为主要病变的心肌炎，目前国内成人急性病毒性心肌炎的诊断标准如下。

(1)病史与体征：在上呼吸道感染、腹泻等病毒感染后3周内出现心脏表现，如出现不能用一般原因解释的感染后重度乏力、胸闷、头昏（心排血量降低所致）、心尖第一心音明显减弱、舒张期奔马律，心包摩擦音，心脏扩大、充血性心力衰竭或阿-斯综合征等。

(2)心电图表现：上述感染后3周内出现下列心律失常或心电图改变，①窦性心动过速、房室传导阻滞、窦房结阻滞、束支阻滞；②多源、成对室性期前收缩、自主性房性或交界性心动过速、阵发性或非阵发性室性心动过速、心房或心室扑动或颤动；③2个以上导联ST段呈水平型或下斜型下移≥0.01mV，或ST段抬高，或出现异常Q波。

(3)心肌损害的参考标准：血清心肌肌钙蛋白I或肌钙蛋白T定量，CK-MB明显增高，超声心动图示心脏扩大或室壁活动异常和/或核素心功能检查证实左室收缩或舒张功能减弱。

(4)病原学依据：①在急性期从心内膜、心肌、心包或心包穿刺液中检测出病毒、病毒基因片段或病毒蛋白抗原；②第2份血清中同型病毒抗体（如柯萨奇B组病毒中和抗体或流行性感冒病毒血凝抑制抗体等）滴度较第1份血清升高4倍（2份血清应相隔2周以上）或一次抗体效价≥640者为阳性，≥320者为可疑阳性（如以1∶32为基础者则宜以≥256为阳性，≥128为可疑阳性，根据不同实验室标准作决定）；③病毒特异性IgM以≥1∶320者为阳性（按各实验室诊断标准，需在严格质控条件下）。如同时有血中肠道病毒核酸阳性者更支持有近期病毒感染。

对同时具有上述(1)、(2)中的①、②、③任何一项，(3)中任何2项，在排除其他原因心肌疾病后，临床上可诊断急性病毒性心肌炎。如同时具有(4)中1项者，从病原学上确诊急性病毒性心肌炎；如具有(4)中②、③项者，在病原学上拟诊为急性病毒性心肌炎。

对于重症病毒性心肌炎的诊断标准，在符合上述病毒性心肌炎的诊断基础上，如患者有

阿 - 斯综合征发作、充血性心力衰竭或不伴心肌梗死样心电图改变、心源性休克、急性肾衰竭、持续性室性心动过速伴低血压或心肌心包炎等一项或多项表现,可诊断为重症病毒性心肌炎。

3. 暴发性心肌炎的诊断要点是什么?

暴发性心肌炎是指急骤发作且伴有严重血流动力学障碍的心肌炎症性疾病,是结合临床表现、实验室及影像学检查后综合分析得出的一个临床诊断,而非组织学或病理学诊断。当出现发病突然,有明显病毒感染前驱症状尤其是全身乏力、不思饮食继而迅速出现严重的血流动力学障碍、实验室检测显示心肌严重受损、超声心动图可见弥漫性室壁运动减弱时,可临床诊断暴发性心肌炎。以暴发性心肌炎为表现的病毒性心肌炎亦属于重症病毒性心肌炎。

4. 中医对病毒性心肌炎的病因病机如何认识?

病毒性心肌炎归属中医学"心悸""胸痹""怔忡""温病"等范畴。国家标准 GB/T16751.1—2023《中医临床诊疗术语第 1 部分: 疾病》中将其定名为"心瘅"。其病的发生有内外两因,外因是复感温热毒邪,内舍于心;内因是先天禀赋不足,或后天失养,或久病体虚,则不能抵御外邪。主要病机是正气不足、温热毒邪袭肺侵心,导致心之气血阴阳逆乱,兼见痰浊、瘀血、湿浊等多种病理产物停积。本病病位在心,与肺脾肾有关。正气不足、邪毒侵心是发病的关键,属本虚标实、虚实夹杂之证。正虚为本,本虚涉及气虚、阳虚、阴虚,标实涉及热毒、湿毒、痰浊、瘀血。温热毒邪由鼻咽或卫表而入,肺卫不宣;或热毒不解,逆传心包;或湿毒之邪上犯于心。热毒犯心,损伤心气、心阴,心气、心阴不足;若病久不愈,阴损及阳,则阴阳两虚,甚者出现心阳暴脱。重症病毒性心肌炎的病机多由早期的气虚或气阴两虚进展为阳虚欲脱,多兼痰浊、瘀血等标实,热毒往往表现不明显。

【教师注意事项】

患者有反复心悸、胸闷、气促的病史,本次急性加重,重点引导学生对引起此类症状的疾病进行思考、鉴别。

该患者入院时病毒性心肌炎的诊断仍是疑诊,主要考虑该患者气促、咳嗽,伴有胸闷、心悸,提示肺炎、肺源性呼吸困难可能,其气促需进一步排除合并肺源性可能。临床呼吸衰竭与心力衰竭同时并存的情况并不少见。

【本幕小结】

患者中年男性,上呼吸道感染后出现反复胸闷、心悸、气促,进行性加重。对引起这些症状的疾病进行鉴别以进一步明确病情。

···············| 第二幕 |···············

【教师参考重点】

1. 病毒性心肌炎如何进行治疗?

病毒性心肌的治疗主要包括一般治疗、抗病毒治疗、免疫调节治疗、生命支持措施、纠正心律失常和治疗心力衰竭等方面。其中一般治疗主要包括密切监护、绝对卧床休息、清淡饮食、改善心肌能量代谢药物等。

2. 对该患者应如何制订抗病毒方案?

患者属重症病毒性心肌炎,根据 2017 年我国发布的《成人暴发性心肌炎诊断与治疗中国专家共识(2017)》,所有暴发性病毒性心肌炎患者均应尽早给予联合抗病毒治疗。对 A 型和 B 型流感病毒,推荐在需要时使用磷酸奥司他韦胶囊,常规用量为 75mg,2 次 /d;对重症患者,可加量至 150mg,2 次 /d;帕拉米韦为静脉给药的神经氨酸酶抑制剂,推荐 300~600mg 静脉滴注,1 次 /d,连续使用 3~5 天;对 EB 病毒等 DNA 病毒感染者,常选用阿昔洛韦;对巨细胞病毒感染患者,更昔洛韦 0.5~0.6g/d 静脉滴注更有效。由于大部分患者并未检测病毒种类,可考虑联合使用上述两类抗病毒药物。肠道病毒感染的患者可以试用干扰素。

3. 病毒性心肌炎患者免疫调节治疗的策略有哪些?

重症病毒性心肌炎的免疫调节治疗包括糖皮质激素和免疫球蛋白。①糖皮质激素:起始甲泼尼龙静脉滴注,200mg/d,连续 3~5 天后依情况减量。对重症患者,推荐早期、足量使用。也可以选用地塞米松 10~20mg 静脉推注后,立即予甲泼尼龙静脉滴注使其尽快发挥作用。②免疫球蛋白:推荐尽早、足量应用。建议每天 20~40g 使用 2 天,此后 10~20g/d 持续应用 5~7 天。

4. 暴发性心肌炎患者生命支持措施的原则有哪些?

暴发性心肌炎的治疗除了病毒性心肌炎的一般对症和支持治疗,更强调“以生命支持为依托的综合救治方案”的中心环节展开治疗。其可能需要的生命支持措施包括循环支持、呼吸支持和肾脏替代 3 个方面。

(1)循环支持包括 IABP 和 ECMO 技术。对于血流动力学不稳定的暴发性心肌炎患者推荐尽早使用 IABP 进行治疗。在使用 IABP 仍然不能纠正或不足以改善循环时应立即启用 ECMO 或直接启用 ECMO 治疗。ECMO 通常与 IABP 结合使用,可让心脏得到更充分的休息。

(2)呼吸支持:病毒性心肌炎患者如存在呼吸功能障碍均推荐尽早给予呼吸支持治疗,包括无创呼吸机辅助通气、气道插管和人工机械通气。

(3)肾脏替代:所有暴发性心肌炎患者均应尽早给予血液净化治疗。CRRT 的适应证为少尿、无尿、高血钾、严重代谢性酸中毒、氮质血症等,尤其是伴有急性左心功能不全的患者,应尽早考虑使用。

5. 重症病毒性心肌炎的中医治疗如何切入?

重症病毒性心肌炎的中医治疗原则是扶正祛邪,根据不同类型、不同时期的证候特点,给予辨证治疗。本病早期,外感之邪是直接的致病原因,多为热毒、湿毒之邪入侵,正气虚,正不胜邪,邪毒直入,内蕴于心所致。心之气阴严重受损,邪盛正衰,发展为心阳虚衰、心阳暴脱。心之气血阴阳亏虚为本,邪毒为标,病属本虚标实。在中医的辨证施治中,开始时以益气养阴为主,同时配合清热解毒或清热化湿药物;症状加重,出现脱证表现时,不仅仅用回阳救逆之法,仍以清热解毒或清热化湿、益气养阴为主方向;后期表现以气阴两虚、阴阳两虚的症状主,则以益气养阴、温阳益气,养阴通脉之法治之。整个治疗过程均应有固护元气的药物在其中,扶正祛邪,使毒邪尽去,正气得复。

【教师注意事项】

引导学生掌握病毒性心肌炎治疗原则,尤其是抗病毒药物使用原则、免疫调节治疗的策略、生命支持措施的原则。

【本幕小结】

患者诊断为重症病毒性心肌炎引发心力衰竭、心源性休克,经中西医积极救治,患者病情改善出院。

【参考文献】

中华医学会心血管病学分会精准医学学组,中华心血管病杂志编辑委员会,成人暴发性心肌炎工作组.成人暴发性心肌炎诊断与治疗中国专家共识[J].中华心血管病杂志,2017,45(9):742-752.

(麦舒桃)

案例 7　高血压危象

············ | 第一幕 | ············

【教师参考重点】

1. 突发头痛伴呕吐的常见病因有哪些?

(1)颅内病变:①颅内感染性疾病,如脑炎、脑膜脑炎、脑脓肿等;②脑血管病,如脑梗死、脑出血、高血压脑病、蛛网膜下腔出血等;③颅内肿物合并颅高压,如颅内肿瘤、脑囊肿、脑寄生虫等;④低颅压综合征,如多见于腰椎穿刺、颅脑损伤、手术等之后,以及严重脱水等情况下,颅压过低引起牵引性头痛;⑤癫痫性头痛;⑥颅脑损伤后头痛。

(2)颅外及头颈部病变引起头痛:①血管性头痛;②偏头痛;③颈性头痛,多见于颈椎病;④神经官能症及精神性头痛、紧张性头痛;⑤五官及口腔病变引起的头痛,如鼻窦炎,鼻中隔偏曲,青光眼等。

2. 高血压病如何诊断及分级?

高血压的诊断:在未使用降压药情况下,非同日 3 次测量血压,诊室 SBP ≥ 140mmHg,和/或舒张压(diastolic blood pressure,DBP)≥ 90mmHg,可诊断为高血压。

《2018 年欧洲高血压管理指南》将血压分为理想血压、正常血压、正常高值血压、1~3 级高血压、单纯收缩期高血压(表 3-10)。

表 3-10　高血压分级表

类别	血压数值
理想血压	SBP<120mmHg 和 DBP<80mmHg
正常血压	SBP 120~129mmHg 和/或 DBP 80~84mmHg
正常高值血压	SBP 130~139mmHg 和/或 DBP 85~89mmHg
1 级高血压	SBP 140~159mmHg 和/或 DBP 90~99mmHg
2 级高血压	SBP 160~179mmHg 和/或 DBP 100~109mmHg
3 级高血压	SBP ≥ 180mmHg 和/或 DBP ≥ 110mmHg
单纯收缩期高血压	SBP ≥ 140mmHg 和 DBP<90mmHg

3. 什么是高血压危象？高血压危象的临床表现有哪些？

高血压危象通常是指血压急剧过度升高，DBP 超过 120~130mmHg（16.0~17.3kPa）引发的严重临床状态。高血压危象主要包括高血压亚急症与高血压急症。

高血压急症是指原发性或继发性高血压患者在某些诱因作用下，血压突然和显著升高（一般超过 180/120mmHg），同时伴有进行性心、脑、肾等重要靶器官功能不全的表现。包括高血压脑病、高血压伴颅内出血（脑出血和蛛网膜下腔出血）、脑梗死、心力衰竭、ACS（不稳定型心绞痛、AMI）、主动脉夹层、嗜铬细胞瘤危象，以及使用毒品如安非他明、可卡因、迷幻药等，或围术期高血压、子痫前期或子痫等。应注意血压水平的高低与急性靶器官损害的程度并非成正比。一部分高血压急症并不伴有特别高的血压值，如并发急性肺水肿、主动脉夹层、心肌梗死等，而血压仅为中度升高，但对靶器官功能影响重大，也应视为高血压急症。

高血压亚急症是指血压显著升高但不伴急性靶器官损害的表现。患者可以有血压明显升高造成的症状，如头痛、胸闷、鼻出血、烦躁不安等。多数患者服药依从性不好或治疗不足。

区别高血压急症与高血压亚急症的唯一标准，并非血压升高的程度，而是有无新近发生的急性进行性的靶器官损害。

高血压危象临床表现除血压增高外常伴有受累器官的表现。

（1）高血压危象的一般临床特点：①血压急剧升高，尤以收缩压变化明显，常超过 200mmHg，甚至可达 260mmHg 以上。②多伴有烦躁不安，面色苍白，多汗，手足颤抖，心动过速等自主神经功能失调的症状。③全身各主要靶器官常同时受累，同一患者易发生多个器官急性功能不全的改变，如心绞痛急性发作、急性心力衰竭、急性肺水肿、急性肾衰竭等。④多易发生在原发性高血压的早期阶段，也可以见于症状性高血压。

（2）高血压脑病：是各种高血压急症中最常见的类型，临床特点主要表现为以急性高颅压及脑水肿为特征性表现。首发症状多为剧烈头痛，烦躁不安，眼花耳鸣，同时伴有恶心、呕吐。重症者可发生短暂性偏瘫、失语及抽搐或昏迷。血压变化常以舒张压升高较收缩压更显著，心率大多缓慢。

（3）高血压伴有急性左心功能不全：物理收缩压、舒张压单独明显升高或同时明显升高，都可使心脏前后负荷受累骤然加剧，引起急性左心功能不全或急性肺水肿。临床主要特征表现为血压明显升高，患者可出现突发性呼吸困难，不能平卧；剧烈咳嗽，并逐渐出现白色或粉红色泡沫样痰；心率增快，两肺可闻及干、湿啰音。此种类型多易发生在长期原发性高血压心脏已受累的患者。

（4）高血压伴 ACS：高血压是冠心病的易患因素之一，冠心病患者伴高血压时，由于血压急剧升高而诱发心绞痛急性发作或 AMI。患者除有心前区疼痛外，常伴有心电图 ST-T 的压低或升高。对部分疼痛时间过长的患者应查心肌酶学。

（5）急性主动脉夹层：此种情况最易发生在高血压伴主动脉粥样硬化的基础上，男性患者发病率偏高。最典型的症状为初发夹层部位的突发性、难以忍受的剧烈疼痛，以胸部最为多见，疼痛从出现即达到高峰，有时不易与 AMI 的胸痛鉴别。常出现与血压不平行的休克表现,即表现为大汗淋漓、颜面苍白、皮肤湿、脉搏快的同时血压常明显偏高,即使发生一过性血压偏低,但很快又回到较高水平,部分患者还可伴有急腹症或血尿。如发生急性进行性贫血,常提示动脉夹层外破裂,突发性外破裂可引起猝死。

(6)高血压伴有急性肾功能不全:无论急进型恶性高血压,还是某些高血压持续较高的症状性高血压都可能发生急性肾功能不全;而原发性高血压患者也可由于长期肾受累导致肾功能受损,在某些诱因的作用下发生急性肾衰竭。此类患者主要特征为尿常规改变及尿素氮、肌酐增高,血电解质紊乱;临床上出现少尿、无尿或消化道系统症状,如恶心、呕吐、食欲减退等。此外,此类患者血压较发病前明显增高且药物不易控制。

(7)高血压伴脑血管意外:血压过高除可引起高血压脑病外,还可导致一过性脑缺血、急性脑出血的发生,在治疗过程中由于血压的突升突降等不稳定因素影响,特别是伴有脑动脉粥样硬化、血脂过高、凝血功能障碍者则易发生急性缺血性脑卒中。此类患者的特征表现多为突发性头痛、呕吐、失语或肢体运动障碍,重者发生昏迷。查体常可发现定位性病理反射,头颅 CT 检查可协助诊断。

4. 引起高血压危象的常见病因有哪些?

引起高血压危象的常见病因有:原发性高血压急剧加重、各种原因诱发的恶性或急进性高血压、急性肾动脉血栓形成或栓塞、先兆性子痫或子痫;也可见于急性肾炎或慢性肾炎加重、各种原因引起的急性肾缺血;少见原因可见于库欣综合征、嗜铬细胞瘤、肾上腺肿瘤、甲状腺功能亢进及其术后。平素没有高血压病史的患者进入 ICU 后出现血压过高,除注意原发病和医源性因素外,还应注意患者是否精神高度紧张、焦虑、失眠或各种原因引起的疼痛。

5. 中医对高血压危象的病因病机如何认识?

"高血压""高血压危象"根据其临床症状,相当于传统医学之"头痛""眩晕""心悸""真心痛"之证。此患者以头痛,呕吐为主要症状,当属中医学"头痛"范畴。中医认为该病病因为七情受伤、饮食失节、先天之精不足、内伤虚损,导致阴虚阳亢而发病,与肝肾脾心等四脏密切相关。其病理机制为本虚夹标实,气血阴阳失衡。其病理过程分 3 期,早期为实证,如肝郁气结、肝胆火旺;中期,多虚实错杂,阳亢而阴虚;后期乃阴阳俱虚,夹痰或瘀。

【教师注意事项】

患者中年女性,以头痛、头晕、呕吐为主症就诊,引导学生对突发头痛头晕伴有呕吐的常见疾病进行鉴别诊断,完善相关检查收集其他证据以明确病因;高血压危象常伴心、脑、肾等靶器官功能损害,是危及患者生命的一种临床综合征,必须及时处理。引导学生通过对高血压危象早期识别,监测患者的血压值、生命体征,检查患者有无头痛、眩晕、恶心、呕吐、视物模糊、抽搐、气短、呼吸困难、胸闷、胸痛、偏瘫、昏迷等靶器官受损的征象,明确患者血压升高诱因,根据病因及合并症不同,掌握不同高血压危症的处理策略间的差异。

【本幕小结】

患者中年女性,急性起病,以头痛伴有呕吐为首发症状起病,后出现喘促、咳嗽,对引起这些症状的疾病进行鉴别以进一步明确病情。

......................| 第二幕 |......................

【教师参考重点】

1. 高血压危象的治疗原则是什么？

应持续监测血压及生命体征；去除或纠正引起血压升高的诱因及病因；酌情使用有效的镇静药以消除患者恐惧心理；尽快静脉应用合适的降压药控制血压，以阻止靶器官进一步损害；对受损的靶器官给予相应的处理，降低并发症并改善结局。

2. 高血压危象如何治疗？

(1) 高血压急症的治疗：①降压药物的选择。根据受累的靶器官及肝肾功能状态选择药物。理想的药物应能预期降压的强度和速度，并能保护靶器官功能，且方便调节。常用高血压急症的药物见表 3-11。经初始静脉用药血压趋于平稳后可以开始口服药物，静脉用药逐渐减量至停止。②降压的幅度及速度。在不影响脏器灌注的基础上降压，渐进地将血压调控至适宜水平。初始阶段(1 小时以内)血压控制的目标为平均动脉压的降低幅度不超过治疗前水平的 25%。在随后的 2~6 小时内将血压降至较安全水平，一般为 160/100mmHg左右。如果可耐受，在以后 24~48 小时逐步降压达到正常水平。对于妊娠合并高血压急症患者，应尽快、平稳地将血压控制到相对安全的范围(<150/100mmHg)，并避免血压骤降而影响胎盘血液循环。不同靶器官受损的高血压危象降压的幅度及速度也有不同。若合并ACS、急性左心衰竭，需尽快将血压降至可以改善心脏供血、降低心肌氧耗量、改善心功能的水平；若合并主动脉夹层，应该迅速降压至维持组织脏器基本灌注的最低血压水平，一般需要联合使用降压药，并要重视足量的 β 受体阻滞剂的使用，若不适用(如气道阻力增加)，可考虑改用非二氢吡啶类钙通道阻滞剂(calcium channel blocker, CCB)。③注意事项。血压控制应是保证重要脏器灌注基础上的迅速降压，已经存在靶器官损害的患者，过快或过度降压容易导致其组织灌注压降低，诱发缺血事件，应注意避免。

表 3-11　常用高血压急症静脉治疗药物推荐

疾病种类	常用静脉降压药物
主动脉夹层	首选静脉用 β 受体阻滞剂，若血压仍不达标，可联用其他血管扩张剂，如乌拉地尔、拉贝洛尔、硝普钠等，应避免反射性心动过速
急性脑卒中	急性出血性脑卒中：推荐快速静脉降压药，如乌拉地尔、拉贝洛尔 急性缺血性脑卒中：乌拉地尔、拉贝洛尔、尼卡地平
高血压脑病	拉贝洛尔
急性心力衰竭	硝酸甘油、硝普钠、乌拉地尔
急性冠脉综合征	硝酸甘油、β 受体阻滞剂
嗜铬细胞瘤	酚妥拉明、乌拉地尔、硝普钠
围术期高血压	乌拉地尔、艾司洛尔
子痫前期、子痫	拉贝洛尔

(2) 高血压亚急症的治疗：在 24~48h 将血压缓慢降至 160/100mmHg，没有证据说明紧急降压治疗可以改善预后。可通过口服降压药控制，如 CCB、ACEI、ARB、β 受体阻滞剂、

α 受体阻滞剂等,还可根据情况应用袢利尿剂。初始治疗可以在门诊或急诊室,用药后观察 5~6 小时,2~3 天后门诊调整剂量,此后可应用长效制剂控制至最终的目标血压水平。急诊就诊的高血压亚急症患者在血压初步控制后,应调整口服药物治疗的方案,定期门诊调整治疗。具有高危因素的高血压亚急症,如伴有心血管疾病的患者也可以住院治疗。

3. 高血压危象合并急性左心衰竭(acute left heart failure,ALHF)如何降压治疗?

急性心力衰竭(AHF)临床上以 ALHF 最为常见。15%~20% 为新发心力衰竭,大部分则为原有慢性心力衰竭急性加重,即急性失代偿性心力衰竭。高血压急症既是急性心力衰竭的病因之一,也是诱因之一。

根据 AHF 患者血压的情况决定血管扩张药物的使用原则,以减轻心脏负荷和缓解症状为主要目的。SBP>110mmHg 时推荐静脉应用血管扩张剂减轻症状,SBP 在 90~110mmHg 时则应谨慎使用,合并严重阻塞性心脏瓣膜病、肥厚型梗阻性心肌病的患者禁用血管扩张剂,因有可能导致心输出量的明显降低。如果存在血容量的不足,应补充血容量的同时使用升压药如多巴胺或去甲肾上腺素,且需频繁监测症状和血压。高血压急症引起 ALHF 常表现为急性肺水肿,为缓解症状和减少充血,应将静脉给予血管扩张剂作为初始治疗方案。早期数小时应迅速降压,降压幅度在 25% 以内,推荐血管扩张剂联合利尿剂治疗。常用血管扩张剂包括硝酸酯类、硝普钠、乌拉地尔,不推荐应用非二氢吡啶类 CCB 和 β 受体阻滞剂治疗,有可能会加重心力衰竭。硝酸酯类药物尤其适用于 AHF 合并 ACS 的患者,在减轻肺淤血的同时不影响搏出量且不增加心肌耗氧量,能够扩张冠状动脉,改善心肌供血;硝普钠适用于严重心力衰竭、原有后负荷增加以及肺水肿的患者,可降低心脏前后负荷;乌拉地尔无肺内分流,不影响血氧饱和度,不引起反射性心动过速,对于急性心力衰竭,尤其是老年急性心力衰竭患者,静脉输注乌拉地尔在降低高血压方面与硝酸甘油一样有效,且乌拉地尔具有促进心力衰竭患者脂质代谢的作用,并对糖代谢无不良影响。

4. 中医如何治疗高血压?

针对高血压辨证分型,向来颇具争议。近年来颁布实施的《国家中药新药临床研究指导原则(试行)》的分型标准把高血压分为肝火亢盛型、阴虚阳亢型、痰湿壅盛型、阴阳两虚型。常用方剂有龙胆泻肝汤、天麻钩藤饮、羚角钩藤汤、杞菊地黄丸、镇肝熄风汤、半夏白术天麻汤、左归丸、右归丸等加减。近代学者认为高血压各证型间是相互夹杂,其各种证型表现与基本证型交错融合致病。针灸对高血压治疗有着重要作用,大数据研究总结出常用经络为膀胱、胃、肝胆经,穴位多有曲池、涌泉、降压沟等。另外,外治法对高血压的治疗也有较好的疗效,降压平稳持久,毒副作用小,保护心、脑、肾等脏器,改善高血压患者预后,如点刺放血、艾灸、膏药法、药枕法、足浴法、推拿按摩法等。在临床工作中应摒弃偏见,中西医相互取长补短。

【教师注意事项】

引导学生掌握突发头痛、头晕,伴有呕吐的常见疾病的鉴别诊断;掌握高血压危象的诊断及治疗;引导学生掌握高血压及高血压危象的中医认识及治疗。

此患者因高血压危象入院,通过病史采集、查体、完善相关检查,快速评估病情,患者同时存在高血压靶器官受损情况,合并高血压脑病及急性左心衰竭,病情危重,高血压危象的预后取决于能否立即控制血压。引导学生掌握高血压危象的治疗原则,在治疗的时候如何根据患者情况选用合适的降压药,在不影响脏器灌注的基础上快速降压,制止或预防抽搐,预防严重并发症的发生。

【本幕小结】

患者为中年女性,高血压病史,平素不规律用药,血压管理不佳,本次急性起病,以突发头痛、头晕伴有呕吐为首发症状,后出现心悸、气促,需对引起这些症状的疾病进行鉴别,根据病史、症状、体征及辅助检查结果,可诊断为高血压危象。血压急剧升高,引发肾、心、视网膜、脑部等靶器官功能受损。判断患者高血压危象除了依据患者血压升高水平,主要指标是患者是否具有靶器官损害以及哪些靶器官受到损害,患者的靶器官损害状况也决定着患者的治疗方案。

【参考文献】

1. WILLIAMS B, MANCIA G, SPIERING W, et al. 2018 ESC/ESH guidelines for the management of arterial hypertension: the task force for the management of arterial hypertension of the European Society of Cardiology and the European Society of Hypertension: the task force for the management of arterial hypertension of the European Society of Cardiology and the European Society of Hypertension [J]. J Hypertens. 2018, 36(10): 1953-2041.

2.《国高血压防治指南》修订委员会. 中国高血压防治指南 2018 年修订版 [J]. 心脑血管病防治, 2019, 19(1): 1-44.

（翁燕娜）

案例 8　急性心脏压塞

| 第一幕 |

【教师参考重点】

1. 纽约心功能分级（NYHA）与 Killip 分级比较有何不同?

NYHA 分级:美国纽约心脏学会根据患者自觉症状针对慢性心力衰竭的分级。Killip 分级:针对 AMI 引起的急性心力衰竭的分级。两种分级方式的差异见表 3-12。

表 3-12　NYHA 分级与 Killip 分级的比较

分级	NYHA 分级	Killip 分级
Ⅰ级	体力活动不受限,一般体力活动无心力衰竭症状	尚无明显心力衰竭症状
Ⅱ级	体力活动轻度受限,静息时无不适,一般日常活动量即出现心力衰竭症状	左心衰竭,肺部啰音范围<50% 肺野
Ⅲ级	体力活动明显受限,静息时无不适,低于日常活动量即出现心力衰竭症状	急性肺水肿
Ⅳ级	不能从事任何体力活动,静息时即出现心力衰竭症状	心源性休克等不同程度或阶段的血流动力学变化

2. 置入临时心脏起搏器的适应证有哪些？

（1）AMI 相关性心动过缓。

（2）非 AMI 相关性心动过缓。

（3）某些不适合电复律、药物治疗无效或药物治疗有禁忌证的快速心律失常。

（4）植入永久起搏器前。

（5）预防性应用：①需要放置漂浮导管或进行心内膜活检的左束支传导阻滞患者；②需要进行电复律的病态窦房结综合征患者；③急性心内膜炎新发房室传导阻滞或束支传导阻滞者；④有双束支传导阻滞或晕厥史的围手术期患者。

3. 中医对慢性心力衰竭如何辨证分型？

（1）气虚血瘀：主要表现为心悸怔忡，甚则喘咳，动则尤甚，神疲乏力，面白或黧淡，自汗，口唇青紫，颈脉怒张，舌质紫黯或有瘀斑，脉虚涩或结代。

（2）气阴两虚：主要表现为心悸气短，身重乏力，心烦不寐，口咽干燥，小便短赤，甚则五心烦热，潮热盗汗，眩晕耳鸣，肢肿形瘦，唇甲稍暗，舌质暗红，少苔或无苔，脉细数或促结。

（3）阳虚水泛：主要表现为心悸怔忡，气短喘促，动则尤甚，或端坐而不得卧，精神萎靡，乏力懒动，腰膝酸软，形寒肢冷，面色苍白或晦暗，肢体水肿，下肢尤甚，甚则腹胀脐突，尿少或夜尿频多，舌淡苔白，脉沉弱或迟。

（4）痰饮阻肺：主要表现为喘咳气急，张口抬肩，不能平卧，痰多色白或黄稠，心悸烦躁，胸闷脘痞，面青汗出，口唇发绀，舌质紫暗，舌苔厚腻或白或黄，脉弦滑而数。

【教师注意事项】

患者既往心肌梗死、高血压病史，心梗后反复发作性喘促，伴夜间阵发性呼吸困难，慢性心力衰竭诊断明确。本次发病以突发呼吸困难为主诉入院，诊断上虽有倾向性为慢性心力衰竭急性发作，但应避免让学生产生先入为主的诊断思维，需诱导学生围绕呼吸困难查因进行鉴别诊断。

【本幕小结】

患者老年男性，冠心病、慢性心力衰竭病史，慢性病程急性加重，入院诊断明确。本次发作心力衰竭合并Ⅲ度房室传导阻滞，不排除为心律失常诱发心力衰竭发作可能。在处理上，及时进行临时心脏起搏器安置，短时间内患者心力衰竭症状有明显改善。

────────────｜ **第二幕** ｜────────────

【教师参考重点】

1. 急性心脏压塞的病因有什么？

（1）急性：①胸部创伤；②心肌梗死后心脏破裂；③升主动脉夹层动脉瘤；④近期进行抗凝治疗；⑤经皮冠状动脉成形术或自发冠状动脉破裂；⑥近期行冠状动脉搭桥术；⑦侵入性操作，如中心静脉置管、心脏监测导管插入术。

（2）亚急性：①特发性心包炎；② AMI 患者应用溶栓药；③病毒、细菌等感染，真菌少见；④甲状腺功能减退；⑤结缔组织疾病，如系统性红斑狼疮（systemic lupus erythematosus，

SLE)、类风湿关节炎(rheumatoid arthritis,RA)等;⑥肾病终末期或尿毒症期。

2. 急性心脏压塞的血流动力学改变有什么特点?

(1)急性心包积液达150ml以上即可限制血液回流,心室充盈受限,导致每搏量(stroke volume,SV)下降。

(2)上下腔静脉压力、右房压、右室舒张末期压、肺动脉舒张压明显升高,肺毛细血管楔压不高。

(3)低心排血量导致器官缺血,诱发交感神经兴奋,外周阻力血管收缩导致体循环阻力升高。

3. 急性心脏压塞的紧急处理措施有哪些?

(1)内科治疗:①快速扩容;②多巴胺、去甲肾上腺素、肾上腺素等血管活性药物维持外周血压稳定,保证器官灌注压;

(2)外科治疗:①急诊超声或X线引导下心包穿刺引流;②穿通伤引起急性心脏压塞需立即行心包切开术或心包切除术。

(3)紧急引流及手术适应证:①若患者确诊心脏压塞,可行心包引流术。在获得诸如血容量在内的实验室结果后,若患者血流动力学稳定,心包引流术应在诊断后12~24h完成。②心脏压塞紧急手术适应证包括由A型主动脉夹层、急性心梗、心室游离壁破裂或创伤引起的心包积液,感染中出现的化脓性心包积液,不能经皮下治疗的包裹性积液。

4. 中医药对急性心脏压塞的病因病机如何认识?中医如何切入治疗?

急性心脏压塞属于中医学"暴喘"范畴。中医认为本病由感受外邪、久病虚劳、暴力跌撞、手术、外伤所致,其病机为血瘀痰浊,闭阻心脉,甚则气机逆乱、阴阳不接、阳气暴脱。

确诊急性心脏压塞,往往需要采用现代医学技术及时对填塞进行解除,中医药可结合辨证对急性心脏压塞紧急处理后行切入治疗,常见辨证及用药如下。

(1)气阴两虚证:常见心悸气短,口干舌燥,自汗,五心烦热,纳差,舌干红,苔微黄,脉细数。治法为益气养阴,常用生脉散加减、参麦注射液。

(2)气虚痰瘀证:常见胸闷乏力,气短,痰多,咳痰不利,自汗,纳差,便溏,舌淡,苔白厚腻,脉滑。治法为益气化痰,调脾护心,常用补阳还五汤加减。

(3)气虚血瘀证:常见胸闷胸痛,痛如针刺,四肢乏力,气短,自汗,舌淡,舌底脉络迂曲,苔白,脉细涩。治法为益气活血,常用保元汤合血府逐瘀汤加减。

(4)心阳虚衰证:常见心悸怔忡,胸闷,乏力气短,手脚冰冷,怕冷,舌淡,苔白,脉微欲绝。治法为益气温阳,常用参附汤加减、独参汤、参附注射液。

(5)阳虚痰阻证:常见四肢不温,白痰多,咳痰不利,胸闷乏力,小便清长,四更便溏,舌淡,苔白腻,脉滑细。治法为益气温阳,化痰宣痹,常用瓜蒌薤白白酒汤加减。

【教师注意事项】

引导学生掌握急性心脏压塞的常见病因以及紧急处理措施。

【本幕小结】

患者在进行临时心脏起搏器后由于心肌水肿等原因出现心脏破裂、心包积血、急性心脏压塞以及心源性休克,在早期明确休克病因后果断进行急诊开胸修补心脏以及心包引流,术后中西医结合保护心功能,最终患者症状好转出院。

【参考文献】

中国中西医结合学会心血管疾病专业委员会,中国医师协会中西医结合医师分会心血管病学专家委员会.慢性心力衰竭中西医结合诊疗专家共识[J].中国中西医结合杂志,2016,36(2):133-141.

(杨卫立)

案例9　主动脉夹层

|·········· ·······|　第一幕　|········ ··········|

【教师参考重点】

1. 主动脉夹层有什么临床表现?

(1)疼痛:突然发生,呈刀割样或撕裂样,药物治疗效果差,A型多位于前胸,B型多位于背部、腹部。

(2)高血压:见于多数主动脉夹层患者,外膜破裂出血患者除外。

(3)心血管症状:夹层血肿累及主动脉瓣环或影响瓣叶的支撑时发生主动脉瓣关闭不全甚至出现急性心力衰竭;夹层破入心包腔可导致急性心脏压塞而造成梗阻性休克。

(4)神经系统症状:夹层累及颈动脉或肋间动脉,可造成脊髓缺血、一侧脑供血不足,造成偏瘫、昏迷、偏盲、截瘫、反射异常等,2%~7%患者可有晕厥。

(5)压迫症状:夹层压迫腹腔动脉、肠系膜动脉时可见恶心、呕吐、腹胀、腹泻、黑便等;压迫交感神经节可引起霍纳综合征(Horner syndrome);压迫喉返神经可致声嘶;压迫上腔静脉可致上腔静脉综合征;累及肾动脉可致血尿、尿闭、急性肾衰竭。

2. 主动脉夹层的诊断标准是什么?

(1)高血压病史及剧烈胸痛、背痛、晕厥等临床表现。

(2)影像学检查:①X线可发现纵隔影或主动脉影增宽。不能用于确诊,可用于筛查,可及早发现夹层外膜破裂导致的胸腔积血。②经胸心脏彩超示局限于升主动脉近端病变,但对于明确是否累及主动脉瓣及心包积血意义重大。③经食管心脏超声对于胸腔内主动脉病变有确诊价值,敏感性99%,特异性89%。④CTA是最常用的确诊方法,对全主动脉病变均有确诊意义,但造影剂有肾损伤风险。⑤主动脉磁共振成像(magnetic resonance imaging,MRI)是敏感性和特异性最高的检查方法,相对不良反应少,不适用于身体内带有金属装置的患者。⑥DSA为主动脉夹层诊断"金标准"。

3. 主动脉夹层需要与哪些疾病相鉴别？

常见需要与主动脉夹层相鉴别的疾病有：① AMI；②心包炎；③胸膜炎；④肺动脉栓塞；⑤主动脉瘤未破裂；⑥主动脉关闭不全；⑦肌肉疼痛、骨骼疼痛；⑧急性胰腺炎；⑨急性脑血管意外。

4. 中医对主动脉夹层的病因病机如何认识？

目前中医对主动脉夹层并无统一命名，有学者将其归为"血心痛""血结胸"范畴。认为该病病因病机复杂，多因先天禀赋不足，心气亏虚，心脉运行涩滞，致血脉瘀阻；或久患风眩，肝肾亏虚，肝阳上亢，肝失疏泄，肾失温煦，使之心气亏乏，心脉失养，心血运行无力而致心脉瘀阻；或胸痹夙疾，心之气营不足，痰瘀脂浊互结，心络痹阻，劳力不慎，致使瘀阻络破，血溢心脉形成瘀瘤等。瘀瘤既成，导致血运愈为不畅，一则使心脉失之濡养而疼痛，即"不荣则痛"；一则瘀瘤阻滞脉管，气滞血瘀而疼痛，即"不通则痛"。"血心痛"既成，常因情志不遂，或劳力负荷过重致使气血乖违，心气损伤，血脉约束无力，心脉破裂，血溢心包而成"血结胸"等并发症。

【教师注意事项】

主动脉夹层的临床表现多种多样，容易造成误诊误治，或部分症状掩盖原发病因，如急性意识障碍、晕厥等，需引导学生扩展鉴别诊断思维，避免陷入"一叶障目"的诊断误区。

【本幕小结】

患者为老年人，既往高血压病史，突发胸闷胸痛合并意识障碍，接诊时患者已出现意识障碍，掩盖大部分重要的症状为初步诊断造成很大的干扰。急性脑梗死诊断明确，但隐藏在脑梗死背后的主动脉夹层容易被忽视。故详细询问病史，严谨的体格检查可一定程度减少误诊误治风险。

| 第二幕 |

【教师参考重点】

1. 主动脉夹层如何分型？

主动脉夹层的 Stanford 分型主要分为 A 型和 B 型。

A 型：夹层病变累及升主动脉，而不论其起病位置，也称"近端型"；B 型：不累及升主动脉的主动脉夹层病变，也称"远端型"。

主动脉夹层还可按 DeBakey 分型，分为Ⅰ型、Ⅱ型、Ⅲ型。

Ⅰ型：夹层源于升主动脉，病变延展超过主动脉弓至降主动脉，此型最常见；Ⅱ型：夹层源于升主动脉，而病变仅局限于升主动脉内；Ⅲ型：夹层源于降主动脉并向下延展至胸/腹主动脉，少数情况下病变也可反向延展至主动脉弓和升主动脉。

2. 主动脉夹层的早期内科处理措施有什么？

（1）首选治疗：① β 受体阻滞剂，目标收缩压<120mmHg，脉搏<60 次/min，推荐静脉使用艾司洛尔、拉贝洛尔；②镇痛治疗，使用吗啡或其他阿片类药物。

（2）二线治疗：①血管舒张剂，推荐硝普钠，强而有力的降压药，应与 β 受体阻滞剂联用避免增加主动脉血流速率,注意氰化物中毒;② CCB,不能耐受 β 受体阻滞剂患者的替代药物,可有效降压,推荐地尔硫䓬、维拉帕米、尼卡地平。

(3)其他:①呼吸、循环不稳定者可进行机械通气、深静脉置管、用血管活性药物等处理措施;②对于心胸外科医师不能处理的夹层患者,建议转上级医院。

3. 主动脉夹层外科手术术中有哪些脑保护措施?

Stanford A 型夹层常需停循环手术,术中脑保护的主要方法为低温脑灌注。

(1)低温方法:目前学术界将低温分为超低温(<14.1℃)、深低温(14.1~20.0℃)、中低温(20.1~28.0℃)和浅低温(28.1~34.0℃)。研究表明,若将停循环时间控制 40min 以内,单纯深低温即可获得满意的脑保护效果。

(2)灌注方法:目前单侧顺行性脑灌注得到大多数学者的认可。但对于高龄,有右侧椎动脉狭窄、严重动脉硬化、脑缺血病史等患者应考虑采用双侧脑灌注。

4. 中医中药对主动脉夹层如何辨证论治?

主动脉夹层患者可按以下思路辨证:

(1)痰瘀互结证:临床表现多可见胸闷胸痛,如刺如绞,痛有定处,背痛彻心,痰多气短,形体肥胖,舌暗,有瘀斑,苔腻,脉弦涩。治法以活血化瘀,豁痰宣痹为主,可予血府逐瘀汤合涤痰汤加减。

(2)气虚痰瘀证:临床多见胸闷痛如窒,胸痛隐隐,痰多,倦怠乏力,自汗,纳差,舌淡,苔白腻,脉滑。治疗以益气化痰,祛瘀止痛为法,可予补阳还五汤加减。

(3)阳虚痰瘀证:临床多见胸痛如刺,畏寒肢冷,四肢不温,面色苍白,腰膝酸软,小便清长,舌淡,苔白腻,脉滑细。治法以益气壮阳,化痰止痛为主,可予参附汤合涤痰汤加减。

【教师注意事项】

引导学生掌握主动脉夹层的分型以及针对不同类型夹层的紧急处理措施。

【本幕小结】

患者一旦确定为Ⅰ型夹层后立即转全麻体外循环开胸手术,术中严格落实脑保护策略,术后通过针对患者基础疾病以及个体化差异制订合适的镇痛、镇静等方案,最终平稳度过围手术期。

【参考文献】

中国医师协会心血管外科分会大血管外科专业委员会. 主动脉夹层诊断与治疗规范中国专家共识[J]. 中华胸心血管外科杂志,2017,33(11): 641-654.

(杨卫立)

第四节 重症神经系统疾病中西医结合诊治案例参考重点

案例1 急性小脑梗死

| 第一幕 |

【教师参考重点】

1. 小脑梗死的诊断要点是什么?

小脑梗死主要表现为共济失调、眩晕、恶心、呕吐、构音障碍、头痛等,且主观症状多于客观体征,而共济失调等体征往往被严重的眩晕以及脑干症状所掩盖,导致临床诊断比较困难,临床上容易误诊、漏诊。小脑梗死患者可以没有或只有轻微的症状和体征,但也有患者表现为急性意识障碍等严重情况,当小脑梗死造成脑干受压和梗阻性脑积水时可危及生命,因此对小脑梗死及时、准确地诊断和处理非常重要。

小脑梗死多见于年龄>60岁和有心脑血管危险因素(特别是高血压、糖尿病)的患者,若有呈现急性持续性眩晕,特别是有共济失调的体征时,需警惕小脑卒中(包括出血和梗死)可能,往往需要进行颅脑影像学检查来排除。由于CT对脑组织密度分辨率差,故多数缺血性脑梗死于发病24小时内不能显示密度变化,CT检查多正常。此外,由于小脑位于后颅窝,CT检查时小脑往往由于大量伪影而无法清楚显影,致使其临床价值进一步受到影响。单次的CT检查往往只可排除急性脑出血情况,在急性发病时查CT未见异常,需考虑进行MRI检查,特别是症状仍持续存在或者加重患者。MRI可以证实CT未能发现的约50%的小脑梗死灶和绝大多数小脑疾病。

2. 根据病变的程度,本病临床上该如何分型?

临床上常可根据其病变的程度进行分型。①轻型:无脑干受压及高颅压征象,主要表现为眩晕、眼震、共济失调等小脑损害症状或伴其他区域后循环缺血症状。②中型:有轻度脑干受压及轻度高颅压症状,表现为头痛、呕吐、意识障碍等颅内压增高症状或严重后循环缺血症状。③重型:脑干严重受压并坏死,脑室有阻塞,小脑幕切迹疝或小脑扁桃体疝形成,表现为深昏迷、瞳孔异常、呼吸与循环失调等脑干功能衰竭或脑疝症状。

影像学上梗死灶的大小对于预后的判断有很好的指导价值,一般认为,3.0cm以内的梗死,一般无高颅压及脑室受压表现;直径在3.0~5.0cm的梗死病灶,多有脑室受压改变,临床上多伴有头痛、呕吐等高颅压症状;直径>5.0cm的梗死灶,均有脑室受压,部分尚合并有脑干严重梗死或受压,临床多为重型。

3. 中医对小脑梗死的病因病机如何认识?

根据小脑梗死的临床表现,主要归属于中医学"中风""眩晕"范畴。对于小脑梗死轻症,以眩晕、恶心呕吐为主要表现的,可参照"眩晕"进行治疗;而对于重症患者,则可参照"中风"进行辨证施治。

中风病位在脑,与心、肝、脾、肾关系密切,其病因病机归纳起来主要有如下几方面。①正气虚弱,内伤积损;②情志过极,化火生风;③饮食不节,痰浊内生。不外乎风(肝风)、火(肝火、心火)、痰(风痰、湿痰、痰热)、气(气逆)、虚(阴虚、气虚、血虚)、瘀(血瘀)、毒(瘀毒、热毒、痰毒)相互影响,相互作用,最终导致阴阳失调,气血逆乱,上犯于脑,脑脉闭阻而为病。

【教师注意事项】

本案患者以头晕、头痛伴呕吐为首发症状,在急诊行头颅CT检查未见异常,后因查血糖、血酮体升高,急诊医师考虑糖尿病酮症可能而收入内分泌科,存在一定的漏诊、误诊。这种情况在小脑梗死的患者中较为常见,因此细致的神经系统体格检查显得非常重要。本案教学应引导学生系统掌握神经系统方面的检查,针对该患者,一旦发现可疑、阳性的眼震或共济失调,需要立即考虑小脑疾病,进一步安排磁共振检查。总之,教学中应引导学生清楚地认识到头颅CT检查在颅脑梗死性疾病、后颅窝疾病诊断中的不足,从而保持警惕,动态观察,方能避免漏诊、误诊。

【本幕小结】

本例患者是特殊类型的脑梗死,诊断存在一定的难度,容易漏诊、误诊,其最终确诊得益于现代医学的影像学检查。

·············| 第二幕 |·············

【教师参考重点】

1. 小脑梗死的内科治疗原则是什么?

小脑梗死的内科治疗与一般的脑梗死无明显差异,可以参照脑梗死的临床诊治指南进行,主要包括早期的血管重建、抗血小板、改善脑循环、控制血压、血糖等,目前国内已于2018年再次更新了《中国急性缺血性脑卒中诊治指南》,可以参照指南实施西医治疗,其中血管重建治疗对于改善患者的预后具有非常关键的作用。

血管内机械取栓是近年急性缺血性脑卒中治疗最重要的进展,可显著改善急性大动脉闭塞导致的缺血性脑卒中患者预后。推荐在有条件的医疗机构,由经规范培训的临床医疗团队执行,严格掌握血管内机械取栓治疗的适应证,结合发病时间、病变血管部位、病情严重程度综合评估后决定患者是否接受血管内机械取栓治疗。相关进展及推荐意见详见《中国急性缺血性脑卒中早期血管内介入诊疗指南2018》。

与一般脑梗死不同的是,小脑梗死由于早期临床症状缺乏特异性,患者可能延迟就诊,也常常无法准确地描述其起病时间,导致静脉溶栓治疗受到限制。有条件的医院结合多模式MRI,包括弥散加权成像、灌注加权成像等,对于一些小脑梗死患者的起病时间、是否静脉溶栓治疗有着很好的指导作用。由于小脑梗死的病死率高,预后较差,因此国内卒中指南建议,发病24h内由后循环动脉闭塞导致的严重脑卒中且不适合静脉溶栓或未能接受血管内机械取栓的患者,经过严格选择后可在有条件的医院进行动脉溶栓治疗。

2. 小脑梗死的外科手术治疗指征是什么？

除了少数的大面积脑梗死外，其他部位的脑梗死一般不需要考虑外科治疗，属于内科疾病范畴，而小脑梗死患者，尤其是中、重型者，外科治疗被摆在一个很重要的位置上。这些患者一旦被收入 ICU，密切评估病情及其手术指征成为 ICU 医师的一项重要工作。严重的小脑梗死，由于继发的小脑水肿，使第四脑室受压变形，伴有幕上梗阻性脑积水、脑干受压移位，此时采用内科药物治疗难以奏效，及时进行减压手术是唯一有效措施。目前常用的手术方案包括枕下开颅减压术、脑室外引流术。脑室外引流术以改善梗阻性脑积水、减轻高颅压为主要目的，损伤较小，虽能对小脑梗死患者缓解梗阻性脑积水，却不能解决后颅窝压力增高及脑干受压情况，可能诱发天幕上疝，应严密观察，必要时开颅减压。梗死面积较大的患者，一般主张同时行枕下开颅减压术，对于手术时机的把握同样非常重要，可以参考的手术的适应证为：① CT 及 MRI 提示第四脑室移位、脑积水，小脑梗死区的最大直径在 2cm 以上；②经内科治疗，早期 1~3 天之内病情无改善或逐渐恶化，有或不伴有意识障碍和轻度神经功能障碍；③入院即有嗜睡、朦胧或浅昏迷，有中度神经功能障碍。

3. 本病的中医辨证施治原则是什么？

对于中风，现代临床多从风、火、痰、瘀、虚诸端进行辨证施治，常用的治法包括有活血化瘀法、清凉止血法、通腑泄热法、豁痰化浊法、镇肝潜阳法、醒脑开窍法、通经活络法、滋补肝肾法、益气固脱法等。然而这类患者往往虚实夹杂，风、火、痰、瘀亦多兼夹见证，临床病机较为复杂，治疗上若但执一端，固然效果不佳，但如面面兼顾，又有滥用之嫌，故临床上对病机，尤其是核心病机的判定存在一定困难，处方用药也较为棘手。

收入 ICU 治疗的患者，往往存在意识障碍，病情重，这时可从阴阳辨证着手，主要分为阳闭证与阴闭证进行施治。阳闭者，临床多表现为神昏、躁动，其人面色偏红，可出现高热、呕吐、抽搐等阳热表现，其人口气重浊、臭秽，大便秘结或臭秽，脉多弦劲有力；阴闭者，临床多表现神昏，其人无躁动，面色晦滞，手撒口开，大便稀薄自遗，无过多上述阳热表现，脉多细数，部分患者脉位虽在外，但必重按即无。治疗方面，对于阳闭证，重点当以清热、平肝、破瘀、涤痰、通腑为主，对于阴闭证，临床上主要的治法包括益气、温阳、破瘀、涤痰、通腑、醒神。

对于手术的患者，痰热蒙蔽清窍等阳热表现往往得到比较迅速的改善，反而很快出现神疲倦怠、静卧不语、头晕欲呕等阴证表现，阴阳证的转变较为迅速，这时候在清热涤痰、通腑泄浊类药物应用上应该注意中病即止，避免过于苦寒伤胃，此时的治疗可改以益气活血为主，适当兼顾化痰。

【教师注意事项】

小脑梗死的内科治疗与一般的脑梗死无明显差异，可以参照脑梗死的临床诊治指南进行，但对于中、重型患者，密切评估病情及其手术指证显得尤为重要。教学中应引导学生全面掌握小脑梗死的内外科治疗原则，重点把握病情评估要点及手术治疗指征。

【本幕小结】

该例患者是特殊类型的脑梗死，其成功救治得益于现代医学的影像学检查及手术治疗。中西医各有所长，医者当扬长避短。对于脑梗死，现代医学的内科治疗方法仍较为有限，中医在改善脑循环、促进肢体康复等方面具有很好的优势。

【参考文献】

1. 中华医学会神经病学分会,中华医学会神经病学分会脑血管病学组.中国急性缺血性脑卒中诊治指南2018［J］.中华神经科杂志,2018,51(9):666-682.

2. 孙翊嘉,何伟亮,王贺波.小脑梗死及外科干预时机进展［J］.脑与神经疾病杂志,2022,30(3):181-184.

3. 马玉玺,张伟,段峰,等.脑梗死急性期中医治疗进展［J］.中国中医急症,2016,25(11):2100-2103.

(周耿标)

案例2　心房颤动并发急性脑栓塞

|　第一幕　|

【教师参考重点】

1. 心房颤动的定义、主要体征和心电图特征分别是什么?

心房颤动(atrial fibrillation,AF),简称房颤,是临床最常见的心律失常之一,常发生于有器质性心脏病患者,如高血压心脏病、冠心病、风湿性心脏病、甲状腺功能亢进性心脏病、慢性肺源性心脏病等。表现为心房有序的电活动丧失,代之以快速无序的颤动波,导致心房失去有效的收缩和舒张,心房泵血功能下降或丧失,容易形成心房附壁血栓,同时可引起心室律紊乱而影响全心功能及全身血供。

房颤的主要体征特点有:①第一心音强弱不定;②心律绝对不齐;③可出现脉搏短绌(心室率快时)。

房颤的主要心电图特征有:①P波消失,代之以频率350~600次/min的小f波;②RR间期不等;③QRS波群形态通常是正常的,当心室率过快时,可伴有室内差异性传导,QRS波形增宽变形。

2. 心房颤动如何分类?

房颤可根据其发现和持续时间分类。

(1)首诊房颤:首次确诊。

(2)阵发性房颤:持续时间≤7天,能自行终止。

(3)持续性房颤:持续时间>7天,非自限性。

(4)长期持续性房颤:持续时间≥1年,患者有转复愿望。

(5)永久性房颤:持续时间>1年,不能终止或终止后又复发。

3. 心房颤动的治疗原则是什么?

(1)积极治疗原发疾病和诱发因素:常见的有感染、甲状腺危象、AECOPD、心肌缺血、急性心包炎、肺栓塞等。

(2)积极预防血栓栓塞:所有房颤患者在首次发作后都需要评估是否抗凝治疗预防全身栓

塞,抗凝药物的决策不应受到房颤是阵发性、持续性还是永久性的影响,而需要根据 CHA_2DS_2-VASc 评分(表 3-13)评估的卒中风险来决定,同时采用 HAS-BLED 评分系统(表 3-14)进行出血风险评估。HAS-BLED 评分 ≥ 3 分为高出血风险,对于可逆的出血因素应积极纠正。

表 3-13　非瓣膜病性心房颤动脑卒中风险 CHA_2DS_2-VASc 评估

危险因素	CHA_2DS_2-VASc 评分
充血性心力衰竭 / 左心室功能障碍(C)	1
高血压(H)	1
年龄 ≥ 75 岁(A)	2
糖尿病(D)	1
脑卒中 /TIA[①]/ 血栓栓塞病史(S)	2
血管疾病[②](V)	1
年龄 65~74 岁(A)	1
性别(女性,Sc)	1

注:①TIA 为短暂性脑缺血发作(transient ischemic attack);
②血管疾病包括既往心肌梗死、外周动脉疾病、主动脉斑块。

表 3-14　出血风险评估 HAS-BLED 评分

临床特点	计分
高血压[①](H)	1
肝、肾功能异常[②](各 1 分,A)	1 或 2
脑卒中(S)	1
出血[③](B)	1
INR 值易波动[④](L)	1
老年(年龄>65 岁,E)	1
药物[⑤]或嗜酒(各 1 分,D)	1 或 2
最高值	9

注:①高血压为收缩压>160mmHg。
②肝功能异常指慢性肝病(如肝纤维化)或胆红素>2 倍正常值上限,丙氨酸转氨酶>3 倍正常值上限;肾功能异常指慢性透析或肾移植或血肌酐 ≥ 200μmol/L。
③出血指既往出血史和 / 或出血倾向。
④ INR 值易波动指 INR 不稳定,INR 值在治疗窗内的时间<60%。
⑤药物指合并应用抗血小板药物或非甾体抗炎药。

(3)转复窦性心律及控制心室率:大多数房颤患者都需要控制心室率来改善症状。心室率控制后,则考虑是需要转复窦性心律(简称"复律")还是控制心率来长期治疗房颤。对于阵发性房颤,若出现血流动力学不稳定,应考虑进行电复律;若血流动力学稳定,但症状明显且无法接受,或为首诊房颤,需要进行电复律或药物复律。对于持续性房颤患者,予以控制心室率加抗凝治疗,预后与复律后维持窦性心律者无差异。

4. 心房颤动预防脑卒中和体循环栓塞事件的策略是什么?

(1)对于合并瓣膜病(中度至重度二尖瓣狭窄或植入机械心脏瓣膜)的患者,优选使用华法林抗凝,目标使 INR 维持在 2.0~3.0R。

(2)对于非瓣膜病(无中度至重度二尖瓣狭窄或植入机械心脏瓣膜)的患者,抗凝可优选新型口服抗凝药物(new oral anticoagulants,NOACs,如利伐沙班、阿哌沙班、艾多沙班、达比加群酯等),或使用华法林。

(3)房颤转复为窦性心律的抗凝治疗方案:①对于持续时间 ≥ 48 小时或持续时间不详的房颤,无论 CHA_2DS_2-VASc 评分如何,或采用哪种复律方法,都建议复律前需接受有效抗凝治疗 3 周,和成功复律后仍需继续抗凝治疗 4 周,可使用华法林(目标 INR 2.0~3.0R)或 NOACs。②对于持续时间 ≥ 48 小时或持续时间不详的房颤患者,在复律前可进行食管超声检查,若未发现左心房血栓,术前可开始抗凝治疗并持续至复律后至少 4 周。③对于持续时间 ≥ 48 小时或持续时间不详、血流动力学不稳定、需要紧急电复律的房颤患者,如无禁忌证,应尽快开始抗凝治疗并持续至复律后至少 4 周。④对于持续时间 <48 小时的房颤患者,若 CHA_2DS_2-VASc 评分男性 ≥ 2 分或女性 ≥ 3 分,复律前可给予肝素或 NOACs 抗凝,然后进行长期抗凝治疗;若 CHA_2DS_2-VASc 评分为男性 0 分或女性 1 分,可在复律前给予肝素或 NOACs 抗凝,术后不需要口服抗凝治疗。

(4)CHA_2DS_2-VASc 评分 ≥ 2 的非瓣膜性房颤,且具有以下任一情况,均可进行经皮左心耳封堵术:①不适合长期抗凝治疗;②长期规范抗凝治疗基础上仍发生卒中或栓塞事件;③ HAS-BLED 评分 ≥ 3 分。

5. 心房颤动复律的方法是什么?

(1)药物复律:可使用 I A 类(奎尼丁、普鲁卡因胺)、I C 类(普罗帕酮)或 III 类(胺碘酮、伊布利特)抗心律失常药物,以胺碘酮致心律失常发生率最低,对于合并器质性心脏病患者亦可使用,临床最为常用。

(2)电复律:①药物复律无效时,可采用电复律。②对于房颤发作导致急性心力衰竭或血压明显下降,宜紧急进行电复律。

(3)导管消融手术:①症状明显、药物治疗无效的阵发性房颤,优选导管消融治疗。②病史较短、药物治疗无效且无明显器质性心脏病症状的持续性房颤,以及存在心力衰竭和 / 或左室射血分数(left ventricular ejection fraction,LVEF)降低的症状性房颤患者,可行导管消融治疗。

6. 心房颤动控制心室律的方案和目标是什么?

(1)控制心室律的方案:

1)药物:可使用 β 受体阻滞剂、钙拮抗剂、洋地黄制剂和某些抗心律失常药物(如胺碘酮)。药物可单用或联合使用。

2)手术:持续快速心室率、药物治疗无效者,可行房室结消融或改良术,同时安置永久起搏器。心室率较慢的房颤患者,最长 RR 间期>5 秒或症状显著者,应考虑安置起搏器。

(2)心室律控制目标:

1)无症状的房颤,且左心室收缩功能正常,目标静息心室率<110 次 /min。

2)症状明显或出现心动过速的心肌病患者,目标静息心室率<80次/min,且中等运动时心室率<110次/min。

心室率控制达标后,应行24小时动态心电图评估是否存在心动过缓、心脏停搏情况。

7. 中医对缺血中风的病因病机如何认识?

根据国家标准,中风病可分为"缺血性中风"和"出血性中风"两大类。其中"缺血性中风"定义为因痰瘀入络、脑络闭阻所致,以半身不遂、口舌歪斜、失语等为主要表现的脑神经疾病。

临床中医常采用辨病与辨证相结合的诊断方式,首先运用西医诊断方法确定脑梗死诊断,再运用中医理论及方法进行中医辨证。中医辨证时,可根据是否出现神志昏蒙,首先分为"中经络"和"中脏腑"的两种病类。常因素体肝、肾、脾之阴阳失调,气血逆乱,而致痰、瘀内生,可因患者体质之不同,而化热、化火、生风,合而为病,闭阻脑脉而发病。其中,中经络病类中,常见"风痰阻络证""风火上扰证""气虚血瘀证""阴虚风动证""肝肾亏虚证";中脏腑病类中,常见"痰湿蒙神证""痰热内闭证""元气败脱证"。

【教师注意事项】

患者有心房颤动的病史,未系统规范治疗,本次发生急性脑栓塞。重点引导学生对疾病发生机制、常见转归进行思考、学习,培养临床常见心律失常心电图、急诊颅脑CT的初步解读能力。

【本幕小结】

患者反复心悸,未系统治疗,突发意识不清、肢体瘫痪。对引起这些症状的疾病进行鉴别以进一步明确病情。

| 第二幕 |

【教师参考重点】

1. 该类卒中的特点是什么?

该类卒中属于心源性脑卒中,可由心房颤动、心脏瓣膜病、心内膜炎等心脏疾病引起,但以心房颤动所占比例最多,可达50%以上,部分心房颤动患者以急性脑栓塞为首发表现而就诊。症状以突然发生、一发生即为疾病高峰为突出特点,且可能同时累及不同血管区域的多个部位,发生系统性栓塞。除了可表现为有症状的脑卒中、引起神经功能缺损,部分患者表现为无症状的脑梗死和短暂性脑缺血发作(transient ischemic attack,TIA)。

2. 心源性脑卒中再灌注治疗的原则是什么?

在距离患者最后已知良好状态的4.5小时内,可给予静脉溶栓的再灌注治疗,若患者已长期服用抗凝药物,且INR>1.7R,或PT>15秒,或影像学提示存在颅内出血,则禁忌使用静脉溶栓;24小时内的前循环近端颅内大动脉闭塞,可接受机械取栓术的再灌注治疗。

对于缺血性脑卒中患者,特别是有大面积脑梗死的患者,急性期使用抗凝治疗疗效有限,且并发出血风险高,故不推荐早期进行抗凝治疗,一般推荐等待2周再给予抗凝治疗;可在专科医生评估并发出血风险的基础上给予抗血小板聚集的治疗。

第三章 主要讨论内容教师参考重点

3. 心源性脑卒中长期治疗的原则是什么？预后怎样？

虽然，即使发病前已充分给予抗凝预防，仍有部分患者可发生缺血性卒中，但达标的抗凝治疗还是能显著降低大面积脑卒中及脑卒中复发的风险。若无发生颅内出血，患者卒中后还是需要适当抗凝治疗，一般推荐等待急性卒中2周后开始给予，抗凝目标与房颤使用抗凝药物目标一致。在抗凝达标的基础上，联合使用抗血小板聚集的治疗需谨慎，疗效不确切，可能会增加出血的风险。

4. 该病中医治疗如何切入？

对于缺血性中风此类危重急症，中西医互相补充、各取所长、发挥综合疗效有利于患者的救治。在急性期，西医再灌注治疗疗效明确，应充分运用，在此基础上，中药活血化瘀、针灸康复、推拿熏洗等治疗可对脑血管循环改善、神经功能恢复有帮助；对于恢复期，中医药可充分发挥治疗优势，从整体上促进机体功能的恢复。

【教师注意事项】

引导学生掌握脑栓塞的常见疾病转归及中西医救治原则。

【本幕小结】

患者为糖尿病、高血压、长期心房颤动患者，未系统治疗，引发急性大面积脑栓塞，后遗意识不清、肢体瘫痪，需长期卧床及医疗护理治疗，严重影响个人生活质量，增加家庭和社会经济负担。

【参考文献】

1. JANUARY C T, WANN L S, CALKINS H, et al. 2019 AHA/ACC/HRS focused update of the 2014 AHA/ACC/HRS guideline for the management of patients with atrial fibrillation: a report of the American College of Cardiology/American Heart Association Task Force on Clinical Practice Guidelines and the Heart Rhythm Society in Collaboration With the Society of Thoracic Surgeons [J]. Circulation, 2019, 140(2): e125-e151.

2. POWERS W J, RABINSTEIN A A, ACKERSON T, et al. Guidelines for the early management of patients with acute ischemic stroke: 2019 update to the 2018 guidelines for the early management of acute ischemic stroke: a guideline for healthcare professionals from the American Heart Association/American Stroke Association [J]. Stroke, 2019, 50(12): e344-e418.

（赖 芳）

案例3 急性脑出血

| 第一幕 |

【教师参考重点】

1. 脑出血的临床诊断要点是什么？

早期诊断脑出血是获得及时治疗的关键，但脑出血可以和脑梗死一样表现为肢体无力

328

或麻木,部分患者可以无头痛、恶心等表现,如果无影像学的帮助,易被误诊为脑梗死。头颅 CT 可以显示高密度出血灶,并能计算血肿的大小,是诊断脑出血简单易行的办法。计算机体层血管成像(CT angiography,CTA)或增强 CT 扫描,根据造影剂外渗情况还可以判断血肿扩大风险。由于脑出血病因较多,除了高血压脑动脉硬化,还可由肿瘤、血管畸形、动脉瘤、静脉血栓、淀粉样血管变性等引起。如果患者出血部位不典型,有必要进行 CT 血管成像或磁共振血管成像等相关神经影像学检查进行病因评价。

随着 CT 检查的普及,脑出血,尤其是大量脑出血误诊、漏诊率低。但临床上部分脑干出血或者大量脑出血迅速出现脑疝者,有时因迅速出现生命体征的不稳定而需要急诊抢救,对于这类患者,应该重视瞳孔、神经系统查体,一旦考虑存在急性脑出血可能,应该争取机会行头颅 CT 检查以确诊。由于脑出血患者病情变化快,生命体征不稳定,可出现意识障碍、痫性发作、颅内压增高,甚至脑疝形成,有时需要外科清除血肿或脑脊液引流,建议神经专科病房或重症监护病房进行救治。

2. 脑出血的外科手术治疗指征、手术时机是什么?

对于手术的指征,由于目前国内外仍缺乏有关脑出血外科手术治疗的大样本高质量随机对照研究或队列研究证据,其结果也缺少对手术治疗的支持。因此,国内 2019 年修订发布的《中国脑出血诊治指南(2019)》中提出:"对于大多数原发性脑出血患者,外科开颅手术治疗的有效性尚不能充分确定,不主张无选择地常规使用外科开颅手术(Ⅱ级推荐,B 级证据)"。但对于一些特殊情况,仍需考虑手术治疗,上述指南中提到如下情形:①出现神经功能恶化或脑干受压的小脑出血者,无论有无脑室梗阻致脑积水的表现,都应尽快手术清除血肿(Ⅰ级推荐,B 级证据);不推荐单纯脑室引流而不进行血肿清除(Ⅱ级推荐,C 级证据)。②对于脑叶出血超过 30ml 且距皮质表面 1cm 范围内的患者,可考虑标准开颅术清除幕上血肿或微创手术清除血肿(Ⅱ级推荐,B 级证据)。③发病 72 小时内、血肿体积 20~40ml、GCS ≥ 9 分的幕上高血压脑出血患者,在有条件的医院,经严格选择后可应用微创手术联合或不联合溶栓药物液化引流清除血肿(Ⅱ级推荐,A 级证据)。④40ml 以上重症脑出血患者由于血肿占位效应导致意识障碍恶化者,可考虑微创手术清除血肿(Ⅱ级推荐,B 级证据)。⑤病因未明确的脑出血患者行微创手术前应行血管相关检查(CTA/MRA/DSA)排除血管病变,规避和降低再出血风险(Ⅱ级推荐,D 级证据)。

3. 该患者本次起病及后续治疗与自身慢性肾衰竭基础有何关系?

该患者慢性肾衰竭病史,维持血液透析,此次因突发左侧肢体乏力伴言语不利入院,头颅 CT 检查证实为急性脑出血,诊断明确。慢性肾衰竭维持血液透析的患者因需要使用抗凝剂,因此内出血、脑出血等出血风险高于普通人群,而且由于终末期肾病可以促进动脉硬化的发展,长期血液透析不仅不能使之消失,反而可引起脑血管硬化,而水钠潴留、肾素 - 血管紧张素的异常使得慢性肾衰患者往往并发难治性高血压,有增加自发性出血的倾向。由于上述诸多因素的存在,血液透析患者脑出血的危险性大大增加。慢性肾衰竭的患者一旦并发脑出血,必然使得临床医生面临是否进行血液透析治疗的困难选择。

4. 中医对脑出血的病因病机如何认识?

脑出血归属为"出血性中风"。"出血性中风"为因气血逆乱,风阳上窜,痰火内扰,或头颅外伤,脑络破损,血溢于脑所致,以突然昏仆、不省人事、失语、偏瘫等为主要表现的脑神经疾病。

随着出血中风研究的开展,对于出血中风的病因病机有了不断深入的认识。最早期的医学衷中参西派比较强调肝风内动,血之与气并走于上,治当平肝潜阳,息风清热。其中的代表张锡纯提出出血中风为"肝木失和,风自肝起,又加以肺气下降,肾气不纳,冲气、胃气又复上逆,于是,脏腑之气化皆上升太过,而血之上注于脑者,亦因之太过,致充塞其血管而累及神经。"这种观点至今仍广泛地影响着出血中风的临床中医诊疗。20 世纪 70 年代以来,不少学者观察到出血中风往往具有脾胃失和、腑气不通的临床表现,认为出血中风与脾胃关系密切,中焦壅塞不通,气机升降失常,气血逆乱于脑是其中心病理环节,治疗上非常强调通腑泄热法在出血中风中的应用,有其确切的临床指导作用。在早期,由于担心活血化瘀药物可能加重出血,因此活血化瘀类药物使用的安全性受到顾虑。而 20 世纪 80 年代以来,通过临床与动物研究,一些学者认为出血中风属中医血证,瘀血阻滞是出血中风急性期最基本的病机,活血化瘀是治疗的重要内容,临床使用活血化瘀药物不仅是安全的,而且能够加速血肿的吸收。此外,近期还有学者提出内生毒邪说、虚损说等,这些内容都极大丰富了我们对于出血中风的认识。

【教师注意事项】

引导学生在临床诊断方面熟练掌握脑出血的诱因、临床表现、神经系统检查体征及相关的影像学特点,此外,诊治过程中应严密把握病情的观察要点、手术指征。

【本幕小结】

患者为慢性肾衰维持血透的患者,本次突发急性脑出血入院,结合影像学检查,诊断明确,临床上注意与其他神经系统疾病相鉴别。

-------- | 第二幕 | --------

【教师参考重点】

1. 脑出血的内科保守治疗原则是什么?

急性脑出血的西医内科治疗主要包括颅高压控制、血压血糖调控、使用脑保护剂,以及癫痫、深静脉血栓、感染、应激性溃疡等并发症的预防及治疗,病情稳定后及早进行康复治疗。

(1)控制颅高压:控制颅高压应该首先从简单的措施开始,包括抬高床头、镇痛和镇静、适当轻度的体液负平衡管理等。抬高床头 30° 促进颈静脉回流来降低脑静脉压和脑血容量,从而降低颅内压,头位应该处于中线部位,避免转向两侧。由于低血容量的患者抬高头位可能导致血压以及脑灌注压的下降,因此应该首先排除血容量不足。此外,短暂的过度通气可间断应用于颅高压危象。药物方面,甘露醇是降低颅内压的最常用药物,但甘露醇对水肿的脑组织和非水肿脑组织均进行脱水,会导致血容量不足和高渗状态,临床应用中应引起重视。除了使用甘露醇,必要时也可短期用甘油果糖、呋塞米或大剂量白蛋白。此外,对于颅内血肿颅高压的患者,还可选用高渗盐水进行脱水降颅压治疗。

(2)调控血压:一般情况下,如脑出血急性期收缩压>180mmHg 或舒张压>100mmHg 应予以降压,但也有报道急性期的快速降压与病死率增加相关,故对于血压的管理主张缓慢降压,静脉使用降压药可以使降压节奏得到控制,并严密观察血压变化,每隔5~15分钟测量一次血压,目标血压宜在160/90mmHg。但急性脑出血强化降低血压试验(INTERACT)中,强化降压组1小时内将收缩压降至140mmHg,并至少维持24小时,而对照组则采用更缓和的降压措施。结果分析,强化降压组相对和绝对血肿增大与对照组相比均有缩小的趋势,而没有发现与强化降压治疗相关的神经功能恶化或其他不良事件。因此,将急性脑出血患者的收缩压从150~200mmHg快速降至140mmHg很可能是安全的。

(3)脑保护剂的应用:钙离子拮抗剂及氧自由基清除剂是目前临床常用的脑保护剂。脑出血后血肿周围相邻部位甚至远隔区域出现广泛的脑血流下降,此区域常称为缺血半暗带区,若不予以干预,会引起持续的缺血性损害。在缺血半暗带区的神经细胞内钙离子聚集会引起血肿周围水肿,因此钙离子通道阻滞剂可减轻实验性脑缺血及继发性脑损害。依达拉奉是临床常用的氧自由基清除剂,能够清除氧自由基而保护神经细胞。但上述药物的确切疗效仍有待高质量、多中心的随机对照试验进一步验证。因此,《中国脑出血诊治指南(2019)》中提出"神经保护剂的疗效与安全性尚需开展更多高质量临床试验进一步证实(Ⅱ级推荐,C级证据)"。

(4)止血治疗:对于止血治疗,临床上常用的一些促凝血药物的临床疗效不明确,对于新的止血药物——重组人活性凝血因子Ⅶ,目前的意见认为其可以限制血肿体积扩大,但可能增加血栓栓塞的风险,临床效果尚不清楚,因此不推荐广泛无选择性使用。

(5)癫痫的防治:有临床发作的痫性发作需要抗癫痫治疗,但临床上有部分患者的精神状态改变与脑损伤不成比例,常见如过度的躁动、亢奋、行为及性情异常等,有行24小时脑电监测的指征;精神状态的改变伴脑电图癫痫波的患者,应给予抗癫痫治疗。虽然脑出血后癫痫发作较常见,但在国外有研究提示预防性抗痫治疗(主要使用苯妥英钠)并不能改善患者预后,甚至增加90天病死率,因此不推荐预防性抗癫痫治疗。

(6)预防深静脉血栓形成:对于瘫痪程度重、长期卧床的脑卒中患者,应重视深静脉血栓及肺栓塞的预防;可使用弹力袜及间断气压法预防深静脉血栓栓塞;对易发生深静脉血栓的高危患者,确认出血停止后可考虑给予小剂量皮下注射低分子肝素或肝素预防深静脉血栓的形成。因抗凝有增加出血的风险,AHA/ASA指南建议在脑出血后第3~4天开始使用。

2. 脑出血急性期肾脏替代治疗方案如何实施?

当肾衰竭与脑出血并存时,便迫使临床医师必须考虑血液透析治疗的安全性,这种安全性顾虑主要来源于血液透析过程中肝素、低分子肝素的使用。有学者提出,急性脑出血发病24小时后血肿扩大已罕见,肝素或低分子肝素亦被多数指南推荐作为预防和治疗急性脑出血合并下肢深静脉血栓的手段之一,因此,急性脑出血发病24小时后可视情况决定是否进行血液透析治疗。但这一做法显然还需要更多的临床研究支持。当然,血液透析治疗作为一项难以替代的治疗,当患者出现严重的、可能致死的酸碱、电解质紊乱等情况时,其可能的安全性考虑必然是次要的。此外,采用前稀释尽可能减少肝素用量或应用枸橼酸钠抗凝是更为稳妥的手段,但限于实际情况,不少单位并无条件应用枸橼酸钠抗凝,必要时可考虑无肝素透析。

3. 中医对脑出血如何辨证分型? 有什么治疗进展?

在辨证分型治疗方面,中国中西医结合学会神经科专业委员会 2006 年公布的《脑梗死和脑出血中西医结合诊断标准(试行)》中,共分为 8 个证型,包括风火上炎证、风痰瘀阻证、痰热腑实证、气虚血瘀证、阴虚风动证、痰湿蒙神证、痰热内闭证、元气败脱证。但这种较为复杂的临床辨证分型体系在临床上的应用有不少局限性,其中最主要的原因在于临床患者的证型往往是兼夹的,单纯的某一类证较为少见,而且其中有些证型彼此错杂,如风火上炎证与痰热内闭证,其中不少表现是相同的。因此,有学者提出在临床上完全可以将现有的辨证分型体系简化,在对患者病因病机认识深入的基础上,将出血中风的患者区分为阳类证、阴类证两类。

除了上述传统的辨证分型外,目前已有不少中成药制剂应用于出血中风的临床救治中。最常用的包括适用于痰热证、火热证的醒脑静注射液、清开灵注射液,以及具有活血祛瘀作用的血塞通注射液、丹参注射液等,目前已有小样本的研究提示这些中成药注射剂可以改善脑出血患者的预后,但其确切疗效、用量等仍有待大样本临床研究的证实。

【教师注意事项】

对于病例中的患者,考虑到血液透析治疗的安全性,住院期间采用中西医结合方法,尤其是中药以及一些中医结肠透析特色治疗,在急性期未行血液透析情况下协助患者内环境、肾功能情况保持稳定。教学上应指导学生严格把握脑出血的手术治疗指征及手术禁忌证,充分评估利弊,为患者提供最佳的治疗方案。

【本幕小结】

患者有慢性肾衰基础,维持血透,突发急性脑出血,经中西医结合积极救治,稳定内环境、肾功能,颅内情况稳定,患者病情改善出院。

【参考文献】

中华医学会神经病学分会,中华医学会神经病学分会脑血管病学组. 中国脑出血诊治指南(2019) [J]. 中华神经科杂志,2019,52(12): 994-1005.

(周耿标)

案例 4　蛛网膜下腔出血

|·· | 第一幕 | ··|

【教师参考重点】

1. 蛛网膜下腔出血的定义及分类是什么?

蛛网膜下腔出血(subarachnoid hemorrhage,SAH)由多种病因引起脑底部或脑及脊髓表面血管破裂导致的急性出血性脑血管疾病,血液直接流入蛛网膜下腔,又称原发性或自发性 SAH;由脑实质内、脑室出血和硬膜下血管破裂,血液穿破脑组织和蛛网膜流入蛛网膜下腔者,称为继发性SAH;而由于外伤导致的SAH又称为外伤性SAH。

2. 蛛网膜下腔出血的诊断要点是什么?

蛛网膜下腔出血的诊断要点主要包括以下几个方面:

(1)临床表现:突发剧烈头痛、呕吐,脑膜刺激征与血性脑脊液是SAH的3大典型症状。有典型临床表现者进一步行头颅CT检查往往可以得到确诊。但临床上需要注意的是,部分SAH患者的临床表现并不典型,尤其是儿童和老年人,可以无头痛或头痛轻微,脑膜刺激征不显著,部分SAH患者起病较缓慢,但意识障碍和脑实质损害症状较重,精神症状较明显;此外,短暂意识丧失、眼底视网膜出血、视乳头水肿、玻璃体膜下片块状出血也是SAH常见临床表现。对于这些临床表现不典型者,在鉴别诊断过程中需要拓展临床思路。

(2)辅助检查:CT检查是目前SAH首选的常规诊断方法,发病当天CT阳性率为95%,但7天后的阳性率为50%。在CT广泛应用前,脑脊液检查是诊断SAH的重要手段,但目前应用较少,主要由于腰椎穿刺有诱发脑疝的风险。只有在无条件行CT检查或者CT检查阴性,但临床仍高度怀疑SAH,且病情允许的情况下,才考虑腰椎穿刺检查。临床确诊的SAH患者应尽早行DSA检查,确定动脉瘤部位,或发现导致SAH的其他病因如动静脉畸形、烟雾病和血管性肿瘤等。DSA检查可显示80%的动脉瘤和几乎100%的脑血管畸形,对诊断继发性动脉痉挛亦有帮助,可为SAH病因诊断提供可靠的证据,对外科治疗确定手术方案有重要价值。

(3)病因判断:如前所述,SAH可分为原发性、继发性、外伤性。要重点询问起病前是否有外伤史,同时结合头颅CT检查结果,对大多数SAH患者的病因均能做出准确判断。

3. 中医对蛛网膜下腔出血的病因病机如何认识?

中医对本病的认识可见于"中风""头痛""厥证"等文献记载中,部分学者根据其头痛剧烈的特点,认为可将其归属于"真头痛"范畴。《灵枢·厥病》曰:"真头痛,头痛甚,脑尽痛,手足寒至节,死不治"。但部分患者并无剧烈头痛的临床表现,而且从病因、病机而言,蛛网膜下腔出血与一般的脑血管意外有不少类似之处,故可统属于中医学"中风"病范畴进行治疗。

对于中风发生的病因病机,不外乎风、火、痰、气、瘀、虚等内容,后世医家对中风病的病因病机论述不过是从不同角度重点强调,突出其不同的学术观点而已。目前多认为本病在脑,与心、肝、肾关系密切,急性期以实证居多,恢复期多虚实夹杂,情志内伤为其最常见的诱发因素。风(肝风)、火(心火、肝火)、痰、瘀乃其重要的病理因素,常相兼互化,相互影响、互为因果。

由于蛛网膜下腔出血多为急性起病,即刻达高峰,患者多有颈项强直或肢体拘急抽搐等症状,故具有中医风证的特征。风为肝风、内风,《素问·至真要大论》认为"诸暴强直,皆属于风","诸风掉眩,皆属于肝"。火指心火、肝火,刘完素力主心火暴亢,认为中风"以热为本,以风为标"。本病诱因多为剧烈运动或情绪波动、忧思恼怒、饮酒饱食、用力过度、外邪侵袭等影响机体阴阳、气血导致脏腑功能失调,气机郁结,从阳化热,导致心肝火炽;或中老年患者肝肾阴虚、阴虚阳亢、阳亢化火,形成肝火。

【教师注意事项】

本案例患者具有蛛网膜下腔出血的典型的临床表现,结合CT检查,诊断明确。对于蛛网膜下腔出血的患者,不能仅仅满足于蛛网膜下腔出血的诊断,而应该进一步追寻其病因,做到对因治疗。临床教学上,除引导学生掌握蛛网膜下腔出血的诊断、鉴别诊断要点外,亦应重视病因诊断,详细询问病史尤为重要。

【本幕小结】

该患者为蛛网膜下腔出血的典型案例,结合病史及影像学检查,做出明确诊断不难,注意与其他神经系统出血性疾病相鉴别。

──────── | 第二幕 | ────────

【教师参考重点】

1. 蛛网膜下腔出血的内科治疗要点有哪些?

蛛网膜下腔出血的内科治疗主要包括对症控制颅压、防治并发症。控制颅压方法详见本章案例 3 脑出血案例篇,此处不再赘述。而防治并发症是 SAH 内科治疗的重点,事实上,导致 SAH 患者死亡的主要原因为并发症,因此及时识别和有效防治并发症是改善 SAH 患者预后的关键。常见的并发症包括再出血、脑血管痉挛、脑积水;而其他并发症包括 20% 以上的 SAH 患者伴有癫痫,5%~30% 者可发生低钠血症和血容量减少,还可出现神经源性心脏病及肺功能障碍(肺水肿等),血栓性静脉炎伴肺栓塞和十二指肠溃疡等。下面概述其治疗要点。

(1)再出血:SAH 患者一旦再出血,其病死率将明显升高。因此,应该采用积极措施预防再出血。①卧床休息,必要时使用镇痛、镇静药物以减少患者焦虑及血压波动。②控制血压,一般认为其收缩压不应超过 160mmHg。当患者血压升高时,应静脉持续输注短效、安全的降压药,如可选用尼卡地平、拉贝洛尔等。考虑到硝普钠有升高颅内压的不良反应,最好不要选择使用。③抗纤溶治疗。最近的证据表明早期用抗纤溶药物短程治疗,结合早期动脉瘤治疗,然后停用抗纤溶药物,以及预防低血容量和血管痉挛的方案可能是合理的。

(2)继发性脑血管痉挛:有关 SAH 后脑血管痉挛的研究中提出了两个假说,即"早期脑损伤假说"和"皮层弥漫性抑制假说"。目前能够显著降低继发性脑血管痉挛的发生率并降低病死率的综合治疗方案包括全身治疗的 3H 疗法(升高血压、增加血容量及血液稀释治疗)、钙拮抗剂应用;枕大池内控制性释放尼卡地平或罂粟碱;静脉注射尼莫地平;口服他汀类药物;蛛网膜下腔置管引流脑脊液;全身应用法舒地尔;动脉内应用尼莫地平等。

(3)脑积水:对 SAH 后合并慢性症状性脑积水的患者,推荐进行临时或永久脑脊液(cerebrospinal fluid,CSF)分流术。SAH 后出现脑室扩大并且伴有意识障碍的患者,可对其行脑室穿刺术。

其他治疗包括预防癫痫,防治低钠血症和血容量不足。一般治疗包括对患者进行评估以维持气道通畅、呼吸和循环功能等。

2. 蛛网膜下腔出血的外科及介入治疗指征是什么?

一旦临床考虑为原发性 SAH,即有行 DSA 检查指征,如 DSA 检查发现动脉瘤,需要考虑外科及介入治疗以去除病因。目前首选在 DSA 检查发现动脉瘤后即刻行动脉瘤介入治疗,多行血管内放置可脱式弹簧圈,此手术对非巨大型并颈部狭窄的动脉瘤疗效最好。对于一些介入难以达到部位的动脉瘤,或者介入效果不理想的动脉瘤,可考虑显微外科手术治疗。

3. 蛛网膜下腔出血的中医辨证施治原则是什么?

中医理论认为,离经之血即为瘀,瘀不去则血不归经,而出血不止。故凡血证,总以祛瘀为要,因此祛瘀止血法当贯穿于蛛网膜下腔出血治疗之始终。国内有学者认为,本病的临床分期可分为四期,即先兆期、急性期、稳定期及恢复期,遣方用药上当分期施治。先兆期以肝肾阴虚、肝经瘀热为主,缓则治其本,治宜滋阴清热、凉血化瘀;急性期病机复杂,络破血溢、颅脑水瘀为其病理之关键,故急性期宜急则治其标,采用清肝凉血、活血化瘀、通络利水之法,以清除离经之血,阻断水瘀等主要病理代谢产物的形成、聚集,正本清源,防止病机进一步演化;稳定期宜标本兼治,酌减活血化瘀之药,增强滋补肝肾之力,以培元固本,增液行舟,瘀血乃行;恢复期以扶正培本、防止复发为治疗原则,酌加滋肾养心、通调荣卫之品,预防复发。

【教师注意事项】

该患者具有蛛网膜下腔出血典型的临床表现,诊断并不难。但该患者导致蛛网膜下腔出血的病因诊断并不顺利,经详细追问病史,最终考虑外伤性蛛网膜下腔出血可能性较大,也能较为合理地解释其广泛的颅内水肿情况。因此,需要引导学生在蛛网膜下腔出血的诊断、鉴别诊断过程中积极拓展临床思路,做到对因治疗,同时还应全面掌握本病的内科治疗原则、外科及介入治疗指征、围手术期的监护及诊治要点。

【本幕小结】

患者最终明确诊断为外伤性蛛网膜下腔出血,经中西医积极救治,病情改善出院,无明显后遗症。

【参考文献】

董漪,郭珍妮,李琦,等.中国脑血管病临床管理指南(节选版):蛛网膜下腔出血临床管理[J].中国卒中杂志,2019,14(8):814-818.

(周耿标)

案例 5　病毒性脑膜炎和病毒性脑炎

································　|　第一幕　|　································

【教师参考重点】

1. 脑膜炎与脑炎的关系和区别是什么?

脑膜炎、脑炎均为神经系统的急性炎症,均可表现为发热、头痛、呕吐、食欲不振、颈项强直、精神萎靡、嗜睡等。两者的区别主要在于:①发病部位的不同。脑膜炎发生于软脑膜,而脑炎则发生于脑实质之内。②临床表现不同。脑膜炎常有脑膜刺激征阳性(颈僵直、克尼格征及布鲁津斯基征阳性);脑炎则有脑实质功能损伤的表现,如意识障碍、人格改变、行为异常、记忆丧失、反应迟钝、言语减少、偏瘫、偏盲、失语等。③预后不同。脑膜炎预后一般较脑炎好,脑炎后遗症较多。

由于神经系统结构的特殊性,使得脑膜炎相关炎症常累及脑实质,同时脑炎患者亦常伴随脑膜炎的症状。"脑膜脑炎"经常被用来表示脑和脑膜的炎症。本章讨论的主要是脑膜脑炎进展为脑膜脑炎的情况。

2. 脑膜脑炎的常见病因有哪些?

临床中,多将脑膜脑炎分为感染性脑膜脑炎及无菌性脑膜脑炎,且以前者占绝大多数。常见病因见表 3-15。

表 3-15 脑膜脑炎的常见病因

分类		举例
感染性脑膜脑炎	细菌	以肺炎球菌、脑膜炎奈瑟菌、流感嗜血杆菌、金黄色葡萄球菌、链球菌、大肠埃希菌、变形杆菌多见
	病毒	肠道病毒感染约占90%,其次为虫媒病毒(如乙型脑炎病毒、登革病毒),疱疹病毒,腮腺炎病毒,腺病毒等
	真菌	以新型隐球菌多见,曲霉菌、念珠菌、马尔尼菲青霉菌、无绿藻菌、赛多孢子菌等亦有报道
	非典型病原体	结核分枝杆菌、螺旋体、立克次体、朊病毒等
	寄生虫	如猪肉绦虫幼虫、日本血吸虫、棘球蚴、肺吸虫等
非感染性脑膜脑炎	肿瘤	颅内及椎管内肿瘤(包括原发肿瘤、转移瘤)、副瘤综合征
	结缔组织病	系统性红斑狼疮、结节病、白塞综合征、混合性结缔组织病等
	药物及化学品	普鲁卡因、氨甲蝶呤、布洛芬、青霉素、异烟肼、卡马西平、CD3 单克隆抗体、静脉注射免疫球蛋白等
	其他	感染后脑炎、脑血管瘤、脑囊肿、颅底缺损、补体和免疫球蛋白缺乏症等

3. 各种类型的感染性脑膜脑炎该如何鉴别诊断?

各类感染性脑膜脑炎间的鉴别诊断:因各种感染性脑膜脑炎的症状及体征缺乏特异性,进一步明确何种病原所致脑膜脑炎往往存在难度,多依赖于脑脊液相关检查。若临床怀疑脑膜脑炎者,除有明确禁忌证外均应行腰椎穿刺留取脑脊液送检。

(1)化脓性脑膜脑炎:若合并菌血症可有寒战、皮肤瘀点瘀斑、皮疹等表现。血常规白细胞可升高,且以中性粒细胞升高为主。脑脊液白细胞计数通常为 $1\,000 \times 10^6/L \sim 10\,000 \times 10^6/L$,蛋白升高、糖含量下降(常低于 2.2mmol/L),氯离子降低。脑脊液细菌 + 真菌涂片及培养、血培养等检查可发现细菌。部分可在头颅 CT 或 MRI 检查时发现脓肿病灶。

(2)病毒性脑膜炎和病毒性脑炎:脑脊液白细胞计数通常在 $1\,000 \times 10^6/L$ 以内,早期以多形核细胞为主,8~48 小时后以淋巴细胞为主,糖及氯化物一般正常或稍低,细菌 + 真菌涂片及培养结果呈阴性。

（3）结核性脑膜脑炎：有结核病史或接触史，通常为亚急性起病，脑神经损害常见。脑脊液白细胞多在 $50 \times 10^6/L \sim 500 \times 10^6/L$ 之间，以淋巴细胞增多为主，糖及氯化物一般正常或稍低，脑脊液抗酸涂片、结核分枝杆菌培养及 PCR 可帮助鉴别。

（4）真菌性脑膜脑炎：通常为慢性病程，起病隐匿。患者有器官移植、长期服用激素或免疫抑制剂、合并肿瘤、糖尿病等真菌感染高危因素。脑脊液白细胞计数通常 $<500 \times 10^6/L$，以淋巴细胞为主，墨汁染色可见新型隐球菌，乳胶凝集试验可测出隐球菌抗原。

（5）寄生虫性脑膜脑炎：具备流行病学特点，中性粒细胞计数会升高，脑脊液压力升高，蛋白含量正常或轻度升高，吡喹酮等抗寄生虫药治疗有效。

（6）梅毒性脑膜脑炎、艾滋病所致的神经系统障碍：一般有冶游史、不洁性生活史或吸毒史，梅毒两项或艾滋病抗原检测可阳性。

4. 病毒性脑膜炎和病毒性脑炎的致病过程及诊断标准是什么？

病毒侵入中枢神经系统的途径主要有两种。①间接侵入：病毒进入人体，在局部复制后形成病毒血症，侵袭力强或者机体抵抗力差时通过血-脑屏障侵入中枢神经系统；②直接侵入：病毒沿周围神经的逆行轴浆运输系统感染中枢神经。

脑脊液中发现病毒是诊断病毒性脑膜炎和病毒性脑炎的金标准，但因检测阳性率低，目前仍以临床诊断为主。诊断条件有：①临床上有疑似病毒感染所致的脑膜脑炎症状；②脑电图可弥散性异常（少部分可局灶化）；③脑部影像学检查无占位性病变征象；④血清抗体滴度明显升高；⑤脑脊液中检出病毒抗原或特异性抗体；⑥脑脊液中检出病毒或未发现其他病原感染证据。

5. 中医对病毒性脑膜炎和病毒性脑炎病因病机如何认识？

病毒性脑膜炎和病毒性脑炎多可归于中医"温病""温疫"范畴。多由素体正气不足而感受温疫之邪，温热疫毒之邪侵袭肺卫，传变入里，扰及神明所致。中医多采用卫气营血辨证体系对其进行辨证分型。但温热疫毒之邪传变极为迅速、各个阶段可兼夹并存，甚至出现逆传。部分可由卫分直犯营血，逆传心包，出现高热并痉厥闭脱、出血等危重表现。同时温疫之邪易兼夹湿、痰、风等病邪，更增加了辨治难度。以该患者为例，起初有外感病史，邪入肺卫，未及时诊治，数日即出现了壮热不宁、神昏、烦躁、抽搐等热入营血症状，又兼有喉间痰鸣、脉滑数等痰热表现，可辨为神昏病（痰热内闭心窍）。

【教师注意事项】

1. 脑膜脑炎往往进展迅速、需要及时救治。虽然依据发热、神经系统症状突出、脑膜刺激征阳性等特点，诊断脑膜脑炎并不难，但进一步确定病原很大程度上依赖于脑脊液检查，当创造条件行腰椎穿刺术。对存在穿刺禁忌证或穿刺风险高的患者，熟悉鉴别诊断要点尤为重要，可重点引导学生掌握如何对此进行鉴别、思考。

2. 病毒性脑膜炎和病毒性脑炎的辨证错综复杂，可结合病例加深学生对这一疾病的认识，提高辨证能力。

【本幕小结】

患者青年男性，急性起病，发热、头痛、意识障碍，考虑中枢神经系统感染，进一步明确其感染类型及中医证型对指导后续治疗尤为重要。

⌇⌇⌇⌇⌇⌇⌇⌇⌇⌇⌇⌇⌇⌇⌇⌇⌇⌇⌇⌇⌇⌇⌇⌇⌇⌇⌇　| 第二幕 |　⌇⌇⌇⌇⌇⌇⌇⌇⌇⌇⌇⌇⌇⌇⌇⌇⌇⌇⌇⌇⌇⌇⌇⌇⌇⌇

【教师参考重点】

1. 病毒性脑膜炎和病毒性脑炎的西医治疗方案有哪些？

病毒性脑膜炎和病毒性脑炎虽是自限性疾病,但病情凶险,病死率高,早期诊断和治疗是降低本病病死率的关键。

(1)对症支持治疗:①降颅压,上身及头部抬高 30°,同时选择甘露醇、甘油果糖、白蛋白、利尿剂等药物帮助脱水以降颅压;②控制抽搐,脑膜脑炎在临床上多见继发癫痫,除丙戊酸钠、苯巴比妥钠外,可持续静脉应用咪达唑仑、丙泊酚等药物控制癫痫发作。但需注意该类药物对呼吸及循环的抑制作用;③控制体温,选择性运用非甾体抗炎药、冬眠合剂及物理降温方法;④监测并维持水、电解质、酸碱平衡;⑤营养支持;⑥防治并发症,保证呼吸道通畅,避免误吸,发生吸入性肺炎时加用抗生素,预防应激性溃疡、压疮、静脉血栓等。

(2)抗病毒治疗:抗病毒治疗可明显缩短病程、缓解症状。目前常用的抗病毒药物有阿昔洛韦、更昔洛韦、膦甲酸钠、干扰素。

(3)糖皮质激素:可发挥抗炎作用,减轻脑水肿。但因其有抑制免疫作用,可增加感染播散的概率,故在临床中对感染性脑膜脑炎是否应用糖皮质激素尚存在争议。以该患者为例,其既往有结核病史,此次发病伴轻微咳嗽,病毒性脑膜炎与结核性脑膜炎相鉴别,治疗过程中颅内压逐渐升高,使用激素一方面可使脑水肿减轻,但另一方面亦可能导致感染播散,需权衡利弊。

(4)高压氧:通过增加血浆中氧的溶解量,提高脑组织和脑脊液的氧分压、增加氧的弥散范围,提高脑干和网状系统的兴奋性,促进昏迷患者苏醒,同时减少血管收缩及渗出。比药物综合作用,更有利于脑功能恢复,减少脑膜脑炎并发症及病残率。

(5)康复训练:不少脑膜脑炎患者会遗留癫痫、肢体偏瘫、失智等后遗症。除西医症状控制、功能锻炼外,可通过辨证论治、针灸理疗、导引术等多种中医药手段,对患者身体状况进行全程调理。可最大程度促进患者功能恢复,减少致残率、改善患者生活质量。

2. 病毒性脑膜炎和病毒性脑炎的中医治疗如何切入？

(1)根据温病、温疫毒热为患的特点,多数医家均认为治疗当以清热解毒为主。临床上常根据患者所处卫气营血的不同阶段选用对应的药物;

(2)由于温病易于兼夹其他病邪,故除清热解毒外,还应多法联用,如养阴法、醒脑开窍法、息风止痉法、渗湿泄热法、活血化瘀法等;

(3)基于温病传变迅速、可各阶段兼夹并存的特点,不少医家提倡截断疗法,根据症状出现的病机趋势及时用药,截断传变。

以该患者为例,其为青年男性,入院前 1 周有外感病史,出现咽痛、鼻塞、流涕等邪入肺卫的表现,此时当以银翘散之品辛凉解表、解毒利咽。但患者未予治疗,邪气进一步入里,入院前 1 天出现高热、呕吐,神志尚清等热入气分的症状,此时若以银翘散合白虎汤加减清热解毒、疏表祛邪,邪气有望得到遏制。患者经西医治疗症状不缓解,邪气进一步入里,侵及营血,出现壮热不宁、神昏、烦躁、抽搐等症状。可以犀角地黄汤合清营汤加减清心凉营开窍兼顾祛湿。

【教师注意事项】

通过这一幕的研习,帮助学生掌握病毒性脑膜炎和病毒性脑炎的中西医治疗原则。同时,借助"肺结核病史及轻微咳嗽的症状,需排查结核性脑膜炎"这一桥段,旨在引导学生谨记"鉴别诊断当贯穿疾病诊治过程始终"的原则。

【本幕小结】

该例病毒性脑膜炎和病毒性脑炎患者经中西医诊治后,效果极佳,病愈出院。

【参考文献】

1. MCGILL F,HEYDERMAN R S,MICHAEL B D,et al. The UK joint specialist societies guideline on the diagnosis and management of acute meningitis and meningococcal sepsis in immunocompetent adults[J]. J Infect,2016,72(4): 405-438

2. TYLER K L. Acute viral encephalitis[J]. N Engl J Med,2018,379(6): 557-566.

(谢东平 陈瑞兰)

案例6 重症肌无力

| 第一幕 |

【教师参考重点】

1. 引起肌无力的常见疾病有哪些?

来自运动神经的电冲动通过神经肌肉接头的化学传递引起肌肉收缩,进而完成各种自主运动,这一过程的任一环节被阻断均可导致肌肉收缩无法完成,表现为全身或局部肌肉的无力感。故此,可将肌无力的病因大致归纳如表 3-16。

表 3-16 肌无力的常见病因

类别	疾病
运动神经元病	颅底凹陷、脑瘫等先天性颅脑疾患;脑血管病、运动神经元病、视神经脊髓炎等后天性颅脑疾患
周围神经病	急性脊髓炎、脊髓空洞症、吉兰-巴雷综合征、颈椎/胸椎/腰椎病变等
神经肌肉接头疾病	重症肌无力;肉毒杆菌、蛇毒、破伤风毒素等中毒
肌肉疾病	皮肌炎、多肌炎、遗传性肌病等肌肉原发性疾患;低钾性周期性麻痹、甲状腺功能减退、贫血、心力衰竭、肝衰竭、副肿瘤综合征、感染等全身性疾患导致的肌肉无力

2. 重症肌无力的诊断要点及常见分型是什么?

重症肌无力(myasthenia gravis,MG)患病率约为 150/100 万人,发病率约为 10/100 万人,是一种由乙酰胆碱受体(acetylcholine receptor,AchR)抗体介导、细胞免疫依赖、补体参与的,累及神经肌肉接头突触后膜从而引起神经肌肉接头传递障碍,以骨骼肌收缩无力为主要表现的获得性自身免疫性疾病。根据肌群受累范围及程度不同,MG 可有不同临床表现、对应不同的临床分型。目前以改良的 Osserman 分型方法应用最广(详见表 3-17)。

表 3-17　重症肌无力的改良 Osserman 分型

分型	临床表现
Ⅰ型(眼肌型)	单纯眼外肌受累,且 2 年内其他肌群无受累
Ⅱ型(全身型)	有一组以上肌群受累,伴或不伴眼外肌受累,包括ⅡA 型、ⅡB 型。A 型程度较轻,通常无咀嚼、吞咽和构音障碍,生活能自理;B 型程度较重,通常有咀嚼、吞咽和构音障碍,生活自理困难。
Ⅲ型(重度激进型)	起病急、进展快,伴或不伴有眼外肌受累。发病数周或数月内累及咽喉肌;半年内累及呼吸肌,生活不能自理。
Ⅳ型(迟发重度型)	起病隐匿,进展缓慢,常由Ⅱ型发展而来,2 年内逐渐累及呼吸肌。
Ⅴ型(肌萎缩型)	起病半年内即可出现骨骼肌萎缩、无力

虽然各分型症状各异,但晨轻暮重、持续活动后加重、休息和应用胆碱酯酶抑制剂后症状减轻是其共有的特点。

诊断标准方面,2015 年发布的《中国重症肌无力诊断和治疗指南》指出,若患者有典型的临床症状,同时具备该病的药理学特征(新斯的明试验阳性)或典型肌电图改变(低频刺激波幅递减 10% 以上;SFEMG 测定的"颤抖"增宽、伴或不伴有阻滞)则可诊断为 MG。血清 AchR 阳性可帮助明确诊断,但阴性不能排除 MG。

3. 重症肌无力危象如何分型?

MG 患者在疾病过程中出现需要气管插管或非侵入性呼吸支持(除外常规的术后处理)当属危象,是 MG 致死的主要原因。临床上可分为 3 种类型。

(1)肌无力危象:实质为疾病加重而抗胆碱酯酶不足。可伴有心动过速、皮肤苍白、温度低等症状。此时酌情增加胆碱酯酶抑制剂剂量,直至安全剂量范围内肌无力症状改善满意;

(2)胆碱能危象:由抗胆碱酯酶过量所致,出现心动过缓、肌束震颤、汗出增多等胆碱能中毒症状。应尽快减少或停用胆碱酯酶抑制剂,并使用阿托品进行拮抗。甲泼尼龙冲击治疗、血浆置换、大剂量丙种球蛋白冲击治疗适用于病情较重者;

(3)反拗危象:又称无反应危象,患者治疗所用的抗胆碱酯酶药物突然失效,应用阿托品、依酚氯铵等药物均无效,致患者病情加重,具体机制尚不明确,治疗效果差。

4. 中医对重症肌无力的病因病机如何认识?

中医典籍中并没有"重症肌无力"的记载,但中医术语中的"睑废""视歧""风客睑肤""胞垂""头倾""痿躄""虚劳""痿证""大气下陷"可对应 MG 的不同临床症状及阶段。随着中医药的传承与发展,中医对该病的认识已渐成体系。虽涉及的流派较多,但大多数学者认为,该病病位在筋脉肌肉,与脾、肾、肝密切相关,先天禀赋异常、情志失调、劳逸不当、久病失治误治、外感湿热邪气等均可作为病因导致脏腑功能紊乱、元气亏虚而发病。对其病机,一般认为初期多以脾气虚损为主,日久气病伤及阴阳,可转化为肝肾阴虚或脾肾阳虚,其则延及五脏、兼风夹湿、兼痰夹瘀,使病情变得更凶险难治。

【教师注意事项】

1. 患者以乏力、气促为主要症状,病程长达 2 年余,病情进行性加重并出现意识障碍。需重点引导学生对引起此类症状的疾病进行思考、鉴别。

2. 患者此次入院考虑 MG 危象,造成危象的原因未明,需教师引导学生思考其病因病机及临床该作何处理。

【本幕小结】

患者老年男性,乏力、气促 2 年,加重 3 个月,意识模糊 1 天。对引起这些症状的疾病进行鉴别以进一步明确病情、指导下一步治疗。

| 第二幕 |

【教师参考重点】

1. 重症肌无力危象的西医治疗手段有哪些? 这些治疗的适用时机是什么?

根据我国 2015 年发布的指南,目前针对 MG 危象的西医治疗手段有以下 5 种。

(1)及时、有效的呼吸支持:MG 危象时,患者呼吸肌无力、呼吸衰竭,行气管插管接呼吸机辅助通气可保证患者氧供,为后续治疗争取时间。但有创呼吸支持并非百利无一害,还存在呼吸机依赖、机械通气时间延长等风险。在人员及设备配置较为完善的 ICU,若气管镜下见气道分泌物不多,可选择短时间内尝试无创辅助通气。但需严密监测病情、血气分析结果变化,做好随时气管插管的准备。本例患者入院时神志淡漠,呼吸无力、气促、喉间痰鸣、口唇发绀,动脉血气分析提示 Ⅱ 型呼吸衰竭,pH 值 7.26,提示患者病情危重,应立即行气管插管,此时,有创机械通气治疗无疑是最有效的呼吸支持措施。但经充分评估病情及气道后,医疗组未对该患者行有创机械通气、大剂量激素冲剂、血浆置换、丙种球蛋白静脉注射等高风险或高费用的抢救措施,最终也取得较好疗效。提示临床工作中应权衡利弊,因时因地因人制宜,方可最大程度地造福患者。

(2)改善症状的胆碱酯酶抑制剂:胆碱酯酶抑制剂是 MG 的一线治疗药物,其中,最常用的药物为溴吡斯的明。此类药物虽可改善症状,但对疾病进程无延缓作用,仅极少数情况下可使 MG 症状得到持续、完全的缓解。在此类药物使用过量时常出现如唾液分泌过多、心动过缓、多汗、流泪、瞳孔缩小等毒蕈碱样症状,甚至可出现胆碱能危象或重症肌无力危象。

(3)免疫抑制治疗:①糖皮质激素。因其具有强大的抗炎及免疫抑制作用,故常被作为治疗 MG 的一线药物广泛应用,它可使 70%~80% 的重症肌无力患者症状得到显著改善。一般的 MG 患者,通常采用小剂量递增法给药;而病情急剧恶化或发生危象的病例,可行大剂量激素冲剂疗法,病情稳定后逐渐减量至能控制病情的最小剂量。有报道称,40%~50%的 MG 患者使用糖皮质激素治疗期间肌无力症状会在 4~10 天内一过性加重并有可能促发肌无力危象。因此,病情危重、有可能发生肌无力危象的 MG 患者,应慎重使用糖皮质激素,激素冲击过程应严密监测病情、保持警惕。激素减量不宜过快,防止病情反复、或发生危象。同时,应注意防治皮质类固醇肌病、骨质疏松、股骨头坏死、消化道溃疡、高血糖、高血压、向心性肥胖、白内障、青光眼、内分泌功能紊乱、精神障碍等糖皮质激素的副作用。②免疫抑制剂。免疫抑制剂可辅助激素减量、延长缓解期、降低复发率,亦可作为部分糖皮质激素使用高风险人群的替代方案,因而广泛应用于成人全身型 MG 的治疗。硫唑嘌呤、环孢素、他克莫司、环磷酰胺、吗替麦考酚酯、利妥昔单抗是临床中较为常用的免疫抑制剂。活动性结核、抗乙型肝炎抗原抗体阳性且肝功能不全等患者应慎重应用免疫抑制剂或细胞毒性药物治疗,一般在治疗前应该进行抗结核或抗乙肝病毒治疗。使用免疫抑制剂期间应定期监测肝肾功能、血和尿常规,若所用药物对上述指标影响较大或出现不可耐受的不良反应,则应停用或选用其他药物。因部分免疫抑制剂有致畸作用,需根据患者生育需求调整用药方案。

(4)血浆置换和静脉注射丙种免疫球蛋白:两种方法均为快速、有效治疗病情迅速恶化或发生危象或围手术期患者的重要措施。两者疗效相似,相较而言,血浆置换起效更快、疗效更强,但感染风险高,并发感染时死亡风险高,故伴发感染者须在感染控制后使用血浆置换,若血浆置换期间发生感染要积极控制,并视病情决定是否继续进行血浆置换。静脉滴注免疫球蛋白的不良反应更少、相对安全,但起效较慢。且两种方法不可同期使用,使用丙种球蛋白冲击治疗后,4 周内禁止行血浆置换。

(5)胸腺切除术及胸腺放射治疗:合并胸腺瘤患者或 AchR 抗体阳性的全身型 MG 患者,病情改善、稳定后应尽早行胸腺摘除手术(高度恶性胸腺瘤除外)。部分 MG 患者术后病情可改善甚至完全治愈,但术后 MG 症状复发亦不在少数。对胸腺轻度增生、MUSK 抗体阳性或单纯眼肌型 MG 患者,一般不推荐胸腺切除术。对胸腺增生、浸润性胸腺瘤不能手术、未完全切除胸腺瘤或术后复发的患者,可选择胸腺放射治疗。

2. 重症肌无力危象患者的中医治疗如何切入?

(1)阳气欲脱时,急治其标:一般 MG 患者可根据其虚损的脏腑及所兼夹实邪进行辨证施治,但入住 ICU 的 MG 患者往往会出现神志淡漠或昏迷、呼吸浅弱、面唇发绀、脉细无力等"大气下陷""阳虚欲脱"的表现,病情危重,治疗上当以回阳救逆为首要,辅以益气温阳。

(2)扶正祛邪,步步为营:MG 危象者脏腑功能亏虚的同时多兼夹实邪。如上所述,西医治疗重症肌无力时采用的措施如糖皮质激素、丙种球蛋白冲击治疗或血浆置换等以损伤正气为代价着力抵御外邪的方式在救治同时亦将患者置于高风险当中。中医治病兼顾扶正及祛邪,随着对 MG 病因病机认识的深入,其在 MG 危象的治疗中的优势及潜力越发彰显。现将各家经验集萃如下。①大补元气,升阳举陷,重用黄芪、党参等补益药,同时加用升麻、柴胡、蝉蜕、僵蚕等升清除痰定惊;②敢用峻烈药,如制马钱子解毒散结、附子固护元阳;③从阳明论治。MG 危象多属中医痿证范畴,按"治痿独取阳明"的理论选用百会、膻中、关元、气海等穴位;④兼顾祛邪。若兼湿、热、痰、瘀等实邪,当兼顾祛邪,应用如土茯苓、苦参、麻黄、细辛、丹参等;⑤善用中成药制剂,如参麦注射液、黄芪注射液、参芪扶正注射液等中药制剂在临床上也屡屡获益。本例患者考虑肺脾肾虚、痰浊阻肺兼有气虚痰瘀阻络,病情稳定后顾扶脾肺肾的同时需祛痰化瘀。

(3)多方调护,长治久安:在病情稳定期,患者除保持乐观心态、规律作息、遵嘱服药、适当锻炼外,还可借助中药复方汤剂、针灸、推拿按摩、中药外治、穴位注射、习练气功及太极拳等多种中医药方法进行综合调治,减少发作、改善病情。

【教师注意事项】

引导学生掌握 MG 的治疗原则及 MG 危象的中西医结合救治方法。

【本幕小结】

MG 危象属于神经重症范畴,在急性发病时症状不典型,应积极应对以挽救患者生命,抗体及肌电图阴性不能作为排除诊断的标准,应及时识别,经中西医积极救治,患者病情可显著改善。

【参考文献】

1. 中国免疫学会神经免疫分会.中国重症肌无力诊断和治疗指南(2020 版)〔J〕.中国神经免疫学和神经病学杂志,2021,28(1): 1-12.

2. NARAYANASWAMI P,SANDERS D B,WOLFE G,et al. International consensus guidance for management of Myasthenia Gravis:2020 update〔J〕.Neurology,2021,96(3): 114-122.

3. 秦卫帅,顾锡镇.中医药治疗重症肌无力危象研究进展〔J〕.医学综述,2016,22(8): 1558-1560.

（谢东平　陈瑞兰）

案例 7　吉兰 - 巴雷综合征

| 第一幕 |

【教师参考重点】

1. 吉兰 - 巴雷综合征的定义、临床表现及分型是什么?

吉兰 - 巴雷综合征(Guillain-Barré syndrome,GBS)是一类免疫介导的急性炎性周围神经病,以神经根、外周神经损害为主,其主要病理改变为周围神经单核细胞浸润和广泛的节段性脱髓鞘,伴有脑脊液中"蛋白 - 细胞分离",是一种最常见的脊神经和周围神经的脱髓鞘疾病。临床上呈急性或亚急性发病,发病前多有前驱事件,常见有腹泻和上呼吸道感染(包括空肠弯曲菌、巨细胞病毒、肺炎支原体或其他病原菌感染)、疫苗接种、手术、器官移植等,临床症状多在 2 周左右达到高峰。多数患者可完全恢复,少数严重者可引起致死性呼吸麻痹和双侧面瘫。本病多发生于青中年男性。根据累及的神经不同会出现不同的临床表现,临床上包括如下几种类型。

(1)急性炎症性脱髓鞘性多发性神经病(acute inflammatory demyelinating polyneuropathy,AIDP):是 GBS 最常见的类型,也称经典型 GBS,主要病变为多发神经根和周围神经节段性脱髓鞘。具体的诊断标准如下。①常有前驱感染史,呈急性起病,进行性加重,多在 2 周左右达高峰;②对称性肢体和延髓支配肌肉、面部肌肉无力,重症者可有呼吸肌无力,四肢腱反射减低或消失;③可伴轻度感觉异常和自主神经功能障碍;④脑脊液出现蛋白 - 细胞分离现象;⑤电生理检查提示远端运动神经传导潜伏期延长、传导速度减慢、F 波异常、传导阻滞、异常波形离散等;⑥有自限性。

(2)急性运动轴突性神经病(acute motor axonal neuropathy,AMAN):以广泛的运动脑神经纤维和脊神经前根及运动纤维轴突病变为主。本类型与 AIDP 比较,病程进展更快,平均在 6~12 天达到高峰,少数患者在 24~48 小时内即可达到高峰。临床表现为对称性肢体无力,部分患者有脑神经运动功能受损,重症者可出现呼吸肌无力。其诊断标准基本同经典型 GBS 诊断标准,突出特点是神经电生理检查提示近乎纯运动神经受累,并以运动神经轴突损害明显。

(3)急性运动感觉轴突性神经病(acute motor sensory axonal neuropathy,AMSAN):以广泛神经根和周围神经的运动与感觉纤维的轴突变性为主,是更严重的 AMAN 类型。本类型的诊断标准基本同 AIDP 诊断标准,突出特点是神经电生理检查提示感觉和运动神经轴突损害明显,较 AMAN 有更多的感觉神经受损症状及体征,更容易出现恢复延迟和不完全恢复。

(4)米勒-费希尔综合征(Miller Fisher syndrome,MFS):与经典 GBS 不同,本类型以眼肌麻痹、共济失调和腱反射消失为主要临床特点。其诊断标准如下。①急性起病,病情在数天内或数周内达到高峰;②临床上以眼外肌瘫痪、共济失调和腱反射减低为主要症状,肢体肌力正常或轻度减退;③脑脊液出现蛋白-细胞分离;④有自限性。

(5)急性全自主神经病(acute panantonomic neuropathy,APN):本类型较少见,以自主神经受累为主。临床表现为视物模糊,畏光,瞳孔散大,对光反射减弱或消失,头晕,体位性低血压,恶心呕吐,腹泻,腹胀,重症者可有肠麻痹、便秘、尿潴留、阳痿、热不耐受、出汗少、眼干和口干等。自主神经功能检查可发现多种功能异常。肌力多正常,部分患者有远端感觉减退和腱反射消失的症状。具体诊断标准如下。①急性发病,快速进展,多在 2 周左右达高峰;②广泛的交感神经和副交感神经功能障碍,不伴或伴有轻微肢体无力和感觉异常;③可出现脑脊液蛋白-细胞分离现象;④有自限性;⑤排除其他病因。

(6)急性感觉神经病(acute sensory neuropathy,ASN):本类型少见,以感觉神经受累为主。具体诊断标准如下。①急性起病,快速进展,多在 2 周左右达高峰;②对称性肢体感觉异常;③可有脑脊液蛋白-细胞分离现象;④神经电生理检查提示感觉神经损害;⑤有自限性;⑥排除其他病因。

综上所述,由于累及的周围神经不同,吉兰-巴雷综合征可以具有不同的临床表现。其中以运动神经受累,出现弛缓性对称性的肌无力最为常见,但也可累及颅神经、感觉神经以及自主神经,出现其他的复杂临床症状。在临床诊断中,注意对其起病的形式以及发病前的前驱事件进行询问,对有怀疑的病例积极行脑脊液、神经电生理检查,可明确诊断,避免误诊、漏诊。

2. 针对该患者应如何进行诊断及鉴别诊断?

该患者急性起病,以四肢对称性弛缓乏力为主要表现,根据神经系统查体,定位为下运动神经元受损,同时伴有周围感觉神经、颅神经受累,由此考虑到急性吉兰-巴雷综合征并不困难,结合脑脊液检查结果可以确定诊断。但在临床上,部分吉兰-巴雷综合征患者还是容易出现误诊,重点需要鉴别诊断的疾病包括周期性瘫痪、重症肌无力、多发性神经炎、颈椎病等,部分老年人还很容易误诊为脑血管意外。当患者仅以肢体对称性乏力为主要表现时,容易误诊为周期性瘫痪、重症肌无力,临床上需要注意病史的询问以及肌无力发展的过程,一旦考虑可疑吉兰-巴雷综合征,需要尽快行腰椎穿刺术,完善脑脊液检查。

3. 中医对本病如何病因病机如何认识?

根据本病的临床表现,可归属于中医的"痿证"范畴。由于本病发病较急,发病前多有感冒、受凉、涉水淋雨、腹泻等病史,因此认为本病多为外感之邪入里而为病。《素问·生气通天论》中说:"因于湿,首如裹;湿热不攘,大筋软短,小筋弛长,软短为拘,弛长为痿。"因此,外感湿邪是本病的一个主要病因。在湿邪基础上,可从阳而化为湿热,或从阴而化为寒湿。因感受湿邪,湿邪困郁,邪浸经脉,经脉不畅,肌肉失养而为病。此外,也有因饮食不节,如过食肥甘,或嗜酒,或多食辛辣,损伤脾胃,内生湿热,阻碍运化,导致脾不输运,筋脉肌肉失养,而发生本病。及至后期,邪去正虚,多致脾胃virt弱、气虚血瘀或肝肾亏虚,此时治疗上以扶正为主,兼以祛邪,根据具体病情注意益气、健脾、补肾、养肝。

【教师注意事项】

急性吉兰-巴雷综合征临床上并不多见,容易误诊,病史的询问、典型症状体征的信息采集尤为重要,临床上注意引导学生对重要异常体征展开病史询问及检查,同时需注意并发症的识别及病情严重程度评估。

【本幕小结】

本案例患者以四肢乏力、气促为主要临床表现,根据头颅 MRI、脑脊液检查等结果,可以确诊急性吉兰-巴雷综合征,临床上需注意鉴别其他神经系统疾病。

| 第二幕 |

【教师参考重点】

1. 吉兰-巴雷综合征的西医治疗原则是什么?

吉兰-巴雷综合征的治疗主要包括药物治疗、血浆置换及其他一般处理。

(1)药物治疗:①免疫球蛋白。GBS 最主要的治疗药物为免疫球蛋白,临床上建议的使用方法为人血免疫球蛋白,400mg/(kg·d),1 次/d,静脉滴注,连续 3~5 天。②糖皮质激素曾经是 GBS 治疗常用的药物,但已有多项临床试验结果均显示单独应用糖皮质激素治疗 GBS 无明确疗效,糖皮质激素和免疫球蛋白联合治疗与单独应用免疫球蛋白治疗的效果也无显著差异。因此,目前国际的指南已不推荐应用糖皮质激素治疗 GBS。对于糖皮质激素治疗 GBS 的疗效以及对不同类型 GBS 的疗效还有待于进一步探讨。③神经营养药物,临床可使用 B 族维生素治疗,包括维生素 B_1、维生素 B_{12}(甲钴胺)、维生素 B_6 等。

(2)血浆置换:推荐有条件者尽早应用,方法为每次置换血浆 30~50ml/kg,在 1~2 周内进行 3~5 次。血浆置换的禁忌证主要是严重感染、心律失常、心功能不全、凝血系统疾病等;其副作用为血流动力学改变,可能造成血压变化、心律失常;使用中心导管引发气胸和出血以及可能合并败血症。临床上一般不推荐血浆置换和免疫球蛋白联合应用。少数患者在 1 个疗程的血浆置换或免疫球蛋白治疗后,病情仍然无好转或仍在进展,或恢复过程中再次加重者,可以延长治疗时间或增加 1 个疗程。

(3)一般处理:最主要的为呼吸道管理。有呼吸困难和延髓支配肌肉麻痹的患者应注意保持呼吸道通畅,尤其注意加强吸痰及防止误吸。对病情进展快,伴有呼吸肌受累者,应该严密观察病情,若有明显呼吸困难,血氧分压明显降低时,应尽早行气管插管或气管切开,进行机械辅助通气。其他的处理包括卧床后相关并发症的预防,如肺部感染、下肢深静脉血栓等。病情稳定后,早期进行规范的神经功能康复锻炼,以预防废用性肌萎缩和关节挛缩。

2. 吉兰 - 巴雷综合征的预后如何?

作为神经内科急危重症,吉兰 - 巴雷综合征是一种危及生命的疾病,约有 1/3 的患者需要收入监护室治疗,严重者可引起死亡。在欧洲及北美地区,吉兰 - 巴雷综合征患者的病死率约在 3%~7%,死亡风险增高的预测因子为高龄、病情严重、心肺并发症、机械通气和全身感染。一项研究显示,多数患者死亡发生在发病的 30 天之后,另一项研究也显示多数患者死于恢复期。因此,GBS 恢复期的患者以及从重症监护室内转出的患者仍需密切观察和支持性照顾。最常见的死因为呼吸功能不全、肺部感染、自主神经功能障碍和心搏骤停。

本病可以累及呼吸肌,引起呼吸肌无力,进而出现呼吸衰竭,这是导致患者死亡的主要原因之一。一旦患者出现累及呼吸肌、呼吸衰竭的表现,需要考虑积极的机械通气治疗、免疫球蛋白冲击以及必要时的行血浆置换治疗。因此,在临床诊治急性吉兰 - 巴雷综合征患者时,需要重点关注呼吸功能的评估,及早发现可能的危重患者,以期早期干预、改善患者预后。

3. 中医对本病如何辨证施治?

现代医家对中医治疗吉兰 - 巴雷综合征进行了不少研究。有学者对吉兰 - 巴雷综合征的中医证候分型进行了临床观察,发现在急性期最常见的证型为气虚湿热证,且病情越重气虚湿热证的发生率越高,其他常见的证型包括单纯的湿热证以及气虚夹湿证。而在恢复期,主要为气阴两虚证或气阴两虚夹湿证。

在治疗方面,临床上有采用分型辨证施治者,如郑绍周教授采用中西医结合的方法分期进行辨证施治。急性期分为湿热浸淫、气血不行证;脾肾两亏、寒湿下注证。前者用二妙散加减进行治疗,后者予麻黄附子细辛汤合胃苓汤加减。缓解期分为脾胃虚弱证、气虚血瘀证,分别用四君子汤和补阳还五汤加减进行治疗。此外,也有应用经方、验方治疗者,如陈某应用强筋健骨汤结合西药治疗,其具体方药如下:黄芪、党参、茯苓、白术、当归、熟地、砂仁、川芎、白芍、山萸肉、莲子肉、枳壳、赤芍、龟板、续断,随证加减治疗。

除了药物外,针灸治疗吉兰 - 巴雷综合征具有一定的效果,可能是通过调节免疫状态、消除局部水肿、改善循环、促进神经修复等发挥疗效的。临床上除了选用阳明经穴外,部分研究提示五脏俞穴、督脉穴位,以及华佗夹脊穴在治疗吉兰 - 巴雷综合征方面具有较好的疗效。

【教师注意事项】

急性吉兰 - 巴雷综合征可以并发呼吸衰竭,故治疗过程中需要重点关注呼吸功能的评估,注意引导学生掌握急性吉兰 - 巴雷综合征的治疗原则,以及危重并发症的早期识别和救治原则。

【本幕小结】

该患者确诊为急性吉兰 - 巴雷综合征合并呼吸衰竭,经中西医结合积极救治,病情逐渐好转,最终康复出院。

【参考文献】

1. 中华医学会神经病学分会,中华医学会神经病学分会周围神经病协作组,中华医学会神经病学分会肌电图及临床神经电生理学组,等. 中国吉兰- 巴雷综合征诊治指南 2019[J]. 中华神经科杂志,2019,52(11):877-882.

2. 高长玉,刘桂宇,韩淑芬,等. 吉兰- 巴雷综合征中医证候分布的研究[J]. 中国中医基础医学杂志,2007,13(2):136-138.

3. 代铁良,徐衍华,况时祥. 况时祥教授治疗痿证的经验[J]. 贵阳中医学院学报,2012,34(2):8-9.

(周耿标)

案例8 破 伤 风

·········| 第一幕 |·········

【教师参考重点】

1. 引起肌痉挛的常见疾病有什么?

脑膜炎、士的宁中毒、药物诱导性肌张力障碍、子痫、僵人综合征及癔症等疾病均可表现为肌痉挛,通过比较发病原因、原发病的其他表现,一般不难鉴别(表 3-18)。

表 3-18 引起肌痉挛的常见疾病鉴别要点

疾病	鉴别要点
脑膜炎	常有剧烈头痛、高热、意识障碍;脑脊液及 MRI 检查异常
士的宁中毒	有可疑中毒史;血尿检查可有异常
药物诱导性肌张力障碍	有吩噻嗪类药物或甲氧氯普胺使用史;表现为头颈部肌肉扭转动作和眼球偏斜,发作间歇期无肌肉强直;使用抗胆碱能药物可缓解
狂犬病	有被动物咬伤或抓伤病史;以吞咽肌痉挛为主,表现为饮水不能下咽并大量流涎
子痫	妊娠妇女在子痫前期基础上发作;抽搐发作前及抽搐间期常有意识丧失;多无外伤史
僵人综合征	无牙关紧闭或面部痉挛;对地西泮反应迅速
癔症	多发于青年女性,有独特的性格特征;发病前有精神因素;用语言暗示或间接暗示常能奏效

2. 破伤风的致病过程及临床表现有什么?

破伤风的致病菌是破伤风梭菌,在自然环境中处于芽孢形态,经皮肤或黏膜破损处侵入人体后可在适当条件下转变为有活性、可产生毒素的增殖体,依靠分泌的痉挛毒素与宿主的脊髓或脑干神经元受体不可逆性结合、阻止抑制性神经递质释放而致病。其潜伏期 3 天 ~3

周,多于1周左右发病。全身骨骼肌均可受累,通常以咀嚼肌、面部表情肌为首,继而颈、项、背、腹、四肢肌肉,最后累及膈肌、肋间肌,表现为咀嚼无力、嚼肌酸胀、张口受限、苦笑面容、牙关紧闭、腹肌紧张、腰背强直、角弓反张、呼吸困难。临床特征为持续性肌强直及发作性肌痉挛。声、光、接触、饮水等轻微刺激均可致肌痉挛发作,持续数秒到数分钟不等,发作时意识清醒,发作频率越高,预后越差。严重者可出现自主神经功能紊乱,影响心血管系统的调节,表现为血压过高/低,心动过速/缓,心律失常,甚至呼吸心搏骤停。常见并发症有肌肉断裂、骨折、肺部感染、尿潴留、多器官功能衰竭、心搏呼吸骤停等。

3. 破伤风如何诊断及严重程度分级?

破伤风的诊断以伤口组织分泌物培养出破伤风梭菌,或聚合酶链反应检测阳性为金标准,因阳性率低(6.2%),阴性不能排除诊断,故目前破伤风的诊断主要依靠病史及症状。①发病前有外伤、动物咬伤或抓伤、药物注射等致皮肤及黏膜损害的高危因素(据报道,有15%~25%的患者无明确近期外伤,故无明确皮肤及黏膜损伤史并不能作为破伤风的排除标准);②有牙关紧闭合并1个以上的下述症状:苦笑面容、肌紧张、吞咽困难、呼吸窘迫;③压舌板试验阳性(敏感性94%,特异性100%)、肌紧张、自主神经功能紊乱相关体征。

目前临床上主要用Ablett分级系统对破伤风进行严重程度分级(表3-19)。

表3-19　破伤风严重程度Ablett分级系统

分级	临床特点
1级(轻型)	轻至中度的牙关紧闭和全身强直,轻微或无吞咽困难,无呼吸窘迫。
2级(中型)	中度的牙关紧闭和全身强直,有吞咽困难和呼吸窘迫,短暂肌痉挛发作。
3级(严重型)	严重的牙关紧闭和全身强直,严重的吞咽困难和呼吸窘迫,严重持续的肌痉挛。
4级(非常严重型)	严重的破伤风症状及自主神经功能障碍症状,特别是交感神经过度激动

该例患者已出现明显的自主神经功能障碍,虽然发热是交感神经过度激动的表现,但需与破伤风发病后合并感染相鉴别。

4. 中医对破伤风病因病机如何认识?

破伤风这一病名最早见于唐代蔺道人的《理伤续断方》,宋代王怀隐等在《太平圣惠方》中对该病进行了概念性的解释:"此皆损伤之处,中于风邪,故名破伤风也。"可见,传统医学认为破伤风是因金疮破损,气血亏虚,疮口不洁,失于调治,风毒之邪乘虚侵袭经络肌腠,渐传入里而郁闭经脉,致使营卫不得宣通,郁久化热,耗伤阴液,肝血不足不能滋养筋脉而发病。病机为邪壅经络,筋脉失养。

【教师注意事项】

1. 虽患者发病前有外伤史,且现有牙关紧闭、压舌板试验阳性等表现均符合破伤风诊断。但需引导学生进行鉴别诊断,切忌先入为主。

2. 引导学生结合该病例掌握应用破伤风Ablett分级系统、排查有无相关并发症、分析预后影响因素等,提高学生积极性及运用知识的能力。

【本幕小结】

患者中年女性,发病前 3 天有足底外伤史,现因"后背僵硬、疼痛 1 天,言语不利、气促半天"入院。通过把握病例特点、鉴别诊断及评估病情严重程度,加深学生对此类疾病的认识,为下一步诊治方案的制订做准备。

·················| **第二幕** |·················

【教师参考重点】

1. 破伤风的西医治疗原则有哪些?

破伤风的西医治疗包括伤口处理、抗生素应用、中和毒素、解除痉挛、营养支持、纠正自律性不稳定、维持气道通畅、防治相关并发症等方面。

(1)及时清创:消除厌氧环境、清除毒素来源。包括彻底清除异物及坏死组织、扩大深部伤口创面、消毒及引流。

(2)应用抗生素:在充分清创的基础上应用抗生素有助于杀灭或抑制破伤风梭菌生长,减少神经毒素的释放。临床上推荐青霉素及甲硝唑为一线用药。由于动物实验表明使用大剂量青霉素可增加惊厥风险进而加重病情,不少专家推荐甲硝唑作为治疗破伤风的首选抗生素。虽然 1~3 代头孢菌素、多西环素、大环类酯类、克林霉素、万古霉素、氯霉素等亦应用于破伤风的治疗,但其有效性尚不确切。

(3)中和游离毒素:破伤风毒素由菌体分泌到血液循环,与神经组织结合后便无法中和。故一旦诊断为破伤风,应尽早使用人免疫球蛋白或抗破伤风毒血清中和循环中的游离毒素,从而减轻病情严重程度、缩短病程。

(4)解除肌肉痉挛:强烈或持续的肌痉挛可引发肌肉断裂、骨折、肺部感染、器官功能衰竭、心搏呼吸骤停等并发症,严重影响预后。因而,减少、解除肌肉痉挛发作是破伤风治疗过程中的一项重要的措施。除减少不必要的刺激(声、光、医疗操作等)外,需应用有镇静、镇痛、肌肉松弛作用的药物迅速控制症状。其中,镇静是关键。而镇痛药可解除持续肌肉收缩导致的剧烈疼痛,从而帮助减少镇静药物剂量,使患者尽可能保持觉醒状态,对气道管理等方面有利。对镇静镇痛治疗仍控制不理想的肌肉痉挛、抽搐,可在机械通气、管饲饮食基础上加用骨骼肌松弛药。

(5)纠正自律性不稳定:自律性不稳定与破伤风毒素所致的自主神经功能紊乱相关,主要影响自主神经对心血管系统的调节,甚至引发恶性心律失常、心搏骤停,是导致并发症和死亡的重要原因,可发生于各个分级的破伤风患者中。充分的镇静治疗是评估和治疗自律性不稳定的基础和关键。吗啡、芬太尼、α 及 β 受体阻滞剂是常用药物。

(6)气道管理:破伤风患者存在张口及吞咽困难,咳痰能力差,易导致误吸、肺部感染、肺不张,喉肌、膈肌、肋间肌痉挛,亦可导致呼吸困难、窒息、呼吸衰竭等并发症,从而危及患者生命。良好的气道管理显得尤为重要。对意识障碍及高度气道梗阻、窒息风险者,尽早开放气道、保持气道通畅,必要时行机械通气治疗是降低病死率的关键环节。

(7)营养支持、稳定内环境、预防并发症:重症破伤风患者常存在进食困难,且持续肌强直及发作性肌痉挛甚或抽搐使患者处于高代谢状态,管饲饮食可以在保证营养需求的同时维持患者原有的胃肠道功能,避免长期禁食禁水引起肠道菌群失调,所以,管饲饮食是破伤风患者的首选营养支持方式,仅在肠内营养无法实施或不足以供应机体需求时方采用肠外营养。此外需定期监测生化指标,及时纠正水、电解质、酸碱平衡。同时需做好并发症的预防,必要时留置尿管以监测尿量、缓解尿潴留;用质子泵抑制剂预防应激性胃溃疡;定期翻身预防压疮;应用低分子肝素防静脉血栓形成。

2. 破伤风的中医治疗方法有哪些?

中医对其病因病机的认识:风毒之邪从伤口入络,致使筋脉不通、肌肉失养而为病。故一般的疏风解表药往往效果不佳,需用入络搜风药。经历代医家不断总结、改进,玉真散、五虎追风散被认为是治疗破伤风的代表方,有些时候甚至合方使用。除如《要药分剂》所云"破伤风宜以全蝎、防风为主"外,大剂量应用蝉蜕、蜈蚣、僵蚕等虫类药物亦收效甚佳。以该患者为例,经综合辨证,考虑为邪毒伤络、风痰内扰,选方可用玉真散加减,同时加用全蝎、蜈蚣、蝉蜕 3 种虫类药以平肝息风镇痉、解毒通络止痛,并配合芍药甘草汤柔筋缓急,大黄通腑泄浊、直折热势。诸药合用,达到平肝祛风、安神解痉之功,既可弥补西药之不足,又可增强西药疗效,故收效良好。

3. 外伤后如何进行破伤风免疫干预?

目前针对破伤风的免疫制剂有破伤风类毒素(tetanus toxoid,TT)、破伤风抗毒素(tetanus antitoxin,TAT)及破伤风免疫球蛋白(tetanus immunoglobulin,TIG)3 类。其中,破伤风急性期给患者注射人免疫球蛋白或破伤风抗毒素中和循环中的游离毒素属于被动免疫(机体被动接受抗体、致敏淋巴细胞或其产物所获得的特异性免疫能力)范畴。而接种破伤风类毒素(即破伤风疫苗)使人体产生破伤风抗体的过程属于主动免疫(利用抗原刺激使机体产生抗体或致敏淋巴细胞)。

受伤(包括表皮伤口、手术操作、昆虫及动物咬伤、牙齿感染、开放性骨折、慢性伤口、静脉药物滥用等)后是否需要免疫干预、怎样免疫干预来预防破伤风主要是由伤口情况和既往破伤风免疫情况决定的。现将普通人群的免疫干预原则简述如下。

(1)既往接受过破伤风全程免疫的人群,无论何种伤口性质均无需进行破伤风的被动免疫。此类人群,若受伤时间距最后一剂免疫加强时间大于 5 年者,均需再接种一次破伤风疫苗,剂量为 0.5ml。

(2)免疫史不详或非全程免疫人群,受伤后建议重新完成全程免疫(即在受伤后第 0 天、1 个月后、7 个月后分别接种一次破伤风类毒素,每次剂量为 0.5ml)。此类人群中若患者的伤口为不洁或污染伤口,需在此基础上一次性肌内注射破伤风人免疫球蛋白 250~500U。针对免疫缺陷人群、孕妇、婴幼儿等特殊人群的免疫方案详见《中国破伤风免疫预防专家共识》。建议军人、警察、建筑工人、园艺工人、农民、野外作业、探险人员等高危群体及早进行破伤风的主动免疫。

另外,确诊破伤风的患者因发病时的破伤风毒素不足以使机体产生足量抗体,少量破伤风毒素的存在仍可使患者再度发病,故应在诊断 1 个月后再次给予 250IU TIG 肌内注射以完成主动免疫。

【教师注意事项】

1. 重点引导学生掌握破伤风的治疗原则。从具体镇静镇痛、抗生素治疗方案的制订、并发症的防治中,培养学生权衡利弊、防患于未然的临床决策思维模式。

2. 本例设置了行腰椎穿刺术引出淡红色脑脊液,为进一步鉴别真性和假性血性脑脊液复查头颅 CT、完善腰椎 CT 检查的情节;以及呼吸肌受累患者虽然未行气管插管,但是做了纤维支气管镜检查、做好时刻插管准备的桥段。为使学生认识到临床实践的复杂性,养成诊断与鉴别诊断、治疗利弊权衡需贯穿诊疗过程始终的思维习惯。

3. 帮助学生掌握如何针对不同外伤人群进行破伤风免疫干预。

【本幕小结】

患者为中重度破伤风患者,病程中出现全身肌肉强直、躯干肌肉抽搐、气促等症状,经中西医积极救治,患者病情改善转至普通病房。

【参考文献】

1. KARNAD D R, GUPTA V. Intensive care management of severe tetanus [J]. Indian J Crit Care Med, 2021, 25(Suppl 2): S155-S160.

2. 中国创伤救治联盟,北京大学创伤医学中心. 中国破伤风免疫预防专家共识[J]. 中华外科杂志, 2018, 56(3): 161-167.

3. 非新生儿破伤风诊疗规范(2019 年版)编写审定专家组,外伤后破伤风疫苗和被动免疫制剂使用指南(2019 年版)编写审定专家组. 非新生儿破伤风诊疗规范(2019 年版)[J]. 中华急诊医学杂志, 2019, 28(12): 1470-1475.

(谢东平　陈瑞兰)

案例 9　癫痫持续状态

第一幕

【教师参考重点】

1. 癫痫持续状态的定义是什么?

一般认为,一次癫痫发作持续 30 分钟以上,或者发作间期意识不能恢复的 2 次或 2 次以上连续发作持续达 30 分钟以上,均称为癫痫持续状态。中国抗癫痫协会主编的《临床诊疗指南·癫痫病分册》中提出的定义是:一次发作持续时间大大超过了该型癫痫发作大多数患者发作的时间;或反复发作,在发作间期患者的意识状态不能恢复到基线水平。

2. 癫痫持续状态常见的发病原因有哪些?

癫痫持续状态可由原发性及继发性原因引起。以继发性癫痫持续状态为常见,包括颅脑外伤、颅内感染、脑血管病、颅内肿瘤、代谢性脑病、药物中毒、变性及脱髓鞘性疾病等多种疾病所致。原发性癫痫持续状态者多为难治性癫痫迁延不愈所致。由于临床更多见的是继发性癫痫,因此在对症抗癫痫治疗的同时,一定要同步积极查找病因,对于一些原因尚不明确者,在病情稳定后尽早完善头颅 CT 等相关影像学检查,以免延误对原发病的治疗。在临床上,医师往往比较重视脑部基础疾病的排查,而忽视了一些药物因素、代谢因素。其中常见的药物因素如喹诺酮类抗生素、糖皮质激素、异烟肼、三环类抗抑郁药、抗胆碱酯酶药、阿苯达唑、亚胺培南等;代谢因素如严重的感染、电解质紊乱、酸碱中毒、缺氧等。

3. 癫痫持续状态常见的临床分型、鉴别诊断要点是什么?

对于癫痫持续状态,常见的临床类型包括如下几种:全身惊厥性癫痫持续状态、全身非惊厥性癫痫持续状态、简单部分性发作持续状态、复杂部分性发作持续状态等。其中以全身惊厥性癫痫持续状态最为严重,临床也最为常见,表现为反复的全身强直——阵挛发作,两次发作间期意识不清,或1次发作时间持续在30分钟以上。发作时全身抽搐、呼吸停止,可造成脑缺氧、充血、水肿,重则形成脑疝甚至死亡,病死率与致残率均较高。典型的全身惊厥性或非惊厥性癫痫持续状态容易识别,但单纯部分性有时需要临床医师的仔细观察。患者有癫痫发作病史、其他病史、发作的临床表现对诊断有重要意义。此外,脑电图在诊断、鉴别诊断、分类、监护、疗效判断等方面有重要的价值,对于怀疑单纯部分性发作的患者应该尽快完善脑电图检查。

4. 中医对癫痫的病因病机如何认识?

癫痫属于中医学"痫病"范畴,本病在《黄帝内经》就有认识,历代医家对癫痫的论述颇多,积累了宝贵的治疗经验。从病位来讲,痫病与五脏均有关联,但主要责之于心。其基本病机如下:脏腑失调,痰浊阻滞,气机逆乱,风痰内动,蒙蔽清窍。痫病病理因素以痰为主,不少医家均强调"痰"邪作祟为癫痫发病的主要原因,如《医学纲目·癫痫》记载"癫痫者,痰邪逆上也";虞抟于《医学正传》中云"痫病独主乎痰,因火动之所作也"。痫病之痰,具有随风气而聚散和胶固难化两大特点,本病之所以久发难愈,反复不止,正是由于胶固于心胸的"顽痰"所致。除了痰邪外,瘀血、火热、气滞是常见合并存在的病理因素。除了上述标实的病理因素外,还多存在肝、脾、肾三脏的虚损。在治疗上,痫病可分为发作期、缓解期分别辨证施治。

【教师注意事项】

该例患者继发性癫痫诊断明确。对于继发性癫痫,临床上应该积极查找其病因。该例患者脑梗死后出现反复癫痫发作,发作初期抽搐肢体为原瘫痪侧肢体,均支持患者癫痫发作的病因为脑血管病。通过本案例教学,学生能够掌握继发性持续性癫痫的诊断、病理、诱因等相关知识,培养学员综合分析问题的能力,拓展临床思路。

【本幕小结】

本例患者诊断为典型的继发性癫痫持续状态,诱因明确,临床上注意与原发性持续性癫痫相鉴别。

| 第二幕 |

【教师参考重点】

1. 癫痫持续状态的治疗原则是什么? 抗癫痫药物如何使用?

癫痫持续状态的治疗应以尽快终止癫痫发作,维持生命体征稳定,尤其是维持呼吸、循环系统的稳定为主要原则。研究发现,随着癫痫时间的延长,不仅脑细胞会加速死亡,中枢对苯二氮䓬和巴比妥类药物的耐药性也会逐渐增加。因此,尽快终止癫痫发作是癫痫救治中的首要任务。苯二氮䓬类药物,包括地西泮、劳拉西泮、咪达唑仑等为癫痫治疗的首选药物。其中地西泮在国内普遍首选,起效快,对各型癫痫持续状态均有疗效,但剂量过大可导致呼吸抑制和低血压,对本药的反应个体差异性很大,因此临床使用应特别加以警惕,随时做好建立人工气道的准备。此外,本药因其有很快重新分布的特点,不易维持有效受体质量浓度,故控制惊厥作用的维持时间较短,对于难治性癫痫持续状态需要考虑持续静脉使用。其他药物,如咪达唑仑均可以考虑持续静脉使用,以期减少癫痫的反复发作。但静脉持续使用苯二氮䓬类药物,呼吸抑制、气道梗阻的风险加大,需要密切监测、评估呼吸情况,避免出现意外。如果出现难治性癫痫,使用苯二氮䓬类药物疗效较差时需考虑联合用药。一般认为,在使用苯二氮䓬类药物的基础上仍再次出现癫痫发作或者癫痫持续超过10分钟,需要考虑加用苯巴比妥、苯妥英钠。如上述药物重复应用仍无效,可换用包括麻醉剂在内的其他药物,如丙泊酚等。此时需要尽早建立人工气道,为麻醉剂的使用保驾护航。

2. 癫痫持续状态治疗过程中的呼吸、循环支持该如何实施?

在抗癫痫的同时,维持生命体征,尤其是呼吸、循环的稳定同样非常重要。在癫痫发作时,由于气道管理未到位导致意外的情况在临床上时有发生。因此,对于癫痫持续状态患者,一定要立即予生命体征监测,重点观察外周血氧饱和度及定期肺部听诊,完善血气分析检查,定期吸痰,对患者的呼吸功能及气道引流情况进行评估,一旦发现存在气道梗阻、缺氧风险时应立即建立人工气道,必要时呼吸机辅助通气。此外,由于癫痫持续状态可导致乳酸堆积、酸中毒,加之苯二氮䓬类等药物的使用,患者往往出现血压下降,甚则休克。因此,循环的稳定同样需要引起重视。在临床上,由于癫痫发作时肢体抽搐,可导致血压难以测量或者测量结果不准,此时对于过高的舒张压或者脉压差变小的血压值应有疑问,重复多次测量,尤其是抽搐停止时测量血压,以期获得准确的血压值,从而做出针对性的处理。必要时可考虑有创血压监测。考虑到肢体抽搐可能影响到外周静脉的通畅,在没有建立中心静脉导管前,应该考虑建立2条以上的外周静脉通路,以供急救时使用。

此外,在癫痫的治疗中应包括亚低温治疗、甘露醇等脱水治疗、维持电解质、酸碱平衡等。在对症处理的基础上,需要积极寻找癫痫诱发的原因并加以解决。

3. 本病的中医辨证施治原则是什么?

痫病发作期的治疗当以治标为主,在辨证上应首分阴阳。其中阳痫者具有火热之象,发病前往往具有急躁易怒、心烦失眠、口苦咽干、便秘溲黄等表现,发病时除了肢体抽搐的表现外,还可见高热、面红目赤、痰黄稠、舌红、脉滑数有力等表现。而阴痫者则火热之象不明显,发病前常有眩晕、头昏、胸闷、乏力、痰多、心情不悦等表现,发作时除了肢体抽搐的表现外,还可见四末不温、舌暗、脉细数无力等表现。由于癫痫发作时可供采集的四诊资料较为有限,故仔细地观察患者的颜面色泽、四末温度及脉诊非常重要,面色红或晦暗不华,四末温暖或不温,脉常见数脉,但有有力、无力的区别。在重点采集上述临床资料的同时,需要重点询问家属患者平素的体质状态。此外,阳痫多见于中年、青年等体质壮实者,而老年人则常见阴痫。上述是临床上辨证的主要依据。在分阴阳的基础上,同时注意瘀血证、腑气不通证的辨识,观察患者是否存在肌肤甲错、皮下瘀斑、舌暗、大便不通等临床征象。

在治疗上,针对阳痫,治疗当以清热泻火,化痰开窍为法,临床上可考虑以龙胆泻肝汤合涤痰汤加减。在具体的用药方面,除了选用一些清热化痰、开窍的药物外,还可考虑以下几类药物的使用。首先是金石类药物,这类药物具有很强的重镇平气逆的作用,镇静安神止惊尤为有效,常用的药物包括紫石英、生龙骨、生牡蛎等,对用了现代药物仍反复发作,辨证属于热病癫痫者每能获效,但需注意中病即止。其次是一些虫类药物,虫药性走窜,为血肉有情之品,入血则搜风。现代药理研究证明,大多数虫类药都具有不同程度镇静,抗惊厥作用。常用的虫类药包括僵蚕、全蝎、蜈蚣等,这类药物同样注意不可久用,以及注意对患者消化道的影响。除了传统的中药汤剂外,治疗阳痫还可采用中成药注射液以急救,常用的包括清开灵注射液、醒脑静注射液。

阴痫多见于久病、体虚的老年患者,此时治疗上当以涤痰息风、开窍定痫为主,可考虑以定痫丸加减。在具体的用药方面,这类患者不宜过用寒凉,且在涤痰治疗上应该同时对痰证产生的病因进行干预,即所谓"见痰不治痰"。临床体会,这类患者的脾胃功能较差,脾为生痰之源。因此对于阴痫,在化痰治疗的同时,可早期配合使用一些健脾化痰浊的药物,如白术、茯苓、厚朴等。

对常见合并证候的治疗。由于癫痫为反复发作的慢性疾病,病延时久必伤其正气,正气虚则行无力,停滞而成瘀。加之久病入络,因此不少医家均认为瘀血是癫痫发病中一个重要的因素。痰浊与瘀血形成之后,常交结为患,互为因果。因此,在急性期治疗过程中,可使用一些活血祛瘀类药物,如丹参注射液等,在中药汤剂中合并使用丹参、桃仁、红花等活血祛瘀类药物。

【教师注意事项】

临床教学上应培养学员综合分析问题能力,分清主次,科学地分析、推理其发病所涉及的人体系统、可能影响到的器官及功能等,从而能够获取并深刻记忆、理解癫痫持续状态的诊治思路。

【本幕小结】

患者诊断为继发性癫痫持续状态,经中西医积极救治,患者病情改善转普通病房继续治疗。

【参考文献】

1. 中国抗癫痫协会. 临床诊疗指南:癫痫病分册[M]. 2023 修订版. 北京:人民卫生出版社,2023.

2. 吴婧,袁斯远,刘冲冲,等. 癫痫发作的病机探析[J]. 北京中医药,2021,40(5):508-511.

(周耿标)

案例 10　脑　脓　肿

————————————————｜ 第一幕 ｜————————————————

【教师参考重点】

1. 意识障碍的常见病因有哪些?

意识障碍的原因很多,主要分以下几大类:

（1）幕上病变：癫痫、脑栓塞、肿瘤、脓肿、血栓形成、脑水肿、脑内血肿、硬膜下血肿、硬膜外血肿。

（2）幕下病变：肿瘤、脓肿、脑桥出血、小脑出血、基底动脉血栓形成。

（3）弥散性脑部病变：脑炎、脑膜炎、蛛网膜下腔出血、高血压脑病、脑型疟疾、广泛的颅脑外伤。

（4）代谢、中毒性疾病：①血含氧过低，如高山病、窒息、严重肺功能不全、严重哮喘持续状态、先天性心脏病、一氧化碳中毒、严重贫血等；②脑血流量过低，如心脏停搏、心肌梗死、充血性心力衰竭、阿 - 斯综合征、心律失常、血容量不足、严重感染或外伤的休克状态；③糖供应缺乏，如自发性低血糖、药物性低血糖；④维生素缺乏，如昏迷偶然见于硫胺或烟酸的急性缺乏；⑤内脏疾病，如肝性脑病、糖尿病昏迷、尿毒症脑病、肺性脑病、垂体功能减退、肾上腺功能减退、甲亢危象等；⑥水、电解质紊乱，如水中毒、糖尿病非酮症高渗性昏迷、高钙血症、低钠血症、碱中毒等；⑦外来因素，包括高温、低温，铅、锡、镁、酒精、有机磷、有机卤素、镇静剂、安定剂、麻醉剂等中毒。

2. 脑脓肿的诊断标准是什么？

脑脓肿因原发感染灶的来源不同而有其不同的病因及分类，一般可分为耳源性、血源性、外伤性以及病因不明的隐源性，其诊断需从以下几个方面着手：

（1）临床表现：与脓肿所处的时期、部位有着密切关系，可分为全身感染症状与神经系统症状。全身感染症状主要为发热，但如脑脓肿进入包膜形成期，亦可不出现发热；此外，可有原发感染灶的临床表现。神经系统症状主要表现为高颅压症状（头痛、呕吐，甚至昏迷等脑疝危象）以及脓肿所在部位引起的局限性神经体征。脓肿的好发部位以额叶最多见，其次是颞叶、额顶叶、顶叶、小脑、枕叶；丘脑、垂体、基底核和脑干相对少见；常见的局限性神经体征如杰克逊发作、单瘫、偏瘫等。

（2）CT 和 MRI 扫描可明确脑脓肿所在的部位、大小及其所处的病理时期。CT、MRI 可见圆形或类圆形的特征性脑脓肿改变，典型者可根据 CT、MRI 确诊。CT 可见低密度的脓肿中心，周围边界清晰或者不清，环壁周围水肿；增强下表现为脓肿壁明显强化，且多光滑，厚度均匀，而脓腔中心不强化，病灶中出现气体及多环相连是其特征性表现。而常规 MRI 扫描则表现为脓肿中心 T1WI 极低信号影，T2WI 明显高信号，周围为水肿；而脓肿壁 T1WI 为等或高信号，T2WI 为低信号，明显强化。

（3）穿刺、手术等方法证实脑内脓性分泌物可确诊，细菌培养等方法可明确病原学诊断。

3. 中医对本病的病因病机如何认识？

脑脓肿属于中医学"脑痈""颅脑痈"等疾病范畴。常见的病因包括以下几方面。①颅脑外伤，瘀毒化痈；②火热痰毒，上注成痈；③伏毒内发，上攻入脑。本病急性期病情危重，发展较快，以实证为主；缓解期则病势较缓，以虚证及虚实夹杂证为多见。

在急性期中，无论何种病因，总以毒热内闭清窍为主要病机，临床表现为高热、神昏；部分患者兼有肝风内动、风火相煽，出现肢体抽搐的表现；部分患者表现为痰热交困，出现喉间痰鸣，以及耳、鼻清窍流浊涕、浓痰的表现；部分患者瘀毒内阻、热入营血，出现皮下瘀斑、皮肤青紫等表现；其危重患者可出现毒热内陷、元气衰败之脱证，病势凶险。如进入缓解期，则往往表现为正气耗损、余毒未净,其正气耗损以气阴不足为常见,并往往兼有瘀血、痰浊阻络之证,表现为神志呆蒙、肢体偏瘫、麻木等。

【教师注意事项】

本例患者住院期间突发意识障碍,头颅 CT 提示颅内部分区域结构显示不清,需进一步完善 MRI 明确诊断,临床教学上需引导学生充分认识到对意识障碍的原因分析当分清主次,首先排除颅内病变,培养学生对重要生命体征变化的警觉性和临床思维能力。

【本幕小结】

患者以发热、头痛、呕吐为初起症状,诊断为社区获得性肺炎收入呼吸科,入院第三天出现意识障碍,伴血氧下降,结合头颅 CT 高度怀疑颅内病变,临床上需注意对引起意识障碍的病因进行鉴别以明确诊断。

第二幕

【教师参考重点】

1. 脑脓肿的手术指征和手术禁忌证是什么?

如果使用现代立体定向神经外科技术,几乎所有的直径≥1cm 的脑脓肿均可以进行立体定向吸引手术,而不管它们的位置如何。传统手术指征包括以下几方面:①对药物治疗无反应,需手术引流;真菌、结核分枝杆菌、放线菌和诺卡氏菌感染患者对抗感染药物反应性低,建议切除病灶;②外伤后脓肿需手术去除异物或骨片;③脑疝风险较高的小脑、脑干脓肿;④脑室周围脓肿;⑤多发脓肿抽吸最大的一个用于诊断,如其他病灶有占位表现,也要切除。

手术禁忌证:①直径<2cm,慢性包裹性脓肿;②多发小脓肿;③一般状况差,不能耐受手术。

2. 脑脓肿抗感染治疗的原则是什么?

一般认为,首选抗感染药物而非手术治疗脑脓肿的指征包括以下几方面:①小脓肿(直径<2.5cm);②初始临床状态良好(GCS>12);③病原明确;④多发脓肿;⑤脓肿术后;⑥术后出现占位表现;⑦患者不能耐受手术。

根据病原学是否明确,脑脓肿的抗感染治疗可以分为经验性治疗和针对性治疗两种。根据病原学的流行病学资料,脑脓肿的病原学以细菌为主,其中更是以革兰氏阳性球菌占多数,其次为厌氧菌,因此,经验性抗感染治疗需要考虑覆盖球菌和厌氧菌这两类病原菌。在具体选药方面,同时需要考虑选用能够有效通过血脑屏障的药物。综合上述因素,在病原学未明的情况下,推荐应用万古霉素覆盖可能的阳性球菌作为初始治疗,重症感染者可考虑同时联合应用具有抗厌氧菌活性的头孢三代、碳青霉烯类药物。一旦病原学明确后,应根据药敏结果调整抗感染治疗方案,将经验性治疗改为针对性治疗。

对于抗感染的疗程,一般认为,手术治疗的脑脓肿患者,建议抗感染疗程为 4~6 周;纯药物治疗患者,疗程 6~8 周;免疫缺陷并发脑脓肿的患者,疗程 3~12 个月。

3. 脑脓肿的中医辨证施治原则是什么?

在临床上,本病急性期的治疗重在清热解毒、活血通络、化痰开窍,但临证仍要根据其病因、病机的特点及转化,对上述治疗进行侧重选择。尤其是应该权衡毒热与正气的消长进退,把握好祛邪与扶正的尺度。同时由于抗菌药物的使用,以及可能的手术治疗,都将对患者的病机演变带来影响,需要在临证时加以分析。进入缓解期,治疗的重点当以益气养血、托毒透邪、化瘀排脓为主。

在中医的辨证施治中,该患者入院后在呼吸科予小青龙汤温肺散寒,从后续反应看,辨证有误。转入 ICU 后辨证为湿温中的湿热并重,治以清热化湿、涤痰开窍为法,予三仁汤、菖蒲郁金汤加减治疗,疗效明显。脑痈为患,非大虚之人得之,多由毒热太盛,方可上攻至元神之府,故在早期、急性期,毒热炽盛时,总以清热解毒、涤痰凉血为主要治法。待进入恢复期后,再逐步减少祛邪之力,视病情加以扶正。

【教师注意事项】

脑脓肿的处理应重视早期诊断和治疗,感染灶引流、合理使用抗生素及对症支持疗法在脑脓肿的治疗中尤为重要。教学过程中应引导学生重点掌握重症脑脓肿的识别与救治原则,掌握外科手术引流指征及抗感染治疗的原则。

【本幕小结】

本案例患者因社区获得性肺炎入院,入院后病情变化,完善 CT、MRI 检查证实为多发性脑脓肿,明确诊断后经中西医结合积极救治,病情很快好转出院。

【参考文献】

1. 韦可,曹杰,陈大瑜,等. 多发性脑脓肿的综合性治疗(附 5 例分析)［J］. 中国临床神经外科杂志,2021,26(11): 833-834.

2. 朱立欣. 脑脓肿的 CT 和 MR 影像浅析［J］. 中国医药指南,2019,17(31): 82-83.

(周耿标)

第五节　重症消化系统疾病中西医结合诊治案例参考重点

案例 1　急性非静脉曲张性上消化道出血

───────────── | 第一幕 | ─────────────

【教师参考重点】

1. 引起呕血的常见疾病有哪些?

呕血是急性上消化道出血的常见临床症状,是否出现呕血取决于出血部位和出血量及速度,一般胃内积血>250ml 可见呕血。临床上,幽门以上的出血往往兼有呕血,但若幽门以上出血量较少,或出血速度较慢,血液均流入肠内自肛门排出,亦可无呕血症状;同样的,若幽门以下部位的出血量多,血液反流入胃,亦可出现呕血。

临床考虑为呕血前,需注意排除口腔、牙龈、鼻咽、下呼吸道出血的可能。

呕血的常见疾病有:

(1)食管疾病:食管-胃底静脉曲张破裂、食管炎、憩室炎、食管消化性溃疡、食管癌、食管异物、食管黏膜撕裂症(也称马洛里-魏斯综合征)等;

(2)胃及十二指肠疾病:胃及十二指肠溃疡、急性胃黏膜损伤、胃癌、胃黏膜脱垂、胃扭转、胃结核、胃血吸虫病、胃嗜酸性肉芽肿、十二指肠憩室、十二指肠恶性肿瘤等;

(3)胆道、胰腺疾病:胆道出血、胆道结石出血、胰腺癌与壶腹周围癌、胰管出血、胰管结石出血、急性胰腺炎等;

(4)全身性疾病:血液病、尿毒症、应激性溃疡、心脏病、腹主动脉瘤向肠腔穿破、血管瘤、钩端螺旋体病、药物损伤等。

2. 如何根据临床表现快速评估急性上消化道出血的出血量?

急性上消化道出血的主要临床表现为呕血与黑便。每日消化道出血>5ml,粪便隐血试验阳性;每日出血量>50ml则可出现黑便;胃内积血量>250ml可引起呕血,一次性出血量<400ml,血容量轻度减少,可由组织液、脾脏贮血所补充,可不引起全身症状。出血量>400ml,可出现头晕、心悸、乏力等症状。短时间内出血量>1 000ml,可有休克表现。有以下表现亦提示有严重大出血及休克:直立性低血压(平卧位改为坐位时收缩血压下降幅度>15~20mmHg、心率增快>10次/min);收缩压<90mmHg、心率>120次/min,伴面色苍白、四肢湿冷、烦躁不安或神志不清。

3. ANVUGIB的诊断要点是什么?

急性非静脉曲张性上消化道出血(acute non-variceal upper gastrointestinal bleeding, ANVUGIB)是指屈氏韧带以上消化道非静脉曲张性疾病引起的出血,在我国其中以消化性溃疡(约56.6%)、急性胃黏膜病变(13.6%)、恶性肿瘤(13.2%)最为常见。

诊断的内容包括:

(1)症状及体征:出现呕血和黑便症状,伴或不伴头晕、心悸、面色苍白、心率增快、血压降低等周围循环衰竭征象。少数患者仅有周围循环衰竭征象,而无显性出血,应避免漏诊;

(2)内镜检查:无食管、胃底静脉曲张并在上消化道发现出血病灶;

(3)需排除以下情况:口、鼻、咽部或呼吸道病变出血被吞入消化道,服用某些药物(如铁剂、铋剂等)和食物(如动物血等)可引起粪便发黑。

4. 中医对该病的病因病机如何认识?

根据临床症状,中医多归属于"吐血、便血"范畴,本质为络伤血溢。病因病机方面,多有饮食不节、嗜食辛辣酒类,或情志失调、肝郁化火、肝火犯胃,而致热积胃中,热伤胃络,血溢脉外;或因脾虚劳倦、久病气虚,致脾虚不摄,血溢脉外,上逆而吐血,下走大肠则便血;血妄行离经则成瘀血,故常见病因有饮食不节、情志失调、久病劳倦、瘀血内停,主要病机责之于"热""瘀""虚"。

【教师注意事项】

患者来诊时虽然收缩血压仍>90mmHg,但平素高血压病基础,基础血压较高,血压已较基础下降>25%,且伴有周围循环衰竭的表现,休克诊断可明确。患者以急性呕血、休克为主要表现,重点引导学生对引起此类症状的疾病进行思考、鉴别。

【本幕小结】

患者高龄,突发上腹疼痛、呕血伴头晕。对引起这些症状的疾病进行鉴别以进一步明确病情。

······| 第二幕 |······

【教师参考重点】

1. 如何根据临床表现评估急性上消化道出血是否停止?

肠道积血一般需经 3 日才能排尽,临床见患者仍有解黑便并不能说明患者仍有活动性出血。一般若出现如下情况则应考虑存在消化道活动性出血。

(1)反复呕血,或黑便(血便)次数增多,肠鸣音活跃。

(2)周围循环状态经充分补液及输血后未见明显改善,或虽暂时好转而又恶化;中心静脉压仍有波动,稍稳定又再下降。

(3)血红蛋白浓度、红细胞计数与血细胞比容继续下降;网织红细胞计数持续增高。

(4)补液与尿量足够的情况下,血尿素氮持续或再次升高。

(5)胃管抽出物有较多新鲜血。

2. ANVUGIB 的西医治疗原则有什么?

(1)密切观察出血征象、监测生命体征:不同病因的 ANVUGIB 都有一定的再出血风险,需重视胃镜检查下胃肠黏膜的情况,动态观察评估是否存在活动性出血,必要时再次进行胃镜、介入、手术等治疗。

(2)液体复苏:开通快速静脉通道(必要时多条中心静脉通道同时开通),对于血流动力学不稳定的患者,液体复苏优于内镜止血治疗。常用液体有等渗氯化钠注射液、平衡液、全血或其他血浆代替品。血流动力学稳定后尽早采用限制性液体复苏以免出现肺水肿、稀释性凝血功能障碍、血管外液体蓄积等情况。在积极补液的前提下可适当使用血管活性药改善重要器官的灌注。

(3)抑酸:提高胃内 pH 值可促进胃黏膜出血处血小板聚集、纤维蛋白凝块形成,避免已形成血凝块过早溶解,可利于止血和预防再出血,同时可治疗消化性溃疡。尽可能早期应用质子泵抑制剂(proton pump inhibitor,PPIs),可予静脉负荷量 80mg 后再持续以 8mg/h 静脉输注至 72h。在内镜检查前即启用抑酸治疗可降低内镜下止血的需要。

(4)内镜下止血:可采用药物局部注射(常用 1∶10 000 去甲肾上腺素盐水)、热凝止血(高频电凝术、内镜下氩离子束凝固术、热探头凝固、内镜下微波止血等)、止血夹机械止血。

(5)介入下止血:对于内镜下止血失败或外科手术风险过大的患者,可行选择性血管栓塞治疗。术后仍有止血失败、再发出血的可能,仍需密切观察,先行胃镜检查有较明确的出血范围(帮助明确栓塞血管的选择)、造影过程中有活动性的出血(才可见明显的造影剂外渗)的情况可有较好的止血效果。

(6)外科手术治疗:经各种检查仍未能明确诊断而出血不止,病情特别凶险者,或药物、内镜、介入治疗失败,可考虑外科手术剖腹探查,可术中结合内镜检查,明确出血部位后再行治疗。

(7)病因治疗:对于幽门螺杆菌(helicobacter pylori,Hp)阳性的消化性溃疡患者,需行Hp 根除治疗的,应在出血停止后尽早开始,可防止溃疡复发、胃癌发生、胃癌复发。对于需要服用抗凝抗血小板聚集药物的患者需注意调整药物种类与剂量,同时给予抑酸护胃药物,密切观察出血情况。

3. 该病的中医治疗如何切入?

呕血临床常见以下证型:

(1)胃热炽盛证,表现为血色较红,口苦口干,胃中灼热感,舌红苔黄脉滑,治疗当以清胃泻火、化瘀止血之法。

(2)肝火犯胃证,表现为口苦胁痛、心烦易怒,舌红苔黄脉弦,治疗当予清肝泻火止血之法。

(3)脾虚不摄证,表现为神疲乏力、面色苍白、头昏,便稀软,舌淡苔白脉细,治疗予益气摄血之法;若气虚及阳,可温阳益气摄血。

(4)瘀血阻络证,表现为呕血血色紫暗,胃脘痛如针刺,痛有定处,拒按,舌暗,脉涩,治疗当予活血化瘀、理气止痛之法。

【教师注意事项】

引导学生掌握 ANVUGIB 的诊疗流程及治疗原则。

【本幕小结】

患者诊断为胃溃疡型 ANVUGIB 合并失血性休克,经中西医积极救治,患者病情改善出院。

【参考文献】

1. 葛均波,徐永健,王辰. 内科学[M]. 9 版. 北京:人民卫生出版社,2018.

2.《中华内科杂志》编辑委员会,《中华医学杂志》编辑委员会,《中华消化杂志》编辑委员会,等. 急性非静脉曲张性上消化道出血诊治指南(2018 年,杭州)[J]. 中华内科杂志,2019,58(3):173-180.

(赖 芳)

案例2　食管胃底静脉曲张出血

| 第一幕 |

【教师参考重点】

1. 门静脉高压症的病因及分类是什么?

门静脉高压症是指一组由门静脉压力持续增高引起的临床综合征。各种原因导致门静脉血流不能顺利通过肝脏回流至下腔静脉时,就会引起门静脉压力持续增高,临床上称为门静脉高压症。在全球范围内,最主要的病因是肝硬化和肝血吸虫病,在西方国家主要是丙型肝炎、酒精性和非酒精性肝病引起肝硬化多,我国的主要是乙肝引起为多,但近年酒精性原因有上升趋势。其他非肝硬化性的病因依据肝外肝内进行分类。

肝外非肝硬化性病因分肝前病因和肝后病因,肝前病因包括门静脉或脾静脉血栓形成、内脏动静脉瘘和脾肿大。肝后病因包括肝静脉或下腔静脉阻塞(如巴德-吉亚利综合征)和心脏病(如缩窄性心包炎和限制型心肌病)。

肝内非肝硬化性病因分为窦前性、窦性和窦后性。窦前性的病因包括发育异常、胆道疾病、肝内门静脉瘤栓、肝性肉芽肿性病变;窦性病因包括窦周隙纤维化(代谢性、炎症性、药物性均可引起)、窦周隙有淀粉蛋白沉积、急性肝损伤时肝窦破坏或塌陷,以及浸润性疾病等;窦后性病因包括肝窦阻塞综合征、巴德-吉亚利综合征、肝静脉硬化、原发性血管恶性肿瘤、肉芽肿性静脉炎等。

2. 门静脉压力与食管胃底静脉曲张有怎样的关系?

门静脉压力的最常用监测方法是肝静脉压力梯度(hepatic venous pressure gradient, HVPG),其正常范围是 3~5mmHg,其中 HVPG ≥ 12mmHg 是形成静脉曲张和/或出血的阈值,一般 HVPG<12mmHg 时不会形成静脉曲张;HVPG ≥ 12mmHg 时,易形成静脉曲张。当 HVPG ≥ 20mmHg 时则易发生早期再出血(入院第一周复发出血)或不可控制的大出血,而且 1 年内病死率较高。未经治疗的患者约 60% 会发生迟发性再出血,多在上次出血后 1~2 年内发生。

3. EGVB 的止血方法有哪些,急性期应首先采取什么措施?

首选内镜治疗,内镜处理的方式有内镜曲张静脉套扎术(endoscopic variceal ligation, EVL)、内镜下硬化治疗术(endoscopic sclerotherapy, ES)和组织胶闭塞血管。首选 EVL,因为其疗效好,且并发症发生率低。EVL 和 ES 的治疗最佳目标是直至静脉曲张消失或完全消失,组织胶治疗则是完全闭塞曲张静脉。与内镜相并行的治疗是药物治疗,给予降低门静脉压力的血管活性药物,包括生长抑素及其类似物、血管升压素。临床常用的是八肽类生长抑素(奥曲肽)。血管升压素可直接收缩肠系膜微动脉,减少门静脉流入血量,它可以使 60%~80% 的患者实现初始止血,但对早期的再出血只有很小的作用,且并不能改善静脉曲张出血患者的生存率,同时该药本身有较高的心、脑血管并发症发生率,临床较少应用。

如果内镜治疗失败,可以选择经颈静脉肝内门体静脉分流术(transju-gular intrahepatic portosystemic shunt, TIPS)或手术分流,前者能迅速降低门静脉压力,有效止血率达 90% 以上,具有创伤小、并发症发生率低等优点;若患者出血难以控制、或经处理后 24 小时内再出血,经内科治疗无效则考虑后者。三腔二囊管压迫法仅作为一种临时措施采用,它主要存在气囊放气后的再出血风险,除此之外比较致命的是食管破裂,这常常是由于缺乏经验的操作者操作不当所导致。

4. 中医对该病的病因病机如何认识?

中医的急性出血病证中的“血溢”“血泄”“咳血”“呕血”“溺血”“便血”等,均属于中医“血证”范畴,病因包括外邪侵袭、肝火内犯、气虚不摄。其病因病机有虚实之分,实证多责之于各种原因所致的火热熏蒸、迫血妄行,虚证责之于气虚不摄、血溢脉外,以及阴虚火旺,迫血妄行。虚实之间常在疾病发展过程中发生转化,在早期多是实证居多,后期因出血造成阴血亏虚,虚火内生,或因出血过多,气无所附,以致气虚阳衰,不能摄血。

【教师注意事项】

EGVB 作为门静脉高压症的最严重的并发症,急性期的病死率高达 15%~40%,教师在引导学生诊疗此类疾病中,不单要让学生明确该类疾病的诊疗过程,更重要的是让学生明白急性期处理应注重多学科合作,尽早协助消化内镜室完成内镜下止血治疗,不应一味寻求内科治疗延误救治时间。同时,熟练运用内科药物治疗,为内镜下止血争取更多的时间,尽可能抢占止血时机。

【本幕小结】

患者乙肝大三阳病史,突发便血、呕血,既往无任何疾病史,应注意考虑到肝硬化门脉高压所致的急性病证,但肝炎往往伴随有肝功能、凝血功能的异常,急性期要注意凝血情况,避免疏忽凝血功能障碍导致后期止血治疗效果欠佳。

| 第二幕 |

【教师参考重点】

1. EGVB 的西医治疗原则有哪些?

包括 3 个主要原则:

(1)血流动力学的复苏。

1)通过大管径外周静脉或中心静脉置管积极地恢复血容量。应用浓缩红细胞补偿失血,并且应按需补充凝血因子(新鲜冰冻血浆、纤维蛋白原、冷沉淀等)。出血后的最初 48 小时内,血小板计数通常会下降,若活动性出血患者血小板计数低于 $50 \times 10^9/L$,可能需要输注血小板。

2)对于肝病患者尤其要注意凝血因子的缺乏,因为几乎所有凝血因子都是在肝脏合成,这些因子包括因子Ⅰ(纤维蛋白原)、因子Ⅱ(凝血酶)和上游凝血因子Ⅴ、Ⅶ、Ⅸ、Ⅹ和Ⅺ。由于血液保存中会使用枸橼酸盐,对于大量输血的患者,应监测是否发生血清钙离子浓度降低和血小板减少症。同时,仍需要注意的是避免过度补充血容量,肝硬化患者由于存在全身高动力循环和慢性贫血,基础动脉压较低,曲张静脉出血的患者应慎重选择胶体溶液和血液制品扩容,维持红细胞比容在 25%~30% 之间,不必强求完全恢复正常。

(2)并发症的预防和治疗(导致死亡的主要并发症主要有吸入性肺炎、脓毒症、慢加急性肝衰竭、肝性脑病和肾衰竭)。

1)误吸:大出血的患者应考虑气管插管以保护气道,对于有严重呕血的病例,应进行常规的气道保护,既有助于气道保护,也有助于内镜检查和治疗。

2)感染和预防性使用抗生素:在消化道出血住院的肝硬化患者中,多达 20% 的患者出现细菌感染;另有高达 50% 的患者在住院期间发生感染。最常见的感染是尿路感染(12%~29%)、自发性细菌性腹膜炎(7%~23%)、呼吸道感染(6%~10%)以及原发性菌血症(4%~11%)。最佳抗生素的选择及治疗时间尚不明确,目前多推行美国肝病研究协会发布的抗生素使用指南,即对于肝硬化和消化道出血的患者应给予短期(最多 7 天)的喹诺酮类或复方磺胺甲恶唑。对于晚期的肝硬化患者,静脉给予头孢曲松(1g/d)可能更好。事实上,临床的抗感染仍需要根据各地的细菌耐药情况而选择相应的抗生素。

3）肝性脑病：建议使用乳果糖治疗，并积极寻找出胃肠道出血外可能引起脑病的潜在可逆因素。要注意低钾血症，它可能增加肾氨的生成。

4）肾衰竭：纠正低血容量导致的肾前性肾衰竭，避免使用氨基糖苷类药物等。

（3）出血的治疗：此方面的治疗与急性期的止血处理方法一样，在此不再赘述。

2. EGVB 的治疗中使用生长抑素的保护机制及用法是什么？

（1）机制：生长抑素通过抑制胰高血糖素等扩血管激素的释放，间接收缩内脏血管，减少门静脉血流和压力、奇静脉血流和曲张静脉内压力；生长抑素还可抑制肠道积血引起的胃肠充血效应，并能抑制胃泌素、胃酸以及胃蛋白酶的分泌。生长抑素及其类似物控制出血效果等于或优于血管升压素和 ES 治疗等，副作用比血管升压素少；与 EVL 或 ES 联合应用，效果优于单一药物或内镜治疗，并可以减少再出血风险。

（2）用法：生长抑素分短效的 14 肽天然生长抑素及长效的 8 肽生长抑素类似物，后者主要运用的是奥曲肽。前者用法一般是首剂给予 250μg 静脉推注，继以 250μg/h 持续静脉滴注，维持 3~5 天，若仍有出血，可增加至 500μg/h 维持。后者用法是首剂给予 50μg 静脉推注，维持 25~50μg 静脉滴注，持续 3~5 天。

3. 该病的中医治疗如何切入？

本案例患者由肝硬化致门静脉高压，而后导致静脉曲张破裂出血，由于肝硬化属于慢性病程，曲张静脉破裂出血的急性期应当以扶正固脱为主，在急性出血期，应该以现代医学治疗为主，中医药干预为辅。此时中医药的治疗一方面可以从益气固脱角度应用参麦注射液等中成药；另一方面可以从止血角度，辨证使用凉血止血、祛瘀止血的方法。由于大量失血，患者往往出现口干、心慌、脉细数等阴血亏耗表现，因此建议使用参麦注射液。一旦出现阴脱及阳，可配合使用参附注射液进行抢救。此外，中医认为出血乃瘀血损络，络伤出血，所谓"阳损伤则血外溢，阴络伤则血内溢"，血因瘀起，瘀血不去则出血难止。治以益气摄血、活血化瘀、活血止血之法，取"夏禹疏水道，通利九州"之意，而非一味追求"塞、堵"止血。

【教师注意事项】

EGVB 的治疗方式与大部分的上消化道出血治疗思路类似，首选的多是以内镜下治疗为主，内科治疗为辅，教师在引导学生掌握诊疗思路过程中，除了对多学科的应用思路给予提点，也应当对更细化的内容例如药物的使用机制等进行适当引导，让学生对整个疾病的治疗方式有更具体的理解。

【本幕小结】

患者诊断为肝硬化所致 EGVB，经中西医积极救治，患者病情改善出院。

【参考文献】

1. 沈洪，刘中民. 急诊与灾难医学［M］. 2 版. 北京：人民卫生出版社，2013.

2. 中华医学会外科学分会脾及门静脉高压外科学组. 肝硬化门静脉高压症食管、胃底静脉曲张破裂出血诊治专家共识（2019 版）［J］. 中国实用外科杂志，2019，39（12）：1241-1247.

（廖继旸）

案例3 肠 梗 阻

| 第一幕 |

【教师参考重点】

1. 肠梗阻的分类及诊断要点是什么?

了解肠梗阻的病因对患者的诊断和治疗至关重要,这关系到患者的治疗方案及预后。具体肠梗阻的病因及分类有如下几种。

(1)按梗阻发生的原因分类

1)机械性肠梗阻:由机械性因素引起肠腔狭窄导致肠内容物不通,是临床上最多见的类型。常见的原因包括肠腔内因素,如异物、粪块或胆石堵塞等;肠外因素,如粘连、疝嵌顿、肿瘤压迫等;肠壁因素,如肠套叠、肠扭转等。

2)动力性肠梗阻:分麻痹性与痉挛性两类,以麻痹性肠梗阻多见,由于神经抑制或毒素刺激以致肠壁肌运动紊乱所致。麻痹性肠梗阻多发生在腹腔手术后、腹部创伤或弥漫性腹膜炎患者;痉挛性肠梗阻见于急性肠炎、肠道功能紊乱或慢性铅中毒患者。

3)血运性肠梗阻:由于肠系膜血管栓塞或血栓形成,肠管因血运障碍而发生蠕动功能障碍,可迅速继发肠坏死,虽亦属于动力性肠梗阻范畴,但此类患者常需急诊手术,治疗不同于麻痹性肠梗阻。

4)原因不明的假性肠梗阻:属于慢性疾病,且无明确病因,表现有反复发作的肠梗阻症状,但十二指肠与结肠蠕动可能正常,患者有肠蠕动障碍、腹痛、呕吐、腹胀、腹泻甚至脂肪痢,肠鸣音减弱或正常,腹部 X 线平片不显示有机械性肠梗阻时出现的肠胀气和液平面。

(2)按肠壁血运有无障碍分类

1)单纯性肠梗阻:仅有肠内容物通过受阻,而肠管无血运障碍

2)绞窄性肠梗阻:因肠系膜血管或肠壁小血管受创、血管腔栓塞或血栓形成而使相应肠段急性缺血,引起肠坏死、穿孔。

(3)按梗阻部位分类:分为高位小肠(空肠)梗阻、低位小肠(回肠)梗阻和结肠梗阻,后者因回盲瓣隔挡而不能反流,故又称"闭袢性肠梗阻"。任何一段肠袢两端完全阻塞,如肠扭转,均属于闭袢性肠梗阻。

(4)按梗阻程度分类:分为完全性肠梗阻和不完全性肠梗阻。根据病程发展快慢,又分为急性肠梗阻和慢性肠梗阻。慢性不完全性肠梗阻是单纯性肠梗阻,急性完全性肠梗阻多为绞窄性肠梗阻。

2. 肠梗阻的严重并发症有哪些?

(1)水、电解质和酸碱失衡:肠梗阻时,肠壁持续有液体渗出于肠腔内,同时胃肠道本身分泌的液体因吸收障碍无法吸收回循环,导致大量体液丢失。高位肠梗阻时因频繁呕吐导致脱水,同时丢失大量的胃酸和氯离子,可引起代谢性碱中毒;低位小肠梗阻丢失大量的碱性消化液加之组织灌注不良,酸性代谢产物剧增,可引起严重的代谢性酸中毒。

（2）血容量下降：除上述大量的肠液丢失外，肠梗阻时过度的肠扩张可影响肠壁血运，渗出大量血浆至肠腔和腹腔内，丢失大量血浆和血液，如绞窄性肠梗阻。

（3）休克：严重的血容量减少、电解质紊乱、酸碱失衡、细菌感染，尤其肠坏死、穿孔并发腹膜炎、脓毒症，可引起严重的低血容量性休克和感染性休克。

（4）器官功能障碍：肠梗阻时各种因素导致的腹压增高，可引起横膈上升及腹式呼吸减弱，影响呼吸功能；腹压增高还可导致下腔静脉回流量减少，心排血量减少。严重腹压升高，可导致腹腔间室综合征，引起腹腔内肝、肾功能障碍甚至衰竭。

3. 中医对肠梗阻的病因病机如何认识？

肠梗阻属于中医学的"肠结""关格""腹胀"等范畴。中医理论认为六腑是"传化之腑""以通为用"，气血瘀滞、寒邪凝滞、热邪郁闭、湿邪中阻、饮食不良等因素均影响六腑功能，"不通则痛"，继而出现痛、吐、胀、闭四大症状。

【教师注意事项】

患者因下肢疼痛入院，住院期间病情突然变化，需引导学生用一元论的思路分析病情发展的路线，建立明确腹痛、腹胀的病因及鉴别诊断的临床思路。还需注意患者胸椎骨折后引起麻痹性肠梗阻的可能性。

【本幕小结】

患者高龄，因左下肢骨折入院，入院后病情加重，出现腹胀、腹痛、气促的症状。对引起这些症状的原因进行分析，引导学生明确诊断之后，进一步明确本例患者肠梗阻的类型、性质、部位和原因。

| 第二幕 |

【教师参考重点】

1. 肠梗阻的治疗原则有什么？

肠梗阻的治疗方法分为一般治疗和手术治疗。肠梗阻的一般治疗，包括禁食，胃肠减压，维护水、电解质及酸碱平衡，抗感染，胃肠外营养支持等对症治疗措施。老年患者应该注意谵妄，禁食、营养不良导致的各功能减退及并发症，尤其是停用治疗基础疾病的口服药物后出现的并发症。至于老年患者是否应当停用口服药物，现有证据非常有限，在此基础上，应尽早识别需要手术的患者，尽快解除梗阻、去除病因，手术的方式可根据患者的情况与梗阻的部位、病因加以选择。

2. 如何识别需要手术的肠梗阻患者？

大多数肠梗阻的患者通常都需要接受外科手术治疗。肠梗阻的治疗，应首先发现需要急诊手术的患者：①若患者出现急性腹膜炎、全身炎症反应综合征（systemic inflammatory response syndrome，SIRS）或者其他提示病情恶化的临床症状如发热、白细胞增多，心动过速，代谢性酸中毒和持续性疼痛，这些通常提示绞窄性肠梗阻，应及时行手术探查；②患者有可疑肠道缺血表现，CT扫描也发现有肠道缺血表现，应及时行手术治疗；③非手术治疗第3天至第5天无治疗反应的患者应进行水溶性对比剂造影或手术。

3. 老年性肠梗阻患者治疗决策如何考虑?

值得注意的是,临床接诊老年肠梗阻的患者时,不仅要参考一般肠梗阻的管理,还应对老人的体质、治疗措施及对生存质量的影响进行评估。老年肠梗阻患者是多元化的群体,症状上不典型,可能很难单纯靠症状筛选出危重或者急需手术的患者。治疗上,有的老人可以耐受手术这样的"第二次打击",而体弱的、较低器官功能储备的老年患者,可能会出现术后高并发症风险和结局不良,但这绝非意味着老年患者应该接受更保守的治疗,延迟手术同样意味着不良结局,这正是老年肠梗阻治疗争议之一。

结合现有文献,老年肠梗阻患者治疗策略应基于对老年患者脆弱性的评估及生存质量(客观指标和主观目标)的考量,尤其对于老年更常见的恶性梗阻。对于其他非恶性肠梗阻患者,可参考现有指南,但其中关于非手术治疗的持续时间仍存在争议。多数学者认为不论患者年龄,72h 为安全窗口,另外的学者提醒延迟手术对老年患者有更多的负面影响。总而言之,针对老年肠梗阻患者应考虑群体的特殊性,进行早期综合评估并决策。也可参考部分学者根据现有资料制订的老年诊疗流程对患者进行诊断治疗。

4. 肠梗阻的中医治疗思路有哪些?

肠梗阻于中医并无确定的病名,但这并不妨碍中医的辨证,需要注意的是勿陷入惯性思维,凡是肠梗阻(不通)皆用泻法,或囿于疾病分期论治,应四诊合参,据证立法。肠梗阻主要表现是腹满,或腹痛或呕吐或发热。于腹满一症,伤寒杂病论论述颇丰,以六经分治不失为一个切入点。腹满以阳明、太阴多见,而兼六经。单纯太阳腹满不多见,多兼阳明,如表不解兼见阳明腑实之厚朴七物汤证;又如表不解,瘀热结于少腹,症见腹满,发热身痛,出血,健忘或神志障碍之桃核承气汤证。邪热入里无表,纯在阳明,则瘀血程度不同而有桃核承气汤证、抵当汤证、抵当丸方证。腹满的确多见阳明病,但不限于痞满燥实之承气类方证;病在阳明气分白虎类方证,症见里热迫蒸,腹满发热汗出,腹痛不显,口渴小便赤;病在阳明兼太阴,症见腹满身黄,或呕或发热,据热与湿不同,而有茵陈蒿汤、茵陈五苓散等方证不同,见于《金匮要略·黄疸病脉证并治》;或兼少阳,腹满胁胀,或发热、呕恶,或腹痛,口苦小便赤,见大柴胡或柴胡加芒硝汤证等;更有少阴兼阳明之大黄附子细辛汤证。太阴腹满,有里虚寒之理中汤证,有里虚气滞之厚朴生姜半夏甘草人参汤证,有里实寒之附子粳米汤证,详见《金匮要略·腹满寒疝宿食病脉证治》。以上论述只是列举一端,若据病机定腹痛、发热、呕吐等为主证,论治又不同。

【教师注意事项】

引导学生结合文献掌握临床肠梗阻的治疗原则和临床决策注意点。

【本幕小结】

患者为老年小肠梗阻患者,合并其他系统功能不全,经中西医保守治疗,患者病情改善出院。

【参考文献】

TEN B R,KRIELEN P,DI SAVERIO S,et al. Bologna guidelines for diagnosis and management of adhesive small bowel obstruction(ASBO): 2017 update of the evidence-based guidelines from the world society of emergency surgery ASBO working group［J］. World

Journal of Emergency Surgery,2018,13:24.

（郑　义）

案例4　伤　　寒

| 第一幕 |

【教师参考重点】

1. 引起急性腹泻的常见疾病有哪些？

(1)急性肠疾病：细菌性食物中毒(沙门菌属、金黄色葡萄球菌、变形杆菌、肉毒杆菌、大肠埃希菌、真菌等)、肠道感染(病毒性腹泻、细菌性痢疾、霍乱/副霍乱、大肠埃希菌性肠炎、白色假单胞菌性肠炎、抗生素相关性腹泻等)、肠寄生虫病(阿米巴痢疾、隐孢子虫、血吸虫等)。

(2)急性中毒：植物类急性中毒(发芽马铃薯、白果、火麻仁、四季豆等)、动物类急性中毒(河豚、动物肝脏、鱼胆等)、化学毒剂急性中毒(有机磷农药、锌、砷等)、药物刺激及毒性反应(利血平、新斯的明、垂体后叶素、秋水仙碱等)。

(3)全身性疾病：急性全身性感染、过敏性紫癜、变态反应性胃肠病、移植物抗宿主病、尿毒症、甲状腺危象。

(4)其他：急性出血性坏死性肠炎、急性放射性肠炎、急性溃疡性结肠炎等。

2. 伤寒的定义是什么？

广义伤寒，又称肠热症，包括狭义伤寒与副伤寒，分别为由伤寒沙门菌与副伤寒沙门菌引起的严重全身性疾病，属急性消化道传染病，好发于儿童及青壮年，流行于卫生条件差的贫困地区。

3. 伤寒的诊断要点是什么？

(1)临床诊断标准：在伤寒流行季节(夏秋季)和地区有持续性高热(40~41℃)，维持1~2周以上，并出现特殊中毒面容、相对缓脉、皮肤玫瑰疹、肝脾肿大、周围血象中白细胞总数低下、嗜酸性粒细胞消失，骨髓象中有伤寒细胞(戒指细胞)，可临床诊断为伤寒。

(2)确诊标准：疑似病例如有以下项目之一者即可确诊。

1)从血、骨髓、尿、粪便、玫瑰疹刮取物中，任一标本分离到伤寒杆菌。

2)血清特异性抗体阳性，肥达试验 TyPh.O ≥ 1:80,TyPh.H ≥ 1:160,恢复期效价增高4倍以上者。

4. 中医对伤寒的病因病机如何认识？

伤寒以"发热""腹泻"为主要症状，当属中医学"肠伤寒"的范畴。经典理论认为本病的外因为感受时令湿温毒邪；内因为素体正虚、内有湿热。如《伤寒绪论》中所云："以无形之热蒸动有形之湿即无病之人感之，尚未免于为患，况素有湿热，或下元虚人，安得不患湿温之证乎？"湿温最早见载于《难经》，"伤寒有五：有中风、有伤寒、有湿温、有热病、有温病"，将其归属于外感热病之一。病机在于湿热病邪从口鼻入，传入肺卫；湿温熏蒸，蕴于中焦，脾胃运化失常,邪热缠绵;邪热内传,湿热之邪弥漫三焦,蕴蒸化热,耗津伤阴;邪热入营,阴液灼伤,正气亏虚。病机传变较符合"卫、气、营、血"辨证之变化。

【教师注意事项】

1. 患者急性发热伴腹泻,重点引导学生对引起此类症状的疾病进行思考、鉴别。

2. 该患者发病初期以发热为主诉,发病 5 天后方出现腹痛、腹泻,早期肥达试验阴性,容易与一般肠道感染性腹泻相混淆。肥达试验常自病程第 1 周末出现阳性,第 3~4 周阳性率达 90%。因此需动态复查肥达试验以明确鉴别。

【本幕小结】

患者中年女性,急性发病,以发热、腹泻为症状特点,对引起这些症状的疾病进行鉴别以进一步明确病情。

⋯⋯⋯⋯⋯⋯| **第二幕** |⋯⋯⋯⋯⋯⋯

【教师参考重点】

1. 伤寒常见并发症有哪些?

(1)肠出血:发生率 2.4%~15%,多见于第 2~3 周,有腹泻者容易发生。

(2)肠穿孔:发生率 1%~4%,好发于回肠末端,多见于第 2~3 周。

(3)中毒性心肌炎:发生率 3.5%~5%,多见于极期。

(4)中毒性肝炎:发生率 10%~50%,多见于第 1~3 周,预后大多良好。

(5)其他:伤寒杆菌血行播散会导致各个器官局灶性感染、炎症,如呼吸系统、骨骼肌肉系统、中枢神经系统等。

2. 正常颅内压为多少? 高颅压常见于哪些疾病?

正常颅内压:80~180mmH$_2$O(侧卧位腰椎穿刺测压)。

高颅压常见病因有:

(1)脑实质体积增加:由脑外伤、炎症(脑炎、脑膜炎)、全身性疾病(如缺血缺氧 / 休克)、中毒性脑病等原因导致的脑实质脑水肿。

(2)脑血容量增加:颅内血管性疾病如动静脉畸形、血管瘤、脑毛细血管扩张症,各种原因导致的 CO$_2$ 潴留和高碳酸血症,严重高血压。

(3)脑脊液量增多:各种原因导致的脑积水。

(4)颅内占位性病变:颅内血肿、颅内肿瘤、颅内脓肿、寄生虫病等。

3. 控制颅内压有哪些手段?

(1)药物脱水降颅压:渗透性脱水剂(如甘露醇、甘油果糖等),白蛋白联合利尿剂。

(2)过度通气:降低 PaCO$_2$ 可使脑血管收缩以减少颅内血容量。

(3)镇静镇痛。

(4)亚低温治疗:控制体温在 32~34℃,维持>48 小时。

(5)脑脊液引流。

(6)摇高床头 30° 以上。

(7)手术治疗:去骨瓣减压术、颅内血肿 / 肿瘤清除术。

4. 伤寒的抗感染治疗策略有哪些?

(1)喹诺酮类:环丙沙星,500mg,每12小时或每8小时一次,口服或静脉滴注,疗程14天;左氧氟沙星,500mg,每12小时或每8小时一次,口服或静脉滴注,疗程14天。

(2)头孢菌素类:适用于孕妇、儿童、哺乳期妇女以及氯霉素耐药菌所致伤寒。头孢三嗪,成人2g/d,儿童100mg/(kg·d),每24小时一次,疗程14天;头孢噻肟,成人1~2g/d,儿童100~150mg/(kg·d),每12小时或每8小时一次,疗程14天。

(3)氯霉素类:新生儿、孕妇、肝功能明显损害者忌用。氯霉素,25mg/(kg·d),分2~4次,口服或静脉滴注,体温正常后剂量减半,疗程14天。用药过程中严密监测毒副作用,复查血常规,白细胞低于 2.5×10^9/L 时停药。

(4)青霉素类:氨苄西林,成人2~6g/d,儿童100~150mg/(kg·d),分3~4次,口服或静脉滴注,疗程14天;阿莫西林,成人2~4g/d,分3~4次,口服或静脉滴注,疗程14天。

(5)磺胺类:复方新诺明,成人2片(含磺胺甲噁唑SMZ 0.8g,甲氧苄啶 TMP 0.16g);儿童 SMZ 40~50mg/(kg·d),TMP 10mg/(kg·d),2次/d,疗程14天。

(6)慢性携带者的抗生素治疗:可选择口服氟喹诺酮4周的治疗方案,如果没有达到根除,可能需要延长抗生素疗程及行胆囊切除术。

5. 防控伤寒传染的要点是什么?

伤寒、副伤寒急性感染后粪便或尿液中可长期大量排菌,排菌时间>12个月被定义为"慢性携带者",约有 1%~5% 急性病例会成为慢性携带状态,不发生临床疾病,成为重要的传染源,需重视慢性携带者的诊断及规范治疗。

对于急性感染患者,应按消化道传染病隔离,临床症状消失后每隔5~7天送检粪便培养,连续2次阴性方可解除隔离。

虽然疫苗并不是完全有效,但可通过接种伤寒疫苗进行预防,降低伤寒沙门菌的感染风险,而伤寒疫苗对大多数副伤寒沙门菌无效。

6. 伤寒的中医治疗如何切入?

伤寒的中医临床上,大概可以分为初期(卫分证、气分证)、极期(营分证和血分证)、后期(湿胜阳微证)。

(1)初期邪入卫分者,以辛温解表,芳香化湿为法,可予三仁汤加减。

(2)初期邪入气分者,以清热解毒化湿为法,可予甘露消毒丹加减。

(3)极期邪入营分者,以清心凉血,育阴生津为法,可予清宫汤加减。

(4)极期邪入血分者,以凉血止血为法,可予犀角地黄汤加减。

(5)后期湿胜阳微证,以温阳益气,健脾化湿为法,可予五叶芦根汤合参苓白术散加减。

【教师注意事项】
引导学生对伤寒、副伤寒疾病的认识,掌握其临床治疗、防控原则。

【本幕小结】
患者入院后确诊为伤寒,并在治疗过程中出现伤寒常见的并发症"伤寒性脑膜炎""伤寒性肝炎",经及时调整治疗方案,并在中西医结合救治下患者康复出院。

【参考文献】

张文武.急诊内科学［M］.4版.北京：人民卫生出版社,2017.

（杨卫立　赖　芳　徐　盼）

案例5　肝脓肿诱发糖尿病酮症酸中毒

················| 第一幕 |················

【教师参考重点】

1. 糖尿病酮症酸中毒的常见诱因、机制是什么？其症状特点、诊断要点分别是什么？

糖尿病酮症酸中毒是糖尿病患者较常见的危重急症,可因血糖控制不佳和严重感染(最常见为肺炎、泌尿道感染)、创伤、心血管或其他急症等多种极度应激状态诱发出现。因此,临床需要积极排查可能导致糖尿病酮症酸中毒发生的诱发因素及尽早对诱因控制。

糖尿病酮症酸中毒产生的机制主要是由于胰岛素缺乏和抵抗,增加外周储存脂肪的分解,释放出游离脂肪酸和甘油,并难以快速进入三羧酸循环而氧化产生 ATP,转而形成乙酰乙酸,进而部分被还原成 β 羟丁酸及丙酮,酮体酸性物质堆积,造成严重的代谢紊乱而引发症状。

糖尿病酮症酸中毒通常在 24h 内迅速进展,可出现呼吸急促、腹痛、恶心呕吐、口干、脱水、心悸、头晕、烦躁、意识模糊、昏迷等症状。

糖尿病酮症酸中毒患者常见(>50%)恶心、呕吐、弥漫性腹痛,可能原因是代谢性酸中毒和相关电解质异常引起胃排空延迟和肠梗阻。因为腹痛既可能是糖尿病酮症酸中毒的结果,也可能是糖尿病酮症酸中毒的诱因(尤其在年轻患者)。如果酮症酸中毒脱水、代谢性酸中毒情况纠正,患者仍持续腹痛,需注意排除其他引起腹痛的原因,如胰腺炎等。

当血酮 ≥3mmol/L 或尿酮阳性,血糖>13.9mmol/L 或已知为糖尿病患者,血清 HCO_3^->18mmol/L 和／或动脉血 pH 值>7.3 时,可诊为糖尿病酮症；而 HCO_3^-<18mmol/L 和／或动脉血 pH 值<7.3 时,可诊为糖尿病酮症酸中毒；如发生昏迷可诊断为糖尿病酮症酸中毒伴昏迷。

2. 肝脓肿的诊断要点有哪些？

肝脓肿是由细菌、真菌或溶组织内阿米巴原虫等多种微生物引起的肝实质内单发或多发的化脓性病变。

肝脓肿的诊断内容包括：

(1)症状：急性起病,可见寒战、高热,体温常可高达 39~40℃,肝区疼痛和肝脏肿大,伴恶心、呕吐、食欲不振和周身乏力；有时也可没有明显临床症状,或仅以消耗性症状为主。

(2)体征：有时可触及肝脏肿大,肝区有压痛。

(3)实验室检查：白细胞计数增高,明显核左移；有时可出现贫血。血培养或脓液培养有时可明确病原菌种类。阿米巴肝脓肿时确诊性血清学试验或抗原试验阳性,大便显微镜检或大便抗原试验可能阳性。

（4）影像学检查：B 超、CT 或 MRI 检查可明确脓肿位置和大小。

3. 中医对肝痈的病因病机认识有哪些？

早在《黄帝内经》就提到"肝痈"，"肝痈，两胠满，卧则惊，不得小便"。在《辨证录》中有更形象的描述："一旦两胁胀满，发寒发热，既而胁痛之极，手按痛处不可忍……肝叶生疮……肝亦能生痈也。"在《医述》中还描述了肝痈的变证："若肝痈则胁内隐痛，日久亦吐脓血。"符合肝脓肿穿破进入胸腔及肺的表现。

病因病机方面，《诸病源候论》中写道："此坐热气，留于经络不引，血气壅涩，故成痈脓""痈由寒搏于血，血涩不通，而热归之，壅结所成"。其外因或起于热毒侵袭，或起于受寒，而内因或本有肝经湿热，或肝气郁结，致毒邪积聚于肝而为病，主要病机为热毒搏结，气血不通，热毒瘀邪壅结于肝。初起以肝气郁滞、血毒搏结为主；进而热毒焦灼，耗气伤津，肝叶受热腐熟，炼而成脓，聚而成痈；日久可伤脾及肾，致气阴两虚，血虚不荣。早期邪盛正实，后期正虚邪陷。

【教师注意事项】

患者咳嗽咳痰症状较轻，查体及胸片提示肺炎范围不大，与临床炎症反应程度不平行，需引导学生注意除已明确的呼吸系统感染外，还需完善查体及检查以排除其他部位可能感染源。本例患者为糖尿病患者，容易合并感染，而又因神经功能受损，常有病灶肿痛不明显的表现，容易掩盖病情。

【本幕小结】

患者糖尿病基础，血糖管理欠佳，饮食不节后出现寒战高热及呕吐、腹胀。对引起这些症状的疾病进行鉴别以进一步明确病情。

------------------------- | 第二幕 | -------------------------

【教师参考重点】

1. 肝脓肿的常见病原体是什么？

肝脓肿的病原学在不同国家、不同人种之间存在着一定差异。细菌性脓肿，约占肝脓肿的 80%，通常是多种微生物引起，常见混合肠道兼性厌氧菌和厌氧菌。链球菌也是常见病原体之一。在肝癌进行有创介入手术的患者中，则以金黄色葡萄球菌、化脓性链球菌等革兰氏阳性球菌为主，可达 60%。在亚裔人种中最常见为肺炎克雷伯菌感染，可占 60% 以上。阿米巴肝脓肿，由溶组织内阿米巴原虫引起，约占肝脓肿患者的 10%，对于过去 6 个月有疫区接触史的患者需要考虑。真菌脓肿，常由念珠菌属感染所致，占比低于 10%，较常见于接受化疗的患者。少数病例报道为结核菌感染所致。

不同病原学引起的肝脓肿在好发部位、影像学改变上无明确特异性，往往需要结合病史、伴随症状、血清学及病原学检查结果等协助综合判断。

2. 肝脓肿西医治疗原则是什么？

（1）对于有引流指征的肝脓肿，选择合适的引流方式。其中，对于直径 ≤5cm 的单个脓肿，可采用在 CT 或 B 超引导下经皮肝穿刺脓肿置管引流术；对于直径>5cm 单个脓肿、多发性脓肿、多房性脓肿、脓液黏稠难以引流、经抗感染治疗无效的脓肿、评估脓肿有穿破可能或已穿破的脓肿,可采用切开引流术;对于既往有胆道操作史患者,脓肿灶可能与胆道相通的患者,可采用 ERCP 引流。

(2)对于急性期肝局限性炎症,脓肿尚未形成或多发性小脓肿,难以进行引流,此时应以药物治疗为主。经验性全身使用抗生素,尽可能在使用抗生素前留取脓液标本送检,根据临床用药效果、病原学培养结果调整抗生素使用。考虑为细菌性肝脓肿的需选用能覆盖肠道革兰氏阴性杆菌、肠球菌属等需氧菌和脆弱拟杆菌等厌氧菌的药物,可选用青霉素类、头孢菌素类、甲硝唑等。对于阿米巴肝脓肿,可使用组织型抗阿米巴药(如甲硝唑,500~750mg,3 次 /d,持续 7~10 天;替硝唑 2g,1 次 /d,持续 5 天)以及肠腔型抗阿米巴药[如巴龙霉素,25~30mg/(kg·d),分 3 次,持续 7 天;双碘喹啉,650mg,3 次 /d,持续 20 天;二氯尼特,500mg,3 次 /d,持续 10 天]进行治疗。抗菌药物用至体温恢复正常后 3~6 天。多数病例需要使用 4~6 周。对于需要后续引流或通过影像学检查发现脓肿持续存在患者,可能需要更长疗程。

(3)其他治疗:给予充分营养;纠正水、电解质失衡;必要时多次少量输血和血浆等纠正低蛋白血症;增强机体抵抗能力等脏器功能维护及全身支持治疗。

3. 糖尿病酮症酸中毒的西医治疗原则有哪些?

(1)迅速评估脱水状态,建立静脉通道;同时采集血糖、血酮、电解质、血气分析等评估病情;可根据病情留置胃管、给予吸氧等处理。

(2)补充液体:第 1 小时以 15~20ml/(kg·h)输入等渗盐水(一般成人输入量约为 1 000~1 500ml),随后补液速度和补液量视脱水程度、电解质水平、尿量情况而定,原则上先快后慢,对于心功能正常的患者前 4 小时可补足总脱水量的 1/3~1/2,第一个 24 小时内补足所估计的液体丢失量,对于合并心肾功能不全者,需密切监测、评估,防止补液过快过多。至血糖 ≤11.1mmol/L 时可开始在继续使用胰岛素疗法的同时补充 5% 葡萄糖注射液。

(3)胰岛素治疗:首次静脉给予 0.1U/kg 普通胰岛素负荷剂量,继予 0.1U/(kg·h)速度持续静脉泵入,若第 1 小时内血糖下降不到 10%,可以 0.14U/kg 静脉注射后继续以 0.1U/(kg·h)速度持续静脉泵入,每小时血糖下降 4.2~5.6mmol/L 较为理想。当血糖降至 11.1mmol/L,可减少胰岛素至 0.02~0.05U/(kg·h),并开始补液使用葡萄糖注射液,维持血糖 8.3~11.1mmol/L,血酮<0.3mmol/L。酮体转阴,患者恢复饮食,可改用胰岛素多次皮下注射或胰岛素泵持续皮下注射。

(4)其他方面:积极寻找诱发因素并予以相应的治疗,注意检测,适当补钾,血 pH 值<6.9 时可适当补充等渗碳酸氢钠液至 pH 值>7.0,严密观察生命体征,记录每小时尿量。

4. 肝脓肿的中医治疗如何切入?

肝脓肿中医辨治可分为早期、极期、恢复期。早期常见气滞血瘀之证,表现为发热、恶寒、腹胀、胁痛,以疏肝行气、活血止痛为法;极期常见热壅肉腐血瘀之证,表现为壮热寒战,胁痛胀满,胁下包块拒按,急躁易怒,可予清热解毒、托毒溃脓、活血逐瘀之法;恢复期常见气阴血虚之证,表现为疲倦乏力、面色无华,头晕心悸,少气懒言等,以益气养阴补血托毒为法。

【教师注意事项】

引导学生掌握肝脓肿、糖尿病酮症酸中毒的治疗原则,尤其是掌握尽快穿刺引流对感染有效控制、恰当补液消酮降血糖疗法的重要性。

【本幕小结】

本例患者诊断为糖尿病后血糖未得到良好控制基础上饮食不洁致急性肝脓肿,诊断容易误诊漏诊,及时正确诊治,最终使患者治愈出院。

【参考文献】

1. American Diabetes Association. Introduction：standards of medical care in diabetes-2022 ［J］. Diabetes Care,2022,45（Suppl 1）：S1-S2.

2. KAPLAN G G,GREGSON D B,LAUPLAND K B. Population-based study of the epidemiology of and the risk factors for pyogenic liver abscess［J］. Clin Gastroenterol Hepatol, 2004,2（11）：1032-1038.

(赖　芳　覃晓莲　赵丽芸)

案例6　艰难梭菌感染

························| 第一幕 |························

【教师参考重点】

1. 慢性腹泻的常见疾病有什么?

腹泻持续或反复超过4周称为慢性腹泻。慢性腹泻的常见病因:

(1)肠道疾病:慢性肠道感染性疾病(慢性细菌性痢疾、肠结核、慢性阿米巴痢疾、慢性血吸虫病、肠道蠕虫病、肠鞭毛虫病等)、慢性肠道炎症性疾病(溃疡性结肠炎、克罗恩病、缺血性结肠炎、嗜酸性粒细胞性胃肠炎、放射性肠炎、显微镜下结肠炎等)、白塞综合征肠道受累、肠肿瘤(大肠癌、黑斑息肉综合征、原发性胃肠恶性淋巴瘤、免疫增生性小肠疾病等)、吸收不良综合征(乳糜泻、热带口炎性腹泻、惠普尔病)、胰源性腹泻、胆盐性腹泻等;

(2)全身性疾病:神经内分泌肿瘤(类癌综合征、胃泌素瘤、血管活性肠肽瘤等)、甲状腺功能亢进症、慢性肾上腺皮质功能减退症、甲状旁腺功能减退症、糖尿病、酒精性腹泻、尿毒症、淀粉样变、低丙种球蛋白血症等。

2. 艰难梭菌感染的定义及诊断要点是什么?

艰难梭菌(clostridium difficile)是一种革兰氏阳性厌氧芽孢杆菌。它能够在多种环境中存活,包括水、土壤等自然环境,动物体内和医院环境中。艰难梭菌能够在不利条件下保持存活,并且在适宜的条件下迅速繁殖,这使它即使在医院环境及医务人员手上也能存活较长时间,因而成为院内感染的主要病原体之一。艰难梭菌可定植于部分健康人群中而并不发病,但在机体免疫功能发生改变时,定植人群可转变为感染的患者。因此,艰难梭菌定植人群、住院、长时间广谱或联合多种抗生素使用史、长期护理机构居住、高龄等是艰难梭菌感染的高危因素。

艰难梭菌感染是因肠道内正常菌群发生改变,产毒素艰难梭菌过度繁殖导致肠道菌群失调并释放毒素所引起的结肠炎。抗菌药物及抗肿瘤药物均可引发此病,轻者表现为腹泻水样便,可多达10~15次/d;严重者引发中毒性巨结肠、肠穿孔、感染性休克等并发症,甚至最终导致死亡。

艰难梭菌感染的诊断标准：不明原因中至重度腹泻（24h 或更短时间内 3 次或 3 次以上稀便）或肠梗阻者，满足以下任意一项：

（1）粪便检测艰难梭菌毒素或产毒性艰难梭菌结果阳性。

（2）内镜下或组织检查结果显示假膜性肠炎。

对于有典型临床表现且粪便毒素检测为阳性患者，无需进行内镜检查，以免增加肠镜检查时使用空气灌注引发肠穿孔的风险。内镜检查通常在以下情况考虑进行：①临床高度怀疑艰难梭菌感染，但实验室检测为阴性；②需要在实验室出结果前迅速诊断艰难梭菌感染；③抗生素治疗艰难梭菌感染无效，需内镜检查协助进一步诊断；④表现为肠梗阻或极轻微的腹泻等非典型症状。

3. 假膜性肠炎的分型及定义有什么？

基于治疗策略的艰难梭菌感染分型，大致分为四型：

（1）非重症艰难梭菌感染：白细胞计数$<15 \times 10^9/L$ 或者肌酐$>1.5mg/dl$ 即 $132.6\mu mol/L$）。

（2）重症艰难梭菌感染：白细胞计数$\geqslant 15 \times 10^9/L$ 或者肌酐$>1.5mg/dl$（即 $132.6\mu mol/L$）。

（3）重症复杂型艰难梭菌感染：①因艰难梭菌感染需入住 ICU 监护治疗；②低血压（无论是否需要使用血管活性药）；③休克；④肠梗阻或明显的腹胀；⑤脓毒症。因艰难梭菌感染导致以上任意一项表现者，均可诊断为重症复杂型假膜性肠炎，该分类下如出现严重的结肠感染性症状，表现为发热、腹胀、腹痛、器官功能衰竭（脓毒症）的，即称为中毒性结肠炎。

（4）复发型艰难梭菌感染：初始治疗完成后 8 周内再次出现感染症状。艰难梭菌感染初始治疗成功后，有 10%~30% 的患者可出现感染复发或再发新的艰难梭菌感染，且第一次复发改善后，进一步复发的风险显著增加。部分患者可出现多次复发或再感染（据报道，首次复发患者改善后的第二次复发率为 40%。已经复发两次以上的患者的后续复发率约为 45%~65%）。

4. 中医对艰难梭菌感染的病因病机如何认识？

艰难梭菌感染在古籍中没有确切对应的病名，根据其临床腹泻伴腹痛的突出症状，多归入中医"泄泻""暴泄"范畴。泄泻病位在大肠、脾胃，涉及肾。《素问·至真要大论》有云："暴注下迫，皆属于热。"《素问悬解》有云："湿盛则濡泄。"其主要病机湿热蕴结，中焦运化失司，清浊不分、倾泄无度。邪热炽盛，可灼伤津液，成热盛伤阴。或素有脾胃虚弱，久病、大病正气耗伤，脾胃受损，肾阳衰惫，不能温化水湿，而致清浊不分。气机受阻，不通则痛而现腹痛；气滞血瘀或热伤肠络，血溢脉外而现便血。病位初起以实证为主，久病以虚证为主。

【教师注意事项】

本例患者的病史囊括了艰难梭菌感染大部分危险因素，如高龄、饮食习惯、肠道肿瘤史、手术史（肠道）、禁食史、抗生素使用史、PPI 使用史，引导学生重视病史的挖掘、收集，提高对艰难梭菌感染的流行病学、危险因素的认识和对疾病发展的预测。

根据患者临床症状、体征和辅助检查，引导学生对艰难梭菌感染进行分类，引入重症感染相关识别、评估方法和手段，培养学生识别重症感染的能力。

【本幕小结】

患者高龄，长期饮食不节，肠道恶性肿瘤术后禁食、使用抗生素后出现严重水样腹泻。

对引起这样症状的疾病进行鉴别。

———————————|　第二幕　|———————————

【教师参考重点】

1. 艰难梭菌感染的治疗策略有什么？

(1)尽快停用诱发发病的抗生素：评估临床情况，尽快停用诱发发病的抗生素为治疗重要的第一步。若原发感染情况不允许停用抗生素，尽量选用不常引起艰难梭菌感染的抗生素，如胃肠外使用的氨基糖苷类、磺胺类、大环内酯类、万古霉素或四环素等。

(2)实施消化道隔离：对于疑诊或确诊艰难梭菌感染患者，应给予消化道隔离加强感染控制。艰难梭菌芽孢不能被酒精杀死，建议医护人员接触患者前后以肥皂和流动水清洁手。

(3)抗生素治疗：使用针对艰难梭菌感染抗生素有如下指征。①对于有典型临床表现(如腹泻、腹痛、恶心、呕吐等)且诊断性检测阳性的患者，需给予针对艰难梭菌的抗生素治疗。②临床高度疑诊，未获得诊断性检测结果前可进行经验性抗艰难梭菌感染治疗。对于毒素检测阳性但无临床症状的患者，多数为定植，可不予抗生素治疗。

(4)手术治疗：①所有重症患者都应该进行腹部 CT 检查，明确是否存在中毒性巨结肠或全结肠炎，以尽早确定外科干预的时机。②若患者临床情况不稳定，考虑存在假膜性肠炎引起的肠穿孔、中毒性巨结肠，及内科治疗无效的重症感染性休克等，应尽早开始外科干预，如结肠切除、结肠旷置、回肠造瘘、保留结肠并万古霉素冲洗术等。

(5)其他治疗：包括营养支持，维持水、电解质平衡，避免胃酸抑制治疗，重症患者需要密切的生命体征、脏器功能监测及维护。

2. 艰难梭菌感染的抗生素方案如何选择？

根据患者感染的严重程度，给予不同的治疗方案。但应注意，静脉注射甲硝唑的疗效未得到证实，静脉注射万古霉素无效。如果无法获得万古霉素口服制剂，可用注射用万古霉素或去甲万古霉素溶入生理盐水及葡萄糖溶液，口服或胃管注入。口服万古霉素不被吸收，但可在感染灶达到最大药物浓度，通过发炎的结肠黏膜被吸收，需警惕万古霉素相关的肾毒性。具体抗生素方案，基于疾病分型而有不同。

(1)首次发作

1)轻中、重症感染：非达霉素 200mg，2 次/d，口服 10 天；或万古霉素 125mg，4 次/d，口服 10 天；或用甲硝唑 500mg，3 次/d，口服 10~14 天。避免重复或延长甲硝唑的疗程，因为其有累积和潜在的不可逆神经毒性的风险。

2)重症复杂性或中毒性感染：万古霉素 500mg，4 次/d，口服。发生肠梗阻时，可联合使用甲硝唑(500mg，每 8 小时 1 次，静脉滴注)；严重肠梗阻患者需考虑万古霉素灌肠等方法，结肠内局部给予(常用方案为 500mg 万古霉素溶于 100ml 生理盐水，直肠保留灌肠，每 6 小时 1 次)，但有一定的结肠穿孔风险。疗程与非重症情况同。

(2)复发患者

1)初次复发：首选非达霉素 200mg，2 次/d，口服 10 天(或 2 次/d，持续 5 天，随后每隔 1 天 1 次，持续 20 天)。如果初次发作时使用的是甲硝唑，可以用万古霉素 125mg，4 次/d，口服,持续 10 天。如果初次发病采用标准疗法后仍复发的,宜采用万古霉素脉冲 - 逐渐减量式给药(如 125mg,4 次 /d,口服,持续 10~14 天;2 次 /d,持续 1 周;1 次 /d,持续 1 周;最后 2~3 天 1 次,持续 2~8 周)。

2) 多次复发:非达霉素 200mg,2 次 /d,口服 10 天(或 2 次 /d,持续 5 天,随后每隔 1 天 1 次,持续 20 天)。或万古霉素脉冲 - 逐渐减量式给药;或万古霉素 125mg,4 次 /d,口服 10~14 天,随后用利福昔明 400mg,3 次 /d,持续 20 天。多次发作又无法耐受抗生素治疗的,建议粪便菌群移植。

3. 艰难梭菌感染复发的危险因素有什么? 如何预防?

艰难梭菌感染正变得越来越频发,且更容易复发。根据相关报道,艰难梭菌的复发率似乎有逐年上升的趋势,这可能和新剧毒菌株的出现有关。而首次复发后,二次复发率和多次复发概率进一步升高。所以了解艰难梭菌感染复发的危险因素和预防措施显得尤为重要。根据现有的证据,复发性艰难梭菌感染的危险因素有:高龄;艰难梭菌感染诊断后针对非艰难梭菌抗生素的应用;抑酸药(尤其是 PPI);多毒株(感染难治性梭菌株);严重的基础疾病和 / 或肾功能不全;以前艰难梭菌感染的病史及危重程度;长期住院;缺乏对毒素 A 和 B 的适应性免疫反应。

复发性艰难梭菌感染预防的两个重要目标是降低患者的易感性和预防传播。一方面,严控抗生素使用,最大限度减少抗生素的使用;减少制酸药物的使用;另一方面,实施接触预防措施,注意手部卫生,以及环境清洁和消毒。艰难梭菌的皮肤污染往往在腹泻解决后仍持续存在,所以即使在"治愈"之后,也应注意接触预防。其他如单抗、疫苗等预防方法尚处于探索阶段。

4. 艰难梭菌感染的中医治疗如何切入?

对于艰难梭菌感染,早期多以实证为主,病邪多为湿热蕴结,但又各有轻重;湿多热少,以脾虚湿盛为主,并见热象,治疗当以运脾化湿兼泄热;热多湿少,出现热毒内蕴为主,并见湿象,此时正邪交争剧烈,当以清热解毒、泄热导湿为法,避免邪毒内陷,出现邪气过盛,正气欲脱的局面。但在由于艰难梭菌感染病程缠绵反复,泻下日久伤阴,此时清热利湿的同时,还应重视益气养阴。然而具体的辨证仍需落实至个体,从人体津液输布出发,抓住当前主要病机,而不必求面面俱到。

【教师注意事项】
引导学生掌握艰难梭菌感染的防治原则。

【本幕小结】
患者诊断为重症的艰难梭菌感染,经中西医积极救治,患者病情改善出院。

【参考文献】

JOHNSON S,LAVERGNE V,SKINNER AM,et al. Clinical practice guideline by the Infectious Diseases Society of America(IDSA)and Society for Healthcare Epidemiology of America(SHEA):2021 focused update guidelines on management of clostridioides difficile infection in adults[J]. Clinical Infectious Diseases,2021,73(5):e1029-e1044.

(郑　义　赖　芳)

案例7　病毒性肝炎

--------｜ 第一幕 ｜--------

【教师参考重点】

1. 黄疸的常见疾病有什么?

黄疸是指血清中胆红素升高,表现为巩膜、皮肤、黏膜黄染的症状和体征。当胆红素在17.1~34.2μmol/L 时,临床不易被察觉,被称为阴性黄疸;当胆红素超过 34.2μmol/L 时,临床可见黄疸症状和体征,称为显性黄疸。

黄疸常见病因有:①溶血性黄疸;②肝细胞性黄疸(病毒性肝炎、黄疸型传染性单核细胞增多症、巨细胞病毒感染、钩端螺旋体病、药物性肝损伤、酒精性肝炎、自身免疫性肝炎、肝硬化、心源性黄疸等);③先天性非溶血性黄疸(吉尔伯特综合征、杜宾-约翰逊综合征、罗托综合征、克里格勒-纳贾尔综合征);④胆汁淤积性黄疸[淤胆型病毒性肝炎、淤胆型药物性肝病、原发性胆汁性肝硬化、原发性硬化性胆管炎、卡罗利病、肝内胆管结石、华支睾吸虫病、急性梗阻性化脓性胆管炎(acute obstructive suppurative cholangitis,AOSC)、胆总管结石、急性胆囊炎、胆囊癌、胰腺癌、壶腹癌、急/慢性胰腺炎等]。

2. 病毒性肝炎的诊断要点是什么?

广义上,病毒性肝炎是由多种嗜肝病毒(甲型、乙型、丙型、丁型、戊型、庚型)及部分非嗜肝病毒(如巨细胞病毒、EB 病毒、肠道病毒)引起的肝炎。狭义上,病毒性肝炎是指肝炎病毒引起的传染病。

肝炎病毒性肝炎诊断标准有:

(1)有流行病学资料:甲型、戊型肝炎可有夏秋或秋冬季节高发,食物型和水型暴发的流行资料;血液传播肝炎有不洁注射史、输血、使用血制品、病患血液接触史等病史。

(2)病原学检查相关 DNA 或 RNA 阳性,或核心抗原或 IgM 抗体阳性。

3. 重症病毒性肝炎的诊断要点是什么?

重症肝炎病毒性肝炎是指由肝炎病毒感染而导致的肝细胞大块或亚大块坏死,同时肝细胞再生不足,而引起的肝功能严重受损的临床综合征。在满足上述病毒性肝炎诊断的基础上,还满足肝功能受损的诊断标准。根据疾病程度分为:

(1)急性重型肝炎:急性起病,2 周内出现 Ⅱ 度及以上肝性脑病(按 Ⅳ 度分类法划分),同时有以下表现者:①极度乏力,有明显厌食、腹胀、恶心、呕吐等严重消化道症状;②短期内黄疸进行性加深,TBIL>正常值上限 10 倍或每日上升 ≥ 17.1μmol/L;③出血倾向明显,PTA ≤ 40%(或 INR ≥ 1.5R),且排除其他原因;④肝脏进行性缩小。

病理上表现为肝细胞一次性坏死,大块坏死(坏死面积 ≥ 2/3 肝实质),或亚大块性坏死(坏死面积约为肝实质的 1/2~2/3),或桥接坏死(较广泛的相邻成片肝细胞坏死并破坏肝实质结构),伴存活肝细胞重度变性,肝窦网状支架塌陷或部分塌陷。

(2)亚急性重型肝炎:起病较急,2~26 周出现以下表现:①极度乏力,有明显的消化道症状;②黄疸迅速加深,TBIL>正常值上限10倍或每日上升≥17.1μmol/L;③伴或不伴肝性脑病;④出血倾向明显,PTA≤40%(或INR≥1.5R)并排除其他原因者。

病理上表现为肝组织新、旧不一的亚大块坏死或桥接坏死;较陈旧的坏死区网状纤维塌陷,可有胶原纤维沉积;残留肝细胞增生成团;可见大量小胆管增生和胆汁淤积。

(3)慢加急性肝衰竭:在慢性肝炎或肝硬化的基础上,短期内出现急性或亚急性肝功能失代偿,表现为黄疸迅速加深,TBIL>正常值上限10倍或每日上升≥17.1μmol/L;出血倾向,PTA≤40%(或INR≥1.5R)。

病理表现为在慢性肝病病理损害基础上,发生新的不同程度的肝细胞坏死性病变。

需要强调的是,虽组织病理学检查在肝衰竭的诊断、分类及预后判定中有重要价值,但患者往往存在凝血功能严重低下,肝穿刺存在一定风险,临床诊断时不强求有病理学诊断。

4. 中医对黄疸病的病因病机如何认识?

黄疸可从发病急缓、久渐,分为外感急黄、内伤黄疸。外感急黄病因多是外感湿温疫毒,湿热交蒸肝胆,肝失疏泄、胆汁外溢肌肤。内伤黄疸多为黄疸、肝积日久,肝病传脾及肾,复感毒邪,痰湿内蕴、化火化热。病变部位主要在脾胃肝胆,最主要的病理机制为湿热壅盛、郁阻中焦。其传变规律及辨证治疗多遵循卫气营血传变规律。初期以卫气受邪表现为主,疫毒炽盛,进展迅速,内陷心肝,充斥三焦。中期为营血毒热的表现,迫血妄行,可致出血;逆传心包,扰乱神明,可致神昏;引动肝风,可致痉厥。晚期热毒内陷,气阴耗竭,可导致邪闭正脱、阴阳离决等危候。恢复期多以湿热留恋、肝脾不调、气滞血瘀为主。

【教师注意事项】

患者有不洁采血史、长期嗜酒史,本次突发疲倦、呕吐、腹胀、黄疸来诊,重点引导学生对引起此类症状的疾病进行思考、鉴别。

【本幕小结】

患者突发腹胀、黄疸。对引起这些症状的疾病进行鉴别以进一步明确病情。

|　第二幕　|

【教师参考重点】

1. 病毒性肝炎的西医治疗原则是什么?

(1)抗病毒治疗:对于甲型、戊型病毒性肝炎,特异性抗病毒治疗尚无明确疗效。对于乙型、丙型病毒性肝炎,需结合患者病毒载量、患者治疗意愿、有无治疗禁忌证、是否后续进行肝移植治疗等因素选择特异性抗病毒治疗。丁型病毒性肝炎感染依赖于乙型病毒性肝炎病毒,临床受限于直接抗丁型肝炎病毒药物的研制,现阶段仍缺少有效的治疗方法,目前首选治疗方案是抑制乙型肝炎病毒的复制。

(2)免疫调节:对于有免疫力低下难以抵御肝炎病毒感染或免疫反应过强而导致肝异常损伤的患者,可采用免疫调节治疗。

(3)肝脏替代治疗:包括暂时替代肝功能的人工肝支持治疗和长期替代的肝移植。

(4)其他治疗:卧床休息,防止交叉感染和继发感染,改善凝血功能,防治消化道出血,补充蛋白、糖原,补充维生素B、维生素C、维生素K,维持水、电解质、血糖平衡,防治肝性脑病。

2. 对该患者如何制订抗肝炎病毒方案？

乙型病毒性肝炎的抗病毒治疗主要有干扰素类和核苷酸类药物。对于考虑为重症乙型病毒性肝炎患者，只要乙型肝炎病毒 DNA 阳性，不论乙型肝炎病毒 DNA 滴度高低，都应使用抗乙型肝炎病毒的治疗。对于该患者，已有谷丙转氨酶（ALT）和 / 或胆红素的明显升高，不再适合使用干扰素等药物进行治疗（一般情况下要求 ALT 不高于正常上限 10 倍、血清总胆红素低于正常上限 2 倍），可予使用核苷酸类药物治疗。药物建议选用恩替卡韦或替诺福韦，耐药发生率较低，且有助于降低乙型肝炎病毒 DNA 水平、降低患者病死率。抗病毒治疗疗程应持续至发生 HBsAg 血清学转换。

3. 黄疸的中医治疗如何切入？

黄疸患者，早期多见湿热内蕴、正邪交争，应根据临床表现，辨湿热轻重、病位表里，予清热祛湿之法，并同时注意行气活血、祛邪泄浊的治疗；极期之时可因邪毒入里，而出现热陷心包、营血热盛、风热痉动等证，甚者可出现气阴耗竭、阳气虚脱等危候，需随证辨治；恢复期常见肝脾不调、气滞血瘀之证，需调和肝脾、行气活血。对于老年重症患者，整个治疗过程均需注意固护元气，祛邪的同时需要视邪正强弱的偏重而予不同程度的扶正干预。

【教师注意事项】

引导学生掌握病毒性肝炎的诊治原则。

【本幕小结】

患者有病毒性肝炎基础并长期嗜酒，劳累后导致久病急变，引发肝功能衰竭，经中西医积极救治，患者病情改善出院，但长期调护终因患者不愿配合而失败告终。

【参考文献】

1. 中华医学会肝病学分会,中华医学会感染病学分会. 丙型肝炎防治指南(2022 年版)［J］.中华传染病杂志,2023,41(1):29-46.

2. 中华医学会肝病学分会,中华医学会感染病学分会. 慢性乙型肝炎防治指南(2022 年版)［J］.实用肝脏病杂志,2023,26(3): 后插 1- 后插 22.

3. 中华医学会感染病学分会肝衰竭与人工肝学组,中华医学会肝病学分会重型肝病与人工肝学组.肝衰竭诊治指南(2018 年版)［J］.临床肝胆病杂志,2019,35(1):38-44.

4. 吴姗姗,陈小华,余永胜. 丁型肝炎病毒研究进展［J］. 中华传染病杂志,2017,35(2):126-128.

（赖　芳）

案例 8　肠系膜动脉栓塞

| 第一幕 |

【教师参考重点】

1. 急性肠系膜缺血的病因有哪些？

(1)肠系膜动脉闭塞：由于肠系膜上动脉粗大斜行，栓子易进入该动脉，发生小肠或右半结肠急性梗死。栓子多来源于心房颤动伴二尖瓣狭窄、心肌梗死后、人工瓣膜、细菌性心内膜炎，也可见动脉粥样硬化或动脉瘤的斑块脱落或由主动脉病变引起。

(2)肠系膜静脉闭塞：肠系膜静脉血栓形成多为静脉炎所致，也可继发于能引起血流滞缓的疾病，如肝硬化、门静脉高压、手术创伤、腹腔感染、真性红细胞增多症、恶性肿瘤等；或服用某些药物造成血液处于高凝状态，如避孕药、洋地黄类、加压素等。有巨细胞病毒感染发生血管炎引起肠系膜上静脉血栓形成的病例报道。

(3)血管外因素：嵌顿疝、肠扭转、肠套叠和腹腔粘连带压迫。

2. 急性腹痛的鉴别诊断及初步处理原则是什么？

(1)快速评估鉴别：把急性腹痛分为4类。①危重类。维持基础生命体征，先救命后治病，如主动脉夹层、腹腔脏器破裂大出血等；②梗阻类。尽快解除梗阻或蒂扭转等病因，如卵巢蒂扭转、胆道结石、泌尿系结石等；③炎症类。选择合适的抗生素进行抗炎治疗，如胆囊炎、胃肠炎、盆腔炎等，必要时进行手术清除感染灶或引流；④全身类。优先处理导致腹痛的全身性疾病，如糖尿病酮症酸中毒、重金属中毒、癫痫等。

(2)针对病因明确者处理措施：针对评估分级第1、2类患者，及时进行手术干预或稳定生命体征后及时手术干预；针对评估分级第3、4类患者，根据病因选择治疗方式，可适当进行药物对症止痛。

(3)针对病因未明者处理措施：严密监控基础生命体征，及时完善相关检验检查明确诊断，同时给予支持治疗，如禁食、胃肠减压、灌肠通便，如病情需要使用药物镇痛，可先尝试使用山莨菪碱、阿托品解痉止痛。

(4)急诊剖腹探查指征：①可疑腹腔内出血不止；②可疑肠坏死或肠穿孔导致严重腹膜炎；③经紧急对症处理后腹痛症状不缓解反而加重，合并全身情况恶化者。

3. 中医对腹痛的病因病机如何认识？

中医认为急性腹痛多属六腑病变，凡气滞、血瘀、寒凝、热蕴、湿阻、食积、虫聚等影响了六腑以通为用，以降为顺的功能，即可导致急性腹痛的发生。其病理演变的一般规律在梗阻性腹痛表现为郁 - 结 - 瘀 - 厥，在炎症性急性腹痛表现为郁 - 热 - 瘀 - 厥。急性腹痛根据邪正斗争的消长一般分为初、中、后三期。初期正盛邪轻，中期正盛邪实，后期邪却正复，或正虚邪恋，或正虚邪陷。各期之间可逐渐演变，又可相互转化。

【教师注意事项】

患者老年男性患者，既往有慢性腹痛病史，本次以急性腹痛为主诉就医，容易造成惯性思维将本次发病与既往慢性腹痛一概而论。促成患者就医说明本次发作较前有明显区别，需要在结合基础疾病的基础上进行全面的鉴别诊断。

【本幕小结】

患者为老年男性，基础疾病较多，长期服用抗血小板及抗凝药，曾反复有胃痛病史。本次发病较前明显加重，初期药物治疗缓解不理想，入院时阳性体征不明显，检验检查结果无指向性，完善检查明确为肠系膜动脉栓塞所致。

·········| 第二幕 |·········

【教师参考重点】

1. 急性肠系膜缺血的诊断标准是什么？

(1)症状及体征：突发剧烈腹痛，以脐周和上腹部为主，但腹软，甚至无压痛、反跳痛，即"症状体征分离"；6~12小时后出现肠麻痹、持续性腹痛、肠鸣音减弱甚至消失，暗红色血便或呕吐咖啡样胃液。

(2)辅助检查：①动脉造影为AMI诊断金标准，动脉造影取栓同时也是治疗的主要手段；②CT/CTA、MRI/MRA为无创性诊断手段，具有快速、敏感的特点，临床中应用广泛；③腹部平片用于发现肠梗阻以便进一步检查；④内镜鉴别诊断意义重大，用于与一般消化道出血相鉴别。

2. 肠系膜动脉栓塞的治疗方法及手术指征是什么？

(1)基础治疗：①液体复苏提高氧输送，推荐使用晶体液，不建议使用羟乙基淀粉；②避免应用血管活性药物，如果需要也须在充分补液以后再用，尽量应用对内脏循环影响少的药物；③纠正水电解质酸碱平衡紊乱；④禁食；

(2)应用广谱抗生素，如青霉素、三代头孢类抗生素联合甲硝唑；

(3)介入治疗：在没有出现肠坏死的情况下，应尽力开展血管腔内介入治疗，包括经皮穿刺介入机械吸栓，血管内接触溶栓和经皮穿刺血管扩张成形术，必要时再根据情况决定是否安置支架；

(4)外科手术：肠系膜动脉栓塞患者一旦出现腹膜炎体征，只要合并症和身体状况允许，应立即行外科手术治疗，而被评估诊断为无法挽救的患者则选择姑息治疗；对有严重脓毒症或脓毒性休克的肠系膜动脉栓塞患者，应实施拯救生命的损伤控制手术(选择对生理影响最小的手术方式，如穿刺引流等)；

(5)术后调护：①积极控制血糖和高血压；②除非有禁忌证，否则血栓栓塞的患者应当长期进行抗凝治疗，以降低复发的风险；③置入支架和血管旁路的术后患者应进行监测，或通过螺旋CT扫描或做CT成像随访检查支架，早期发现和治疗狭窄或阻塞。

3. 短肠综合征的定义及病因病机是什么？

短肠综合征(short bowel syndrome，SBS)是指大段小肠切除术后，残存的功能性肠管不能维持患者营养需要的吸收不良综合征。

病因：本病常发生于广泛的肠切除术后，常见病因有肠扭转、腹内外疝、肠系膜血管栓塞或血栓形成等；也可见于较长肠段的功能损害如放射性肠炎，或不适当的外科手术，如空肠结肠吻合或胃回肠吻合。

病机：切除小肠达50%或以上者可引起吸收不良；若残存小肠少于75cm(有完整结肠)，或丧失回盲瓣、残存小肠少于100cm者可产生严重症状。回盲瓣和结肠的存在可有效减慢肠内容物运行速度，在促进肠内容物充分吸收的过程中起着重要作用，而且右侧结肠有重吸收水电解质的功能。

4. 短肠综合征的分型及营养支持原则是什么？

(1)短肠综合征的分型：根据剩余肠管部位的不同，可将SBS分为3型。①Ⅰ型，即空肠造口型;②Ⅱ型,即小肠结肠吻合型;③Ⅲ型,即小肠小肠吻合型。

(2)短肠综合征的营养支持原则

1)肠内/肠外营养支持:不同分型的 SBS 患者可出现不同程度的营养不良表现,临床实际应用中还需根据 SBS 患者的自身特点制订个体化营养支持方案(表 3-20)。Ⅲ型患者保留有部分回肠及完整的结肠,在度过 SBS 急性期后,随着肠适应的出现此类患者基本上可逐步摆脱肠外营养(parenteral nutrition,PN)支持。

表 3-20 不同类型短肠综合征患者营养支持推荐方案

剩余空肠长度(cm)	Ⅰ型	Ⅱ型
0~50	肠外营养支持	肠外营养支持
51~100	肠外营养支持	肠内营养支持
101~150	肠内营养支持 + 口服补液盐溶液	无需营养支持
151~200	口服补液盐溶液	无需营养支持

2)优化饮食方案:优化饮食方案以改善水电解质平衡与营养状态为主要目标,这对于 SBS 患者非常重要。对于Ⅱ型与Ⅲ型患者而言,推荐的饮食方案是少食多餐,能量以碳水化合物(占40%~60%)和蛋白质(占 20%~30%)为主,限制单糖的摄入。鼓励患者高热量饮食(4~6kcal/d)(1kcal ≈ 4 186J)。Ⅱ型与Ⅲ型患者需限制脂肪摄入,Ⅰ型患者则不必限制脂肪摄入。

5. 该疾病术后如何辨证论治?

手术解决主要病变以后,应采取各种可能的措施,以扶正祛邪,减少并发症,提高生命质量,促进患者快速康复。具体辨治思路如下。

(1)由于手术创伤、焦虑忧郁而导致患者正气不足、气滞血瘀与发热津伤,是术后的常见病机,所以,术后早期往往以"疼痛""发热""腹胀"等不适多见,治宜以扶正祛邪、调理脏腑为主。而术后 3~4 天体温降至正常以后,病邪渐退,往往以气血两虚或气阴不足等虚证为主要矛盾,应以大补气血或补益气阴等扶正补虚为主要原则。

(2)术后辨证论治应在整体观念指导下实施。现代医学所使用的补液、输血等营养支持疗法,以及手术、引流、使用抗生素等措施都可以纳入"扶正祛邪"的范畴之内。

(3)充分发挥中医综合治疗的优势。除了口服汤剂药物之外(肠吻合术后患者禁食不可使用口服汤剂),还可以使用中药外敷、外洗、针灸、按摩推拿、理疗、穴位贴敷、中药灌肠等综合治法,从而达到减轻患者痛苦,促进康复的目的。

【教师注意事项】

引导学生掌握肠内营养与肠外营养的区别及患者营养支持方案的实施。

【本幕小结】

患者确诊为肠系膜动脉栓塞合并急性腹膜炎后立即进行急诊剖腹探查,切除坏死肠管。术后患者残存肠管过短导致短肠综合征,根据患者术后肠功能状况给予相应的营养支持方案调整,最终患者康复出院。

【参考文献】

1. 戴晶,金红旭. 2016 年欧洲创伤与急诊外科协会急性肠系膜缺血指南解读[J]. 中华急诊医学杂志,2017,26(2): 141-145.

2. 中国短肠综合征诊疗共识(2016年版,南京)［J］.中华胃肠外科杂志.2017,20(1): 1-8.

(杨卫立)

第六节　重症泌尿系统疾病中西医结合诊治案例参考重点

案例1　急性肾盂肾炎

|　第一幕　|

【教师参考重点】

1. 腰痛的常见疾病及分类是什么?

引起腰痛的原因很多,临床上结合疼痛的部位、性质与来源,大致可分为以下几类。

(1)脊柱及脊旁软组织疾病:损伤(如急性腰扭伤、脊柱骨折脱位、急性椎间盘脱出等)、脊柱炎症(如化脓性脊柱炎、硬膜外脓肿、强直性脊柱炎、类风湿关节炎等)、退行性病变(如腰椎间盘突出症、腰椎退行性滑脱、中央椎管狭窄症等)、内分泌代谢紊乱性骨关节病(如老年性骨质疏松症等)、脊柱肿瘤(如骨样骨瘤、脊柱转移癌、神经鞘膜瘤等)。

(2)内脏疾病牵涉痛:腹膜外疾病(如肾盂肾炎、肾结石、肾结核等)、盆腔疾病(如男性前列腺炎及肿瘤、女性盆腔炎、附件炎等)、腹腔疾病(如胃及十二指肠溃疡、胰腺癌、肝癌等)。

(3)精神心理性疾病:精神紧张症、慢性疲劳综合征、癔病、抑郁症等。

2. 急性肾盂肾炎常见的发病原因有哪些? 发病的机制如何?

急性肾盂肾炎由细菌感染致病,其常见的感染途径包括:上行感染和血行感染。大多数肾实质感染继发于尿道和膀胱中细菌的上行性感染,血源性急性肾盂肾炎常发生于患慢性疾病、身体虚弱以及免疫力低下的患者。

(1)上行感染:此为最常见的感染途径,约95%的致病菌由尿道外口沿膀胱、输尿管上行到达肾盂,引起肾盂炎症后,再经肾乳头、肾盏侵犯肾小管-间质。此种感染途径的致病菌多为大肠埃希菌,因健康人尿道口及周围和前尿道有此类细菌寄生,当机体抵抗力下降及尿道黏膜受刺激或损伤时,细菌黏附于尿道黏膜,上行而致病。常见诱因有尿路器械检查、导尿、性交、尿液过浓及月经期等。女性尿道短而宽,尿道口距有寄生菌的肛门、阴道近,故易发生急性肾盂肾炎。

(2)血行感染:较上行感染少见。身体内存有感染病灶(扁桃体炎、鼻窦炎、龋齿或皮肤化脓性感染)或败血症时,细菌侵入血流,到达肾皮质,从而引起多发性小脓肿,再沿肾小管向下扩散至肾乳头、肾盏及肾盂,引起肾盂肾炎。血行感染致病者不到3%,尿流不畅或肾结

383

构缺陷为感染提供了条件,致病菌以金黄色葡萄球菌和大肠埃希菌多见。

3. 重症急性肾盂肾炎的诊断要点是什么?

急性肾盂肾炎是由各种病原微生物感染直接引起的肾小管、肾间质和肾实质的炎症。临床上以严重菌尿伴有寒战、发热、腰和脊肋角叩击痛的一组综合征为急性肾脏感染的表现。其诊断标准主要为:①全身表现有寒战、高热、乏力;②泌尿系统症状,腰痛、尿频、尿急、尿痛、排尿困难;③肋脊点及肾区有压痛和叩击痛的体征;④尿检结果示尿沉渣中白细胞增多,可见白细胞管型,尿细菌检查阳性,中段尿细菌定量培养>10^5/ml。符合①、③、④的任何一条再加第②条,或者同时具备①、③、④均可诊断临床急性肾盂肾炎。

在符合上述急性肾盂肾炎诊断的基础上,出现以下任何一种情况即可诊断为重症急性肾盂肾炎:①低血压(收缩压<90mmHg,平均动脉压<70mmHg 或收缩压较基础下降>40mmHg);②出现脓毒性休克,在液体复苏的基础上需血管活性药物维持血压;③因急性肾盂肾炎出现多脏器功能不全。

4. 中医对急性肾盂肾炎的病因病机如何认识?

在中医古籍中未见明确的关于急性肾盂肾炎的记载,根据其临床特点,大多数学者认为其属于中医"热淋""腰痛"范畴。中医经典理论认为本病多因恣食辛热、肥甘;或酗酒太过,酿成湿热;或感受暑邪,未及时清解,而导致湿热注于下焦;或下阴不洁,秽浊之邪侵入下焦,酿成湿热;或风热、风寒之邪乘虚袭表,太阳经气先病,引动膀胱湿热之邪,邪气充斥于足太阳经和腑;或因心火亢盛,下移小肠。以上诸因皆可导致湿热蕴结下焦,膀胱气化失司,水道不利,发生热淋。正如《诸病源候论》谓:"热淋者,三焦有热,气搏于肾,流入于胞而成淋也,其状:小便赤涩。"治疗上应注意病证结合,强调病因治疗,以清利湿热贯穿始终,突出阶段性辨证论治特色。急性发作阶段,其病机虽以下焦湿热,毒邪内蕴肾与膀胱为主,但其发病又与受寒劳累、感受外邪密切相关,所以急性发作阶段的治疗,在突出清利湿热的前提下,及早地解除表证、祛散外邪,是提高疗效,防止迁延或转成慢性肾盂肾炎的关键。

【教师注意事项】

本案患者为老年女性,以发热为首发临床表现,随后出现腰痛、尿频、尿急、尿痛等症状,结合影像学检查结果,急性肾盂肾炎诊断明确,就诊时循环功能、肾功能已受到影响,符合重症急性肾盂肾炎的诊断标准。临床教学上主要引导学生掌握重症急性肾盂肾炎的诊断思路及鉴别诊断要点,根据临床上各项生命体征变化及相关辅助检查结果全面分析各器官功能状态以评估病情危重程度。

【本幕小结】

患者以发热、腰痛及尿路刺激征等为主要临床表现,结合辅助检查结果,重症急性肾盂肾炎诊断明确,临床上注意与其他泌尿系统感染性疾病相鉴别,同时亦应注意重症急性肾盂肾炎的识别与救治。

──────────── | 第二幕 | ────────────

【教师参考重点】

1. 急性肾盂肾炎常见致病菌的流行病学特点是什么?

导致肾盂肾炎的致病菌绝大多数为革兰氏阴性菌,占急性上尿路感染总数的95%。其中大肠埃希菌感染的急性肾盂肾炎患者约占门诊感染患者总数的90%左右,占住院患者的50%;在老年患者中,大肠埃希菌导致的急性肾盂肾炎病例占60%以上。其次为变形杆菌、克雷伯菌,两者均有很强的合成尿素酶的能力,可以分解尿素,使尿液碱化,导致磷酸盐析出,形成磷酸镁铵和磷酸钙结石,因此常见于尿路结石患者。革兰氏阳性球菌,尤其是凝固酶阳性葡萄球菌(表面葡萄球菌、腐生葡萄球菌)、金黄色葡萄球菌和D组链球菌(肠球菌)偶尔亦引起急性肾盂肾炎,约占5%~10%。厌氧菌引起的肾盂肾炎较罕见。

临床上初发或单纯性肾实质感染患者其致病菌多为单一的大肠埃希菌,混合感染多见于长期应用抗生素、尿路器械检查以及长期留置导尿管患者。混合感染致病菌多为粪肠球菌、变形杆菌、克雷伯菌和铜绿假单胞菌。真菌感染常见于糖尿病、长期应用广谱抗生素、激素和肾移植患者。

糖尿病患者易受克雷伯菌、肠杆菌、梭状芽孢杆菌或念珠菌感染,这些患者患脓肿性肾盂肾炎和毛细血管坏死的风险增加,可导致休克和肾脏衰竭。此外,免疫力低下者易患亚临床性肾盂肾炎,以及由非肠性、厌氧、革兰氏阴性杆菌和念珠菌引起的感染。例如,约30%~50%的肾移植患者在移植术后2个月内发生急性肾盂肾炎,其致病菌多为上述病原菌。

2. 对该患者应如何制订抗生素治疗方案?

急性肾盂肾炎治疗的目的主要有三点:一是清除进入泌尿道的致病菌;二是预防和控制败血症;三是防止复发。要尽可能早期使用血浓度高且致病微生物敏感的抗生素。

根据美国感染性疾病学会公布的对于急性肾盂肾炎的治疗指南,对重症急性肾盂肾炎(高热、外周血白细胞数显著上升、严重呕吐、脱水、休克等)需采用静脉给药,推荐使用下列3种初次静脉治疗方法中的1种:①氟喹诺酮类;②氨基糖苷类或与阿莫西林共用;③广谱头孢菌素或与氨基糖苷类共用。

在选用治疗泌尿系感染药物的过程中要注意以下几点:①定期更换治疗泌尿系感染的一线经验用药;②在进行经验治疗的同时,要常规进行中段尿细菌培养及药物敏感试验,以便及时调整使用更有针对性的治疗药物,必要时反复进行细菌培养;③如果中段尿细菌培养及药物敏感试验提示感染细菌对所实施的经验用药明显耐药,则在计算药物治疗疗程时,将此段治疗时间剔除,以免导致有效治疗疗程不足的情况发生。

3. 重症急性肾盂肾炎的中医治疗如何切入?

中医辨证治疗急性肾盂肾炎临床疗效显著,然临证遣药必须辨明虚实,调节阴阳之偏颇,还应注意养正不碍邪,祛邪不损正,从而正复邪祛,阴平阳秘。本病初起时正盛邪实,毒邪嚣张,下焦湿瘀热阻比较突出,此时治疗当谨守病机,廓清邪气,治以清利湿热为主,兼以益气养阴。待湿热之邪基本祛除,进入恢复期,此阶段尽管菌转阴,尿色转清,但并不完全等于彻底治愈,此时还应加强善后治疗与生活调理,以巩固疗效,防止死灰复燃。此阶段应以补益脾肾为主,适当佐以清利下焦湿热之品,以固本善后。

中医药治疗急性肾盂肾炎疗效肯定,但本病虚实夹杂,单纯中医治疗极为棘手,中西医结合治疗急性肾盂肾炎是一个大趋势。西药抗生素见效快,中药可以缩短病程、增强疗效,两者相互结合可发挥各自优势,扬长避短,提高急性肾盂肾炎的诊治效果。

【教师注意事项】

1. 根据泌尿系统解剖结构,尤其是肾盂结构特点,可以解释急性肾盂肾炎发生的解剖学、组织学基础,从而帮助学生获取并深刻记忆、理解和运用泌尿系统的解剖学知识。

2. 培养学生综合分析问题能力,比如如何从患者的疾病症状,科学地分析、推理其发病所涉及的人体系统、结构和器官等。

3. 指导学生掌握急性肾盂肾炎的诊断、病理、临床抗生素使用原则等相关知识。

【本幕小结】

患者诊断为重症急性肾盂肾炎,经中西医积极救治,患者病情改善出院。

【参考文献】

王海燕,赵明辉.肾脏病学[M].4版.北京:人民卫生出版社,2021.

（周耿标）

案例2　梗阻性肾病

----------------｜ 第一幕 ｜----------------

【教师参考重点】

1. 急性肾衰竭(acute renal failure, ARF)的常见原因有什么?

急性肾衰竭的病因复杂,根据致病因素在肾脏作用的部位可以分为:肾前性因素、肾性因素和肾后性因素。

(1)肾前性因素:主要与血容量不足和心脏泵血功能明显降低导致肾脏灌注不足有关,在急性肾衰竭中最为常见,占30%~60%,常见包括低血容量、有效血容量减少、心输出量减少、肾血管堵塞、肾血管的自身调节紊乱等因素。肾前性因素是医院获得性肾衰竭的主要原因之一。

(2)肾性因素:肾性急性肾衰竭是肾实质疾患所致,或由于肾前性病因未能及时解除而发生肾实质病变,占急性肾衰竭病因的20%~40%。在考虑急性肾衰竭的肾性因素时,不但要考虑到肾血管、肾小球的病变,还应注意肾间质和肾小管等解剖结构的病变。当然,需要注意的是,尽管急性肾脏血管病变(如动脉栓塞、血管炎、血栓形成等)、肾小球病变(如肾小球肾炎等)、间质性病变(如过敏性间质性肾炎等)均是急性肾衰竭的病因之一,但急性肾衰竭,特别是医院获得性急性肾衰竭最重要的病因仍然是急性肾小管损伤。急性肾小管坏死往往与肾脏缺血和肾毒性药物的应用有关。

归纳起来,急性肾性肾衰的病因主要包括以下几类:①肾小管疾患(为急性肾衰竭的主要病因,其中以急性肾小管坏死最为常见);②肾小球疾患;③急性肾间质疾患;④肾脏血管疾病;⑤慢性肾脏疾病急性恶化。

(3)肾后性因素:各种原因引起的急性尿路梗阻(如腔内阻塞或外部压迫等),导致急性肾衰竭,临床上较为少见,占急性肾衰竭的1%~10%,如诊断和治疗及时,这类肾衰竭往往可恢复。

肾以下尿路梗阻使梗阻上方的压力增大,甚至发生肾盂积水,肾实质受压使肾功能急剧下降。肾后性急性肾衰竭可见于:①结石、肿瘤、血块、坏死肾组织或前列腺增生所致的尿路梗阻;②肿瘤蔓延、转移或腹膜后纤维化所致的粘连、压迫输尿管而引起梗阻。

2. 梗阻性肾病的诊断要点是什么?

(1)实验室生化检查:血 Urea 和 Cr 明显增高,二氧化碳结合力下降,往往合并电解质紊乱,尤其是血钾增高。急性梗阻性肾衰往往合并感染,外周血白细胞计数增多;而慢性梗阻性肾衰竭往往合并贫血,红细胞计数、血红蛋白及血细胞比容下降。

(2)体征:急性梗阻性肾衰竭伴有肾绞痛患者往往合并有肾区叩击痛,除非原来有不完全性梗阻合并肾积水,否则一般触不到肾脏增大。慢性梗阻性肾衰竭往往肾积液较多,部分患者可触及腰部包块。前列腺增生及尿道狭窄患者往往合并慢性尿潴留,下腹部常触及隆起包块。

(3)辅助检查

1)腹平片和 B 超:通常作为鉴别尿路梗阻的常规检查手段,凡疑有梗阻性肾衰竭者均宜尽快作腹平片检查。静脉肾盂造影也是进一步鉴别尿路梗阻的办法,但若肾功能不全,血肌酐大于正常值的 2 倍以上时,则不宜采用此法。B 超检查简便可行,所以疑有梗阻性肾衰竭者首选 B 超检查。B 超所见梗阻性肾衰竭者,多数患肾有不同程度积液,急性梗阻者较少,慢性梗阻者积液较多,并常伴有输尿管扩张。

2)CT:价格较为昂贵,但在梗阻性肾病诊断中的应用也越来越广泛,CT 与 B 超一样能够发现肾、输尿管、膀胱和前列腺的病变,尤其对透 X 线结石有着良好的诊断价值,且 CT 对肿瘤性病因及对肾脏的预后判断等有着优越的影像效果。

3)逆行性输尿管插管造影:是确定上尿路梗阻性肾衰竭的一个重要手段,既可帮助明确梗阻的存在、发生的部位和原因,又可以通过逆行插管超过梗阻部位放置导管以暂时解除梗阻,及时改善肾功能,有利于控制感染。

4)其他检查:①经皮肾穿刺尿路造影。B 超发现肾内有大量积液,经其他检查未能明确梗阻部位,逆行插管失败时可选用此检查方法,以协助了解梗阻部位及原因;②核素肾图和核素肾扫描。可以确定肾供血、分泌和排泄情况,帮助鉴别急性肾衰竭和急性梗阻性肾衰竭,但对确定梗阻部位及原因则存在困难;③ MRI。磁共振尿路成像对确定梗阻部位及病因有帮助。

3. 休克的类型及失血性休克的诊断要点是什么?

休克的主要类型有以下四种:低血容量性休克、心源性休克、分布性休克和梗阻性休克。

失血性休克属于低血容量性休克,是因失血导致的血管内容量急剧下降所导致的休克,病因有多种,最常见为外伤所致,其次为消化道出血(静脉曲张出血、消化性溃疡、憩室出血等),较少见的病因有为术中及术后出血、腹主动脉瘤或左室室壁瘤破裂,或医源性因素。休克的诊断是根据临床表现、生化检查和血流动力学特征综合分析而得出的。临床上存在休克的病因或危险因素,且大多数患者具有低血压(较基础血压明显下降、脉压差变小)和 / 或组织灌注不足的临床表现,如精神状态改变,心动过速、外周脉搏微弱、皮肤湿冷、花斑,尿少 [<0.5ml/(kg·h)],高乳酸血症(>2~4mmol/L)及碱缺失。

4. 中医对梗阻性肾病的病因病机如何认识?

梗阻性肾病属中医学中"溺毒""关格""水肿""癃闭""虚劳"等疾病范畴,其病机多由脾肾衰败,清浊不分而致。但关于梗阻性肾病的中医文献很少,缺乏统一、规范的辨证分型标准,有学者将其分为气阴两虚兼湿浊型、脾肾气虚兼湿浊型、气阴两虚兼湿热型、脾肾阳虚兼血瘀型、脾肾气虚兼血瘀型、湿热蕴结型。

有学者认为术前本病辨证分型与肾前性和肾性的肾实质损害以及肾功能不全的辨证分型基本相同,多数为本虚兼有标实,本虚以脾肾气虚、脾肾阳虚、肝肾阴虚、气阴两虚为主,标实则以血瘀、湿浊、湿热为主。而术后由于手术祛除病邪、梗阻性利尿、手术创伤等因素,呈现气阴两虚的病例明显增加。

梗阻性肾病合并湿热气滞亦较为多见。一则急性梗阻者,气血骤闭,三焦壅阻,气机不畅,水湿不能运化,郁而化热而成湿热气滞之候;再者解除梗阻术后,由于手术伤正,使湿热之邪内袭,临床多见尿频、尿急、尿痛,或有血尿、苔黄、脉弦等。年轻者多数为单纯湿热蕴结型,术后仍延续术前证候,年老者多为虚证合并有湿热蕴结型,术后有部分病例延续术前证候,有部分转为气阴两虚型。解除梗阻后,由于肾小管重吸收功能障碍以及渗透性利尿等原因,也会出现多尿、口干、神疲、舌干、脉细等气阴两虚的证候。

【教师注意事项】

患者中年男性,有肾结石的病史,结石梗阻后出现急性肾衰竭,在手术解除结石梗阻后出现休克、血尿,重点引导学生对引起此类症状的疾病进行思考、鉴别。

【本幕小结】

患者中年男性,梗阻性肾病手术解除梗阻后出现血尿、休克。对引起这些症状的疾病进行鉴别以进一步明确病情。该患者有严重肾结石,出现梗阻,导致梗阻性肾病,行手术解除梗阻后出现休克表现,需要对休克的原因进行排查,明确休克的类型。结合患者的表现及辅助检查,还是考虑手术创伤导致的出血,进而出现失血性休克。

————————————| 第二幕 |————————————

【教师参考重点】

1. 对该患者(梗阻性肾病)应如何选择治疗方式?

该患者梗阻性肾病合并急性肾衰竭,患者入院时精神差,头晕、呕吐等症状明显,生化检查 Urea、Cr、血清钾均明显增高,达到急诊透析指征,故当时即行血液透析清除毒素,稳定内环境。后 ECT 结果提示双肾排泄功能尚存,从 CT 看双侧肾盂结石梗阻,双肾上盏均有积液,有典型的上尿路梗阻表现。对梗阻性肾病所致急性肾衰竭,一旦诊断明确,在有条件的医院应立即行血液透析、纠正酸中毒、输血,在短期内纠正患者一般病情后立即手术。梗阻时间越长,预后越差,手术时间越晚,术后肾功能恢复越慢。本患者全身情况改善后,去除梗阻病因,最大程度地挽救肾功能,是对其最好的治疗选择。

2. 造瘘术后大出血的原因及治疗策略是什么?

经皮肾穿刺造瘘术(percutaneous nephrostomy,PCN)是上尿路结石,特别是鹿角形肾结石的最佳治疗手段,目前已被广泛使用。虽然它是一种微创手术,但也有极大的出血风险,严重出血的主要原因有：①术中损伤了较大的分支动脉；②术后患者活动早，卧床时间不足；③肾感染；④尿毒症导致的凝血功能异常。从该患者血肿位置来看，考虑出血原因在肾穿刺造瘘，同时与尿毒症导致的凝血功能障碍有关。膀胱冲洗液红，考虑左侧输尿管口镜检后的出血，也是在凝血功能不佳的情况下发生的。

患者 PCN 术后出现持续膀胱冲洗液色红，时可见小血块堵塞，复查血红蛋白结果显示进行性下降，并出现休克。经严格卧床制动，应用多种机制的止血药，输注红细胞悬液、新鲜冰冻血浆、冷沉淀、抗感染等治疗无效，仍出血量大，结合患者凝血功能、血红蛋白、肾功能、肝功能、电解质情况，开放手术风险较大，可考虑介入止血。介入术后血红蛋白下降速度减慢，但仍有活动性出血，且腹腔内可抽出血性液体；考虑为手术创口渗血并经腹膜渗漏至腹腔内所致，在各种保守治疗无效的情况下，经积极改善凝血功能、CRRT 稳定内环境、改善心肺功能，在多学科会诊、充分术前准备的情况下，行剖腹探查、左肾切除、腹腔引流术。

3. 出血未控制的失血性休克液体治疗策略是什么？

面对出血未控制的失血性休克，积极治疗原发病，积极寻找并控制出血源头仍是最重要的治疗策略。但是在出血控制前，有些研究者认为积极的液体复苏是无效的，甚至可能有害，并认为给予限制性液体复苏，最低程度地维持器官灌注，可能会提高抢救成功率，也被称为延迟液体复苏或控制性低血压。该策略的理论基础是过多的液体复苏会提高血压、稀释凝血因子，引起低体温，从而可能阻碍血栓形成，加重出血。研究表明，限制性液体复苏对于躯干外伤引起的失血性休克患者可能有益。但是，对于脑部损伤的患者可能是有害的，因为低血压会减少脑灌注，增加病死率。对于未控制的，有高血压病史的患者也不建议采用限制性液体复苏。目前，限制性液体复苏的研究仍未充分，临床上采用该策略仍需非常谨慎。

液体复苏时，仍首选生理盐水，但是，初步复苏后仍需要更多静脉输液时，可使用乳酸林格氏液。对于失血性休克患者，建议立即输注血制品，即以 1∶1∶1 的比例输注红细胞悬液、新鲜冰冻血浆和血小板。但临床实践中，及时获取血小板常存在一定的难度。

临床常以血压、心率、中心静脉压（central venous pressure，CVP）、血细胞比容（HCT）、心排血量、尿量等传统指标作为液体复苏监测指标，但上述指标不能完全反映组织的灌注情况，监测血乳酸、碱缺失等全身灌注指标，胃黏膜内 pH 值等局部组织灌注指标及动态血流动力学监测指标更有临床意义。

4. 梗阻性肾病的中医治疗如何切入？

梗阻性肾病的特点是病程较长，错综复杂，本虚标实，治疗上多为标本同治，又有偏重。常用治疗方法主要包括补肾健脾、调理脾胃、活血化瘀、通腑泄浊、清利湿热等。不论在何阶段，毒邪最先影响的当属脾胃，因此无论在病情发展的何种阶段，大多患者表现有纳差、恶心、呕吐、腹泻、乏力、面色萎黄等脾胃功能失常的症状。所以临床治疗，医家均重视调理脾胃、顾护胃气。《灵枢·玉机真藏论》说："五脏者，皆禀气于胃，胃者五脏之本也。" 梗阻性肾病患者湿浊邪毒交结中焦，临床治疗中若不顾护脾胃，则患者日渐正气衰颓而亡。因此，治疗上应强调以 "顾护胃气" 为要，善用健脾益气、和胃降逆之品，临床常选用香砂六君子汤、半夏泻心汤、旋复代赭汤加减，配合清热利湿、降逆止呕之品。梗阻性肾病若并见湿热见证者，则宜益气养阴与清热祛湿并进，俟邪气退而气阴复；待表现其本虚证候时，再重新辨证施治。

本病一般病程较长,中医学认为"久病入络""久病必瘀"。《血证论》也谓,"瘀血化水,亦发为肿,是血病而不离乎水者也"。现代医学研究也证明,梗阻性肾病具有明显的血管病变及血流障碍状况。故疾病后期多数患者有面色晦暗或黧黑、口唇紫黯、舌质夹瘀或瘀斑等血瘀证候。有学者通过新西兰大白兔的动物实验证实,复方丹参注射液可能是通过抑制Ang Ⅱ 的生成,下调肾皮质 TGF-β_1 蛋白和Ⅲ型胶原 mRNA 的表达,改善肾血流,对梗阻肾功能恢复有明显的促进作用。

【教师注意事项】

引导学生掌握失血性休克的救治原则及病因排查。

【本幕小结】

患者中年男性,梗阻性肾病手术解除梗阻后出现失血性休克,失血考虑为手术创口的渗血,经手术切除左肾、积极输血输液、器官功能支持及中医辨证用药等治疗,患者病情好转出院。

【参考文献】

王吉耀,葛均波,邹和建. 实用内科学［M］. 16 版. 北京:人民卫生出版社,2022.

(杜炯栋)

案例 3　腹膜透析相关性腹膜炎

第一幕

【教师参考重点】

1. 腹膜透析相关性腹膜炎常见致病菌的流行病学特点是什么?其入侵途径有哪些?

腹膜透析相关性腹膜炎感染中,革兰氏阳性菌是最常见的致病菌,有国外学者报道革兰氏阳性菌所占的比例高达 61%~63%,当中又以凝固酶阴性葡萄球菌最为多见,约占 26.6%,以表皮葡萄球菌、溶血葡萄球菌和金黄色葡萄球菌等葡萄球菌属多见。此类细菌多以接触污染、操作不规范为主要原因,需在临床中加强对患者预防感染的培训以及随访过程中的再培训。

近年来国内革兰氏阴性菌腹膜炎的比例呈上升趋势,菌种主要为大肠埃希菌,其次为肺炎克雷伯菌。而国外报道则为铜绿假单胞菌和大肠埃希菌。革兰氏阴性菌感染腹膜炎较革兰氏阳性菌感染腹膜炎的预后差,其炎症反应更重,在有效的治疗方案下,治疗反应也差,治愈率明显低于革兰氏阳性组,其中转血透及死亡的比例也较高,需引起足够的重视。

真菌性腹膜炎相对少见,国外有透析中心报道其发病率为 3%~6%,但它却是腹膜透析的致命性并发症,病死率达 20%~30%。此外,近年来培养阴性的腹膜透析相关性腹膜炎逐渐引起人们的关注,国外报道腹膜透析液培养阴性比例为 8.8%~48.5%,如何进一步提高培养的阳性率已成为当务之急,不至于因等待结果而耽误治疗。

一般认为引起腹膜透析相关性腹膜炎的常见途径包括因操作不规范导致细菌通过腹膜透析导管和管周侵入腹膜腔、血行感染及逆行感染。此外,细菌经肠道移行进入腹腔也是另一个重要的发病原因。近年来研究证明便秘、低钾血症、结肠镜检查、妇科检查等都可通过该途径增加肠道细菌异位进入腹腔的风险,这也是革兰氏阴性杆菌所引起的腹膜炎占有一定比例的原因。

2. 腹膜透析相关性腹膜炎的诊断要点是什么?

腹膜透析相关性腹膜炎是腹膜透析最常见的严重并发症,严重影响腹膜超滤和透析效能,妨碍长期腹膜透析的进行,虽然只有 5% 以下的腹膜炎会导致死亡,但腹膜炎是 16% 的腹膜透析(peritoneal dialysis,PD)患者直接或主要死亡原因。其诊断标准主要为:①腹痛和/或透出液浑浊,伴或不伴发热;②透出液白细胞计数超过 100×10^6/L(留腹时间至少 2h),其中多形核中性粒细胞达 50% 以上;③透出液微生物培养阳性。在这 3 条标准中,符合 2 条即可以明确诊断,具有任何 1 条者为疑诊。

在腹膜透析相关性腹膜炎的诊断上,详尽的病史采集和体检对于病原学和病因学的诊断具有重要意义。在病史采集中,应注意患者是否存在操作错误和/或腹膜透析液及管路的污染;应注意询问近期腹透管外口感染的情况,明确是否有腹膜透析管路相关的腹膜炎存在;如果患者在近期曾经发生过腹膜炎,应注意询问上次腹膜炎发生的情况,它往往与本次腹膜炎的发生具有一定的相关性;采集病史时也应注意患者是否存在便秘或腹泻的情况,了解是否为肠源性感染;另外还应重视询问患者其他疾病的状况,如免疫功能低下等,以及近期抗生素或免疫抑制剂等药物的使用情况,这些问题往往与真菌性腹膜炎的发生相关。

确诊腹膜透析相关性腹膜炎的患者,其腹腔感染的严重程度应依据患者年龄、生理情况和基础内科疾病的综合指标来确定,以严重程度评分系统来表示,临床上将急性生理学和慢性健康状况评价Ⅱ(acute physiology and chronic health evaluation Ⅱ,APACHE Ⅱ)评分 ≥ 15 界定为严重腹腔感染,即为重症腹膜透析相关性腹膜炎。

3. 中医对腹膜透析相关性腹膜炎的病因病机如何认识?

腹膜透析是 20 世纪 70 年代开始发展起来的一门新兴治疗方式,因此,腹膜透析相关性腹膜炎在我国历年中医古籍中并无相关论述。但究其病机,也有现代医家将其归于"腹痛""肠痈""心腹痛""厥心痛""厥逆"等门类中,与现代医学的认识有相似之处。

腹膜透析相关性腹膜炎之发病,多由于腹透操作不规范、饮食不当、寒温不适、劳累过度、暴急奔走等所伤,影响到肠腑气机的通降而化腐化热,引起腹痛、腹胀、呕恶、发热等症,其根本是里、热、实证,常累及脾、胃、肠、胆等四个脏腑。

究其病机,病邪首先使所病脏腑气机郁滞、通降失司,继则导致气滞阻结、郁结化热而致里实热证,进而热、结、瘀互相结聚不散,以致血肉腐败、熟腐成脓、热毒炽盛、深入营血。若失治误治,病情继续进展,甚则导致气血逆乱,而致四肢厥冷、脉微欲绝的厥证。厥证并非腹膜炎病机发展的普遍规律,如果出现,即提示危重之候,必须给予足够的重视。

在腹膜炎的发展过程中,正邪相争总要伤及人体气血和脏腑功能,故在腹膜炎的恢复期或转入后期或早或迟会出现不同程度的各种虚证,而其中以脾胃气虚最为常见,因此,往往需要调补治疗。

【教师注意事项】

本幕描述了一名慢性肾衰竭维持腹透的老年患者因天气变化、操作不规范出现腹痛、腹透液浑浊而入院,主要集中在对起病过程、发病特点的阐述。本幕的目的是要让同学们对于腹膜透析相关性腹膜炎的解剖、病理生理、临床诊断和鉴别诊断有深入的了解。结合病史,本病的诊断并不困难,但要学生重点关注的是本病的病因、问诊要点、腹部查体的要点,而不是过早地作出结论。

【本幕小结】

患者高龄,病程较长,慢性肾衰竭维持腹膜透析,因无菌预防措施失败导致腹腔感染。临床诊断上应主要聚焦在本病起病的诱因、相关辅助检查及主要疾病的鉴别诊断上。

·········| 第二幕 |·········

【教师参考重点】

1. 针对该患者应如何留取标本完善病原学检查?

病原体的培养在腹膜炎的诊断中具有举足轻重的作用,病原体确定后可以根据药敏结果指导抗生素的选用,除此之外,病原微生物的种类还可以提示可能的感染源。一旦疑诊有腹腔感染,应及早行微生物培养,特别是在使用抗生素之前进行,有助于提高培养的阳性率,但不能因等待结果而耽搁最初的治疗时机。透出液标本行革兰氏染色可以简单而快速地找到病原体,虽然有报道称其阳性率仅为9%~40%,但在诊断真菌方面则非常敏感。

有研究认为,透析液常规送检时液体留腹时间应>4小时,夜间放空透析液时,可临时灌入1 000ml透析液留腹2小时,透析液应整袋送检;留取腹膜透析液培养时将透析液静置悬挂1小时,从透析液袋底部抽取10ml液体置于血培养瓶中送检。这种留取标本的方法可把细菌培养阳性率提高至84.09%,明显高于国际腹膜透析协会(international society for peritoneal dialysis,ISPD)指南中要求的80%。

2. 对该患者应如何制订抗生素治疗方案?

抗菌药物的应用对于腹膜炎的治疗尤为重要,特别是在初始治疗阶段,腹膜炎的治疗应在知道致病菌之前即开始。ISPD建议初始治疗药物的选择应当遵循个体化的原则,根据患者的既往腹膜炎病史、药物过敏史及各腹膜透析中心的病原菌分布和耐药情况选择适当的治疗方案。

ISPD在2022腹膜透析相关性腹膜炎防治指南中提出,腹膜炎的经验用药不应以革兰氏染色的结果为依据,而必须同时覆盖绝大多数革兰氏阳性和革兰阴性细菌。抗生素的使用应采取"降阶梯"的治疗方式,即首先使用广谱强效的抗生素,并要求可以覆盖绝大多数的革兰氏阳性和革兰氏阴性细菌,可选用第一代头孢菌素或万古霉素,加三代头孢菌素或氨基糖苷类抗生素联合用药,其中经典的处方是头孢唑啉和头孢他啶的联合配伍。而近年来,有研究发现,糖肽类药物(如万古霉素)联合头孢他啶与头孢唑林联合头孢他啶对腹膜透析相关性腹膜炎的疗效相当,均可用于腹膜透析相关性腹膜炎的初始经验抗菌治疗。此外,亦有研究报道,对于持续性不卧床腹膜透析(continuous ambulatory peritoneal dialysis,CAPD)治疗的患者,亚胺培南/西司他丁钠连续给药,即先予500mg/L加入第一袋透析液中,在腹腔内作用6小时,然后每2L透析液中加入100mg亚胺培南/西司他丁钠,这与头孢唑啉和头孢他啶两者合用的效果一样的。

通常在 48~72h 后可以得到细菌培养和药物敏感实验的结果,此时应根据这一结果并充分考虑临床工作的实际情况经验性调整抗生素的种类和用法。ISPD 在《2022 国际腹膜透析协会关于腹膜透析相关性腹膜炎防治指南建议》中对不同病原体的抗感染治疗提出了具体建议,根据个体不同情况,选择合适的抗生素,足量足疗程使用,同时动态评估感染控制情况。

3. 腹膜透析的方式是否需要调整? 如何调整?

过去一旦发生腹膜炎,倾向于立刻将腹膜透析的方式由 CAPD 改为间歇性腹膜透析(intermittent peritoneal dialysis,IPD)。但研究发现,透析液保留时间愈短,腹膜局部防御能力愈受损害,而且还改变了透析膜的免疫功能,降低了腹膜透析效能,使得尿毒症毒素的消除率下降,同时还减少了药物在体内停留的时间,降低药效。因此,CAPD 患者发生腹膜炎时不应改为 IPD。

一旦怀疑是腹膜炎,应立即用透析液冲洗腹腔至细菌及纤维素消除,同时继续行 CAPD。这样一方面可以持续消除尿毒症毒素及水分,另一方面可以保持腹腔内 24 小时均有药物存在,从而起到持续杀菌的作用,提高疗效,大大地缩短了腹膜炎的治愈时间。

4. 腹膜透析管拔管的指征如何把握?

腹膜炎的治疗原则是保护腹膜,以便将来有机会重新开始腹膜透析,而不是保留腹透管。对于某些类型的感染,由于病原菌常常附着在导管壁上,单凭抗生素很难控制感染,此时应及时拔除腹透管,才能尽快控制感染,保护腹膜功能免受进一步的破坏。国际腹膜透析学会制订的《2022 国际腹膜透析协会关于腹膜透析相关性腹膜炎防治指南建议》指出,存在以下情况的患者,建议停止腹膜透析,拔除透析管,改临时或长期血透治疗。①难治性腹膜炎,经过合适的抗生素治疗 5 天后,仍持续性透析液混浊或持续性透析液白细胞计数 $> 100 \times 10^9/L$;②合并难治性隧道感染或严重出口处感染;③真菌感染;④病情重,合并脓毒血症、感染性休克或肠梗阻、消化道穿孔、胰腺炎等急腹症;⑤频繁复发的腹膜炎。

关于腹膜炎拔管与腹透管重置的时间间隔尚无确切数据,经验上推荐在患者腹膜炎治愈后 2~3 周再考虑重新置管,真菌性腹膜炎的推荐重新置管间隔时间更长。一些患者发生严重腹膜炎后,可能因腹腔粘连不能重新置管,或即使重新置管成功,但因腹膜衰竭无法继续腹透,目前尚无有效方法预测患者是否会发生这些情况。

5. 腹膜透析相关性腹膜炎的中医治疗原则是什么?

从病机的演变来看,腹膜透析相关性腹膜炎大体可归纳为郁、结、热、厥四个基本证候,依据这些基本证候可将本病分为以下证型。①郁滞型(早期):此期治疗多采用行气清里之法,达到理气开郁之目的;②湿热型(中期):此期治疗以攻下实热为主,配合清法以加强清热作用;③毒热型(晚期):此期治疗以救逆回阳为主,并重用清热解毒之法。

此外,长期腹膜透析患者,多以气血阴阳亏虚为其病机根本,因此配伍用药时必须遵循祛邪而不伤正,扶正而不留邪的组方原则,如此才能有效保护残肾功能。

对于腹膜透析相关性腹膜炎,现代西医抗生素治疗能有效控制感染,但临床上中医药亦有较大环节优势或阶段优势,中医药清热解毒祛瘀等治法可适时切入干预。此外,在辨证论治过程中,要充分重视脾胃的气机升降在调理胃肠运动中的作用,把调补脾胃作为腹膜炎后期治疗的重要环节。

【教师注意事项】

综合该患者的诊治过程,积极预防、及时诊断及合理治疗是控制腹膜透析相关性腹膜炎的关键。一旦发生腹膜炎应及时予以初始抗生素,并从方法和技术的角度提高病原体培养的阳性率,根据病原体培养的结果及病情的严重程度选择合适的抗生素,同时注意合理的给药方式及疗程。一旦有拔管指征时,应权衡利弊,果断拔管,以保护腹膜功能。

【本幕小结】

本幕介绍了患者确诊后的整个治疗过程,包括初始抗生素的使用、病原体的培养、抗感染方案的调整等。

【参考文献】

田娜,周启明,余学清,等. 2022 版国际腹膜透析协会腹膜透析相关性腹膜炎防治指南更新重点内容[J]. 中华肾脏病杂志,2022,38(10): 938-944.

(周耿标)

案例 4　腹腔间室综合征

................................｜ 第一幕 ｜................................

【教师参考重点】

1. 急性肾衰竭的原因有哪些? 该患者急性肾衰竭的原因应如何分析?

急性肾衰竭常见病因有肾前性、肾后性及肾性三种类型。肾前性通常见于低血容量、心力衰竭、全身性血管扩张等因素导致的肾脏灌注不足;肾后性常见的原因有尿路结石或血块、前列腺疾病、肿瘤等梗阻性疾病;而肾性常见于因肾缺血、肾中毒等引起的急性肾小管坏死。该患者急性起病,以腹胀、少尿为临床主要表现,查血肌酐升高明显,无贫血,B超双肾未见异常,经治疗后血肌酐很快改善,可明确急性肾衰竭诊断。结合患者病史,无明显导致肾脏灌注不足的肾前性因素;存在前列腺增生,经急诊科留置尿管导尿等处理后尿量增多,血肌酐迅速下降,应有肾后性因素,但入院后第 3 天再次出现肾衰竭加重,伴发热、气促、腹水增多、急性粒细胞减少,测腹腔内压高至测不出。因此,该患者后期肾功能反复则应考虑主要为脓毒症、腹腔间室综合征等肾性、肾前性因素导致的急性肾衰竭。

2. 腹腔间室综合征的定义、常见病因是什么? 临床有什么表现? 其诊断要点是什么?

腹腔间室综合征(abdominal compartment syndrome,ACS)一词由 Kron 等在 1984 年用来描述腹腔主动脉瘤术后腹内高压所致的病理生理学改变。1995 年 Schein 对 ACS 进行较系统的论述后,才引起医学界的广泛关注。目前认为,ACS 是指由诸多因素引起的渐进性或急性腹内压(Intra-abdominal pressure,IAP)升高,IAP 升高到一定程度时,可影响腹腔血液供应及胃肠、肺、心、肾、颅脑等功能,甚至可导致多器官系统的功能障碍。IAP 受腹腔内容积和腹壁顺应性的影响。腹腔是一个封闭式腔隙,由腹壁、膈肌、后腹膜和盆底包绕而成。正常情况下,IAP 为零或接近零,吸气时升高,呼气时下降。腹腔内高压(Intra-abdominal hypertension,IAH)指持续或反复的 IAP 病理性升高(≥ 12mmHg,1mmHg=0.133kPa)。IAH 分级:Ⅰ级 IAP 为 12~15mmHg;Ⅱ级 IAP 为 16~20mmHg;Ⅲ级 IAP 为 21~25mmHg;Ⅳ级 IAP 为>25mmHg。ACS 指持续的 IAP>20mmHg(伴或不伴腹腔灌注压<60mmHg),同时合并有新的器官功能不全或衰竭,可分为原发性 ACS、继发性 ACS、复发性 ACS。ACS 并非一种疾病,而是由多种原因所造成的综合症状,其发病急骤、病情危重、病死率极高。由于 ACS 诊断和治疗的诸多方面尚未被临床医师充分认识,即使当患者发生呼吸、循环障碍时,临床医师常常认为是原发病所致,而很少考虑是 ACS 所致。

ACS 的临床常见病因有:严重的腹部创伤、腹腔感染、腹腔或腹膜后出血、肠腔缺血 - 再灌注损伤、腹腔手术如腹主动脉瘤破裂术后、腹外挤压、大量腹水、气腹、腹腔肿瘤、肠梗阻、肠系膜静脉血栓形成、腹腔填塞、急性胃扩张、重症胰腺炎、肝功能不全、肝移植术后、过量输液、大面积烧伤、脓毒血症、毛细血管渗漏综合征、急性呼吸衰竭、产科出血、羊水栓塞、过度肥胖、药物因素等。临床上 ACS 的发生往往是多种危险因素共同作用的结果。

ACS 临床主要表现为腹膨胀和腹壁紧张,伴有循环、呼吸及肾功能不全等,其诊断目前仍存在争议。Baloghf 提出的标准为:①腹内压>25mmHg;②进行性器官功能不全,尿量<0.5ml/(kg·h),氧分压与吸氧浓度比值(PaO$_2$/FiO$_2$)<150 或气道压力>45cmH$_2$O,心脏指数<3L/(min·m^2);③采用腹腔减压术后器官功能明显改善。但也有学者指出,虽然 IAP 是诊断 ACS 很重要的标志,但一些病例 IAP 正常,也不能排除 ACS,临床需要考虑到腹内压测定方法的标准性、准确性和局限。膀胱内压力测定是目前筛查 IAH 和 ACS 的标准方法,当存在腹膜内粘连、局部血肿、腹腔填塞或神经源性膀胱等情况时,可能导致膀胱压力不能准确反映腹腔内压水平;当患者有慢性 IAH(多见病态肥胖、妊娠、腹水),腹腔内压少量的急性变化可能引起严重病理改变,此时,必须结合临床和其他检查结果才能明确诊断。

3. 腹腔间室综合征导致急性肾衰竭的病理机制是什么?

ACS 导致急性肾衰竭的病理机制,目前认为主要与以下因素有关:IAH 直接压迫下腔静脉,回心血量减少,血压下降,肾灌注量下降,肾小球滤过率(glomerular filtration rate,GFR)减少;激素系统活性增高,导致肾血管收缩,水钠潴留,尿量和含氮物质的排出减少;肾动静脉受压,肾血流下降,肾血管阻力增加,肾静脉薄壁压力低更易受压。静脉阻力增加,肾皮髓质的血液分流再分布,肾素 - 血管紧张素 - 抗利尿激素分泌增多,加重肾损害,导致了肾小管急性坏死及肾衰竭的发生。Harman 等用充气袋对狗的腹部加压至 20mmHg 时,肾小球滤过率降至正常 25% 以下,肾血管阻力增加至正常的 5.55 倍,而外周血管阻力并无明显增加。

4. 中医对本病的病因病机如何认识?

根据 ACS 临床表现,应属于中医学阳明腑实证或"鼓胀"的范畴,但因两者病因及治疗原则均有所不同,需要临床仔细加以鉴别。阳明腑实证者,临床表现主要在于痞、满、燥、实四字,起病较急,为里实证;而鼓胀主要病理因素为气滞、水湿、瘀血,临床表现痞满较多,严重者可见腹大坚满的实证,但多为湿热壅盛所致,与"燥实"之邪不同。且鼓胀起病相对较缓,多存在肝、脾、肾等脏腑功能受损,虚实夹杂证多见;故为了以示区分,也有现代医家将其归入"腹胀满病"。结合本案例患者的发病特点,当属"鼓胀"的范畴。

鼓胀的病因很多,有因湿热夹痰,或饮食阻滞,或脾胃虚弱,或七情不和,或误下伤中,或暴怒忧郁,或痰气搏结,都能形成本病。鼓胀虽致病之因诸多,但其基本病理变化总属肝、脾、肾受损,气滞、血瘀、水湿停蓄腹中,日益胀大成臌;病变脏器主要在于肝、脾,久则及肾。其病机主要是因肝主疏泄,司藏血,肝病则疏泄不行、气滞血瘀,进而横逆侮脾;脾主运化,脾病则运化失健,水湿内聚,土壅则木郁,以致肝脾俱病;病延日久,累及于肾,肾关开阖不利,水湿不化,则胀满俞甚。故喻嘉言曾概括为"胀病亦不外水裹、气结、血凝",指出本病的病理要素主要为气滞、血瘀、水湿,气、血、水三者既各有侧重,又常相互为因,错杂同病。

【教师注意事项】

本案例结合患者病史及相关检查结果,明确急性肾衰竭诊断并不难,教学过程中应重点引导学生对急性肾衰竭的原因进行分析,掌握腹腔间室综合征的病理生理改变,培养学生的临床思维能力。

【本幕小结】

患者以腹胀、少尿为临床主要表现,结合相关辅助检查结果,可以迅速诊断急性肾衰竭,临床上应尽早识别急性肾衰竭背后的成因,重视病因治疗,同时维持内环境的稳定。

<hr/>

第二幕

【教师参考重点】

1. 该患者腹水产生的原因是什么?

首先需要鉴别腹水为渗出液或漏出液,患者腹水生化无异常、腹水常规李凡他试验阴性,但其中有核细胞计数高达 $4\,861 \times 10^6$/L,且以中性粒细胞为主,占95%,考虑为渗出液。渗出液常由以下原因所致:①感染性因素,如化脓性细菌、分枝杆菌、病毒、支原体等导致的腹膜炎;②非感染性因素,如外伤、化学性刺激(血液、胆汁、胃液、胰液、尿素等),还有恶性肿瘤、风湿性疾病也可引起类似渗出液的积液。患者伴有发热、急性粒细胞减少,首先应考虑腹膜炎、腹腔感染导致的腹水,腹水生化未见异常,腹水抗酸菌涂片为阴性,可排除结核性腹膜炎,如后期腹水细菌培养结果阳性,可证实细菌性腹膜炎的诊断。此外,患者病史长达2个月,入院时并无发热,尚需注意排除恶性肿瘤导致的腹水,入院后检查 AFP、CEA、CA15-3、CA19-9 均在正常范围,但两次查 CA125 升高,虽呈下降趋势,但仍需注意排除消化道肿瘤的可能性。完善腹部 CT 未见明确肿物影像,但仍需完善胃肠纤维镜检查、动态复查 CT 以排除肿瘤。

值得注意的是,患者入院后第3天行腹腔穿刺留置引流管引流腹水,量约 1 000ml,当日下午患者气促、腹胀即再次加重,腹水迅速增多,考虑为引流腹水速度过快,使腹腔压力下降过快导致的血液再分布。对于腹腔压力过高的患者,一定要注意控制好引流腹水的速度,防止腹水再次大量生成。

2. 腹腔间室综合征的治疗原则是什么?

非手术治疗在防治 IAP 升高所致的脏器功能障碍和衰竭中起重要作用。鼻胃管和 / 或肛管引流、内镜下解压是降低 IAP、治疗轻中度 IAH 简单且相对非侵入性的方法。经皮导管减压术创伤较小，对 IAH 和继发于腹腔积液、积气、积血或脓肿的 ACS 有治疗作用，并可在超声或 CT 引导下操作，能有效缓解 IAH/ACS，避免手术减压。留置导管还能进行周期性引流，若导管引流无效，则需考虑传统的开腹减压术。

肌肉自主收缩、疼痛或激动可致腹直肌肌张力增高，腹壁顺应性下降，从而引发 IAH。因此，采用镇静、止痛措施以最大程度地松弛腹壁肌肉对于降低 IAP 至关重要。但对于存在毛细血管渗漏和腹壁水肿的重症患者，止痛和镇静是不够的，还须使用神经肌肉阻滞剂。

大多数 IAH 患者伴有毛细血管渗漏综合征。在疾病的早期阶段，需维持足够血容量和静脉内液体量。但补液可能会导致水肿和第三间隙液增加，造成 IAH 的恶性循环。血流动力学稳定后的重点在于纠正体液失衡和减少水肿。如患者肾功能仅轻度受损，且血流动力学稳定，可尝试补充胶体和使用利尿剂以缓解水肿。当肾功能出现恶化时，通过超滤清除多余的水分对降低 IAP 和保护脏器功能有利。

对于难治性 IAH 和存在脏器功能障碍和 / 或衰竭的患者，开腹减压术是 ACS 的最佳治疗方案，能挽救患者生命。

3. 腹腔间室综合征的中医证治原则是什么？

本病病位主要在于肝、脾，后期及肾，病理因素主要为气滞、水湿、瘀血，病机特点为本虚标实、虚实并见，故其治疗宜谨据病机，避免一味攻邪，恐有伤正之虞，可能更致病程迁延难愈，需以攻补兼施为原则。实证为主，着重祛邪治标，根据具体病情，合理选用行气、化瘀、健脾利水之剂，若腹水严重，也可酌情暂行攻逐，同时辅以补虚；虚证为主则侧重扶正补虚，视证候之异，分别施以健脾温肾，滋养肝肾等法，同时兼以祛邪。需要注意的是，疾病早期脾胃受损、胃肠内途径起效较慢，可采用中医外治法，如结肠洗液（主要成分为大黄、蒲公英等）冲洗、结肠透析，通腑降浊；耳穴压豆，调节脏腑功能；坎离砂贴敷双足底，温肾活血；电针双侧足三里，健脾益气等，待胃肠功能有所恢复后再佐以中药汤剂辨证施治。

【教师注意事项】

对于腹水的诊断，应重点从腹水性质的鉴别以及病因诊断方面入手。腹腔间室综合征是危重症胃肠功能衰竭的一种常见临床表现，严重者可导致多器官功能衰竭，临床教学中应指导学生充分认识到本病的危重性，让学生掌握腹腔间室综合征的诊断及救治原则。

【本幕小结】

患者诊断为腹腔间室综合征合并急性肾衰竭、脓毒症，病情危重，经中西医结合积极救治，病情很快改善出院。

【参考文献】

江利冰，张茂，马岳峰. 腹腔高压和腹腔间隔室综合征诊疗指南（2013 年版）[J]. 中华急诊医学杂志，2013，22（8）：839-841.

（周耿标）

案例 5 肾病综合征

·········· ︱ 第一幕 ︱ ··········

【教师参考重点】

1. 什么是继发性高血压? 继发性高血压有什么临床特点? 继发性高血压的常见病因有什么?

继发性高血压又称为症状性高血压,是由某些疾病在发生发展过程中产生的症状之一,治愈原发病后血压可随之下降或恢复正常。当临床有以下特征出现时需警惕继发性高血压的可能:①重度或难治性高血压;②年轻(<30 岁)即已发病、无高血压家族史、无肥胖等高血压危险因素;③伴有电解质、内分泌紊乱。

继发性高血压的常见病因有:

(1)肾实质性高血压:如原发性肾小球肾炎(IgA 肾病、局灶性节段性肾小球硬化症、膜性肾病等)、多囊肾病、肾小管 - 间质疾病(慢性肾盂肾炎、梗阻性肾病、反流性肾病等)、代谢性疾病肾损害(糖尿病肾病等)、系统性或结缔组织疾病肾损害(狼疮性肾炎、硬皮病等)、单克隆免疫球蛋白相关肾脏疾病(轻链沉积病)、遗传性肾脏疾病(假性醛固酮增多症等)。

(2)血管病引起的高血压:如肾动脉狭窄、主动脉狭窄等。

(3)阻塞性睡眠呼吸暂停综合征(OSAS)。

(4)内分泌性高血压:如原发性醛固酮增多症(醛固酮瘤、特发性醛固酮增多症、肾上腺皮质癌、家族性醛固酮增多症等)、嗜铬细胞瘤、副神经节瘤、库欣综合征等。

(5)其他:甲状腺功能亢进、肾素瘤、药物性高血压、单基因遗传性高血压等。

2. 肾病综合征的诊断要点是什么?

肾病综合征是一种以大量蛋白尿为特征的肾小球疾病。大量蛋白排泄导致体内液体聚集(水肿)以及血液中白蛋白水平低,血脂水平高。

诊断要点:

(1)随机尿蛋白 / 肌酐比 ≥3 或 24 小时蛋白尿 ≥3g;

(2)血浆白蛋白低于 30g/L;

(3)水肿;

(4)高脂血症。

其中(1)、(2)为诊断所必需。诊断肾病综合征后,需注意完善检查,鉴别病因;当临床病因不明时,对于年龄>12 岁的患者,可行肾脏活检。

3. 中医对水肿的病因病机如何认识?

(1)中医经典对本病的认识:肾病综合征属中医"水肿""虚痨""腰痛"等范畴,乃水精输布失调之故,而机体水液代谢主要依赖肺、脾、肾三脏,肺、脾、肾是水精输布过程中的主要脏器,其标在肺,其制在脾,其本在肾。《素问·至真要大论》中有"诸湿肿满,皆属于脾",《素问·水热穴论》中有"其本在肾,其末在肺,皆积水也"。《诸病源候论·水肿病诸候》论述为"水病无不由脾肾虚所为。脾肾虚则水妄行,盈溢皮肤而令身体肿满。"

《灵枢·水胀》篇对其症状作了详细的描述,如"水始起也,目窠上微肿,如新卧起之状,其颈脉动,时咳,阴股间寒,足胫肿,腹乃大,其水已成矣。以手按其腹,随手而起,如裹水之状,此其候也"。《金匮要略》称本病为"水气",按病因、病证分为风水、皮水、正水、石水、黄汗五类。又根据五脏证候分为心水、肺水、肝水、脾水、肾水。元代《丹溪心法·水肿》才将水肿分为阴水和阳水两大类,指出"若遍身肿,烦渴,小便赤涩,大便闭,此属阳水""若遍身肿,不烦渴,大便溏,小便少,不涩赤,此属阴水"。《医学入门·杂病分类·水肿》提出疮痍可以引起水肿,并记载了"脓疮搽药,愈后发肿"的现象。

(2)病因病机:若因外感风寒湿热之邪,水湿浸渍,疮毒浸淫,饮食劳倦,久病体虚等导致上述脏腑功能失调,三焦决渎失司,膀胱气化不利,体内水液潴留,泛滥肌肤,即可发为水肿。病因有风邪外袭,肺失通调;湿毒浸淫,内归肺脾;水湿浸渍,脾气受困;湿热内盛,三焦壅滞;饮食劳倦,伤及脾胃;肾气虚衰,气化失常。

上述各种病因,有单一致病者,亦有兼杂而致病者,从而使病情更为复杂。本病的病位在肺、脾、肾三脏,基本病机是肺失宣降通调,脾失转输,肾失开合,膀胱气化失常,导致体内水液潴留,泛滥肌肤。在发病机理上,肺、脾、肾三脏相互联系,相互影响。此外,瘀血阻滞,三焦水道不利,往往使水肿顽固难愈。

【教师注意事项】

患者属于高血压急症的范畴,需引导学生结合患者病情思考高血压急症的病因。本例患者有泡沫尿、颜面下肢水肿伴蛋白尿,CT 提示既往有脑梗死,需引导学生将原发性高血压与继发性高血压相鉴别。此外,因本例患者合并其他的内科疾病,如肺部感染、脑梗死等,如学生的思路有所偏离,需给予学生适时适当的干预。

【本幕小结】

患者头痛、呕吐、水肿、泡沫尿,血压显著升高(收缩压 ≥ 180mmHg),符合高血压急症诊断。但对高血压急症的病因,需进行鉴别以进一步明确病情。

──────────────| 第二幕 |──────────────

【教师参考重点】

1. 肾病综合征的病因诊断思路是什么?

肾病综合征可发生于任何年龄,但在儿童中最为常见,大多数患者年龄介于 1 岁半到 4 岁之间。先天性肾病综合征在患儿出生的第一年出现。儿童时期(<8 岁),男孩比女孩的发病率高,但到了老年阶段,则男性和女性的发病率相等。病因方面可分为原发性或继发性,通常需要排除继发性肾病综合征才能诊断为原发性肾病综合征。大于 50% 的成人病例为继发性病因,儿童病例仅占 10%。

继发性肾病综合征的病因有:

(1)感染:链球菌感染后肾炎、梅毒、麻风、结核、乙型肝炎、丙型肝炎,巨细胞病毒、带状疱疹、疟原虫、弓形虫、血吸虫等感染。

(2)药物:有机汞、无机汞、有机金、铋、锂、青霉胺、海洛因、干扰素 α、卡托普利等。

（3）过敏：蜂蜇、蛇毒、花粉、抗毒素、疫苗等。

（4）肿瘤：实体瘤、淋巴瘤、多发性骨髓瘤等。

（5）系统性疾病：系统性红斑狼疮、混合性结缔组织病、干燥综合征、皮肌炎等。

（6）代谢性疾病：糖尿病、黏液性水肿、格雷夫斯病（Graves disease）等。

（7）遗传性疾病：奥尔波特综合征（Alport syndrome）、镰状细胞贫血等。

（8）其他：妊娠高血压综合征、恶性肾硬化、肾动脉狭窄等。

因此，对肾病综合征患者进行评估时，常常需要根据临床情况进行一些血清学检查，如抗核抗体、补体（C3/C4 和总溶血补体）、血清游离轻链和尿蛋白电泳及免疫固定、梅毒血清学检查、乙型肝炎和丙型肝炎血清学检查、冷球蛋白测定等。

肾穿刺活检是确定蛋白尿病因的标准操作。小儿肾脏科医生在开始肾穿刺活检前常经验性地尝试激素治疗，因为微小病变性肾病在儿童中的发病率较高。但是，对于成人肾病综合征患者，在持续性蛋白尿的病因不明时需要进行肾穿刺活检以确定治疗方案。

2. 肾病综合征的治疗原则是什么？

（1）一般治疗：凡有严重水肿、低蛋白血症者，需卧床休息。给予正常量 [0.8~1.0g/（kg·d）] 的优质蛋白饮食；热量要保证充分；推荐限制钠的摄入（氯化钠 3g/d）以减少水钠潴留；为减轻高脂血症，应少进富含饱和脂肪酸的饮食，而多吃富含多聚不饱和脂肪酸及富含可溶性纤维的饮食。

（2）病因治疗：针对根本病因的治疗可包括对感染（如细菌性、原虫、病毒）的及时治疗、脱敏疗法（如变应性）、停止药物解除（如药物相关性）。

（3）降低尿蛋白：可抑制血管紧张素（ACEI 或血管紧张素 Ⅱ 受体拮抗剂）以降低系统和肾小球囊压力及减少蛋白尿。但需要注意的是，这些药物可能会在中度至重度肾功能不全的患者中引起或加重高钾血症，使用这些药物需要密切检查患者的肾功能及电解质水平变化。

（4）减轻水肿：通常需要使用袢利尿剂以控制水肿，但可能会引起低血容量，从而加重肾功能不全、血黏度增高以及高凝状态。但在限制钠摄入无效或有血管内容量过多证据的情况下则应使用。严重的肾病综合征患者往往需要静脉输注白蛋白结合袢利尿剂以控制水肿。

（5）抑制免疫与炎症反应：包括糖皮质激素治疗、细胞毒性药物、免疫抑制剂。

糖皮质激素用于肾脏疾病，主要是其具有抗炎作用。它能减轻急性炎症的渗出，稳定溶酶体膜，减少纤维蛋白的沉着，降低毛细血管通透性而减少蛋白漏出；此外，还有抑制慢性炎症的增生反应，降低成纤维细胞活性，减轻组织修复所致的纤维化。糖皮质激素对疾病的疗效一般取决于其病理类型，微小病变的疗效最为迅速和肯定。需注意的是长期应用激素的患者可出现感染、药物性糖尿病、骨质疏松、股骨头无菌性缺血性坏死等。

根据患者对糖皮质激素治疗的反应，可将其分为"激素敏感型"（用药 8~12 周内病情缓解）、"激素依赖型"（激素减药到一定程度即复发）和"激素抵抗型"（激素治疗无效）三类，其各自的进一步治疗有所区别。

激素抵抗型和激素依赖型，需考虑用细胞毒药物协助治疗。由于此类药物多有性腺毒性、肝脏损伤及大剂量可诱发肿瘤的危险。因此临床用药指征及疗程上应慎重。目前此类药物中,环磷酰胺和苯丁酸氮芥临床应用较多。

免疫抑制剂包括:环孢素A、他克莫司、吗替麦考酚酯和来氟米特等。近年来,部分患者因对糖皮质激素相对禁忌或不能耐受(如未控制糖尿病、精神因素、严重的骨质疏松),故可单独应用免疫抑制剂治疗某些病理类型的肾病综合征,如膜性肾病、微小病变型肾病、局灶节段性肾小球硬化等。

应用糖皮质激素及免疫抑制剂(包括细胞毒药物)治疗可有多种方案,原则上应以增强疗效的同时最大限度地减少副作用为宜,应结合患者的病理类型、年龄、肾功能和有否相对禁忌证等情况制订个体化治疗方案。

(6)其他治疗:①血脂异常的治疗。血脂异常时,可考虑使用他汀类药物。饮食控制有助于控制高脂血症。②高凝状态治疗。有血栓形成的指征时,可使用抗凝药,但不推荐预防性使用。③感染危险的处理。若无禁忌,所有的患者必须接受肺炎链球菌疫苗接种。

(7)肾病综合征的肾切除:严重的肾病综合征伴随持续的低蛋白血症应行双侧肾脏切除,但此疗法较少应用。对高危患者用线圈栓塞肾脏动脉也可取得同样效果,可以避免手术。必要时,后续需行肾脏替代治疗。

3. 水肿的中医治疗如何切入?

肾病综合征的中医治疗上应以补脾肾、利水、补气血为主。本病多夹外邪,以风寒、风热为主,由咽痛、发热或咳嗽等诱发或加重水肿,因此夹外邪者必先祛邪。《证治汇补·水肿》归纳总结关于水肿的治法,认为治水肿之大法为"宜调中健脾,脾气实,自能升降营运,则水湿自除,此治其本也。"同时又列举了水肿的分治六法:治分阴阳、治分汗渗、湿热宜清、寒湿宜温、阴虚宜补、邪实当攻。

《金匮要略·水气病脉证并治》在水肿治疗上,以发汗、利小便、逐水为基本原则。

(1)发汗:原文云"诸有水者……腰以上肿,当发汗乃愈"。可选越婢汤、越婢加术汤、大/小青龙汤、甘草麻黄汤、麻黄附子汤、杏子汤、麻杏苡甘汤、麻黄连翘赤小豆汤、麻黄加术汤。

(2)利小便:原文云"诸有水者,腰以下肿,当利小便"。可选五苓散、猪苓汤、防己黄芪汤、防己茯苓汤。

(3)温肾利水:肾能化气,以调节水道之通利。若水肿日久,而致肾阳衰弱,无力气化行水,可用温肾利水之法治疗,可选附子汤、真武汤、肾气丸。

【教师注意事项】

引导学生掌握肾病综合征的诊疗原则,尤其是尽快肾活检穿刺以明确诊断的重要性。

【本幕小结】

本例患者诊断为肾病综合征合并高血压,未发现治疗基础上出现的高血压急症,诊断容易误诊漏诊,经及时正确诊治,最终患者好转出院,做好慢病随访管理。

【参考文献】

1. 中华医学会儿科学分会肾脏学组. 激素耐药型肾病综合征诊治循证指南(2016)[J]. 中华儿科杂志,2017,55(11):805-809.

2. 中国成人肾病综合征免疫抑制治疗专家组. 中国成人肾病综合征免疫抑制治疗专家

共识［J］.中华肾脏病杂志,2014,30(6):467-474.

（曾瑞峰　颜　芳）

案例 6　急进性肾小球肾炎

|··| 第一幕 |··|

【教师参考重点】

1. 血尿如何定义及常见疾病有哪些？

血尿是肾脏病的常见症状,但发生较为隐匿,多在体检时或偶然发现。可分为镜下血尿和肉眼血尿,正常尿液中无或仅有少量红细胞(RBC),离心尿液在显微镜高倍视野下偶然发现 1~2 个 RBC 属正常现象;若红细胞>3 个 /HPF 则称为血尿。红细胞量少时,仅能靠显微镜检查做出诊断,称镜下血尿。若每升尿液中有 1ml 血液,即肉眼可见时,则称为肉眼血尿。

引起血尿的病因很多,98% 血尿是由泌尿系统疾病引起,2% 的血尿由全身性疾病或泌尿系统邻近器官病变所致。大体可分为:

(1)泌尿外科疾病:包括泌尿系统结石、肿瘤、结核、外伤、异物、血管变异,手术或导尿损伤、介入性器械检查治疗等。

(2)肾实质性病变:各型原发性或继发性肾小球肾炎、肾小管间质性肾炎、奥尔波特综合征、薄基底膜肾病、溶血性尿毒综合征、多囊肾、海绵肾、肾乳头坏死等。

(3)尿路感染:肾盂肾炎、急性膀胱炎、尿道炎。

(4)肾血管疾病:肾梗死、肾皮质坏死、肾动脉硬化、动静脉瘘、肾静脉血栓形成、动脉炎及肾小球毛细血管坏死等。

(5)全身性疾病:出血性疾病、败血症,维生素 C、维生素 K 缺乏。

(6)物理化学因素:食物过敏、放射线照射、药物(环磷酰胺、抗凝剂)、毒物(铅、汞)等。

2. 急进性肾小球肾炎的定义及主要发病特点是什么？

急进性肾小球肾炎(rapidly progressive glomerulonephritis,RPGN)为快速进展的肾炎综合征,如突然或隐匿性出现肉眼血尿、蛋白尿、贫血或肾功能急性进行性减退,以新月体形成为病理改变,该病具有起病急、进展快、危险性大等特点,且该病临床表现较隐匿而容易误诊,包括一般性的疲劳、轻度发热、食欲减退、流感样症状及异常的体重减轻,也可表现出显微镜下及肉眼血尿。如诊断治疗不及时,大多数 RPGN 将进展为终末期肾病。

3. 新月体形成的机制是什么？

新月体形成是肾小球毛细血管严重损伤导致肾小球毛细血管壁、肾小球基底膜和鲍曼囊出现物理裂隙,使得循环中的细胞(大部分是巨噬细胞和 T 细胞)、炎症介质及血浆蛋白穿过裂隙进入鲍曼囊而引起的非特异性反应。与新月体形成和进展相关的主要因素有:纤维蛋白、组织因子、巨噬细胞、T 细胞、肾小球壁层上皮细胞、肾小球脏层上皮细胞(足细胞)。

4. 中医对急进性肾小球肾炎的病因病机如何认识？

中医无急进性肾小球肾炎病名，其多可归于中医"尿血"范畴。中医认为肾为先天之本，主水、司气化，多因素体虚弱、饮食失节、气候环境等多种因素导致内生火热、痰浊、瘀血等多种邪气而影响脏腑功能正常运行，特别是肾中精气的蒸腾气化功能失常，开阖失司，小便排泄障碍而出现尿少，甚至无尿；热邪炼液伤津、瘀血内生，血不循经，而溢脉外，则血尿明显，肾络受损，日益加重，故见病情发展，肾功能急剧恶化。本病早期以实证为主，多因热毒、瘀血、痰饮内结，致气血运行不畅，迅速累及五脏、阴阳，形成虚实夹杂证候。后期毒邪伤及阴液，气血渐亏，正气受损，阴阳俱虚。病位在肾，与心、脾、肝、膀胱三焦等脏腑密切相关。

【教师注意事项】

患者以上呼吸道感染后出现血尿为首发症状。应引导学生对引起此类症状的疾病进行思考、鉴别，一般容易首先考虑是急性肾小球肾炎，但急进性肾小球肾炎是以起病急骤、短时间内发展为少尿或者无尿，继而导致肾衰竭为发病特点一种急性肾炎综合征，具有病情危重，进展迅速及预后恶劣等特点，以肾穿刺活检为基础的早期诊断及合理治疗十分重要。

【本幕小结】

患者数周内出现严重肾功能损害、少尿，肾穿刺活检发现新月体形成以明确诊断，明确其病理分型及中医证型对指导后续治疗尤为重要。

------- | **第二幕** | -------

【教师参考重点】

1. 急进性肾小球肾炎的病理如何分型及其各自特点是什么？

急进性肾小球肾炎的病理分型为：Ⅰ型（抗 GBM 抗体型）、Ⅱ型（免疫复合物型）和Ⅲ型（寡免疫复合物型）。Ⅰ型的致病机制为 GBM 抗体和肾小球基底膜抗原结合激活人体免疫，是一种罕见的自身免疫性疾病，约占总发病人数的 10%，肾脏存活率最低；Ⅱ型的致病机制是形成原位免疫复合物或者肾小球内循环的免疫复合物积聚致病，多见于循环免疫复合物沉积的疾病，如系统性红斑狼疮（SLE）和 IgA 性血管炎，约占总发病人数的 30%，其肾功能预后最好；Ⅲ型大多数患者是抗中性粒细胞胞质抗体（antineutrophil cytoplasmic antibody, ANCA）相关性血管炎且伴肾损害，其约占总发病人数的 60%，其对治疗的反应最好。

2. 急进性肾小球肾炎的治疗原则有哪些？

急进性肾小球肾炎的治疗主要包括：强化治疗、免疫抑制治疗及其他治疗等。

（1）强化治疗

1）强化血浆置换治疗：通过膜血浆滤器或离心式血浆细胞分离器将患者的血浆成分分离，再予白蛋白或正常人血浆进行置换；或将患者血浆通过双重滤过血浆置换法分离和过滤，再回输患者体内。第二种血浆置换方法大大减少治疗过程中对充足血源的要求，只需视情况补充人血白蛋白。

2）免疫吸附治疗：此方法为先将患者血浆用膜血浆滤器进行分离，再使用包括 GBM 吸附柱或蛋白 A 吸附柱等多种类型的免疫吸附柱将患者血浆中致病抗体或免疫复合物清除，最后将吸附后的血浆回输患者体内。

3) 甲泼尼龙冲击治疗: 甲泼尼龙 0.5~1.0g [7~15mg/(kg·d), 总量不超过 1.0g]静脉注射, 每天或隔天 1 次, 3 次为 1 疗程, 根据病情需要可用 1~3 个疗程; 两个疗程间隔 3~7 天。激素治疗作为基础治疗, 一般在冲击结束后应给予口服治疗, 常规起始量为 1mg/(kg·d), 且需常规联合其他细胞毒药物治疗。该疗法具有复发率低、缓解率高的特点, 特别适用于Ⅱ型及Ⅲ型 RPGN。

4) 丙种球蛋白治疗: 丙种球蛋白 400mg/(kg·d), 静脉滴注, 5 天为 1 个疗程, 必要时可增加疗程, 尤其对于合并感染的 RPGN 患者。多项研究表明, 免疫球蛋白有调节 Fc 受体, 中和循环中的致病性抗体, 抑制不依赖抗体的细胞毒作用、自身抗体的产生、补体的激活, 以及加速中性粒细胞凋亡等作用。

(2) 免疫抑制治疗

1) 环磷酰胺: 给药方式分为静脉冲击及持续口服两种。静脉注射剂量 0.5~1g/m², 口服剂量 2mg/(kg·d)。每个月 1 次, 连用 3~6 次。

2) 吗替麦考酚酯: 该药是一种嘌呤从头合成抑制剂, 通过抑制细胞鸟嘌呤核苷酸的生物合成, 选择性抑制 T 和 B 淋巴细胞增殖及其细胞因子的产生, 诱导淋巴细胞凋亡。同时可抑制内皮细胞增生和炎症介质的释放, 对血管炎性病变具有较好的治疗作用。

3) 硫唑嘌呤: 其应用可减少环磷酰胺的累积使用剂量。

(3) 其他治疗

对于部分肾小管及新月体纤维化患者应早期进行血液透析, 为接受免疫抑制治疗创造条件; 若患者出现不可逆的肾衰则应进行肾移植。

3. 急进性肾小球肾炎的中医治疗如何切入?

(1) 早期: 多因感风热外邪致肺卫失宣, 出现发热、咽痛, 进而邪热入里, 损伤肾络, 出现尿血, 因此早期中医治疗以清热祛风利尿为主, 可选用麻黄连翘赤小豆汤加减。

(2) 中期: 多见邪热入里耗伤阴液, 肾阴不足, 气化失司, 膀胱开阖不利, 水邪溢盛, 外侵皮肤, 见尿少、肢肿明显, 治宜滋阴利水, 宜选用猪苓汤加减。

(3) 盛期: 多表现为邪气壅盛, 正气耗损, 病情进展迅速, 阴损及阳, 水湿内渍脏腑, 上凌心肺, 喘促不得卧, 治宜温阳化气、利水平喘, 宜选用苓桂术甘汤之类。

【教师注意事项】

应强调肾活检及病理分型对急进性肾小球肾炎诊治的重要意义。

【本幕小结】

本案例患者因专科性较强的急进性肾小球肾炎引发急性心力衰竭等并发症后转入 ICU, 经中西医积极救治, 患者病情改善出院, 后期的调理及随访也十分必要。

【参考文献】

1. NAIK RH, SHAWAR SH. Rapidly progressive glomerulonephritis [M]. Treasure Island (FL): StatPearls Publishing, 2023.

2. 张时文. 急性肾炎中医药诊治思路探析[J]. 辽宁中医药大学学报, 2011, 13(4): 128-129.

(赵丽芸　覃晓莲)

案例 7　横纹肌溶解综合征

| 第一幕 |

【教师参考重点】

1. 横纹肌溶解综合征的常见病因有哪些?

(1)创伤性:任何原因导致大面积肌肉损伤或缺血缺氧,包括直接和间接损伤。

1)重物长时间挤压:自然灾害、工程、交通事故。

2)假挤压伤:暴力损伤如拷打、自虐、虐待。

3)高压电流损伤:电击伤、心肺复苏电除颤。

4)机体自身压迫:各种意识障碍疾病后长时间压迫自身肢体或肌肉。

5)医源性:止血带捆绑时间过长、加压包扎时间过长或过紧。

6)剧烈运动:体育训练过度或过剧的体力劳动。

7)癫痫发作或抽搐:持续癫痫状态、破伤风。

(2)非创伤性

1)感染:上呼吸道或肠道病毒感染,尤其是流感病毒和柯萨奇病毒引起的肌肉损伤和肌肉溶解,革兰氏阴性杆菌引起的败血症,伤寒、志贺杆菌痢疾等。

2)中毒:一氧化碳、海洛因、酒精。

3)低钾血症。

4)其他毒素:持久性染色剂萘胺,动物毒素如毒蛇、蜜蜂。

5)药物:降脂药(他汀类和贝特类)、两性霉素 B、甘草等。

6)自身免疫性疾病:多发性肌炎、皮肌炎。

7)内分泌及遗传代谢性疾病:糖尿病非酮症高渗性昏迷、甲状腺危象、嗜铬细胞瘤。

2. 横纹肌溶解综合征的诊断依据是什么?

(1)症状:横纹肌溶解典型的"三联征"为肌痛、乏力和深色尿。

(2)实验室检查

1)肌酸激酶升高:肌酸激酶(CK)是反映肌细胞损伤最敏感的指标,不仅用于诊断,还可反映预后。CK 在肌肉损伤后 12 小时内开始升高,1~3 天达到高峰,3~5 天后开始下降。CK 超过正常峰值 5 倍对横纹肌溶解有诊断意义。

2)血、尿肌红蛋白增高:正常情况下,血清肌红蛋白含量很少。当大量肌肉组织破坏时,肌红蛋白从细胞中释放入血并从肾脏滤过,使血、尿肌红蛋白浓度明显升高,出现深红棕色的肌红蛋白尿。

3)肾功能异常:血肌酐、尿素氮、尿酸均可升高,尤以血肌酐增高为主。

(3)影像学检查

1)超声检查可见损害的肌肉纹理模糊,回声不均匀,以增强回声为主,间有低回声。

2)CT 检查可见筋膜增厚,受损肌肉肿胀。

3）MRI 提示肌肉信号增高。

3. 横纹肌溶解综合征诱发急性肾衰竭的病理生理学机制是什么？

（1）肌红蛋白管型阻塞肾小管：大量骨骼肌细胞破坏后，肌红蛋白入血，经肾小球滤过，肾小管内肌红蛋白浓度升高，超过肾脏排泄的阈值，形成管型阻塞肾小管，引起管腔内压力增高从而阻碍肾小球的滤过。

（2）肌红蛋白的直接肾毒性：在尿液酸性环境下，肌红蛋白分解为珠蛋白和亚铁血红素，后者可诱发氧自由基的形成，对肾小管上皮细胞产生脂质过氧化损伤。另外，亚铁血红素还是血管舒张因子一氧化氮（NO）的清除剂，可引起肾小管缺血性损伤。

（3）肾脏缺血：有效循环血量不足、血液重新分配等导致肾脏缺血。

4. 横纹肌溶解综合征的中医病因病机如何认识？

本病多为外伤、饮食不节、感受邪毒等因素引起肌肉筋脉受损，正虚邪实，血分受邪毒内扰，灼伤机体的津血，形成大量败血，机体经脉受阻，血液不能正常运行，不足以充养五脏六腑，导致脏腑虚损，功能紊乱；主要病机为湿热邪毒炽盛，败血阻滞，脏腑虚损。若肾元不足，邪毒伤肾，耗气伤阴，血运迟缓无力，或损伤血络，则致尿色改变。

【教师注意事项】

横纹肌溶解综合征患者大部分都以肌肉酸痛、胀痛等临床表现为主诉就医，往往容易被误认为是一般外伤性疾病导致肌肉局部损伤，故问诊时候应问及小便情况，如近期尿量、尿色以及肢体是否有水肿等反映肾功能的病史，避免漏诊。

【本幕小结】

患者为老年男性，既往高血压病史。本次发病前有明确的被蜜蜂蜇伤病史，发病后迅速出现横纹肌溶解常见的肌痛、乏力和深色尿的临床表现，实验室检查结果基本可明确诊断为"横纹肌溶解综合征""急性肾损伤"。

─────────── | 第二幕 | ───────────

【教师参考重点】

1. 横纹肌溶解综合征的治疗要点是什么？

（1）病因治疗：主要是针对导致横纹肌溶解的原因进行相应处理，如有挤压所致的应解除挤压、高热所致的给予降温、药物所致的停用可疑药物、皮肌炎所致的积极治疗皮肌炎等。值得注意的是，长时间、大面积、严重挤压后解除压力前，要考虑、评估、预防解压后钾离子等细胞内物质突然、大量入血带来的危险。

（2）横纹肌溶解本身的治疗：主要是及时、积极地补液、充分水化，维持生命体征和内环境的稳定，清除对机体有害的物质，维持水电解质酸碱平衡，必要时行血液滤过、血液透析等肾脏替代治疗。横纹肌溶解综合征最重要的治疗是尽早、尽快地补液，保持足够的尿量，同时可用适当的碳酸氢钠碱化尿液，促进肌红蛋白和代谢废物从尿中排出，也可用少量甘露醇利尿并减轻受损肌肉的肿胀，同时要注意使用甘露醇带来的肾脏损害，监测肾功能。

（3）并发症或合并症的防治

1）AKI：血液净化治疗不仅是肾损伤的替代治疗，同时也是心、肺等重要器官的支持治疗。持续性的血液滤过,不仅可以清除尿素、肌酐等代谢废物和多余的钾离子,还可以清除肌红蛋白、炎症因子等有害物质,有助机体内环境的稳定。

2)电解质紊乱:横纹肌溶解常常并发高钾血症和低钙血症,高钾血症要积极处理,可用钙拮抗钾对心脏的毒性,葡萄糖加胰岛素促进细胞外钾离子转移到细胞内,积极利尿促进钾离子排出,如无尿则积极透析清除血钾;低钙血症一般不需要特殊处理,除非出现低钙的症状。

3)骨 - 筋膜室综合征:合并骨 - 筋膜室综合征时,有伤口的,要积极、干净地清创;没有伤口的,尽量保守治疗,筋膜切开要慎重,因为筋膜切开很容易导致大量渗液、出血、感染。

4)其他:主要是抗感染以及营养支持治疗等。如果合并 DIC 或其他器官损害,给予相应的处理。

2. 横纹肌溶解综合征合并急性肾损伤血液净化治疗切入点是什么?

当横纹肌溶解综合征并发 AKI、严重高钾、酸中毒及容量负荷、严重创伤或合并多器官功能衰竭时,CRRT 是首选治疗方案。对比传统的间歇性血液透析模式,CVVH 或连续性静脉 - 静脉血液透析滤过针对肌红蛋白清除效果更加理想。第一个 24 小时 CVVH 治疗(超滤率 2~3L/h)肌红蛋白的清除率可达 56%~70%,随后肌红蛋白的清除效率降低,因此建议每 6~8 小时更换滤过膜将有助于提高肌红蛋白的清除效果。

3. 透析失衡综合征的病理生理改变是什么?

透析失衡综合征的产生是由于血液透析清除血液中小分子物质引起血浆渗透压骤降,由于血脑屏障限制,脑组织渗透压高于血浆渗透压,水分子迅速进入脑组织,引起继发性脑水肿。

4. 透析失衡综合征的处理原则是什么?

(1)预防:缩短透析时间,增加透析频率,对于严重水肿、酸中毒、血尿素氮过高或首次透析患者不宜采用大面积或高效透析器。

(2)治疗:轻症患者可静脉推注高渗葡萄糖或高张盐溶液,严重者应立即停止透析,静脉滴注 20% 甘露醇。癫痫大发作时可静脉注射地西泮 5~10mg,或联用苯巴比妥类药物。

5. 横纹肌溶解综合征的中医如何辨证论治?

本病中医治法治则鲜有记载,而横纹肌溶解综合征合并急性肾衰竭属于急危重症。王今达提出的“三证三法”被广泛应用于临床急危重症的辨证论治。

同时近年来越来越多学者提出从脾论治横纹肌溶解的观点,中医认为脾主运化、主统血、主肌肉,为气血生化之源,脾主肌肉功能是否正常与细胞线粒体结构、功能密不可分,故而提出从脾论治。

(1)血瘀证:全身肌肉酸痛,痛有定处,皮肤淤青,舌紫黯,舌底瘀斑,苔白,脉弦涩。

治法:活血化瘀,通络止痛。

方药:身痛逐瘀汤加减。

(2)热毒证:发热,全身酸痛,皮疹,尿黄,舌红,苔黄厚腻,脉洪大。

治法:清热解毒。

方药:普济消毒饮加减。

(3)急性虚证:神疲,四肢乏力,全身酸痛,自汗,气短,尿少,舌淡,苔白,脉细弱。

治法:益气养阴,回阳救逆。

方药:参附汤和生脉散。

(4)脾虚瘀阻:神疲,四肢乏力,全身酸痛,食纳少,夜休尚可,偶见便秘。

治法:健脾扶正,活血祛瘀。

方药:归脾汤合补阳还五汤。

【教师注意事项】

经初期治疗后患者病情变化,同时出现呼吸、神经系统并发症,应当与相应疾病进行鉴别诊断,需排除急性脑血管意外引起意识障碍。

【本幕小结】

患者在进行初次血液透析后出现透析失衡综合征,经积极救治后患者神经系统、肾脏、心脏功能衰竭均有明显改善,最终患者痊愈出院。

【参考文献】

1. 梅长林,余学清. 内科学肾脏内科分册[M]. 北京:人民卫生出版社,2015.

2. 李珺. 横纹肌溶解症与急性肾损伤[J]. 肾脏病与透析移植杂志,2013,22(1):75-80.

(杨卫立)

第七节　重症内分泌系统疾病中西医结合诊治案例参考重点

案例1　甲状腺危象

--------------------｜ 第一幕 ｜--------------------

【教师参考重点】

1. 突发高热伴意识不清的常见疾病有哪些?

(1)脑源性:流行性乙型脑炎(简称乙脑)、病毒性脑炎、细菌性脑炎、真菌性脑炎、结核性脑炎、脑出血、脑梗死、韦尼克脑病等。

(2)代谢性:严重代谢性酸中毒、脓毒症性脑病、甲状腺功能危象等。

(3)其他:中毒(有机磷、一氧化碳等)、热射病、麻醉药物引起的恶性高热等。此外,还包括狂犬病、神经梅毒、艾滋病等特殊传染性疾病。

2. 甲状腺危象的诊断要点是什么?

甲状腺危象,也称甲亢危象,指危及生命的甲状腺功能亢进状态,是在甲亢病情尚未控制时,由于一些诱因使原有症状突然加剧的一组综合征。临床表现为甲亢症状和体征加重,并伴有多器官系统的代偿性改变。其发生原因可能与循环内甲状腺激素水平急骤增高有关,多发生于严重甲亢,或久患甲亢未治疗,或治疗不充分的患者,常见诱因有感染、手术、创伤、精神刺激等,患者最常见的死因为多器官功能衰竭。

典型症状:

(1)高热:体温一般在40℃左右,一般解热措施无效。高热是甲状腺功能亢进是否进展为甲亢危象的一个重要鉴别要点。

(2)皮肤症状:皮肤湿润、发红、潮热多汗;重者大汗淋漓;晚期循环衰竭,皮肤苍白、末梢发绀、湿冷。

(3)心血管系统症状:心率显著增快,一般>160次/min,与体温升高程度不成比例,部分有心律失常,重者可发心力衰竭。

(4)消化系统症状:恶心呕吐、食欲不振、腹痛腹泻等,严重时可出现黄疸,多以直接胆红素增高为主。

(5)精神神经障碍:焦虑、烦躁、惊恐不宁、谵妄、昏迷。

不典型症状:原有全身衰竭、恶病质的患者再危象发生时无典型表现,只以某一系统表现较突出。

(1)心血管症状突出:心悸,可有房颤等严重心律失常或心力衰竭。

(2)消化系统症状。

(3)体温过低,皮肤干燥无汗。

(4)精神神经障碍:精神淡漠、木僵、极度萎弱、嗜睡、反应迟钝、昏迷。

甲状腺危象的特征是多器官功能衰竭,这也是甲状腺危象患者死亡的主要原因。根据日本的流行病学数据,确诊甲状腺危象的患者中,有41.5%的患者体温≥38℃,76.2%的患者心率超过130次/min,有39.4%存在心力衰竭,84.4%表现有中枢神经系统症状,69.5%有胃肠道症状或肝损伤,另外,76%的甲状腺危象患者出现累及3个以上器官的多器官功能衰竭。

甲亢危象的相关辅助检查主要是对甲状腺功能的检查。有学者认为甲亢危象时,血甲状腺激素水平比甲亢时高。若血清甲状腺激素浓度显著高于正常,对预测其临床表现和预后有一定作用。

甲状腺危象是一种内分泌系统急症,早期发现、及时诊断和强化治疗将提高甲状腺危象患者的生存率,但由于缺乏特异性诊断标志物,甲状腺危象的诊断相对困难,目前临床上主要以临床表现为依据,如疑诊甲状腺危象,应尽早开始治疗,以降低病死率。Waldstein等认为有甲亢症状和体征加重、伴有发热(体温高于37.8℃),以及明显心悸者即为甲状腺危象;Mazzaferri等的意见是除以上三项必有的表现外,还应有中枢神经、心血管和胃肠功能紊乱。Burth和Wartofsky于1993年提出了一个半定量的诊断标准,是根据体温调节、中枢神经系统症状、胃肠和心血管系统症状来判断甲亢危险的评分系统,用以鉴别一般甲亢、甲亢危象前期和甲亢危象,具体见表3-21。

表 3-21 Burch-Wartofsky 评分量表

诊断参数	评分
体温调节障碍	
体温（℃）	
37.2~37.7	5
37.8~38.2	10
38.3~38.8	15
38.9~39.4	20
39.5~39.9	25
≥40.0	30
中枢神经系统症状	
无	0
轻度（躁动）	10
中度（谵妄,精神错乱,极度倦怠）	20
重度（惊厥,昏迷）	30
胃肠 - 肝功能异常症状	
无	0
中度（腹泻,恶心 / 呕吐,腹痛）	10
重度（不明原因黄疸）	20
心血管系统异常	
心动过速（次 /min）	
100~109	5
110~119	10
120~129	15
130~139	20
≥140	25
充血性心力衰竭	
无	0
轻度（足面水肿）	5
中度（双肺底湿啰音）	10
重度（肺水肿）	15
心房纤颤	
无	0
有	10
诱因	
无	0
有	10

Burch-Wartofsky 评分总分>45 分提示甲亢危象可能；评分在 25~45 分之间提示甲状腺危象可能；若评分<25 分，则提示不考虑甲亢危象。

特别要指出的是危象前期是甲亢危象的开始，如不及时处理，必将发展为危象，因此往往也需按危象处理，由于危象前期和危象期的预后相差很大，故及早治疗避免其发展到危象期是极为重要的。

任何一个甲亢患者，当病情突然加重，即应想到有甲亢危象的可能。除了甲亢的一般临床表现外，还需对一些特殊类型的甲亢要提高警觉。如神经精神型、心血管型、胃肠型、肌肉型、淡漠型等。

3. 中医对甲状腺危象的病因病机如何认识？

瘿病是由于情志内伤、饮食及水土失宜等因素引起的，以气滞、痰凝、血瘀壅结于颈前为基本病机，以颈前喉结两旁结块肿大为主要临床特征的一类疾病。战国时期的《庄子·德充符》即有"瘿"的病名。《吕氏春秋·尽数》所说的"轻水所，多秃与瘿人"不仅记载了瘿病的存在，而且观察到瘿病的发病与地理环境密切有关。在中医著作里，又有称为瘿、瘿气、瘿瘤、瘿囊、影袋等名称。瘿病的病因主要是情志内伤、饮食及水土失宜，但也与体质因素有密切关系。瘿病初起多实，病久则由实致虚，尤以阴虚、气虚为主，以致成为虚实夹杂之证。

【教师注意事项】

患者有甲状腺功能亢进的病史，本次急性加重。需重点引导学生对引起此类症状的疾病进行思考、鉴别。

该患者入院时甲状腺危象的诊断基本明确。但临床上往往需要注意积极查找、排除其他可能引起高热、意识不清、恶性心律失常疾病状态的可能，甲亢和/或甲亢危象患者同时合并严重感染、严重心血管系统疾病等情况并不少见，应注意避免漏诊、误诊；同时临床接诊有甲亢危象表现的患者，需注意甲状腺功能状态的评估和检查。本例主要考虑该患者甲状腺功能亢进病史明确，因自行停药等因素诱发，此次以高热、神昏为主要临床特征，结合病史、临床特征以及相关辅助检查，考虑患者高热、神昏的原因为甲状腺危象所致。

【本幕小结】

患者中年男性，以高热、神昏为主要临床特征。对引起这些症状的疾病进行鉴别以进一步明确病情。

| 第二幕 |

【教师参考重点】

1. 甲状腺危象的治疗方案有哪些？

甲状腺危象的治疗原则：早诊断（危象先兆）、早治疗。其治疗措施由针对甲状腺激素的治疗和全身支持治疗共同构成。

（1）针对甲状腺激素的治疗

1）抑制合成：丙硫氧嘧啶（propylthiouracil，PTU）效果最佳。对于合并严重意识障碍或胃肠道功能受损的患者，推荐静脉注射甲巯咪唑。

2）减少释放：碘剂可抑制甲状腺激素释放。

3）拮抗作用：①降低周围组织对甲状腺素反应，可用肾上腺素受体阻滞药，如普萘洛尔。②拮抗应激，降低机体反应，减轻甲状腺素的毒性作用，可用氢化可的松或地塞米松。

4）外周清除：血中 T_3、T_4 水平升高较突出者，可用血浆置换。血浆置换治疗可快速清除约 99% 的甲状腺结合球蛋白，可迅速降低甲状腺激素水平，有效改善甲状腺毒症症状。目前，还缺乏前瞻性研究证据证实血浆置换治疗甲状腺危象的有效性，但有使用血浆置换成功治疗甲状腺危象的病例系列报告。如果甲状腺危象患者经过初始以及针对诱因和并发症的治疗后，24~48 小时内临床未改善，则应考虑血浆置换治疗。

（2）全身支持治疗

1）支持疗法：重症监护、加强护理、预防感染等；对于有潜在致命风险的患者，如休克、DIC、多器官功能衰竭，应立即转入 ICU。给予氧疗，必要时行机械通气。补液（2 000~3 000ml，同时监护心功能变化），给予足够的盐量和维生素；注意调节电解质和酸碱平衡。但如有合并心力衰竭，除应用强心剂外，还应掌握恰当的补液速度和补钠量。

2）合并肝功能受损者：给予护肝药物。

3）治疗诱因：积极抗感染，预防二重感染。

4）镇静退热：物理降温。DIC 是甲状腺危象的常见并发症，病死率较高，应予强化治疗。

2. 瘿病的中医治疗如何切入？

瘿病主要由饮食失调、水土失宜以及情志内伤引起，但与体质有密切关系。临床中发现，甲亢患者中气郁体质占大多数。肝在瘿病的病理过程中占有重要的地位。注意饮食调摄及防止情志内伤是预防和护理瘿病的两个重要方面。

瘿病治疗应在辨证的基础上分阶段采用中西医结合治疗，此为目前较为理想的治疗方案。早期多为实证，应以化痰祛瘀、清泄肝胃火热、疏肝解郁等法，晚期多为虚证或虚实夹杂，以益气养阴、滋阴潜阳为法。痰瘀互结证可选用消瘰丸；肝胃火盛证可选用栀子清肝汤、龙胆泻肝汤；肝郁气滞证可选用逍遥散、柴胡疏肝散；气阴两虚证可选用生脉饮合一贯煎。

3. 甲状腺危象的预后如何？

有研究显示，甲状腺危象最常见的诱因是患者服药依从性差或抗甲状腺药物突然中断使用。因此，对于甲亢患者，在开始抗甲状腺药物治疗时，应详细告知可能诱发甲状腺危象的全部信息，积极避免常见的诱发因素，教育患者避免抗甲状腺药物治疗突然中断，并确保患者在择期手术、分娩或其他急性应激事件之前甲状腺功能正常。如果患者经反复告知后，服药依从性仍较差，应建议接受放射性碘治疗或甲状腺切除术。甲状腺危象的诱因包括放射性碘治疗、甲状腺切除术和非甲状腺手术，对于有甲亢病史的患者，尤其是格雷夫斯病患者在行放射性碘治疗、甲状腺手术和非甲状腺手术前后均应监测患者的一般情况和甲状腺激素水平，警惕甲状腺危象。

近年来，医疗技术的普及、甲亢患者术前的充分准备使甲亢危象已很少发生。但甲亢危象仍是临床需要及时救治的危急重症，有报告显示甲状腺危象的病死率在 20% 以上。应及时治疗，多数患者在治疗后 1~2 天内好转，1 周内恢复。开始治疗后的最初 3 天是抢救的关键时刻，危象恢复后，碘剂及皮质醇可逐渐减药、停用，做长期治疗的安排。

【教师注意事项】

引导学生掌握甲状腺危象的治疗原则。

【本幕小结】

患者出现甲状腺危象,经中西医积极救治,患者病情改善出院。

【参考文献】

1. ROSS DS,BURCH HB,COOPER DS,et al. 2016 American Thyroid Association guidelines for diagnosis and management of hyperthyroidism and other causes of thyrotoxicosis[J]. Thyroid. 2016,26(10): 1343-1421.

2. 中华医学会急诊医学分会,中国医药教育协会急诊专业委员会,中国医师协会急诊医师分会,等.甲状腺危象急诊诊治专家共识[J].中华急诊医学杂志,2021,30(6): 663-670.

(黄东晖 王慧贤)

案例 2 黏液性水肿昏迷

.... | 第一幕 | ....

【教师参考重点】

1. 黏液性水肿昏迷的定义是什么?

甲状腺功能减退(简称:甲减)是由于甲状腺激素合成和分泌减少或者组织利用不足导致的全身代谢减低综合征,引起精神状态下降、低体温以及多器官功能减慢相关的其他症状,因表现为明显黏液性水肿、昏迷,故称黏液性水肿昏迷,多见于老年患者。

黏液性水肿昏迷患者多数表现为意识模糊、嗜睡,但部分患者早期亦可表现突发兴奋的精神病性特征,称为"黏液性水肿癫狂",若不治疗,后续仍会进展为昏迷。其特征性临床表现是精神状态下降和低体温,同时可伴见低血压、心动过缓、低钠血症、低血糖和通气不足,几乎全部发生在严寒冬季,可因甲减长期未控制或合并急性其他疾病而诱发,如未能及时治疗,预后极差,是一种病死率较高的急症,早期识别和及时治疗是改善预后的重要因素。

2. 黏液性水肿昏迷的诊断要点是什么?

黏液性水肿昏迷的诊断,需要根据病史、症状、体征表现,结合甲状腺功能支持甲减诊断,同时排除其他原因所致昏迷。

(1)临床表现:①多数患者有甲减病史,临床有黏液性水肿的特征性表现。②低体温,本病 80% 以上的患者有明显体温降低,当降至 34℃ 以下时,以测量肛温为最准确。③神经精神障碍症状,多数患者昏迷逐渐形成,开始呈嗜睡状态,异常安静,不说话,严重时呈木僵状态,数日内即可深昏迷,呼吸微弱,无自主运动,肌张力松弛,腱反射消失,巴宾斯基征阳性,约 1/4 的病例昏迷前可有癫痫样大发作。

(2)实验室检查:①血清 T_3、T_4 降低和 / 或 TSH 明显增高为最敏感和特异指标。②血清 Na^+、Cl^- 降低;血清 K^+ 降低,正常或稍高。③血气分析结果为 $PaCO_2$ 增高,PaO_2 降低。心电图表现为窦性心动过缓、肢体导联呈低电压、T 波低平或倒置等改变。

3. 中医对甲状腺功能减退的病因病机如何认识?

甲状腺素从中医角度阐述当属补阳药物范畴,其性温热,可助一身阳气,温煦各脏腑,从而消除和改善全身阳虚的症状。甲状腺功能减退属于中医学"虚劳""水肿""五迟"等病的范畴。本病多因先天不足,或后天失养,以致脾肾阳虚;或因手术、药物损伤,机体阳气受损,致脾肾阳气亏虚而发病。甲状腺功能减退的病机关键为阴阳失调,前期多为肝郁脾虚,中后期则多进展为脾肾阳虚,但在病程发展过程中脾阳虚与肾阳虚有不同偏重。

【教师注意事项】

患者有反复颜面部及下肢水肿的病史,但一直未明确诊断,未系统规范治疗,本次急性加重。需重点引导学生对引起此类症状的疾病进行思考、鉴别。

甲减患者在慢性病程中形成了一系列适应性改变以维持体核温度,包括外周血管收缩、舒张压升高以及血容量减少等。而感染、失血、卒中、应用利尿剂、镇静安眠药物等因素可能通过影响神经血管调节等机制破坏这种稳态,从而诱发黏液性水肿昏迷。结合病史及相关辅助检查,考虑患者早期黏液性水肿昏迷较轻,但因合并肺部感染再发加重。

【本幕小结】

患者老年女性,无明显诱因出现昏迷入院。对引起这些症状的疾病进行鉴别以进一步明确病情。

·········· | 第二幕 | ··········

【教师参考重点】

1. 黏液性水肿昏迷的西医治疗方案有哪些?

(1)去除或治疗诱因:感染是黏液性水肿昏迷的一个重要诱因。应积极寻找感染灶,包括血、尿培养及胸片检查,对体温不低的患者更要注意。不少患者对感染反应差,体温常不升高,白细胞升高也不明显,为防止潜在感染存在,常需加用抗菌药物。

(2)甲状腺激素替代治疗:首选左甲状腺素,昏迷患者应静脉滴注,首剂静脉注射左甲状腺素 100~200μg,以后 50μg/d,待患者心率、血压、体温及精神状态改善到神志清晰时,可改用甲状腺片口服,每4~6 小时 1 次,20~30mg/ 次,病情稳定后改成维持量 60~120mg/d,分次口服,终身服用。

(3)糖皮质激素:甲减昏迷可静脉滴注氢化可的松 200~400mg/d,待病情好转后迅速减量至停用。原发性甲状腺功能减退者,肾上腺皮质储备功能差;垂体功能低下者,可有继发性甲状腺功能低下。

(4)抗休克:如有血容量增加、低血压及休克,需用抗休克药,必要时应予输血。但甲状腺激素及升压药有协同作用,该病患者对这两种药较敏感,警惕出现快速型心律不齐情况,需严密观察血流动力学变化。

(5)控制液体出入量:甲状腺功能低减严重者,液体需要量较少,如不发热,500~1 000ml/d已足够。低血钠时限制水量,如血钠很低(如<110mmol/L),可用少量高渗盐水。但须注意,过多高渗盐水可引起心力衰竭。

（6）一般支持治疗：低体温患者，仅用甲状腺激素替代治疗，体温就可恢复正常。但要避免使用电热毯，因其可以导致血管扩张，使血容量不足。

2. 甲状腺功能减退的中医治疗如何切入？

甲状腺功能减退的关键为脾肾阳虚，但在病程发展过程中有偏于脾阳虚和偏于肾阳虚的不同。由于病程较长或失治误治，病理发展中往往出现湿浊内生，瘀血内停，最终导致病情复杂，虚实夹杂。气血亏虚者，应以益气养血、补脾益肾为治法，可予八珍汤或十全大补汤加减。脾肾阳虚者，以温阳利水、补益脾肾为治法，偏于脾阳虚者可予参苓白术散加减，偏于肾阳虚者予真武汤或寄生肾气汤加减。水湿壅盛者，以健脾利水、祛湿泄浊为治法，可予实脾饮加减。湿瘀互结者，以清热除湿、理气活血为治法，可予疏凿饮子加减。肝肾阴虚者，以温肾益气、滋阴平肝为治法，可予右归饮加减。

3. 甲状腺功能减退的预后如何？

本病如未能及时治疗，预后差。呼吸衰竭是主要死亡原因，过去本病病死率高达80%，随着诊治水平的提高，目前已有降低，但仍有50%左右。许多因素如体温明显降低，昏迷时间延长，低血压，恶病质及未能识别和及时处理等均影响预后。

【教师注意事项】

引导学生掌握黏液性水肿昏迷的治疗原则。

【本幕小结】

患者出现黏液性水肿昏迷，经中西医结合积极救治，病情改善出院。

【参考文献】

1. 赵静，柏力萄，王丹玮，等. 辨体- 辨病- 辨证诊疗模式在甲状腺功能减退症防治中的应用［J］. 中国中医基础医学杂志，2019，25（9）：1241-1243.

2. 薛世航，张同成，陆振一. 甲状腺疾病诊断与治疗［M］. 北京：化学工业出版社，2020.

（黄东晖　王慧贤）

案例3　肾上腺危象

| 第一幕 |

【教师参考重点】

1. 肾上腺危象的定义是什么？

肾上腺危象是指由于各种原因导致肾上腺未能释放足量的皮质醇和 / 或醛固酮激素而出现的以顽固性休克等一系列临床症状为主要特征的医学急症。目前，肾上腺危象还未有明确的定义，但是它通常满足以下特征中的至少2 个：①严重威胁生命的绝对（收缩压低于100mmHg）或相对（收缩压下降超过20mmHg）低血压；②急腹症、恶心呕吐；③精神状态改变，疲劳症状明显；④发热；⑤实验室检查结果异常（低钠血症、高钾血症、低血糖、罕见的高钙血症）。

在急诊室或重症监护室，对于肾上腺危象的筛查也是不尽如人意，因为在这里的患者有着严重的疾病,如脓毒症或心源性休克,而肾上腺危象的症状极有可能会被这些疾病所掩盖,一些典型的肾上腺危象体征也可能没有出现。因此在以"未分化休克"为背景下,我们应该高度怀疑是否存在肾上腺危象。药物治疗史在此病中起到举足轻重的作用。重症患者并发多器官功能衰竭时可能存在相对肾上腺功能不全或危重症疾病相关的皮质类固醇功能不全。由于糖皮质激素结合蛋白释放发生改变以及糖皮质激素的降解,总皮质醇水平的测量结果可能并不可靠。

要想及时准确地对肾上腺危象作出诊断往往不太可能的,因为有着很多因素的存在,包括:超时的检查结果汇报、非特异性的体征和症状以及不可靠的试验检测方式。鉴于有大量肾上腺危象高危人群,未经治疗后果严重,以及短期的氢化可的松治疗无肾上腺危象患者风险较低,故为重症监护室提出以下建议:

(1)所有重症监护病房患者都应积极考虑是否患有肾上腺危象。

(2)使用较低治疗剂量的氢化可的松 100mg 静脉注射。尤其是患者患有低血压和低钠血症时。

(3)原发性或继发性肾上腺功能障碍已确诊时,应该确保在 15 分钟内注射类固醇药物。

(4)如果对病情的诊断不确定,可以对患者血样本进行内分泌学的分析。

2. 引发肾上腺危象的主要原因有哪些?

肾上腺危象的主要诱因包括糖皮质激素摄入的中断、感染、手术、肠胃炎和应激等。

(1)原发性肾上腺功能不足的病因主要包括:自身免疫(艾迪生病),外科手术,出血性、缺血性、转移性疾病等病因。

(2)继发性肾上腺功能不足主要是由创伤性脑损伤、肿瘤,以及下丘脑 - 垂体轴的出血或缺血性病变引起的。还有一种原因会导致肾上腺危象,并且这类病因的患者人数可能是最为庞大的,他们来自 ICU,由于继发性肾上腺功能不全,感染诱发了一系列病理生理反应,最终导致皮质醇分泌不足(例如,接受移植或 COPD 并发肺炎的患者使用糖皮质激素作为免疫抑制剂)。除此之外,其他的一些药物包括抗癫痫药,巴比妥类,依托咪酯,抗肿瘤药,结核菌和抗真菌药物会与机体的类固醇代谢相互反应从而诱发肾上腺危象。

3. 肾上腺危象的诊断要点是什么?

(1)病史:急性肾上腺皮质危象,一定具有上述病因中的任何一种才有可能导致肾上腺皮质功能衰竭,故仔细询问病史,掌握原发病,在诊断上至关重要。

(2)危象的主要临床表现:有原发病的各种临床表现(因原发病不同,表现也可随之不同)。危象主要有软弱无力、嗜睡、低血压、休克、昏迷。

(3)实验室检查:血皮质醇低于 18μg/L,结合临床存在低血压等状态,应高度怀疑本病。当皮质醇水平无法做出判断时,可行血清脱氢表雄酮检测,若血清脱氢表雄酮水平较低,应进行促肾上腺皮质激素刺激试验协助诊断。血生化检查表现为低血糖、低血钠、高血钾、氮质血症等。

主要依靠上述可能的原发病史,临床特点及实验室特殊检查的结果确诊。

4. 中医对肾上腺危象的病因病机如何认识?

中医认为脾肾阳虚为肾上腺危象发生的根本,平素需温肾健脾。肾为先天之本,肾阳为阳气之本,脾脏需要依靠肾阳的温煦才能正常运行。脾为后天之本,脾运化水谷精微以充养全身,肾所藏之精,虽禀受于先天,但须不断继养于后天。肾主水,与脾运化水湿的功能配合以维持体内水液代谢的平衡。脾肾阳气虚衰则全身脏腑无以温养充实,气血无以滋生,故见形寒肢冷、面色苍白,舌淡胖、苔白滑、脉沉微等阳虚阴盛的表现。本证发展可致水湿泛滥、阳气衰竭,或全身脏腑功能严重紊乱、气机停滞、气血津液耗伤的"脱证"。故治疗过程中需注意温肾健脾,使脾阳得以温煦,肾阳得以充养,气血得以生化。

【教师注意事项】

患者有血压下降,但经扩容等综合治疗后血压改善并不明显。需重点引导学生对引起此类症状的疾病进行思考、鉴别。

该患者突发高热、腹痛,无法解释具体原因,结合病史及相关辅助检查,考虑为肾上腺危象所致。

【本幕小结】

患者 10 岁儿童,突发高热、腹痛、血压下降入院,经补液扩容、抗感染治疗后症状改善不明显。对引起这些症状的疾病进行鉴别以进一步明确病情。

------- | 第二幕 | -------

【教师参考重点】

1. 肾上腺危象的西医治疗方案有哪些?

(1)糖皮质激素治疗:首选同时具有糖皮质激素和盐皮质激素活性的氢化可的松,如果没有氢化可的松,可以选择使用甲泼尼龙或地塞米松。开始予氢化可的松 100mg,静脉推注。以后可每 6 小时静脉推注氢化可的松 50mg,或第 1 个 24 小时内连续静脉滴注 200mg,直至患者呕吐停止、血压恢复、神志清晰后,逐渐减量并停止静脉激素使用。对于存在慢性肾上腺皮质功能减退症的患者,需维持长期口服用药,首选短效糖皮质激素,如氢化可的松,待病情稳定逐渐减量至能缓解糖皮质激素缺乏症状的最小剂量,分 2~3 次 /d 给药,模拟健康人昼夜分泌曲线给予(如 2 次 /d 按 2：1 分上午、下午给药,或 3 次 /d 按 4：2：1 分早、午、傍晚给药,避免夜间给药,因为正常来说 18：00~03：00 皮质醇分泌极少),长期使用。

(2)纠正水、电解质紊乱:补液量及性质视患者脱水、缺钠程度而定,如有恶心、呕吐、腹泻、大汗而脱水、缺钠较明显者,补液量及补钠量宜充分;相反,由于感染、外伤等原因,且急骤发病者,缺钠、脱水不至过多,宜少补盐水为妥。一般采用 5% 葡萄糖生理盐水,可同时纠正低血糖并补充水和钠。应视血压、尿量、心率等调整用量。还需注意钾和酸碱平衡。血钾在治疗后可急剧下降。

(3)抗休克:补液后不能升高血压者应注意纠正酸中毒。必要时使用血管活性药物。

(4)对症治疗:降温、给氧,有低血糖时可静脉注射高渗葡萄糖;补充皮质激素、补液后仍休克者应予血管活性药物;有血容量不足者,可酌情输全血、血浆或白蛋白;因患者常合并感染,须视患者临床情况,必要时用有效抗生素控制。

(5)治疗原发病:在救治肾上腺危象的同时要及时治疗原发疾病。对长期应用皮质激素的患者需考虑原发疾病的治疗。

2. 肾上腺危象的中医治疗方案有哪些？

肾上腺危象病情凶险,应该早诊断,早治疗,防患于未然。病患一旦气血津液脱失,往往出现晕厥、虚脱的证候。中医认为脱证是由于多种病因侵扰人体,导致气血受损,真脏败伤,阴阳气血不相维系所致的一组临床综合征。脱证治疗总原则为散者收之、虚者补之、急治其标,标本兼治、固脱为先。临床治法,在上在表者当固其气;在下在里者当填其精;上下阴阳俱脱者当上下阴阳并补。气脱证可选用独参汤,阳脱证可选用四逆汤,血脱证可选用圣愈汤,阴脱证可选用三甲复脉汤加减。本案患者可用参附注射液,临证常取参附汤回阳、益气、固脱,方中人参甘温大补元气;附子大辛大热,温壮元阳。二药相配,共奏回阳固脱之功。现代研究表明,参附汤具有兴奋垂体 - 肾上腺皮质功能的作用,常用于元气大亏、阳气暴脱的危急重症。若冷汗不止者,可在方药中加龙骨、牡蛎以潜阳敛汗。

3. 肾上腺危象的长期预后和调护有哪些？

肾上腺功能危象的处理并不难,关键问题是早识别、早诊断、早治疗,特别是对那些尚未确诊的肾上腺皮质功能低下的患者更应警惕危象的发生。尽管糖皮质激素替代治疗已有 50 多年历史,但肾上腺危象仍然是肾上腺功能减退患者死亡的重要原因。慢性肾上腺皮质功能减退症一旦确诊,激素应坚持长期服用,维持终生。患者应注意防止诱发因素,比如减少和控制感染、外伤、过度劳累等。肾上腺皮质功能过低时,尤其应按时服用糖皮质激素。当精神压力增加、感染、外伤等应激状态时,应增加剂量。在饮食方面,应予富有营养且易消化食物。在生活起居方面,注意保暖,保持心情愉快,避免情绪紧张。

【教师注意事项】

引导学生掌握肾上腺危象的治疗原则。

【本幕小结】

患者诊断为肾上腺危象,经中西医积极救治,病情改善出院。

【参考文献】

1. 陈家伦.临床内分泌学[M].上海:上海科学技术出版社,2011.

2. 邱明才.内分泌疾病临床诊疗思维(第 2 册)[M].3 版.北京:人民卫生出版社,2016.

（黄东晖　王慧贤）

案例 4　原发性醛固酮增多症

| 第一幕 |

【教师参考重点】

1. 原发性醛固酮增多症的定义是什么？

原发性醛固酮增多症又称康恩综合征（Conn's syndrom),简称原醛症,是指肾上腺皮质自主分泌醛固酮,导致体内潴钠排钾、血容量增多、肾素 - 血管紧张素系统活性受抑制,继而出现以高血压、低血钾为主要表现的一种综合征。

研究发现，醛固酮过多是导致心肌肥厚、心力衰竭和肾功能受损的重要危险因素，与原发性高血压患者相比，原醛症患者心脏、肾脏等高血压靶器官损害更为严重，因此早期诊断、早期治疗就显得至关重要。

2. 原发性醛固酮增多症的诊断要点是什么？

(1) 临床表现

1) 高血压：第一期：高血压、醛固酮增多、肾素-血管紧张素被抑制。第二期：高血压、轻度低钾。第三期：高血压、严重低钾肌麻痹。

2) 神经肌肉功能障碍：①肌无力（典型者为周期性瘫痪）：常见在下肢，可累及四肢，呼吸、吞咽困难。诱因：劳累、久坐、使用利尿剂、呕吐、腹泻。低钾程度重、细胞内外钾浓度差大者症状愈重。②肢端麻木、手足搐搦：游离钙和血镁（随尿排出过多）减低。严重低钾血症时，神经肌肉应激性降低，手足搐搦不明显，补钾后加重。

3) 肾脏表现：慢性失钾，多尿、夜尿增加；尿蛋白增多（低钾性）；常并发尿路感染。

4) 心脏表现：①心电图为低血钾表现：QT 延长、T 波增宽、减低、倒置，U 波上升。②心律失常：期前收缩（室性早搏多见）、室上性心动过速。

5) 糖耐量受损：低血钾导致胰岛 β 细胞释放胰岛素减少，继发糖耐量减低。

(2) 实验室和其他检查

1) 低血钾：多数为持续性低血钾（2~3mmol/L）。

2) 高血钠：一般正常高限或略高于正常。

3) 碱血症：血 pH 值和二氧化碳结合力为正常高限或略高于正常。

4) 尿钠减少：24 小时尿钠排泄量<摄入量或接近平衡。

5) 尿常规：尿液 pH 值为中性或偏碱性；少量蛋白质；尿比重较固定（1.010~1.018）而减低。

6) 尿钾增多，出现肾性失钾：正常情况下，当血钾<3.5mmol/L 时，24 小时尿钾<25mmol。肾性失钾：血钾<3.5mmol/L，24 小时尿钾>25mmol；或者血钾<3.0mmol/L，24 小时尿钾>20mmol。

7) 醛固酮测定异常升高：正常人 24 小时尿醛固酮排出量：6.4~86nmol；卧位血浆醛固酮：50~250pmol/L；立位血浆醛固酮：80~970pmol/L。（注意受体位、钠摄入量和血钾水平影响，判断结果时注意按照各个实验室的标准）

8) 肾素及血管紧张素 Ⅱ 测定：影响肾素分泌的因素：立位、血容量减少、血 Na^+ 降低、肾小管腔内 Na^+ 减少和低血钾时，分泌减少；反之，分泌增多。

正常人或多数原发性高血压患者的肾素在卧位时为 (0.55 ± 0.09) pg/(ml·h)；激发后为 (3.48 ± 0.09) pg/(ml·h)。血管紧张素 Ⅱ 在卧位为 (26.0 ± 1.9) pg/(ml·h)；激发后为 (45 ± 6.16) pg/(ml·h)。

(3) 影像学检查：B 超显示腺瘤直径>1.3cm；CT 显示腺瘤直径>1cm；放射性碘化胆固醇肾上腺扫描照相；肾上腺血管造影通过造影可测两侧肾上腺分泌到血管内的醛固酮含量，对诊断价值较大。

（4）诊断标准：筛查主要依靠检测血浆醛固酮与肾素水平，计算血醛固酮／肾素比值。高血压及低血钾（肾性失钾）患者，伴有高醛固酮血症、尿醛固酮排量增多，血浆肾素活性、血管紧张素Ⅱ降低，螺内酯可拮抗纠正低血钾及电解质紊乱、降低高血压。

必备条件：低血钾伴肾性失钾、血浆以及24小时尿醛固酮水平增高且不能被抑制、肾素活性及血管紧张素水平减低且不能被兴奋。

3. 中医对原发性醛固酮增多症的病因病机如何认识？

根据本病以头痛、眩晕、高血压、肌肉麻痹、震颤，甚至痿软不用、夜尿增多、肢软腰痛等表现特点，属于中医学"肝风""痉证""痿痹"等范畴。病变初期病位在肝，继则影响脾、肾，最终可累及五脏。

本病基本病因是情志失调、湿热内伤、先天不足等。情志失调，忧思恼怒，情志不遂，郁怒伤肝，肝失疏泄，肝风内动，肝阳上亢，暗耗阴血，形成阴亏阳亢，风火内胜之痹。湿热内伤肝郁化火，肝木侮土，脾虚湿停，湿与火热之邪相夹；或平素嗜食肥甘厚味，脾胃受损，生湿生热而致本病。先天禀赋不足，若生活不节，纵情纵欲，忧思劳倦过度，肾精固摄失常，阴阳受损，或久病失于调理，正气不复，阴阳气血不足亦可致本病。

本病病位在肝，而病根于肾，以阴虚、实热为主，并多夹有湿瘀阻滞，最终为心肾阴阳俱损之病证。

【教师注意事项】

原发性醛固酮增多症是最常见的继发性高血压，患者有难治性高血压病史多年，本次急性加重，合并急性肾功能损伤。需要重点引导学生对引起此类症状的疾病进行思考、鉴别。

结合临床表现及相关辅助检查结果，患者原发性醛固酮增多症诊断明确。

【本幕小结】

患者青年女性，既往高血压病史，此次突发气促、恶心呕吐等入院。对引起这些症状的疾病进行鉴别以进一步明确病情。

···| 第二幕 |···

【教师参考重点】

1. 原发性醛固酮增多症的治疗方案有什么？

治疗方案取决于原醛症的病因和患者对药物的反应。原醛症的治疗有手术和药物两种方法。

（1）手术治疗：确诊醛固酮瘤或单侧肾上腺增生的患者行腹腔镜下单侧肾上腺切除术。

研究显示，近100%的患者术后血压、血钾得到改善；约50%患者术后血压<140/90mmHg且不需使用抗高血压药物；约56%~77%患者术后血压<160/95mmHg。文献报道，行肾上腺切除术的原醛症患者，可以明显降低新发糖尿病风险和全因死亡率。从长远来看，单侧肾上腺手术治疗较药物治疗更为经济。如果患者存在手术禁忌或不愿意手术，推荐使用醛固酮受体拮抗剂治疗。

（2）药物治疗：推荐双侧特发性醛固酮增多症首选药物治疗。建议螺内酯作为一线药物，依普利酮为二线药物。糖皮质激素主要通过抑制ACTH分泌以减少醛固酮作用，建议服用长效或中效糖皮质激素。其他降压药物,如 ACEI、ARB 可能对部分血管紧张素敏感的特发性醛固酮增多症有一定的作用,而 CCB 主要作用于降血压,对醛固酮分泌无明显抑制作用。如患者单用螺内酯治疗血压控制不佳时,可联合使用多种不同作用机制的降压药物。

2. 中医治疗原发性醛固酮增多症如何切入?

中药治疗本病有一定优势。中医认为本病多因情志不节、饮食劳倦等因素,耗伤阴液使肝风内动所致,失治而使脾胃气虚,气血不足肌肉失养;久病及肾,肾失固摄使气化失职。故早期适宜平肝潜阳,中、后期当健脾益气,以利生化之源。后期还应以益肾固摄为主。临床往往根据现代医学病因分类和临床分期,把辨病和辨证相结合进行。

肝肾阴虚,肝阳上亢证,可选用镇肝熄风汤;脾肾两虚,气阴不足证,可选用大补元煎;气血两虚,经络痹阻证可选用黄芪桂枝五物汤。

3. 原发性醛固酮增多症患者的转归如何?

醛固酮过多是导致心肌肥厚、心力衰竭和肾功能受损的重要危险因素,与原发性高血压患者相比,原发性醛固酮增多症患者的心、脑、肾等高血压靶器官损害更为严重。随着筛查和确诊方法的提高,原醛症的患病率也逐渐增高。大部分患者经手术治疗后可以根治,部分患者在术后仍遗留有高血压,需要服用降压药治疗。患者若在患原醛症之前已有高血压、年纪较大、高血压病程超过 5 年,那么手术对高血压的治疗效果较差,术后一般都需要继续服用降压药。

【教师注意事项】

引导学生掌握原发性醛固酮增多症的治疗原则。

【本幕小结】

患者高血压为醛固酮增多引起,经手术及中医辨证治疗,患者病情改善出院。

【参考文献】

1. HUANG K H,YU C C,HU Y H,et al. Targeted treatment of primary aldosteronism-the consensus of Taiwan Society of Aldosteronism［J］. J Formos Med Assoc,2019,118(1 Pt 1):72-82.

2. 黄贵心,庄日喜. 内分泌疾病中西医结合诊治［M］.北京:人民卫生出版社,2002.

(黄东晖　王慧贤)

案例 5　高血糖高渗状态

| 第一幕 |

【教师参考重点】

1. 引起血糖升高的常见疾病有哪些?

血糖升高是糖尿病的特征之一。但是除了糖尿病,高血糖在很多情况下也会发生,主要有以下几种情况:如应激性高血糖、药物性高血糖、肝源性高血糖、胰源性高血糖以及内分泌肿瘤引起的高血糖等。

2. 高血糖高渗状态的诊断要点是什么？

（1）临床表现特征

1）前驱期表现

前驱期：1~2周，出现神经系统症状至昏迷前。

糖尿病症状：口渴、多尿、倦怠、乏力。

神经系统症状：反应迟钝、表情淡漠。

2）典型期表现

脱水表现：皮肤干燥、弹性减退、眼球凹陷、唇舌干裂、颈静脉充盈不好、立位血压下降、休克。

神经系统症状：意识模糊、嗜睡、昏迷；神志改变取决于血浆渗透压，血浆渗透压320~350mOsm/L，表现为淡漠、嗜睡；血浆渗透压>350mOsm/L，表现为定向力障碍、幻觉、癫痫、昏迷、病理征（+）。易误诊为脑卒中，无酸中毒深大呼吸。

（2）实验室检查

1）血常规：血液浓缩、血红蛋白升高。

2）尿液检查：尿糖强阳性；尿酮体阴性或弱阳性。

3）血糖及肾功能：血糖通常为33.6~66.6mmol/L，但酮体（-）。

4）Urea、Cr：严重脱水导致肾前性肾功能损害，Urea 21~36mmol/L；Cr 124~663μmol/L，治疗后可显著下降。

5）渗透压及酸碱平衡：血浆渗透压≥320mOsm/L，轻/中度代谢性酸中毒，pH值常>7.3；HCO_3^-常>18mmol/L。

（3）诊断依据：血糖33.3~66.8mmol/L；渗透压≥320mOsm/L；pH值≥7.3，HCO_3^-≥18mmol/L；尿糖强阳性，血酮体阴性或弱阳性。

3. 中医对高血糖高渗状态的病因病机如何认识？

神昏是以神志不清、昏不知人、不省人事为特征的内科常见急症。在中医学文献中，一般描述为"昏厥""昏愦""昏不识人"等。属多种时行温病、中风、厥脱、痫证、痰证、消渴、喘逆发展到一定严重阶段而出现的一种危急证候。神昏的深度常与疾病的严重程度有关。神昏的病因有外感内伤之别，其病必犯心、脑而成。心主神明，脑为元神之府，清窍之所在，主精神意识和思维活动。凡外感时疫，热陷心营，或内伤痰火，阴阳气血逆乱，浊邪上扰等，皆可导致神明失守，清窍闭塞而发病。各种厥病、脱病等，均可出现神昏或昏厥。

【教师注意事项】

患者平素不注意饮食，血糖快速升高，本次急性加重。重点引导学生对引起此类症状的疾病进行思考、鉴别。

该患者入院时昏迷原因尚未明确，结合相关辅助检查结果，才明确诊断为高血糖高渗状态。

【本幕小结】

患者青年女性，既往体健，平素有饮食不节，突发意识不清入院。对引起这些症状的疾病进行鉴别以进一步明确病情。

················ | **第二幕** | ················

【教师参考重点】

1. 高血糖高渗状态的西医治疗方案是什么？

高血糖高渗状态的治疗原则：补液；胰岛素治疗；纠正电解质紊乱；防治并发症。

(1)补液方法：根据心肺等重要脏器功能及循环情况，一般无特殊心肺功能衰竭患者，最初 2 小时需补液 1 000~2 000ml，前 4 小时需要给予目标补液总量的 1/3，12 小时内达到目标总量的 1/2，其余 1/2 在 24 小时内达标。

(2)胰岛素治疗：小剂量胰岛素 $0.1U/(kg \cdot h)$；昏迷、休克患者予首剂负荷量；血糖 ≤16.7mmol/L、血浆渗透<330mOsm/L，改为 5% 葡萄糖注射液，与胰岛素比例按 2~4g：1U 的比例配比输注；血糖下降过快、补液不足可导致血压下降，血糖下降速度宜在 3.9~6.1mmol/$(L \cdot h)$。

(3)消除诱因及防治并发症

1)低血糖：输注胰岛素过程中最常见并发症，必须严密监测血糖以防低血糖发生。

2)低血钾：治疗过程中最致命的电解质紊乱。为防止低钾血症发生，当血钾降至 5.2mmol/L 之后，确实有足够尿量的前提下，应开始补钾。

3)感染：往往可能合并感染诱发出现 HHS，对有怀疑或明确感染因素的患者治疗开始时给予有效抗生素治疗。

4)血栓形成：高血糖高渗状态导致炎症及高凝。

5)心功能、肺水肿：有条件者行中心静脉监测，对症治疗。

(4)防治休克：使用胰岛素治疗后，糖及细胞外的水将向细胞内转移，造成细胞外及血管内容量减少，引起血压下降。同时需考虑其他因素，如出血、严重酸中毒、低血钾、感染、心肌梗死、肾上腺功能不全等，必要时使用升压药物。

2. 高血糖高渗状态的中医治疗方案是什么？

神昏证之治疗，闭证以开闭通窍为主，脱证则以回阳固脱，救阴敛阳为主要法则。

(1)闭证

1)阳闭证：治则以辛凉开窍，清热息风。主方选至宝丹。

2)阴闭证：治则以辛温开窍，豁痰息风。主方选苏合香丸。

(2)脱证

1)亡阴证：治则以救阴敛阳。主方选生脉散加味。

2)亡阳证：治则以回阳救逆。主方选参附汤。

3. 高血糖高渗状态诊治需要注意的细节有哪些？

(1)虽然 HHS 通常发生于老年人，但儿童和青年也可能会发生此疾病。HHS 可并发心肌梗死、卒中、癫痫发作、脑水肿和脑桥中央髓鞘溶解等其他危重疾病。对来急诊就诊的每一位意识障碍或精神症状突出的患者，不论有无糖尿病史，应常规测定血糖、电解质、尿素氮等以计算血浆总渗透压，以除外 HHS 和糖尿病其他急性并发症。

(2) 感染和各种应激状态是诱发 HHS 最常见的诱因,应及时对该类患者实施有效治疗措施,并密切监测血浆渗透压,防止并发 HHS,如糖尿病患者同时合并急性脑血管意外需用脱水剂时,最好在高渗状态纠正后再使用,也可同时留置胃管,边补足水分边用脱水剂。

【教师注意事项】

引导学生掌握高血糖高渗状态的治疗原则。

【本幕小结】

患者诊断为高血糖高渗状态危象,经中西医积极救治,患者病情改善出院。

【参考文献】

中国老年 2 型糖尿病防治临床指南编写组,中国老年医学学会老年内分泌代谢分会,中国老年保健医学研究会老年内分泌与代谢分会,等. 中国老年 2 型糖尿病防治临床指南(2022 年版)〔J〕. 中华内科杂志,2022,61(1):12-50.

(黄东晖 王慧贤)

案例6 胰岛素瘤

| 第一幕 |

【教师参考重点】

1. 胰岛素瘤的诊断要点是什么?

胰岛素瘤以分泌大量胰岛素,进而引起发作性低血糖综合征为特征,具体包括一系列自主神经症状和中枢神经症状。自主神经症状包括肾上腺素能症状(如心悸、震颤等)和胆碱能症状(如出汗、饥饿、感觉异常等);中枢神经症状主要表现为意识模糊、焦虑、反应迟钝、视物模糊、癫痫发作、短暂意识丧失及低血糖昏迷等。若患者表现为发作性低血糖症状(如昏迷及精神神经症状等)、发作时血糖<2.8mmol/L、口服或静脉补充葡萄糖后症状可立即消失,应高度怀疑为胰岛素瘤,并进一步检查以明确诊断。

胰岛素瘤的诊断分为定性诊断和定位诊断两个方面。

(1) 定性诊断:应予检测血清胰岛素(同时有低血糖)、胰岛素原和 C 肽。空腹血糖<3.0mmol/L 时,胰岛素水平>20pmol/L(常>40pmol/L)、C 肽浓度 ≥2nmol/L 或胰岛素原水平 ≥5pmol/L,提示存在胰岛素瘤。

(2) 定位诊断:B 超、CT 和 MRI 可发现胰腺肿瘤,但因 80% 的胰岛素瘤直径在 2.0cm 以下,不易发现。最佳的定位方式是内镜超声,有资料显示内镜超声可以定位约 82% 的胰腺内分泌肿瘤。胰岛素瘤也可以通过向选择的胰腺动脉注射钙剂并测量肝右(常用)或左静脉内胰岛素水平的方式来定位。大多数专家表示,这种方法仅适用于顽固性或复发性胰岛素瘤患者或当其他定位方法无法确定或阴性时。

注意排除转移性病变,应进行腹部多期增强 CT 或 MRI 检查。

2. 胰岛素瘤的低血糖和糖尿病低血糖的区别是什么?

胰岛素瘤引起的低血糖与糖尿病并发的低血糖鉴别要点见表 3-22。

表 3-22　胰岛素瘤低血糖与糖尿病低血糖鉴别要点

胰岛素瘤低血糖	糖尿病低血糖
劳累或饥饿后突然发生低血糖,特点是发作性低血糖	低血糖发作的原因有证可循,未按时进食或进食过少,运动量增加、药物增加等。
空腹或发作时,血糖低于 2.80mmol/L	接受药物治疗的糖尿病患者低血糖发作时,血糖低于 3.9mmol/L
口服或注射葡萄糖后,症状迅速消失	补充葡萄糖后,通常需要观察 15min
不能耐受禁食	能耐受禁食
在良好的健康状况下发病	在身体状况不佳情况下,如感冒、感染等状况下发病率高,或者糖尿病治疗方案调整后

3. 中医对胰岛素瘤的病因病机如何认识?

胰岛素瘤以发作性低血糖为主要特征。低血糖以饥饿感、脸色苍白、心悸脉速、冷汗、四肢麻木或震颤、恐惧感或精神错乱,甚则晕厥等为主要临床特征。低血糖症属中医的"晕厥""虚风"等范畴。低血糖症的病因多为禀赋素弱,或病后体虚,脾胃不健,气血乏源,致心肝失养,元神失主,故而发病。低血糖的病理变化为脾胃两虚。胃虚谷气不充,则饥饿时作;脾虚无以化生气血,升运精微则五脏失充。心主血脉,心血不足,则面色苍白,心悸脉速,甚则无神失主而精神错乱。肝血不足,虚风内动,四肢麻木或震颤,甚则抽搐。气血大亏,形神失养则全身瘫软,精神恍惚。阳气暴脱,汗失固摄,则冷汗频出,神昏晕厥。

【教师注意事项】

患者青年女性,有多次低血糖病史,但却误诊为癫痫,本次急性加重。重点引导学生对引起此类症状的疾病进行思考、鉴别。

当胰腺上长了胰岛素瘤后,胰岛素分泌就出现异常,患者就会饥饿、头晕、乏力、心慌等不适,严重的会出现昏迷,甚至可造成大脑不可逆的损伤。

【本幕小结】

患者青年女性,反复抽搐、意识不清。对引起这些症状的疾病进行鉴别以进一步明确病情。

-------------- | 第二幕 | --------------

【教师参考重点】

1. 胰岛素瘤的西医治疗方案有哪些?

胰岛素瘤确诊以后应尽早进行手术治疗。

手术指征主要有:

(1)有症状的胰岛素瘤,诊断明确者。

(2)有典型胰岛素过多症状,经内科治疗不能控制,并且发作频繁,症状加重者。

（3）胰岛素瘤疑有恶性变者。

手术方式包括以下几种：

（1）单纯肿瘤摘除术：适用肿瘤较小，良性、浅表单发的胰岛素瘤。

（2）胰体尾部切除术：适用于肿瘤位于胰体尾部、边界不清、较大且深、良恶性难以鉴别或多发者。

（3）胰腺局部切除术、胰十二指肠切除术：适用于胰头部较大、较深的肿瘤或恶性胰岛素瘤。

（4）渐进式胰体尾部切除术：适用于术中仔细探查、术中 B 超等未能发现肿瘤者。如肿瘤已切除，血糖在 30 分钟后恢复到正常值。如连续切除仍不能取得满意效果，胰腺切除到 80% 时应终止手术，所剩 20% 可用药物二氮嗪控制。

2. 胰岛素瘤的中医治疗方案有哪些？

（1）辨证方药

1）心脾两虚证：治以补益心脾，方药选归脾汤合天王补心丹加减。

2）肝虚风动证：治以养肝息风，方药选补肝散加减。

3）痰热蒙窍证：治以清热化痰，开窍醒神，方药选菖蒲郁金汤合玉枢丹加减。

4）气虚阳脱证：治以益气回阳固脱，方药选参附汤合生脉散。

（2）低血糖的中医特色疗法

针灸疗法：气虚阳脱者可取人中、百会、足三里、内关等穴。

3. 胰岛素瘤的预后和日常调护有哪些？

胰岛素瘤首选手术切除，手术总体治愈率接近 90%。恶性胰岛素瘤术后有复发、转移风险。即使是良性胰岛素瘤，也有复发风险，主要由于术中可能遗留无法发现的微小肿瘤。因此术后仍需要定期复查。胰岛素瘤患者在日常生活中要防止低血糖发作及发作过程中二次伤害发生。在饮食方面应适当放宽热量摄入，增加进餐次数，随身携带糖果、饼干等。

【教师注意事项】

引导学生掌握胰岛素瘤的治疗原则。

【本幕小结】

患者诊断为胰岛素瘤，经手术治疗，患者未再出现低血糖。但因患者术后暴饮暴食，出现了急性重症胰腺炎，经综合治疗后病情改善出院。

【参考文献】

1. 吴文铭，陈洁，白春梅，等. 中国胰腺神经内分泌肿瘤诊疗指南（2020）［J］. 协和医学杂志，2021，12（4）：460-480.

2. VARSHNEY V K，SHUKLA R. Continuous glucose monitoring during enucleation of insulinoma in multiple endocrine neoplasia-1：can it predict complete removal ？ ［J］. HPB，2019，21（S2）：S353-S503.

（黄东晖　王慧贤）

案例7　高甘油三酯血症性急性胰腺炎

··| 第一幕 |··

【教师参考重点】

1. 急性胰腺炎的诊断标准是什么？

需满足以下3项标准中至少2项：①急性发作的持续性剧烈上腹痛，常放射至背部；②血清脂肪酶或淀粉酶升至正常上限的3倍或以上；③影像学检查（增强CT、MRI或经腹超声检查）发现急性胰腺炎的典型表现。

2. 如何诊断HTGP？

首先符合急性胰腺炎（acute pancreatitis，AP）的诊断标准。

其次血清TG水平达到1 000mg/dl（11.3mmol/L），或血清TG水平为500~1 000mg/dl（5.65~11.3mmol/L）且血清呈乳糜状；并且排除AP的其他病因，如胆道疾病、酒精、创伤、肿瘤等。

3. HTGP的常见病因有哪些？

包括原发性（遗传性）和继发性的蛋白代谢疾病。其中继发性高甘油三酯血症的病因有糖尿病、药物、妊娠、酒精、甲状腺功能减退。

4. 腹痛如何鉴别诊断？

引起腹痛的疾病很多，常见疾病和危重症多见于以下几种。

（1）胃、十二指肠溃疡：好发于中青年，腹痛以中上腹部为主，大多为持续性腹痛，并有节律性和周期性。体格检查可有中上腹压痛，但无肌紧张，亦无反跳痛。内镜检查可以确立诊断。

（2）急性阑尾炎：以中上腹隐痛数小时后转右下腹痛为其疼痛特点，麦氏点压痛、肌紧张和反跳痛是其典型体征。

（3）胆囊炎、胆结石：慢性胆囊炎者常感右上腹部隐痛、进食脂肪餐后加剧，并向右肩及肩胛部放射。急性胆囊炎常在脂肪餐后发作，呈右上腹持续性剧痛，向右肩及肩胛部放射，多伴有发热、恶心、呕吐。体格检查时在右上腹有明显压痛和肌紧张，墨菲征阳性是胆囊炎的特征。急性胆囊炎发作时白细胞总数及中性粒细胞明显增高。超声检查及X线检查可以确诊。

（4）急性胰腺炎：多在饱餐后突然发作，中上腹持续性剧痛，常伴恶心、呕吐及发热。上腹部深压痛，肌紧张及反跳痛不甚明显。血清淀粉酶和腹部CT检查有助于诊断。

（5）肠梗阻：肠梗阻的疼痛多在脐周，呈阵发性绞痛，伴呕吐与停止排便、排气。体格检查时可见肠型，腹部压痛明显，肠鸣音亢进。X线平片检查，若发现肠腔充气，并有气液平面时，肠梗阻的诊断即可确立。

（6）输尿管结石：腹痛常突然发生，多在侧腹部呈阵发性绞痛，并向会阴部放射。疼痛发作后可见血尿为本病的特征，行腹部X线摄片、静脉肾盂造影等可以明确诊断。

（7）克罗恩病：多数患者有位于右下腹或脐周的腹痛，一般为中等程度疼痛，呈痉挛性,餐后加重。当病变发展至肠腔狭窄时,可见肠梗阻症状。如炎症波及腹膜或急性肠穿孔时可见腹膜炎表现。诊断需要综合临床、结肠镜检查、X线钡剂检查及活检结果进行分析。

(8)肠易激综合征:腹痛部位常在左下腹与下腹部,情绪激动、劳累等可诱发腹痛发作,排气或排便后症状缓解。

(9)异位妊娠破裂:有三个主要症状,分别是急性腹痛、阴道流血及停经。阴道检查发现宫颈有举痛,后穹隆饱满膨出、触痛显著,或于子宫体旁触及边缘不清的肿块。腹腔穿刺或后穹隆穿刺发现不凝固血液,即可确诊。尿妊娠试验、B超等检查也是重要的辅助检查手段。

(10)AMI:多见于中老年人,梗死的部位如在膈面,面积较大者多有中上腹部痛,多在劳累、紧张或饱餐后突然发作,呈持续性绞痛,并向左肩或双臂内侧部位放射。常伴恶心,可有休克。腹部检查时上腹部可有轻度压痛,无肌紧张及反跳痛,心脏听诊可有心律失常。心电图及心肌酶谱检查可以确诊本病。

5. 中医对急性重症胰腺炎(severe acute pancreatitis,SAP)的病因病机如何认识?

中医学文献中无"胰腺"的专名。根据胰腺炎的发病部位及临床特点,可归属于中医"腹痛""胃心痛""脾心痛""厥脱""胰瘅"等范畴。

急性胰腺炎的主要病因包括胆石、虫积、素体肥胖、饮食不节(包括暴饮暴食、饮酒、嗜食肥甘厚腻),次要病因主要有创伤(包括跌打损伤及手术所致)、情志失调、素体亏虚(先天性胰腺疾病)及外感六淫之邪(如感染)等。病位在脾,与肝、胆、胃密切相关,并涉及心、肺、肾、脑、肠。病理性质为本虚标实,但以里、实、热证为主。腑气不通是胰腺炎的基本病机,湿热瘀毒内蕴则是其复杂多变、危重难治的关键病机。

【教师注意事项】

患者以急性腹痛为主要表现,需要重点引导学生对可引起急性腹痛的疾病进行思考、鉴别。

【本幕小结】

患者以急性腹痛为主要表现,结合症状、体征、辅助检查,对引起急性腹痛的疾病进行鉴别诊断,可以明确诊断为急性胰腺炎。患者肥胖、2型糖尿病病史,甘油三酯明显升高,考虑为高甘油三酯血症诱发的急性胰腺炎。本案例病因、诊断均明确,其治疗原则亦明确。

···|　第二幕　|···

【教师参考重点】

1. HTGP的内科治疗措施有哪些?

HTGP患者的治疗包括治疗急性胰腺炎和降低血清甘油三酯,目的是预防坏死性胰腺炎和器官衰竭。

(1)急性胰腺炎的初始治疗

1)补液治疗:进行积极的目标导向的补液治疗,并动态评估患者的液体需求量,补液治疗前需评估患者心肾功能。

2)控制疼痛:未控制的疼痛可促使血流动力学不稳定,急性胰腺炎患者应使用镇痛药物治疗,阿片类药物能安全有效地控制急性胰腺炎患者的疼痛。血管渗漏导致低血容量和血液浓缩可引起缺血性疼痛及乳酸中毒,因此进行止痛治疗前应首先评估液体复苏是否充分。

3)营养支持:对于不能耐受经口进食的急性胰腺炎患者,推荐采用肠内营养。肠外营养仅用于不能耐受肠内营养或在48~72小时内未达到肠内营养目标的患者。

4)抗生素治疗:不推荐预防性应用抗生素。如怀疑存在感染时,应在寻找感染源的同时启用抗生素。若培养阴性且未发现感染源,应停用抗生素。

5)监测:急性胰腺炎在发病后应密切监测血氧饱和度、尿量、血糖、电解质、膀胱压力等,存在器官功能衰竭的患者需持续监测有无其他可能发生的并发症。

6)其他治疗:包括对急性胰腺炎并发症及基础易感因素的治疗。

(2)高甘油三酯血症的治疗

初始治疗:对于存在下列至少一种情况的HTGP患者,建议采用治疗性血浆置换进行初始治疗。

1)低钙血症征象。

2)乳酸酸中毒。

3)全身炎症反应加重的征象(2个或更多)。

4)器官功能障碍或多器官功能衰竭加重的征象。对于没有棘手特征的急性胰腺炎患者,可持续给予胰岛素,使甘油三酯水平降至<500mg/dl。

长期治疗:

1)通过药物及限制饮食脂肪摄入维持血清甘油三酯水平在低水平,以预防急性胰腺炎的复发和HTGP的其他并发症。

2)其他非药物干预:肥胖患者积极减肥、进行有氧运动、避免食用浓缩糖及升高血清甘油三酯的药物、有糖尿病的患者严格控制血糖。

2. SAP的手术治疗指征是什么?

手术治疗指征包括:

(1)胆道梗阻,且病程<3天。

(2)急性病程稳定,且水、电解质及酸碱平衡基本正常。

(3)胰腺脓肿或假囊肿。

(4)确诊未定,疑有穿孔或肠坏死。

3. SAP中医如何辨证治疗?

SAP以腑气不通为基本病机,热、瘀、毒为其病机转变的主要环节,因此,清热解毒、通里攻下、活血化瘀是治疗该病的基本治则。

在2007年发表的《重症急性胰腺炎中西医结合诊治常规(草案)》中将SAP整个病程大体分为初期、进展期、恢复期,但不是所有患者都具有完整的三期病程。

第一期(早期、急性反应期、结胸里实期):自发病至1周左右。临床上常可出现休克、ARDS、急性胃肠功能衰竭、急性肾衰、胰性脑病等并发症。中医辨证主要为少阳阳明合病或阳明腑实证为主,治疗以通里攻下、理气开郁、活血化瘀为主要治则,推荐方剂为大柴胡汤合大陷胸汤加减,可配合承气汤类灌肠,也可予芒硝外敷中上腹部。

第二期(中期、全身感染期、热毒炽盛期):发病后1周左右开始,第2~3周最明显,可持续1~2个月左右。以胰腺、胰周或相关部位感染所致的全身性细菌感染、深部真菌感染或二重感染为其主要临床表现。此期以毒热炽盛,气营同病,气血同病,热结腑实为主,治疗以清热解毒、活血化瘀,辅以通里攻下、益气养血为主要治则,推荐方剂为清胰汤或清胰承气汤。热结腑实明显者仍可配合承气汤类灌肠及予以芒硝外敷中上腹部。

第三期(后期、恢复期、邪去正伤期):发病后2~3个月左右。主要临床表现为全身营养不良,存在后腹膜或腹腔内残腔,常引流不畅,窦道经久不愈,有时伴有消化道瘘。中医辨证多见气阴两伤或脾胃不和,或脾虚湿困,或余邪未尽、湿热留恋,或热血相结而遗留癥瘕积聚等证。中医治疗则以补气养血、活血化瘀、健脾和胃等为主要治则辨证施治。

【教师注意事项】

引导学生能够识别早期重症胰腺炎,有利于及时干预治疗,预防病情进一步加重。

【本幕小结】

患者诊断为高甘油三酯血症诱发的重症胰腺炎,引发脓毒症休克,经中西医积极救治,患者病情改善出院。

【参考文献】

IPE T S,PHAM H P,WILLIAMS L A 3rd. Critical updates in the 7th edition of the American Society for Apheresis guidelines [J]. J Clin Apher,2018,33(1): 78-94.

(范荣荣)

第八节　重症其他系统疾病中西医结合诊治案例参考重点

案例1　大疱性表皮松解坏死型药疹

|········| 第一幕 |········|

【教师参考重点】

1. 药疹的定义、常见致病药物及分型是什么?

药疹又称药物性皮炎,是药物通过口服、外用和注射等途径进入人体而引起的皮肤黏膜炎症的反应。几乎所有的药物都有可能引起皮炎,但最常见的有磺胺类药、解热镇痛药、安眠药类以及青霉素、链霉素、中草药等。

一般来说,药疹多在治疗开始后7~10天经过致敏而出现,但如果以前曾接受过同样药物或同类结构的药物治疗,则可于数小时或 1~2 天内迅速出现。常见的药疹皮肤表现主要有以下的类型:①发疹型药疹,最常见的一种,约占所有药疹的 95%;②荨麻疹样药疹;③剥脱性皮炎;④大疱性表皮松解坏死型,是药疹中最严重的一型;⑤固定型红斑;⑥多形性红斑;⑦药物超敏综合征,是药物引起的特异质反应,特点是发热、皮疹及内脏器官损害(特别是肝)的三联症状;⑧湿疹样型;⑨光敏皮炎型;⑩苔藓样疹型;⑪紫癜型;⑫血管炎型;⑬急性泛发性发疹性脓疱型;⑭痤疮样疹。

2. 大疱性表皮松解坏死型药疹的临床表现及常见并发症有什么?

大疱性表皮松解坏死型药疹为药疹中最严重的一型,具有死亡率高、并发症多等特点,常由磺胺类、解热镇痛类等药物引起,也有由别嘌呤醇、卡马西平、头孢类抗生素、氯霉素眼药水、转移因子、药酒及个别中药注射剂,甚至血浆导致的个案报道。大疱性表皮松解坏死型药疹多发生于初次用药后 7~21 天,再次用药者 2 天内即可出现,其中半衰期长的药物更易引起不良反应甚至有更高的致死风险。

本病起病急,初始症状为发热、眼部刺痛和吞咽疼痛,可发生于皮肤反应前 1~3 天。皮损多首见于躯干,延及颈、面及上肢近段。绝大多数患者可出现气管、眼部及生殖器黏膜红斑糜烂,部分患者可见呼吸道黏膜受累,也有患者表现为胃肠道损害(食管炎,腹泻)。皮损为弥漫紫红或暗红色斑片,迅速波及全身,在红斑上出现松弛水疱或大疱,尼科利斯基征阳性,表皮呈暗灰色松解伴糜烂、渗出,触痛明显,黏膜可糜烂、溃疡,严重常因继发感染、肝肾衰竭、电解质紊乱、内脏出血、蛋白尿甚至氮质血症等死亡。

3. 大疱性表皮松解坏死型药疹的严重程度及预后如何评估?

目前公认采用 SCORTEN(TEN 评分,SJS/TEN 严重程度评分系统)对大疱性表皮松解坏死型药疹病情及预后进行评估,其核心是采用回归分析筛选出对病情有影响的临床指标,根据临床指标判断预后。入院 24h 内,根据 7 项临床指标(年龄>40 岁,合并恶性肿瘤,心率>120 次/min,血糖>14mmol/L,HCO_3^-<20mmol/L,表皮剥脱>10% 体表面积,血尿素氮>10mmol/L)进行系统评分。符合 0~1 项指标者,死亡可能性为 3.2%;符合 2 项指标者为 12.1%;符合 3 项指标者为 35.8%;符合 4 项指标者为 58.3%;符合 5 项以上指标者为 90%。

4. 中医学对药疹的病因病机如何认识?

药疹属中医学"药毒疹""中药毒"等范畴。在对其病因病机的分析上,普遍认为药疹乃先天禀赋不耐,胎中遗热,血热内蕴,加之脾胃运化能力不足,复受药毒之邪,毒邪入于营血,外侵肌肤腠理,内传经络脏腑而引发。

本病多为风、湿、热毒之邪外达肌腠为患,其主要病机如下:先天禀赋不耐之人,误食刚剂热药,火毒内攻,内有热邪蕴蓄肌肤,外有火毒内攻,两阳相搏,火势更炽,则见肌肤透发斑疹;脾失健运,湿阻中焦,复感药物热毒,湿热相合,则见疹出浸淫湿烂、掀肿灼痛,极难化解;热极生风,风热相搏,泛溢肌肤,而成风团及红斑,瘙痒无度;热盛燔灼阴津,津液内耗,肌肤失养,则见皮肤脱屑如云片;疾病后期,热毒未除,燔营灼血,内攻脏腑,阴血已伤,阳无所附,浮越于外,病重而危殆。因此,治疗时辨别病情变化,根据临床症状辨证施治,尤为重要。

【教师注意事项】

大疱性表皮松解坏死型药疹临床上少见,且起病急,病情重,并发症多,如何快速诊断、评估及控制病情,在本病的救治中极其重要。通过对本案例的教学,重点引导学生掌握大疱性表皮松解坏死型药疹的临床特征及对病情严重程度评估,加强临床思维能力的培养。

【本幕小结】

患者诊断为重度大疱性表皮松解坏死型药疹,起病急,进展快,合并多器官功能衰竭,根据病史和特征性的临床表现明确诊断并不难,关键在于重症病例的识别和各器官功能的评估,起病前的用药史及既往过敏史的问诊在本病的诊断中尤为重要。

·················| 第二幕 |·················

【教师参考重点】

1. 大疱性表皮松解坏死型药疹的治疗现状怎样?

大疱性表皮松解坏死型药疹的治疗需要早期诊断、立即停用致病药物、支持治疗和特异性治疗。支持治疗与严重烧伤的处理相似,在渗出较多的情况下及时补充胶体,输新鲜血或血浆,注意维持电解质平衡;防止继发感染;加强皮肤黏膜护理。

本病尚无经循证医学认证的特异性标准治疗方案。系统应用糖皮质激素是近年主要治疗方案,但因糖皮质激素可能引起感染加重及表皮再生延迟等不良反应,其他还有消化道溃疡和电解质紊乱等诸多可能导致病情更为复杂的不利因素,因此,采用糖皮质激素冲击疗法的有效性在国外备受争议。然而,其快速控制病情的效果是其他药物无法达到的,目前为国内临床常规使用药物,但使用要求按照早期和足量 $\geq 1mg/(kg \cdot d)$ 泼尼松,必要时可考虑采用冲击治疗以及控制病情后逐渐减量的治疗原则。治疗同时应密切注意相关不良反应的发生,在不导致再次致敏的情况下,应进行保护胃黏膜和补钾保钾治疗等。以大剂量糖皮质激素为主的方法存在较多禁忌证并常引发严重不良反应,国外临床主要推荐丙种球蛋白治疗本病,国内常用治疗方案为 $0.4g/(kg \cdot d)$,连续治疗 5 天。研究显示,糖皮质激素与静脉免疫球蛋白联合治疗,可更快控制症状、缩短住院时间以及减少糖皮质激素总使用量的优势,尤其适用于合并感染的患者。

本病的发病机制复杂,既有免疫介导机制,又有非免疫介导机制的参与,其中前者为主要机制。在药物变态反应过程中,机体产生多种炎性细胞因子,这些细胞因子介导皮肤免疫损伤或者直接损伤皮肤细胞。血液净化治疗可以对血液中的炎性细胞因子和致敏原以吸附和对流的方式进行有效的清除,控制过度的免疫应答反应,故可有效控制疾病发展;同时还可维持内环境的稳定,有效控制体温,改善脏器功能损伤,减少多器官功能衰竭的发生率,从而快速有效地治疗疾病,改善预后,临床运用也取得较好效果。本患者入院后很快出现急性肾衰竭、高钾血症,及时选择 CRRT,一方面很好地纠正了患者的水电解质及酸碱平衡的紊乱,维持了内环境的稳定;另一方面选用 AN-69 滤过器进行治疗,可能有助于清除炎症因子,阻断全身炎症反应的进一步发展;同时还保证了大量液体支持治疗的顺利实施,对患者高热的控制也起了积极的作用。

2. 针对该患者,抗生素应如何选择?

患者起病前除服用解热镇痛药外,还曾有头孢菌素用药史。而其入院时,已合并肺部感染、脓毒症,并出现 MODS,故选择抗生素时,既要避免选择可能与上述用药存在交叉过敏的药物,又要避免对肝肾功能造成进一步损害,还必须考虑到覆盖可能的致病菌。该患者以皮肤黏膜受损为主,病原菌以革兰氏阳性菌最多见,但同时存在呼吸道感染,且机械通气后气道开放,容易合并革兰氏阴性菌感染,故可根据降阶梯治疗的原则,早期即选用肝肾损害较小的亚胺培南及替考拉宁联合抗感染;全身皮肤黏膜损害,又需运用糖皮质激素等治疗,后期真菌感染风险逐渐增高,应积极防控真菌感染。积极控制感染,防治脓毒症导致的病情进一步加重具有重要的意义。

3. 药疹的中医辨证施治原则是什么?

本病临床辨证常分为风热蕴表、湿热壅盛、气营两燔、热盛伤阴等证型,治疗时须辨别病情变化,根据临床症状辨证施治。中医药在药疹治疗领域,主要以内服药为主,辨证论治以疏风、凉血、清热、化湿为主要治法。辨证诸法均源自《温病条辨》,可见温病学的卫气营血辨证及三焦辨证对指导药疹的治疗有着重要意义。

该患者在治疗过程中采用中西药结合的方法,初期予清热化痰、凉血解毒为法,中期佐以化湿,后期加强益气养阴,兼清余邪,可使患者在急性期既可不单靠加大激素量就能较快地缓解症状,控制病情,又能保障患者病情稳定后的激素递减能够顺利且较快地完成,有利于避免因激素用量过大、使用时间过长而出现明显的副作用,减少并发症,促进患者早日康复。

【教师注意事项】

针对该案例,糖皮质激素的应用、血液净化技术的早期介入及抗生素的使用是治疗成功的关键。通过教学,应重点指导学生掌握大疱性表皮松解坏死型药疹的治疗原则,熟悉糖皮质激素的药理作用、适应证、不良反应,以及血液净化技术介入的时机,重点培养学生综合分析病情的能力,重视学生临床思维和决策能力的培养。

【本幕小结】

本患者病情危重,经过糖皮质激素的使用、液体支持疗法、持续性血液净化治疗、抗生素的选择、皮肤黏膜的护理及中药的辨证使用等方面综合救治取得佳效。

【参考文献】

1. 杨永生,徐金华. 大疱表皮松解型药疹的研究进展[J]. 世界临床药物,2013,34(6):325-327.

2. 付萌. 重症大疱性药疹临床进展[J]. 皮肤病与性病,2018,40(5): 655-657.

3. 中国医师协会皮肤科医师分会自身免疫性疾病亚专业委员会. 糖皮质激素治疗免疫相关性皮肤病专家共识(2018年)[J]. 中华临床免疫和变态反应杂志,2018,12(1): 1-7.

(周耿标　吴巧媚　郑静霞)

案例2　急性有机磷农药中毒

-------------------| 第一幕 |-------------------

【教师参考重点】

1. 急性有机磷农药中毒的诊断要点是什么？如何进行鉴别诊断？

(1)急性有机磷农药中毒的诊断要点如下。

1)病史：明确的急性有机磷农药中毒接触史，有自服、误服、皮肤涂抹外用，喷洒农药污染皮肤，呼吸道吸入等接触史，最好要求家属提供残留的农药瓶等直接证据；

2)临床表现及体格检查：具备或不完全具备胆碱能危象和非胆碱酯酶抑制的毒性表现；

3)辅助检查：胆碱酯酶活力明显降低。血、尿、粪便或胃内容物中检测到急性有机磷农药中毒或其特异性代谢产物成分。

(2)急性有机磷农药中毒的鉴别诊断如下。

应与中暑、急性胃肠炎或脑炎、脑血管意外、阿片类中毒等鉴别，尚需与氨基甲酸酯类杀虫剂、沙蚕毒素类、毒蕈中毒等中毒鉴别。

1)氨基甲酸酯类杀虫剂与有机磷农药中毒临床症状体征相似，胆碱酯酶活力也明显下降，与急性有机磷农药中毒抑制胆碱酯酶不同的是其作用快、恢复快。依据毒物接触史及毒物检测结果可明确诊断。

2)其他类型杀虫剂。多数杀虫剂无典型的胆碱能危象表现，胆碱酯酶活力正常。依据毒物接触史、临床表现及实验室检查一般不难鉴别。

2. 急性有机磷农药中毒的院前急救有什么？

急性有机磷农药中毒患者早期可能因胆碱能危象而出现呼吸功能衰竭，部分患者出现心搏骤停，因此，在现场环境安全，患者脱离中毒环境后，应初步评估患者生命体征，维持生命体征稳定，呼吸、心跳停止者立即行心肺复苏术。衣物、皮肤等被有机磷农药污染者，脱去污染的衣物，用肥皂水清洗污染的皮肤、毛发。无催吐禁忌证时尽早进行现场催吐，有条件的可在现场予以解毒剂，保持气道通畅，开通静脉通道，并尽快将患者转运至有救治条件的医疗机构。

3. 中医对急性有机磷农药中毒的病机如何认识？

本病治疗全过程中应分为三个阶段：昏迷期、恢复期、调养期。昏迷期，中医认为本病急性期为邪毒至盛，直中脏腑，致脏气衰败、阴竭阳脱。恢复期，本期病理特点是正虚邪恋，气阴两伤，邪毒未净，同时有继发产生的湿邪、痰浊、瘀血留滞经络。调养期，此期邪去正弱，表现一派虚象，或气虚或阴伤，或气阴两伤。

【教师注意事项】

毒物接触史是目前诊断急性有机磷农药中毒的基石，毒物接触史多为患者及家属或目击者叙述，多数情况下"明确"，但少数情况下毒物接触史难以明确，给中毒诊断带来巨大困难甚至会导致漏诊,当提供不实接触史时可能将诊断引向错误方向造成误诊。客观的毒物接触史应与临床表现和实验室检测结果一致,必须仔细询问,了解患者发病前心理情绪状态,有无接触毒物的机会,结合临床表现,认真甄别,去伪存真,力争明确接触方式、吸收剂量。

【本幕小结】

对可疑急性有机磷农药中毒的患者进行鉴别诊断、最终确诊,是处理该类病情的关键环节。

| 第二幕 |

【教师参考重点】

1. 急性有机磷农药中毒的一般治疗原则有什么?

(1)现场急救:现场救治时应注意评估患者生命体征,维持生命体征稳定,迅速清除毒物,有条件时应尽早给予解毒剂治疗,并尽快转运至有救治条件的医疗机构。

(2)阻止毒物吸收:应常规尽早、彻底进行洗胃,但需要注意维护气道的安全性;使用吸附剂;导泻。

(3)使用解毒剂:目前肟类复能剂和抗胆碱能药物是主要特效解毒药。

(4)进行血液净化治疗。

(5)输注脂肪乳剂、输血治疗可能有益,但缺乏循证学依据。

(6)其他:治疗并发症、维持脏器功能、做好病情监测与评估等。

2. 阿托品的使用注意事项有什么?

阿托品是急性有机磷农药中毒救治的可靠经典抗胆碱能药物,最为常用,其应用的原则曾被概括为早期、足量、反复、尽快"阿托品化"。基于临床常见阿托品过量和中毒,后将"足量"改为"适量",《急性有机磷农药中毒诊治临床专家共识(2016)》则强调了"迅速给予足量""在观察中用药和在用药中观察"的个体化原则。阿托品静脉注射1~4分钟起效,8分钟效果达峰,全身性作用可维持2~3小时,《急性有机磷农药中毒诊治临床专家共识(2016)》列表推荐首次剂量按轻、中、重度中毒分别为2~4mg、4~10mg、10~20mg。"阿托品化"后常常作为开始维持量的标志,通常要求救治2小时内达"阿托品化",延迟阿托品化则病死率增高。

经典"阿托品化"指标包括口腔皮肤黏膜干燥、颜面潮红、肺部湿啰音显著减少或消失、意识状态好转、瞳孔较前明显扩大、心率明显增快>120次/min。但这些指标出现并不平行全面,如有机磷进入眼内可不出现瞳孔扩大,一些药物如镇静剂也影响瞳孔变化,肺部感染湿啰音可不消失,心率也受窦房结功能及其他药物影响。新近"阿托品化"标准则为皮肤、口腔黏膜干燥,心率加快达90~100次/min。新标准无疑会减少阿托品用量,减少中毒的机会,但早期患者死亡原因多为有机磷农药导致的中枢性呼吸衰竭,阿托品用量不足将不能对抗胆碱能危象的M样作用,无法逆转呼吸中枢抑制,无疑会造成"灾难性后果",尤其是对不能及时行插管机械通气患者,有机磷中枢神经损害加以缺氧可使脑组织出现难以恢复的损害。

盲目大量应用阿托品也可出现"阿托品中毒",表现为瞳孔明显扩大、颜面绯红、皮肤干燥;原意识清醒的患者出现神志模糊、谵妄、幻觉、狂躁不安、抽搐或昏迷、体温升高、心动过速,同时伴有明显尿潴留。出现以抑制为突出表现的"阿托品化翻转":即由于大量应用阿托品使患者不经中枢兴奋而直接进入中枢抑制状态,表现为昏迷、皮肤黏膜苍黄而非潮红、心率变慢、瞳孔回缩,严重时出现中枢性呼吸衰竭。当阿托品中毒与有机磷中毒并存时阿托品化常难以判断,大大增加急性有机磷农药中毒病死率,盲目大量应用阿托品可使毒蕈碱受体上调,形成阿托品依赖,膈肌功能抑制。当出现阿托品化指标不平衡时,应综合分析判断,遵循稳定主要生命体征,避免加重损害的原则。不同个体对阿托品耐受性差异很大,应参考推荐剂量,根据临床表现进行调整,一般成人致死量为80~130mg,儿童对阿托品敏感,正常致死量为10mg。

3. 急性有机磷农药中毒并发症的处理措施有什么?

(1)中间综合征:治疗以对症支持治疗为主,早期识别,及时、正确的高级生命支持(特别是呼吸支持)为救治的关键。

(2)反跳:反跳发生后,可重新按胆碱能危象处理,调整或增加解毒剂用量,同时予以对症支持治疗。及时寻找可能的诱因,阻断有机磷农药再吸收的途径为治疗的关键。如考虑为肠道毒物再吸收(如肝肠循环、肠道祛毒不彻底等),尽早予以通便治疗;毛发、皮肤有机磷农药清洗不彻底,需再次反复清洗毛发、皮肤。如提示吸入性肺炎,可行纤维支气管镜肺泡灌洗。

(3)迟发周围神经病变:尚无特效的治疗方法,早期、及时应用糖皮质激素、B族维生素以及神经生长因子,中药调理,并配合针灸、理疗及肢体功能训练,可有助于神经功能恢复。

4. 急性有机磷农药中毒的中医治疗如何切入?

目前对于急性有机磷农药中毒的治疗仍以西医治疗为主,中医药治疗为辅。在临床实践中,应注意掌握好中医药治疗介入的时机和定位点,以及西医治疗手段对中医疗法的影响。如在急性期可用大黄制剂鼻饲或灌肠以促进毒物的排出。有研究者认为早期鼻饲大黄煎液不仅可导出肠道未吸收的残药,还可通过利胆作用,减少肝肠循环引起的二次中毒及阿托品减量时反跳现象的发生,减少阿托品用量,促进胆碱酯酶活性的恢复,减轻了由于阿托品引起的胃肠麻痹,降低腹压,改善胃肠黏膜微循环,防止胃肠功能衰竭的发生。还有研究发现大黄能通过清除氧自由基,促进肠黏膜杯状细胞增生、抑制肠道内细菌过度繁殖和肠道内毒素吸收及改善微循环等多种途径发挥良好的肠黏膜保护作用。在阿托品治疗过程中,由于重度患者对阿托品的作用不敏感,阿托品化的表现不典型,剂量难以掌握,用量忽大忽小又易造成阿托品中毒或中毒反跳。使用温阳益气中药有可能减少阿托品的用量,而在阿托品化后配合使用滋阴降火中药有可能减轻阿托品的副反应。

【教师注意事项】

特效解毒药的合理应用是治疗的关键,引导学生重点掌握此方面内容。

【本幕小结】

患者诊断为急性有机磷农药中毒引发器官功能障碍综合征,经中西医积极救治,病情改善出院。

【参考文献】

杨立山,卢中秋,田英平,等. 急性有机磷农药中毒诊治临床专家共识(2016)[J]. 中国急救医学,2016,36(12):1057-1065.

（姚晓彬）

案例3 坠楼致多发伤

·········| 第一幕 |·········

【教师参考重点】

1. 呼吸频率异常的定义及常见病因有什么?

正常成人呼吸频率为16~20次/min,小儿呼吸比成人快,4~7岁儿童呼吸频率为20~25次/min。呼吸频率在10次/min以下称为呼吸频率减慢,是呼吸中枢受抑制的表现,常见于麻醉、安眠药物中毒、颅内压增高(脑出血、脑水肿、脑肿瘤等)、尿毒症、肝性脑病、有机磷中毒等。

2. 什么是多发性创伤? 如何分类?

由单一致病因素导致的2个或2个以上解剖部位同时发生的创伤(如头、胸、腹等),且至少有一个部位的创伤可能威胁生命的严重损伤,称之为多发性创伤。常以高动能损伤为主,如交通事故、高处坠落、桥梁隧道坍塌。严重多发伤按部位分类常见有:①颅脑,颅内血肿、脑挫裂伤、颅底骨折;②颌面,颌面部开放性骨折并大出血;③颈部,并发大血管损伤、血肿、颈椎骨折;④胸部,多发肋骨骨折、血气胸、肺挫伤、纵隔气肿、心脏大血管伤、气管损伤、膈肌破裂、连枷胸或心脏压塞;⑤腹部,腹腔内大出血、内脏损伤;⑥骨盆,骨盆骨折并腹膜后血肿及失血性休克;⑦泌尿生殖系,肾脏损伤、膀胱破裂、子宫破裂、尿道断裂、阴道撕裂伤;⑧脊柱,脊柱骨折并神经系统损伤;⑨肢体,四肢开放性骨折、四肢长骨骨干骨折、四肢大血管伤;⑩软组织创伤,广泛性软组织损伤并大出血或挤压综合征。

3. 多发伤病情严重程度如何评估?

伤情严重程度的评估主要依靠AIS-ISS评分系统,简明损伤定级标准(abbreviated injury scale,AIS)是公认的以解剖损伤为依据的损伤严重度定级法;创伤严重度评分法(injury severity score,ISS)是建立在AIS基础上的多发伤损伤严重度定级法。AIS将人体划分为头、面、颈、胸、腹和盆腔、脊柱脊髓、上肢、下肢、体表共9个部位,用于单或多部位伤的评估;ISS将人体分为头颈(包括颅脑、颈椎)、颌面、胸(包括胸椎、膈肌、肋骨、胸腔脏器)、腹(包括腰椎)、四肢(包括骨盆、肩胛)、体表(包括裂伤、挫伤、烧伤、低温、电击伤)共6个区域,用于多发伤的评估。按照伤情对生命威胁的大小,将每一处损伤评为1~6分,分数越高,伤情越重,分数为6表示极度损伤(目前不可救治)。ISS的计算方法为身体3个最严重损伤区域的最高 AIS 分值(不包括 6 分)的平方和,分数最高分 75 分。目前对于界定重伤和严重多发伤的标准尚有争议。有学者提出,多发伤时,ISS=16 分有 10% 死亡可能,且死亡率随 ISS 分数增加而增高。另外,改良早期预警评分(modified early warning score,MEWS)和APACHE Ⅱ以及 GCS 也对多发伤患者伤情评价及预后预测有着重要的作用。

由于多发伤的复杂和多部位性,诊断和评估过程容易发生漏诊,漏诊的主要因素为与患者交流障碍、患者及家属有意或无意隐瞒病情、患者伤情危重影响检查以及伤情迟发影响判断等。为尽量避免漏诊可应用"CRASHPLAN"的顺序进行查体,具体为:C 为 cardiac(心脏)、R 为 respiratory(呼吸)、A 为 abdomen(腹部)、S 为 spine(脊柱)、H 为 head(头颅)、P 为 pelvis(骨盆)、L 为 limb(四肢)、A 为 arteries(动脉)、N 为 nerves(神经)。

4. 中医对多发伤、创伤的病因病机如何认识?

多发伤古代中医学无相关病名,可根据其外伤部位的症状归属于"骨折""筋伤""腹痛""头痛"等范畴,病情危重出现休克、昏迷,可归属于"脱证""神昏"等范畴。古代各种中医文献中很早就有对伤病症状之描述,隋代巢元方等撰著的《诸病源候论》是我国现存第一部论述病因学及证候学的专著,其中便记载了不少对创伤的病因、病机的认识。当时便认识到破伤风"痉病"的原因,提出"风入疮内,犯诸经络"的病机认识。对于创伤后的疮口不愈合,从清疮不彻底、包扎不严密等角度进行了探讨,如《诸病源候论·金疮久不瘥候》中说,"夫金疮有久不瘥,脓汁不绝,肌肉不生者,其疮内有破骨、断筋、伏血、腐肉、缺刃、竹刺,久而不出,令疮不愈。"

多发伤的病因为外力伤害,现代不少中医学者对创伤的病机进行了探讨,提出创伤肿痛形成的主要原因是由于气滞、血瘀、寒凝,根据气滞、血瘀、寒凝不同临床表现进行论治。如可根据气滞的不同性质,分别采用解表行气、疏肝理气、活血通气进行治疗。此外,根据损伤部位不同,在活血祛瘀的同时,可选择不同的治水方法。一般伤在四肢多宜利,即通利小便除水肿;伤在胸腹多用逐,即通导大便逐积水。

若是头部外伤为主,脑部受外力打击后,脉络破裂,血液流出脉外,留于局部,形成瘀血。因此,瘀血内阻是颅脑损伤的基本病机。

【教师注意事项】

患儿因玩耍不慎从高处坠落导致神志不清,全身多处流血,经完善相关检查明确为严重多发伤,并伴有呼吸频率改变,考虑颅脑损伤导致,进一步需要鉴别其他引起神志、呼吸异常的病因,重点引导学生对引起此类症状的疾病进行思考、鉴别。

该患儿为高处坠落严重的多发伤,在临床诊治多发伤的过程中,伤情的准确评估是最关键的一环,有时因受伤时无旁人目睹,或者旁人表述不清等原因,伤情评估的快速准确到位存在困难,此时需要借助全面的影像学检查来进行客观评估,避免漏诊。

【本幕小结】

5 岁男童,高处坠落后出现神志不清、头部流血、呼吸减慢、血压下降,迅速完善相关检查对引起这些症状的疾病进行排查,以进一步明确病情,指导下一步治疗。

第二幕

【教师参考重点】

1. 严重多发伤的特点及死因特点？

严重多发伤的特点：①致伤因素多、机制复杂；②早期诊断困难、易发生漏诊；③伤情重、休克多、死亡率高；④病情复杂、并发症重。多发创伤后机体组织常因多种原因存在灌注不足从而引起缺氧，诱发细胞代谢及功能改变，若此病理状态持续存在，最终患者可出现低体温、酸中毒及凝血功能障碍，即"致死三联征"。严重多发伤三个死亡高峰：①伤后数分钟，约占 50%，主要死因为脑、脑干、高位脊髓的严重创伤或心脏、主动脉等大血管撕裂；②伤后 48h 以内，约占 30%，主要死因为脑内血肿、血气胸、肝脾破裂等，如抢救及时，大部分患者可免于死亡；③伤后数天或数周出现，约占 20%，主要死因为严重感染和多器官功能衰竭。

2. 结合该患者谈谈严重多发伤患者的 ICU 救治原则？

以 ICU 为中心、多科协作是成功救治多发伤的关键。严重多发性创伤的患者可以出现全身各个器官系统的损害，在抢救多发伤的患者时，ICU 应该重点做到如下几点：①在急诊科评估的基础上，对伤情做更进一步的全面评估，动态观察。②贯彻黄金 1h、白银 6h 等抢救理念，通过 ICU 各种监护手段，做到积极、稳妥地复苏，维持呼吸、循环的稳定。③面对多系统损害时，从全身整体状况出发，按照损伤控制理念，与专科医师进行讨论，决定首先需要处理的问题。④全面、动态评估病情。本案例患者入院后首要问题是休克，入 ICU 后立即建立多条静脉补液通路，进行积极的液体复苏治疗，为手术创造机会。对于出血灶，患者肺、肝、肾均有挫伤，经与胸外科、普外科医师讨论，根据 B 超结果，考虑出血主要来源于腹腔可能性大，但血胸同样需要紧急处理，故先行胸腔闭式引流，在行胸腔闭式引流术后立即行剖腹探查，如剖腹探查后胸腔引流液仍持续量多、血性，再考虑开胸探查。本案例患者经过剖腹探查，控制肝肾挫裂伤后循环逐渐稳定，胸腔引流液量减少，故不需进一步处理。颅脑损伤是该患者的另一个重要问题，但当时以休克为突出表现，故先行处理腹部创伤，而后动态复查 CT，最后处理硬膜外血肿问题。经过一系列有序的处理，该患者最后成功获救。

3. 严重创伤出血如何处理？

(1)早期复苏和防止进一步出血。

1)对于需要紧急手术止血的患者，应尽可能缩短其受伤至手术的时间间隔。

2)对于四肢开放性损伤患者，推荐在手术止血之前应用止血带以控制致命性的大出血。

(2)诊断和监测失血程度。

1)临床医师应结合损伤机制、患者的生理指标、损伤的解剖类型以及对初始复苏的反应来综合评估出血的严重程度。

2)对于无脑疝征象的创伤患者，在早期机械通气时应采用正常范围的通气量。

3)对于出血部位明确的失血性休克患者，如果初期的复苏无效，需立即采取控制出血的措施。

4）对于出血部位尚不明确的失血性休克患者，应立即进行进一步的检查。

5）对于可疑躯干部损伤的患者，推荐早期进行影像学评估（FAST或CT）以发现胸腹腔的游离液体。

6）对于有明显腹腔积液且血流动力学不稳定的患者，应采取紧急的外科干预措施。

7）对于血流动力学稳定但怀疑有躯干部出血或在致伤机制上有高危因素的患者，推荐选择CT检查以进一步评估病情。

8）不推荐以单次的血细胞比容检查作为独立的实验室指标来评估出血程度。

9）血清乳酸浓度和碱缺失都是评估和监测出血和休克程度的敏感指标。

10）监测创伤后凝血病的常规指标包括INR、APTT、纤维蛋白原和血小板计数。不应单独以INR和APTT来指导止血治疗。推荐应用血栓弹力图评估凝血病的特征和指导止血治疗。

（3）迅速控制出血。

1）对于有出血性休克的骨盆环分离的患者，应立即采取闭合和稳定骨盆环的措施。

2）对于已经采取稳定骨盆环措施而血流动力学持续不稳定的患者，应尽早进行腹膜外填塞、血管造影栓塞和/或外科手术止血。

3）推荐采取填塞、直接外科止血和局部止血等措施以尽早控制腹腔内出血。对于严重大出血至耗竭的患者，可以考虑采用主动脉钳夹。

4）对于严重出血性休克、持续出血和有凝血病表现的严重创伤患者，推荐采取损伤控制外科策略。提示采取损伤控制策略的其他因素包括低体温、酸中毒、无法处理的重大解剖损伤、干预措施耗时较长或伴有腹部以外的严重创伤。

5）对于实质性脏器损伤导致的静脉或中等程度的动脉出血，可以在采取填塞或其他外科止血措施的同时使用局部止血药物。

（4）组织氧合状态、液体治疗和低体温。

1）如果没有合并颅脑损伤，在创伤早期主要出血得到控制之前，推荐将收缩压维持在80~100mmHg的范围。

2）对于创伤出血患者推荐初始应用晶体液治疗，早期也可以考虑使用高张性液体。对于血流动力学不稳定的患者，胶体液的使用应在各自处方的剂量范围之内。

3）推荐早期采取减少热量丢失的措施，对低温患者进行加温，以维持正常的体温。

（5）出血和凝血病的处理。

1）推荐将血红蛋白浓度维持在7~9g/dl。

2）应尽早地监测并维持凝血功能正常。

3）推荐大量输血时监测钙离子浓度。大量输血后如果钙离子浓度低或心电图提示存在低钙血症，建议补充氯化钙溶液。

4）对于大量出血的患者，推荐早期使用冻融的新鲜冰冻血浆。推荐的起始剂量为10~15ml/kg。然后根据凝血功能和其他血液制品的输注量来决定进一步输注的剂量。

5）推荐输注血小板以维持其计数$>50 \times 10^9$/L。对于严重大出血或伴有创伤性脑损伤的多发伤患者,要将血小板计数维持在 $100 \times 10^9/L$ 以上。推荐输注的起始剂量为 4~8 单位血小板或 1 个全血单位的血小板成分。

6)如果出血明显且血栓弹力图表现为功能性纤维蛋白原缺乏或血浆纤维蛋白原低于 1.5~2.0g/L,应输注纤维蛋白原或冷沉淀。纤维蛋白原推荐的起始剂量为 3~4g。冷沉淀的起始剂量为 50mg/kg,对于 70kg 的成人而言,大约相当于 15~20 单位。根据血栓弹力图和纤维蛋白原水平决定是否继续输注。

7)对出血的创伤患者考虑使用抗纤溶药物。推荐监测所有患者的纤溶功能,对于明确存在纤溶亢进的患者应给予抗纤溶药物。氨甲环酸的建议剂量是首剂 10~15mg/kg,随后 1~5mg/(kg·h),氨基乙酸首剂 100~150mg/kg,随后 15mg/(kg·h)。如果有可能,应根据血栓弹力图指导抗纤溶治疗。一旦出血得到有效控制,应停止使用抗纤溶药物。

8)对于钝性损伤患者,如果采取常规措施控制出血并积极使用血液制品后仍然持续存在大出血,推荐使用重组活化因子Ⅶ。

9)推荐使用凝血酶原复合物以紧急逆转维生素 K 依赖的口服抗凝药物的效应。

10)不推荐对出血的创伤患者常规使用去氨加压素。如果使用过乙酰水杨酸等血小板抑制药物,可以考虑采用去氨加压素治疗顽固性的微血管性出血。

11)不推荐使用抗凝血酶浓缩物治疗创伤出血。

4. 重型颅脑损的诊治进展有什么?

颅脑损伤(traumatic brain injury,TBI)是指暴力直接或间接作用于头部,造成脑的实质性或功能性损伤。重型颅脑损伤(severe traumatic brain injury,STBI)的诊断标准最初由英国医生提出,按 GCS 进行定义,伤后 GCS 为 3~8 分,伤后昏迷在 6 小时以上,或在伤后 24 小时内意识情况恶化再次昏迷 6 小时以上者属于重型颅脑损伤范畴。我国重型颅脑损伤的诊断标准为:①广泛颅骨骨折、脑挫裂伤、脑干损伤或颅内血肿;②深昏迷 12 小时以上,意识障碍逐渐加重或出现再昏迷;③有明显的阳性体征;④体温、呼吸、脉搏、血压有显著改变。根据外伤史,结合临床症状、体征及颅脑 CT 检查,重型颅脑损伤诊断并不困难。

重型颅脑损伤的治疗包括非手术治疗和手术治疗。

(1)非手术治疗

1)监测血压、血氧饱和度,避免低血压(收缩压<90mmHg)及低氧血症(氧分压<60mmHg或氧饱和度<90%)。

2)脱水药物治疗:常用的脱水药物包括甘露醇、甘油果糖、呋塞米、3% 高渗盐水,临床上最常用的仍为甘露醇与呋塞米合用。

3)预防性低温:亚低温(33~35℃)具有肯定的脑保护作用,临床上已被广泛用于治疗急性重型颅脑损伤,但现有的研究并没有证实亚低温能够显著降低病死率。

4)感染预防:对于插管的患者围手术期使用抗生素可以降低肺炎的发病率。

5)深静脉血栓形成的预防:除了下肢受伤阻止其使用,建议使用弹力袜或间歇充气装置压缩,应持续使用到患者能够活动。低分子肝素或低剂量普通肝素可以考虑与机械装置同时使用预防血栓,但存在增加扩大颅内出血的风险,临床上应该综合评估使用。

6)颅内压监测:所有可抢救的重型 TBI 和有异常头颅 CT 表现的患者都应监测颅内压。

7）预防癫痫：不推荐预防性使用苯妥英钠或丙戊酸钠防止晚期外伤后癫痫发作。抗癫痫药物减少早期癫痫（外伤 7 天内）发病率是有指征的，但是早期癫痫发作不影响预后。

8）激素：不推荐应用激素改善预后和降低颅内压；中度和重度 BTI 患者应用大剂量甲泼尼龙与病死率增加有关，一般禁用。

9）改善脑细胞功能药物治疗：目前还没有一种药物具有确切的临床疗效，其中包括钙拮抗剂、谷氨酸拮抗剂、自由基清除剂、缓激肽拮抗剂、线粒体功能保护剂等。

（2）手术治疗

1）急性硬膜外血肿手术指征：①急性硬膜外血肿>30ml，颞部>20ml，需立刻开颅手术清除血肿；②急性硬膜外血肿<30ml，颞部<20ml，最大厚度<15mm，中线移位<5mm，GCS 评分>8 分，没有脑局灶损害症状和体征的患者可保守治疗。但必须住院严密观察病情变化，行头部 CT 动态观察血肿变化。一旦出现临床意识改变、高颅压症状，甚至瞳孔变化或 CT 血肿增大，都应该立刻行开颅血肿清除手术。

2）急性硬膜下血肿手术指征：①急性硬膜下血肿>30ml，颞部>20ml，血肿厚度>10mm，或中线移位>5mm 的患者，需立刻采用手术清除血肿；②急性硬膜下血肿<30ml，颞部<20ml，血肿最大厚度<10mm，中线移位<5mm，GCS 评分>9 分急性硬膜下血肿患者，可以先行非手术治疗。如果出现伤后进行性意识障碍，GCS 评分下降>2 分，应该立刻采用外科手术治疗；③对于具有颅内压监测技术的医院，GCS 评分<8 分的重型颅脑创伤合并颅内出血的患者都应行颅内压监测。

3）急性脑内血肿和脑挫裂伤手术指征：①对于急性脑实质损伤（脑内血肿、脑挫裂伤）的患者，如果出现进行性意识障碍和神经功能损害，药物无法控制高颅压，CT 出现明显占位效应，应该立刻行外科手术治疗；②额颞顶叶挫裂伤体积>20ml，中线移位>5mm，伴基底池受压，应该立刻行外科手术治疗；③急性脑实质损伤患者，通过脱水等药物治疗后颅内压>25mmHg，脑灌注压≤65mmHg，应该行外科手术治疗；④急性脑实质损伤（脑内血肿、脑挫裂伤）患者无意识改变和神经损害表现，药物能有效控制高颅压，CT 未显示明显占位效应，可在严密观察意识和瞳孔等病情变化下，继续药物保守治疗。

4）急性后颅窝血肿手术指征：①后颅窝血肿>10ml，CT 扫描有占位效应（第四脑室的变形、移位或闭塞，基底池受压或消失，梗阻性脑积水），应立即行外科手术治疗；②后颅窝血肿<10ml，无神经功能异常，CT 扫描显示不伴有占位征象或有轻微占位征象的患者，可以进行严密的观察治疗，同时进行定期复查 CT。

5）慢性硬膜下血肿手术指征：①临床出现高颅压症状和体征，伴有或不伴有意识改变和大脑半球受压体征；②CT 或 MRI 扫描显示单侧或双侧硬膜下血肿厚度>10mm，单侧血肿导致中线移位>10mm；③无临床症状和体征，CT 或 MRI 扫描显示单侧或双侧硬膜下血肿厚度<10mm，中线移位<10mm 患者可采取动态临床观察。

5. 多发伤的中医治疗原则是什么？

多发伤的中医治疗，根据损伤的部位不同及病情危重程度有不同的治疗。骨折外固定在中医骨科治疗中有悠久历史，除早期的手法复位、小夹板固定治疗外，传统医学中还有"偎脓长肉""祛腐生肌"等外治理论。现代研究认为外用中药可以通过调节局部创面中的微环境而促进愈合。若患者以失血、脱证为主要表现,则参照血证、脱证治疗。若是头部损伤导致神志不清或偏瘫、失语为主要表现,瘀血内阻则是颅脑损伤的基本病机。然而在不同的病程阶段,颅脑损伤的病机有所差别。急性期以瘀停清窍为主,但远不止血瘀一证,可以血瘀为启动因子,兼夹出现其他病机变化。常见的包括在瘀血的基础上合并出现痰热证、腑实证、风阳上亢证,以及元神暴脱证等,治疗可用安宫牛黄丸,或者合用温胆汤、涤痰汤。合并腑实证可合用承气汤类方。合并风阳上亢证表现为出现肢体抽搐,双目上视等,治疗上可合用羚角钩藤汤。出现元神暴脱证者病情危殆,治法为益气回阳固脱,可用黄芪注射液、参附注射液等。恢复期虽仍有瘀血停于清窍,但病情转为虚证或虚实夹杂,病机可为脑髓不足,肾精亏虚,或气虚血瘀,可采用补阳还五汤加减。肾精不足,髓海空虚证者表现为伤后仍昏迷或醒后眩晕健忘,语言错乱,智力下降,可用补肾益智的景岳河车丸加减。

针刺治疗在颅脑损伤中亦得到广泛运用,现有研究认为针刺治疗可直接扩张脑血管,增加脑缺血区氧气和血流的供应,激活脑干网状系统的功能,提高神经细胞的兴奋性,使处于抑制状态的脑细胞重新苏醒,并有降颅内压作用和能够改善脑组织血流量,促进脑循环和脑功能的恢复。醒脑开窍法是石学敏院士1972年创立并推广施行的治疗脑血管意外损伤的方法,特别针对蒙蔽脑窍致"窍闭神匿,神不导气"的意识障碍患者。重型颅脑损伤后脑觉醒功能障碍与脑血管意外意识障碍机制相近,治疗方法也应相通。醒脑开窍针刺法的主穴为人中、内关、三阴交、极泉、尺泽、委中,临床应用具有较好的疗效。

【教师注意事项】

引导学生掌握多发伤的临床表现、特点、诊断、治疗;多发伤严重程度的评估;引导学生了解多发伤抢救原则,救命第一,危及生命情况优先处理,保存器官、肢体第二,维护功能第三。

【本幕小结】

患儿因高处坠落导致昏迷,头部流血,很快出现失血性休克、呼吸中枢受损等并发症,快速完善相关检查,明确病情,通过多学科协作,迅速进行手术治疗,术后合理运用中西医结合手段,以现代危重症医学的先进理念及治疗手段为基础,精心治疗及护理,最终使患者在短期内转危为安,避免残疾。在临床诊治多发伤的过程中,伤情的准确评估是最关键的一环,是临床医师做出准确判断的基础,对患者病情的判断要精于统筹、动态观察。引导学生了解多发伤、高处坠落伤的处理原则,要向患者及家属开展防止高处坠落的健康教育。

【参考文献】

1. 中国医师协会神经外科医师分会,中国神经创伤专家委员会. 中国颅脑创伤病人脑保护药物治疗指南[J]. 中华神经外科杂志,2008,24(10): 723-724.

2. 中国医师协会神经外科医师分会,中国神经创伤专家委员会. 中国颅脑创伤外科手术指南[J]. 中华神经外科杂志,2009,25(2): 100-101.

(翁燕娜)

案例 4 成人斯蒂尔病

········| 第一幕 |········

【教师参考重点】

1. 反复发热、关节痛、皮疹的常见疾病有什么？

反复发热、关节痛、皮疹需要考虑风湿性疾病，常见以下几种。

（1）风湿热：临床上约有 1/3 的风湿热患者在病程中有皮疹出现，具有诊断意义的皮疹为环形红斑和皮下结节，但均较少见。其他皮疹如荨麻疹、多形红斑、结节红斑等亦可见到，无特征性，无特异性诊断价值。

（2）系统性红斑狼疮（SLE）：约 80%~85% 患者有皮疹，皮肤损伤为多形性。颜面蝶形红斑、周围红斑和指甲远端下红斑具有特征性，常出现较早，前者是诊断本病的一个重要体征。日光暴晒后加重（光敏感）为本病的另一重要体征。部分 SLE 患者早期可无皮肤损害，而以发热或关节炎为首发症状，易误诊为败血症和风湿性关节炎。自身免疫抗体，如抗核抗体（antinuclear antibody，ANA）敏感性高达 95%，是 SLE 最佳的筛选试验，抗双链 DNA 抗体和抗 Sm 抗体特异性高，阳性有确诊价值，据此可与风湿性关节炎鉴别。

（3）急性皮肌炎：本病较少见，皮肤和肌肉受累是导致本病的两组主要症状，皮损往往先于肌病发生。发热可为本病的初发症状，故早期诊断有一定困难，本病的皮疹为多形性，通常在面部尤其是上眼睑发生紫红色斑，逐渐向前额、颧、耳前、颈上胸部 V 字区扩展，具有特征性的 Gottron 征。往往四肢肌肉首先累及，近端重于远端，肩胛带和骨盆肌肉通常最早累及，上臂和股部肌群次之，其他部位肌群更次之。病变呈对称性。急性皮肌炎的免疫学检查可发现血清中肌浆球蛋白抗体，阳性率为 90%，血清肌浆酶的测定中，以 CK 和醛缩酶最为敏感，据此可与 SLE、类风湿性关节炎、硬皮病相鉴别。尿肌酸测定，皮肌炎患者 24 小时尿肌酸明显增多，甚至可高达 2 000mg。

急性皮肌炎患者的肌电图改变为肌原性萎缩相，见于 90% 病例，据此可与其他肌肉疾病鉴别。肌肉活检对皮肌炎的诊断有重要诊断价值。但非皮肌炎所特有，风湿性多肌痛症亦有轻度肌病性改变，但后者肌电图及 CK 正常可资鉴别。

（4）成人斯蒂尔病（adult-onset Still disease，AOSD）：本病是以间歇性发热，一过性多形皮疹，关节炎或关节痛、咽痛和周围血白细胞增高为主要表现的临床综合征。发热是最主要的症状，几乎见于所有病例，多呈弛张热型，通常在 39~40℃ 以上，热退后如常人。皮疹在病程中皆可出现，可忽隐忽现亦可持续数小时，甚或几天。皮疹的出现可为发热的先兆，常随热退而消散。皮疹为多形性及多变性，可呈点状和小片红斑或斑丘疹，亦可表现猩红热样、麻疹样、荨麻疹样、多型红斑、环状红斑或结节红斑。关节症状主要累及大关节，但亦可侵犯小关节，表现为疼痛和压痛，但肿胀较轻且少。半数患者伴有全身淋巴结肿大和肝脾肿大，但热退时可随之缩小。白细胞总数增高，并有明显的核左移。骨髓检查常提示感染性骨髓象，肝功能亦有不同程度异常。ESR 明显增快，不发热或间歇期亦然。血清铁蛋白明显增高可作为 AOSD 的诊断或活动的佐证。但是 AOSD 无特异性的诊断方法,主要依据临床表现和排他性的诊断。临床诊断 AOSD 必须十分慎重,需要排除可能相关的疾病。

(5)结节性红斑:本病的特征是小腿胫前皮下的红色或紫红色色炎性结节。皮疹常突然发生,多伴有体温升高(39~40℃)及全身不适,多对称出现于小腿伸侧。结节性红斑可自行消退,遗留暂时性色素沉着。亦可反复发作,结节广泛。

结节性红斑应与硬结性红斑鉴别,后者起病缓慢,结节多出现于小腿内侧,通常 3~5 个结节呈暗红色,核桃大小、质硬、不痛、易溃破形成溃疡,与结节性红斑不同,可资鉴别。

(6)类风湿性关节炎(RA):RA 也可以出现发热、关节炎等表现,但 RA 的特征是对称性多关节滑膜炎,至少 3 个关节受累,易受累的关节有手、足、腕、踝及颞颌关节等,伴有晨僵及肿胀,继而出现关节间隙变窄及骨侵蚀,造成关节畸形。RA 最常见的皮肤表现为类风湿结节。类风湿因子(RF)和瓜氨酸肽抗体阳性有助于 RA 的诊断。早期的 RA 可能很难跟其他风湿结缔组织病鉴别。但是 RA 的病程长、晨僵、对称性关节炎、皮下结节和关节畸形等典型特征,在其他风湿结缔组织疾病中一般不会出现。

2. 成人斯蒂尔病的诊断要点是什么?

斯蒂尔病本是指幼年型慢性关节炎的系统型,但相似的疾病也可发生于成年人,称为成人斯蒂尔病(adult-onset Still's disease,AOSD),本病曾称为"变应性亚败血症",1987 年以后统一称为成人斯蒂尔病。本病病因尚不清楚,需排除感染、肿瘤以及其他结缔组织病后才考虑其诊断,某些患者即便诊断为成人斯蒂尔病,也需要在治疗中密切随诊,以进一步除外上述疾病的可能,本病男女患病率相近,散布世界各地,无地域差异,好发年龄为 16~35 岁,高龄发病亦可见。研究发现日本山口诊断标准敏感性最高。

日本山口诊断标准的主要条件:发热 ≥39℃并持续 1 周以上;关节痛持续 2 周以上;非瘙痒性斑疹或斑丘疹,外观呈橘红色,通常在发热期间见于躯干或四肢;白血细胞 ≥10×10⁹/L,至少 80% 为粒细胞。次要条件:咽痛;淋巴结和 / 或脾肿大;肝功能异常;类风湿因子和抗核抗体阴性。此标准需排除感染性疾病、恶性肿瘤、其他风湿病,符合 5 项或更多条件,至少含 2 项主要条件,可作出诊断。

3. 成人斯蒂尔病与脓毒症如何鉴别?

成人斯蒂尔病过去曾称为变应性亚败血症、超敏性亚败血症等,它与脓毒症,特别是脓毒血症的表现非常相似,而且有时候两者可以互相重叠,均可以有典型的 SIRS,所以鉴别难度非常大。需要排除病毒感染(乙型肝炎病毒、风疹病毒、微小病毒、柯萨奇病毒、巨细胞病毒、人类免疫缺陷病毒等)、亚急性细菌性心内膜炎、脑膜炎、结核病、布鲁氏菌病、梅毒及风湿热等。很多患者一开始常被当成脓毒症来进行治疗,但反复使用抗生素无效后,临床医师开始反思,进行鉴别诊断。

所以当患者反复发热,中毒症状不明显,或是考虑感染,但反复使用抗生素无效时,应该按照发热查因的思路来进行鉴别诊断。而临床医师容易形成思维定式,常将其当作脓毒症而忽略这些相对少见的非感染性发热性疾病。成人斯蒂尔病的诊断为排他性的诊断,临床确定诊断相对困难。

临床上有原因不明的发热,多呈间歇性,关节痛,皮疹,白细胞升高明显,ANA 及类风湿因子阴性,淋巴结或脾肿大,铁蛋白升高明显,抗生素无效而肾上腺皮质激素效果显著的需考虑本病,但诊断需十分慎重,需排除如恶性肿瘤、风湿热、急性发热性嗜中性皮病等疾病。而脓毒症,特别是脓毒血症的中毒症状明显,发热常伴寒战,病程持续而非间歇性,肾上腺皮质激素短暂有效,积极而合适的抗生素有效,有明确的感染灶,细菌学检查阳性。

4. 什么是巨噬细胞活化综合征?

巨噬细胞活化综合征(macrophage activation syndrome,MAS)是一种严重的,有潜在生命危险的慢性风湿性疾病的并发症,多见于儿童,最常见于全身型幼年特发性关节炎患者,也是全身型幼年特发性关节炎患者的主要死因。MAS 也常见于其他风湿性疾病,如 SLE、皮肌炎、川崎病及成人斯蒂尔病等。MAS 常引起严重的肝功能损害、中枢神经功能障碍、血液系统损害,甚至 DIC 等严重脏器功能障碍,预后极差。MAS 的发病机制、诊断标准和治疗方法尚未形成统一认识。临床多表现为高热,肝脾肿大,肝功能迅速恶化,易出血,易出现意识障碍,凝血功能异常,铁蛋白、LDH 显著升高,组织病理学特征可以在骨髓穿刺、淋巴结活检、或肝脾活检中发现分化完好极度活跃增生的吞噬了血细胞的巨噬细胞,但不是所有MAS 患者都可找到。

MAS 发病机制可能是由于 T 淋巴细胞(主要是 CD8$^+$ 淋巴细胞)和分化良好的巨噬细胞过度活化和增殖,导致炎性细胞因子风暴,从而造成的全身多系统免疫损伤。

5. 中医对成人斯蒂尔病的病因病机如何认识?

对于成人斯蒂尔病的中医范畴,目前主要有如下几种观点。多数学者认为本病属于温病中的一种,主张按照温病卫气营血理论进行辨治。其主要基于如下理由:首先本病以长期发热为主症,初起多有恶寒发热等表卫证候,提示与外邪入侵有关。病情演变虽不易见血分证候,但仍可见卫—气—营,由表入里之传变规律。而疾病后期常见邪正交争,耗伤气阴之证候。上述表现与中医温病学的特点相符合。

第二种观点是认为本病应属痹证范畴,其认识立足于本病患者具有关节疼痛这一主症。认为肾虚气血不和,风寒湿邪乘虚而入,导致气血不畅,经络阻滞,湿邪瘀血郁久化热伤阴而致病。

第三种观点则是认为本病属虚劳、内伤发热范畴。其认识立足于本病气血阴阳亏虚,病势迁延缠绵为特点。认为脏腑阴阳气血失调为本,瘀血湿郁导致虚实夹杂,故发热缠绵不愈。

上述论述都有一定的理论与临床基础。事实上,笔者体会,对于不少现代医学疾病,由于其具有不同的临床亚组、亚型表现,其临床症状表现不一,故将这类疾病单独归属于某一中医疾病范畴显然有悖于中医对疾病的认识方法。因此,上述三个成人斯蒂尔病的中医范畴均有其临床适用范围,能够指导临床治疗。

【教师注意事项】

患者无慢性基础病史,反复发热伴有皮疹、关节痛,原因不清,需重点引导学生对引起此类症状的疾病进行思考、鉴别。

该患者入院时成人斯蒂尔病的诊断仍未明确,主要考虑患者反复高热,伴有关节痛、皮疹,铁蛋白、LDH 显著升高,反复排除其他疾病后考虑成人斯蒂尔病,患者凝血功能异常,血小板降低,合并精神异常,考虑合并 MAS 可能,临床上成人斯蒂尔病合并 MAS 的情况并不少见。

【本幕小结】

患者反复发热,伴有关节痛、皮疹。需对引起这些症状的疾病进行鉴别以进一步明确病情。

| 第二幕 |

【教师参考重点】

1. 成人斯蒂尔病如何治疗?

(1)器官功能支持,可以参照最新《拯救脓毒症运动:国际脓毒症和脓毒性休克管理指南》进行器官功能支持。

(2)非甾体抗炎药:急性发热炎症期可首先使用非甾体抗炎药,一般需用较大剂量,病情缓解后应继续使用 1~3 个月,再逐渐减量。定期复查肝肾功能及血常规,注意不良反应。

(3)糖皮质激素:不作为首选,病情轻微者,可单用非甾体抗炎药治疗。对单用非甾体抗炎药症状控制不好,或减量复发者,或有系统损害、病情较重者应使用糖皮质激素。常用泼尼松,每天 0.5~1mg/kg,待症状控制,病情稳定 1~3 个月以后可逐渐减量,然后以最小有效量维持。对于危及生命的重症斯蒂尔病患者,可用甲泼尼龙冲击治疗,必要时 1~3 周后可重复使用,间隔期和冲击后继续口服泼尼松。长期服用激素者应注意感染、骨质疏松等并发症,及时补充防治骨质疏松的相关药物,如抑制破骨细胞的双膦酸盐、活性维生素 D。

(4)免疫抑制剂:病情较轻的慢性系统性病变,如发热、乏力、皮疹、浆膜炎等可用羟氯喹;关节病变明显者,可首先用甲氨蝶呤;硫唑嘌呤、环磷酰胺、环孢菌素可用于病情较顽固的患者。

近年来,有研究成功运用尼美舒利与甲氨蝶呤联合治疗成人斯蒂尔病,获得比激素更佳的疗效和更少的不良反应,有希望结束长期依靠大剂量激素治疗成人斯蒂尔病的现状。用法为尼美舒利 50mg(无效者可改为 100mg),每 12 小时 1 次;泼尼松 10mg,1 次 /d;生理盐水 40ml+ 甲氨蝶呤 15mg(首剂 10mg),静脉注射,每周 1 次。

2. 成人斯蒂尔病合并 MAS 如何进行治疗?

对于成人斯蒂尔病合并 MAS 患者,常规治疗方面,需要密切监测贫血情况、血小板计数、肝功能等。输注红细胞要根据血红蛋白及临床症状决定,血小板低于 $50 \times 10^9/L$ 可给予输注血小板,凝血功能异常可给予输注新鲜血浆。肝功能异常者给予对症护肝治疗。免疫治疗方面,加强糖皮质激素或免疫抑制剂的治疗通常有效,目前的治疗主要是早期使用肾上腺皮质激素、环孢素 A、依托泊苷等药物阻断炎症反应。

3. 成人斯蒂尔病中医治疗如何切入?

多数学者认为本病属于温病中的一种,具有卫—气—营的传变顺序特点,因此有学者将本病分为三个阶段进行辨证论治,具有一定的代表性,故简述如下。

(1)初期热邪犯卫。证见畏寒、发热、头痛,身痛。舌红苔白,脉浮数。此期时间极短,多转瞬即逝,治宜辛凉解表,可选用银翘散加减。

(2)中期邪正交争于气营之间。此期见成人斯蒂尔病的主要临床表现,根据体质,发病季节、感邪轻重,常可见三种证候。

1)湿热阻滞中焦:本型多于夏季发病,见于平素脾胃虚弱及部分使用激素治疗的患者。证见寒热往来,发热起伏稽留,多为弛张热型,汗出热不退或退不尽,伴胸闷脘痞、泛恶、纳呆、渴不多饮,关节酸痛,斑疹隐隐不现,舌苔白腻或黄腻,脉濡缓。治宜清解湿热,临床按湿重于热或热重于湿,分别选用三仁汤、王氏连朴饮或甘露消毒丹加减。此证虽波及营分,但治宜先清化气分之湿热,不可妄用凉营养阴之品以滋助湿邪,使病深难解。

2)气营两燔:本型多于春季发病,见于体质强壮、未曾使用激素者。证见高热,体温多在39℃以上,常见稽留热型,烦躁,渴欲冷饮,肌肤红疹隐现或反复出现,舌红苔黄,脉细数。治宜两清气营,临床多选白虎汤与清营汤合用,重症可用清瘟败毒饮。按叶天士"乍入营分,犹可透热转气"之原则,治营分证可加入透热转气的药物。皮疹透发常意味着病邪由里达表,病有好转趋势。

3)寒湿热邪、痹阻关节:本型多见发热不重,以关节疼痛为主症的患者。证见发热,关节酸痛但多无红肿及功能障碍。寒重者痛甚,苔白,脉浮紧;湿重者肢体重着,苔腻,脉濡缓;热重者关节微肿,兼有发热,口渴心烦,舌红苔黄,脉滑数。治当分清寒热虚实,分别选用蠲痹汤、乌头汤、白虎汤加减。

(3)晚期正虚邪留,气阴两亏。本型多见疾病晚期,按邪正交争,阴阳气血亏损的不同,常可见如下两种类型。

1)阴虚发热:本型多由气营两燔的患者演变而成。或为热灼真阴而壮火犹炽;或为阴津耗损,余邪留伏阴分而不能透达。证见低热滞留不退,五心烦热,心烦不寐,口干饮水不多。舌红绛苔少,脉细数无力。治宜益气养阴,兼清余邪。常选用黄连阿胶汤、青蒿鳖甲散之类方剂。

2)阳虚发热:本型多由中期湿热俱盛演变为湿盛阳微,损及肾阳;或为素体阳虚,不能托邪达热,故病势缠绵迁延,对激素有依赖性。证见低热微汗,神疲乏力,腰膝酸软,舌淡苔少,脉细微无力。治宜益气温阳,引火归元,选右归丸加减。

除了上述辨证分型的思路外,还有一些学者提出了其他的观点,但都大同小异。临床见证,患者病情复杂多变,尤其是兼夹证以及现代医学干预,都使得不少患者出现更加复杂多变的临床表现与证候。因此还需临床医师谨守病机,灵活机变。

【教师注意事项】

引导学生掌握 AOSD 的治疗原则及糖皮质激素临床使用的适应证及副作用。

【本幕小结】

患者诊断为 AOSD 合并 MAS,导致多器官功能损害,经中西医积极救治,患者病情改善出院。

【参考文献】

1. 中华医学会风湿病学分会. 成人斯蒂尔病诊断及治疗指南[J]. 中华风湿病学杂志,2010,14(7):487-489.

2. 胡品津,谢灿茂. 内科疾病鉴别诊断学［M］.7 版. 北京：人民卫生出版社,2021.

（杜炯栋）

案例 5　中性粒细胞缺乏伴发热

·········| 第一幕 |·········

【教师参考重点】

1. 中性粒细胞缺乏的常见病因有什么？

(1)物理、化学因素：电离辐射、化学物品及化学药物均可引起粒细胞减少,其中化疗药是最常见的原因。化学药物如解热镇痛药、抗生素（如氯霉素）、磺胺类药、抗肿瘤药、抗甲状腺药、抗糖尿病药、抗癫痫药以及免疫抑制剂等均可引起中性粒细胞减少,必须慎用。

(2)感染性疾病：病毒感染是感染引起粒细胞减少的常见原因,如流感、麻疹、病毒性肝炎、水痘、巨细胞病毒、传染性单核细胞增多症、HIV 等,在儿童病毒感染中尤为常见。细菌性感染如伤寒杆菌感染、粟粒性结核、脓毒血症等,以及年老体弱、慢性消耗性疾病或晚期恶性肿瘤患者严重感染时,白细胞非但不增高,反而呈减少。

(3)血液系统疾病：有粒细胞减少者常见于再生障碍性贫血、骨髓增生异常、粒细胞减少症、粒细胞缺乏症、部分急性白血病（白细胞不增多性白血病 aleukemic leukemia）、恶性组织细胞病等疾病。有时也可见于部分恶性贫血、维生素 B_{12} 和叶酸缺乏所致巨幼细胞性贫血、阵发性睡眠性血红蛋白尿、骨髓转移癌等。

(4)单核 - 吞噬细胞系统功能亢进：如脾功能亢进、某些恶性肿瘤、类脂质沉积病如戈谢病（Gaucher disease）、尼曼 - 皮克病（Niemann-Pick disease）等。

(5)其他：系统性红斑狼疮、某些自身免疫性疾病、过敏性休克等也可有粒细胞减少。

2. 中性粒细胞缺乏的诊断要点是什么？

粒细胞计数是最主要的实验诊断依据,中性粒细胞减少的程度可分为轻度(1.0~1.5)×10^9/L,中度(0.5~1.0)×10^9/L,重度 <0.5×10^9/L,重度减少即为粒细胞缺乏症；当中性粒细胞 <0.1×10^9/L 为严重中性粒细胞缺乏。粒细胞计数易受多种因素影响,所以一般粒细胞减少常需多次重复才能确定。周围血涂片检查和白细胞分类是必备检查项目,粒细胞浆内有毒性颗粒和空泡常提示存在细菌感染；单核细胞比例常代偿性增多；如杆状核粒细胞比例增加(>20%)提示骨髓有足够的粒细胞生成能力。表示骨髓损伤正在恢复或粒细胞暂时滞留于边缘池,转移至血管外。

中性粒细胞缺乏期间免疫力低下,容易出现感染发热,应避免测定直肠温度和直肠检查,以防止定植于肠道的微生物进入周围黏膜和软组织。

3. 中性粒细胞缺乏伴发热的诊断流程是什么？

(1)进行详细的病史询问和体格检查,以发现感染的高危部位和隐匿部位,但有相当一部分患者无法明确感染部位。

（2）实验室检查：至少每 3 天复查一次全血细胞计数、肝肾功能和电解质。建议进行降钙素原、C 反应蛋白等感染相关指标的检查。

（3）微生物学检查：至少同时行两套血培养检查，如果存在中心静脉管道（central venous catheter，CVC），一套血标本从 CVC 的管腔采集，另一套从外周静脉采集。无 CVC 者，应采集不同部位静脉的两套血标本进行培养，采血量为每瓶 10ml。如果经验性抗菌药物治疗后患者仍持续发热，可以每隔 2~3 天进行 1 次重复培养。同时根据临床表现，对可能出现感染部位进行相应的微生物学检查。建议中性粒细胞缺乏伴发热患者按照以下流程进行诊断（图 3-1）。

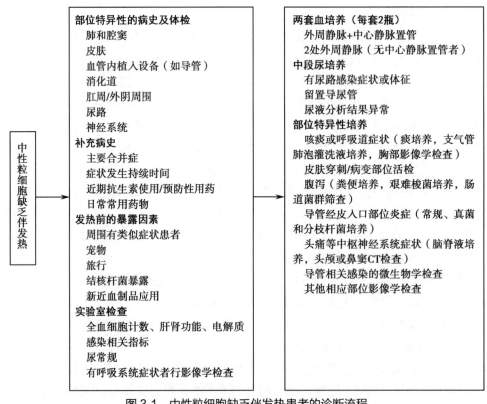

图 3-1　中性粒细胞缺乏伴发热患者的诊断流程

4. 中医对中性粒细胞缺乏的病因病机如何认识？

由于部分粒细胞减少 / 缺乏患者经过现代医学干预后效果并不理想，不少中医学者开始积极探讨其中医诊治方法。目前认为粒细胞减少症当属中医"虚劳"范畴。究其病因，多因饮食劳倦内伤、药毒外邪侵袭等多种因素，导致气血阴阳不足，五脏亏虚而成。由于五脏之中，脾为后天之本，气血生化之源，肾是先天之本，藏精充髓化血，故气血生成与脾肾关系密切。《医宗必读》云："夫人之虚，不属于气，即属于血，五脏六腑，莫能外焉。而独举脾、肾者，水为万物之元，土为万物之母，二脏安和，一身皆治，百疾不生。"因此，以健脾、补肾为代表的补益法得到了多数医家的认可。除了健脾、补肾外，还有部分医家兼用补肝、养血等其他补益法，均属补益法的灵活变通使用。

此外,在应用补益法时,不少医家强调"调补",避免一味地峻补。所谓调者,应注意疏肝气、和胃气、醒脾气,于补气养血之中寓动,寓通,使肝气调达,则气血循行有序,脾胃升降正常,气血化生旺盛。如不少学者在补益法外,还强调活血祛瘀法的应用,在具体用药方面加用黄芪、当归、鸡血藤、丹参等,以期气血调和,疾病得愈。

尽管不少中医学者对本病进行了积极探讨,但由于粒细胞减少/缺乏的病因多种多样,而现有的中医研究未能针对不同病因进行分类,因此其具体的治疗方案仍有待进一步研究。

【教师注意事项】

该患者因甲状腺功能亢进新近服用甲巯咪唑,而甲巯咪唑可引起白细胞及中性粒细胞下降,严重者出现粒细胞缺乏,且患者未定期复查血常规,出现疲倦乏力症状后仍未引起注意,一周后出现高热咽痛,查体发现扁桃体化脓,抽血提示中性粒细胞缺乏,属于典型的药物导致中性粒细胞缺乏合并化脓性扁桃体炎。

【本幕小结】

患者中年女性,因甲状腺功能亢进服用甲巯咪唑,出现疲倦乏力,继而高热咽痛。对引起这些症状的疾病进行鉴别以进一步明确病情。

──────────────── **| 第二幕 |** ────────────────

【教师参考重点】

1. 中性粒细胞缺乏如何进行治疗?

(1)升白细胞药:对抗肿瘤药物导致粒细胞缺乏,用维生素 B_4、鲨肝醇、利可君、肌苷、脱氧核糖核酸等治疗可取得较好的疗效。对于甲亢合并粒细胞减少,碳酸锂既可以抑制甲状腺功能,又可以刺激骨髓粒细胞生成,但需要监测体内钾离子浓度。对于免疫介导的粒细胞减少,肾上腺皮质激素能刺激骨髓造血功能,使血液中的粒细胞增多,而且肾上腺皮质激素对于多个环节具有抑制作用,包括抑制巨噬细胞吞噬和处理抗原;阻碍淋巴细胞转化,破坏淋巴细胞;干扰淋巴组织在抗原作用下的分裂和增殖,阻断致敏 T 淋巴细胞诱发的单核细胞和巨噬细胞的募集等。小剂量主要抑制细胞免疫,大剂量可以抑制 B 细胞转化成浆细胞,减少抗体生成,抑制体液免疫,抑制抗原抗体的反应。

(2)集落刺激因子(colony-stimulating factor,CSF):CSF 是一种多潜能的造血细胞生长因子,包括 G-CSF 和 GM-CSF 两种。G-CSF 选择性地作用于粒系,促进其分化,刺激骨髓幼稚粒细胞向成熟粒细胞分化增殖,促进骨髓成熟粒细胞向外周血释放,并增加粒系终末分化细胞的功能。GM-CSF 促进骨髓造血细胞较早阶段的 CFU-GM 增殖分化;促进粒细胞和单核巨噬细胞的增殖,使外周血粒细胞和单核巨噬细胞明显增加;激活成熟粒细胞和单核巨噬细胞的功能,提高机体抗感染和抗肿瘤能力,减少白细胞减少时并发感染的风险,但在应用过程中应定期监测血常规,特别是中性粒细胞数的变化,不应过早终止治疗。

(3)粒细胞输注:粒细胞输注因其价格昂贵,寿命短,剂量大,含量不稳定,物化性质不稳定,且过敏患者可产生白细胞抗体,可致发热、病毒感染、肺毒性等多种因素,故不作为常规治疗,但对于严重粒细胞缺乏症感染患者,特别是真菌感染患者,粒细胞输注仍有一定作用。

（4）抗细菌药物的应用：粒细胞缺乏并发感染的概率很高，粒细胞缺乏患者 80% 以上均并发感染，其中细菌及真菌致感染率最高。可参考 2020 年《中国中性粒细胞缺乏伴发热患者抗菌药物临床应用指南》进行抗菌药物的选择。

（5）血浆置换：化疗药物和放疗后引起的骨髓抑制可用血浆置换治疗，但临床应用较少，但可以根据病情考虑使用该法治疗粒细胞缺乏。

（6）糖皮质激素和静脉内注射免疫球蛋白：免疫因素所致者可试用泼尼松，口服10~20mg，3 次 /d，因其副作用较多，特别是导致感染难以控制，故不宜长期使用；对免疫介导的粒细胞减少及合并感染患者，也可使用静脉内注射免疫球蛋白，以升高粒细胞计数和改善感染并发症。

2. 对该患者应如何进行危险度分层并制订初始抗生素方案？

在 2020 年《中国中性粒细胞缺乏伴发热患者抗菌药物临床应用指南》中将这类患者区分为高危和低危患者进行管理。其中符合以下任一项标准均被认为是高危患者，该类患者应首选住院接受经验性静脉抗菌药物治疗：①预计严重中性粒细胞缺乏（$<0.1 \times 10^9$/L）持续 >7 天。②有以下任一种临床合并症（包括但并不限于）：血流动力学不稳定；口腔或胃肠道黏膜炎，吞咽困难；胃肠道症状，包括腹痛、恶心、呕吐或腹泻；新发的神经系统改变或精神症状；血管内导管感染，尤其是导管腔道感染；新发的肺部浸润或低氧血症，或有潜在的慢性肺部疾病。③肝功能不全（定义为转氨酶水平大于 5 倍正常上限）或肾功能不全（定义为肌酐清除率 <30ml/min）。④合并免疫功能缺陷疾病。⑤接受分子靶向药物或免疫调节药物治疗。低危患者：预计中性粒细胞缺乏 ≤ 7 天，无活动性合并症，同时肝肾功能正常或损害较轻并且稳定。

高危患者必须立刻住院治疗，静脉应用可覆盖铜绿假单胞菌和其他严重革兰氏阴性菌的广谱抗菌药物。鉴于耐药菌比例日益增加，在初始选择药物时还应基于体外药敏试验、已知特定病原体的最敏感药物、药物代谢动力学 / 药物效应动力学资料。在权衡风险获益后，也可以经验性选择替加环素、磷霉素等。对既往发生过耐药菌定植或感染的患者，选择初始经验性用药应慎重。既往有产超广谱 β- 内酰胺酶（ESBL）菌定植或感染史者，可选择碳青霉烯类；既往有产碳青霉烯酶（CRE）或耐药非发酵菌定植或感染史者，建议选择 β- 内酰胺酶抑制剂复合制剂联合磷霉素、替加环素等。

在以下特定情形，初始经验性用药应选择联合用药方案，即覆盖铜绿假单胞菌和其他严重革兰氏阴性菌的广谱抗菌药物，同时联合抗革兰氏阳性菌药物。①血流动力学不稳定或有其他严重血流感染证据；② X 线影像学确诊的肺炎；③在最终鉴定结果及药敏试验结果报告前，血培养为革兰氏阳性菌；④临床疑有导管相关严重感染（例如经导管输液时出现寒战以及导管穿刺部位蜂窝织炎、导管血培养阳性结果出现时间早于同时外周血标本）；⑤任何部位的皮肤或软组织感染；⑥耐甲氧西林金黄色葡萄球菌、耐万古霉素肠球菌或耐青霉素肺炎链球菌定植；⑦预防性应用氟喹诺酮类药物或经验性应用头孢他啶时出现严重黏膜炎。

对于真菌治疗的考虑：容易合并严重的真菌感染，建议对应用广谱抗菌药物治疗 4~7 天后仍有持续或反复发热的高危患者和预计中性粒细胞缺乏持续 >10 天的患者加用经验性抗真菌治疗(参照血液病患者的真菌诊治指南)。初始经验性抗菌治疗同时完善真菌的相关检查,如半乳甘露聚糖试验(GM 试验)、β-D- 葡聚糖试验(β-D-glucan test,G 试验)等。

对于低危患者,初始治疗可以在门诊或住院期间接受口服或静脉注射经验性抗菌药物治疗。对接受门诊治疗的患者需要保证密切的临床观察和恰当的医疗处理,如病情加重须尽快住院治疗。

3. 初始经验抗菌治疗后如何进行抗菌药物的调整?

正在接受经验性口服或静脉治疗的低危门诊患者,如果其发热和临床症状在 48h 内无好转,应住院重新评估并开始静脉应用广谱抗菌药物治疗。在接受经验性抗菌药物治疗后,如果患者反复或持续发热,病情进展,应再次进行全面的检查,包括一套新的血培养检查和根据相应症状进行相关的检查以寻找感染源。对于病情稳定却又无法解释的发热患者很少需要更换抗菌药物,如果发现感染进展,但未检出病原菌,应诊断性抗生素升级,考虑可能存在耐药的革兰氏阴性或阳性菌感染,考虑为真菌、病毒或其他病原体感染所致。对于临床或微生物学检查明确的感染患者,应根据感染部位和分离细菌的药物敏感报告来调整初始经验性抗菌药物。

4. 中性粒细胞缺乏伴发热的中医治疗如何切入?

粒细胞减少 / 缺乏患者非常容易并发感染。从中医角度而言,粒细胞减少 / 缺乏患者正气亏虚,卫外无力,外邪易于袭表入里而为病。因此,粒细胞减少 / 缺乏并发感染属于中医学外感发热范畴。但与一般的外感发热不同,由于粒细胞减少 / 缺乏症患者本气亏虚,一旦感受外邪,卫表证少见,而往往出现反复高热、舌红、脉数等气分、营血分表现,甚则出现神识昏蒙、脉细数欲脱等坏证、变证。临床可视患者情况或从伤寒六经入手,或从温病卫气营血、三焦进行辨证施治,但此点临床有时殊为不易,需要医者慢慢积累经验。

由于粒细胞减少 / 缺乏患者并发感染、发热,部分学者提出亦有属内伤发热者,主张从气虚发热进行辨治。这种情况临床确实亦有存在,但临床观察尚属个别。气虚发热属于内伤发热,一般而言,内伤发热热势徐缓,病程较长,发热而不恶寒,或虽感到恶寒、但得衣被则减,气虚发热还往往伴有气短懒言、纳差、腹胀便溏、面黄而浮,或苍白无华、神疲乏力、苔白等表现。而粒细胞减少 / 缺乏患者并发感染时虽有气短懒言、纳差等本虚表现,但发热往往表现为急性起病、高热,往往伴有恶寒、头痛、周身酸痛等其他表现,因此多属外感发热。

如前所述,由于粒细胞减少 / 缺乏患者本气亏虚,无论从伤寒还是温病进行辨证治疗,一定需注意顾护其正气,而不能妄用攻伐,更伤正气,此点在治疗这类患者时需时时谨记。

【教师注意事项】

引导学生掌握中性粒细胞缺乏伴发热的抗菌药物基本使用原则。

【本幕小结】

患者诊断为严重中性粒细胞缺乏合并化脓性扁桃体炎,经中西医积极救治,患者病情改善出院。

【参考文献】

1. 中华医学会血液学分会,中国医师协会血液科医师分会. 中国中性粒细胞缺乏伴发热患者抗菌药物临床应用指南(2020 年版)[J]. 中华血液学杂志,2020,41(12): 969-978.

2. FREIFELD A G,BOW E J,SEPKOWITZ K A,et a1. Clinical practice guideline for the use of antimicrobial agents in neutropenic patients with cancer: 2010 update by the Infectious Diseases Society of America [J]. Clin Infect Dis,2011,52(4): e56-e93.

(杜炯栋)

案例 6　溺　　水

| 第一幕 |

【教师参考重点】

1. 溺水的定义及流行病学现状怎样?

溺水为严重的且被忽视的全球公共卫生问题。据 WHO 报道,全球每年有 372 000 人死于溺水,平均每天每小时死亡 42 人,其中 91% 溺水死亡发生在中、低收入国家,半数以上死者不足 25 岁,5 岁以下儿童溺水率最高。

2002 年,世界溺水大会统一了溺水的定义,即机体淹没或浸入液体中时,呼吸道经受损伤的过程。根据有无目击者,溺水事件分为目击的或非目击的溺水,其结局为非致死性或致死性溺水。会议建议,不再使用近乎淹溺、海水或淡水淹溺、干性或湿性溺水、主动或被动溺水、继发性溺水、迟发性呼吸窒迫等学术术语。会上还讨论了溺水研究资料的收集方式,建议使用最新修订的 Utstein 模式,Utstein 报告包括 5 部分内容,每部分由核心数据与辅助数据构成,分别为溺水者信息、溺水现场信息、急诊治疗情况、住院经过及预后等。

2. 溺水后心搏骤停的病理生理发展过程是怎样的?

溺水的病理生理发展过程为:①液体进入口鼻腔导致呼吸不畅,溺水者短时间内屏住呼吸;②液体再次进入口鼻腔,部分吸入气道引起呛咳或喉痉挛;③持续的液体吸入或喉痉挛,导致外呼吸过程进一步受阻,机体逐步出现缺氧、酸中毒与高碳酸血症;④大量液体吸入气道,出现急性肺水肿与肺泡表面活性物质丢失,呼吸功能恶化,机体缺氧进一步加重,出现意识丧失,心电节律表现为心动过速、心动过缓、无脉性电活动,最终心脏停搏。溺水心搏骤停事件的整个发展过程通常只需要数分钟,甚至数十秒。

3. 中医学对溺水后心搏骤停病因病机如何认识?

中医学无溺水后心搏骤停的记载,根据溺水后心搏骤停及其复苏后不同阶段的临床表现,大致属中医学的"厥证"之"阴阳离决""脱证""神昏""喘证""悸证""水肿"等。

溺水后各种内外因素导致人体阴阳之气突然离决,气血不相顺接,气机不能复返,心搏近乎停止跳动或停止跳动,心之脏真脏器受损,表现为发病疾速,神志迅速散失,呼吸微弱或绝,全身青紫或苍白,瞳仁散大,人迎脉搏动消失,四肢厥冷等一系列临床危象。故《类经·厥逆》指出"厥者,逆也,气逆则乱,故忽为眩仆脱绝,是名为厥……轻则渐苏,重则即死,最为急候"。本病复苏后虽五脏六腑均受阴阳离决时之害,但其病位仍以心、肺、肾为主。

【教师注意事项】

引导学生掌握溺水后心搏骤停的发病过程及急救处理原则,提高学生的急救意识和技能。

【本幕小结】

本幕患者溺水后心搏骤停诊断明确,复苏时间较长,临床上需注意复苏后各脏器功能的评估及对症支持。

第二幕

【教师参考重点】

1. 溺水致 ARDS 的病理机制及治疗策略是什么?

呼吸系统损伤为溺水患者的最常见并发症,重者可发展为 ARDS。人淹没于水中,本能地引起反应性屏气,避免水进入呼吸道,或引起急性喉痉挛反射以致窒息。由于缺氧,不能坚持屏气,被迫进行深呼吸,使大量水分、污泥、杂草等进入呼吸道和肺泡,堵塞气道,引起窒息,使肺失去通气、换气功能,加剧缺氧。吸入气道的液体和颗粒性物质引起化学性肺炎,损伤肺泡壁上皮细胞,肺泡表面活性物质受到破坏,导致肺泡不稳定,肺泡萎陷不张,肺顺应性降低,通气/血流比例失调,导致 ARDS。

这类患者应尽早进行机械通气,多数患者需要气管插管或切开行有创正压通气,参考 ARDS 的肺保护性通气策略,建议<6ml/kg 的小潮气量和最佳呼气末正压通气,以免肺组织广泛塌陷或造成气压伤。部分重症 ARDS 患者肺功能急剧恶化,可以考虑应用 ECMO 技术。另外,外源性肺泡表面活性物质也有助于纠正溺水 ARDS 的严重低氧血症。吸入性的一氧化氮与全氟化碳等药物治疗方案目前尚在研究阶段。

近年来,有研究报道经纤维支气管镜支气管肺泡灌洗治疗溺水所致 ARDS 的患者,可以改善肺通气和换气功能,是一种安全有效的临床治疗手段。经纤维支气管镜支气管肺泡灌洗可通过冲洗减少气道黏膜及肺泡表面刺激性物质,减少肺泡渗出,使肺泡内水分减少,从而改善换气功能;并可清除小气道内黏液栓、分泌物及误吸异物等,通畅小气道,改善通气功能;还可清理气道内有毒物质及病原体,有利于控制感染。

2. 溺水后吸入性肺炎的抗感染治疗策略是什么?

吸入性肺炎是溺水的另一呼吸系统常见并发症,90% 的溺水患者会吸入环境中的污水,引起吸入性肺炎,其病原体包括内源性(口咽、上呼吸道和消化道)、外源性细菌及少见的真菌。

早期病原学检查对吸入性肺炎的抗感染治疗至关重要,明确病原菌可显著改善患者预后。污水/河水中含有的病原微生物种类主要包括革兰氏阴性菌(如产气单胞菌、肠杆菌属等)以及革兰氏阳性菌(如链球菌和金黄色葡萄球菌),亦发现有真菌,如曲霉、毛霉、隐球菌等。一旦吸入性肺炎确诊,立刻经验性应用广谱抗生素覆盖高度可疑的革兰氏阳性和革兰氏阴性病原菌,待致病菌确诊后进行确切性治疗。

嗜水气单胞菌是一种革兰氏阴性短杆菌,广泛分布于自然界的各种水体,是多种水生动物的原发性致病菌。该菌在淡水环境中易生存,为条件致病菌,当环境骤变,水质恶化时,常会与其他菌(如温和产气单胞菌、弧菌等)混合感染,使病情加重。由嗜水气单胞菌感染的疾病一般病势较猛,多为恶性传染病,病死率高达60%。有研究显示,医院感染嗜水气单胞菌的耐药率较高,对青霉素类抗生素基本耐药,对多数第三、四代头孢类抗生素敏感率只有40%,对碳青霉烯类如亚胺培南和美洛培南敏感度较高,达90%以上。故临床上对检出的嗜水气单胞菌需尽早进行药敏分析并依据药敏结果进行针对性用药。

相对于细菌感染的多发性,溺水后并发真菌感染较为少见。溺水患者合并ARDS、维持机械辅助通气,是真菌感染的高危因素。溺水后一旦发生真菌感染,将会增加患者病死率。最常见的真菌种类为波氏阿利什霉菌和曲霉菌,曲霉菌包括烟曲霉,普遍存在于土壤、海水、下水道、污水中等。虽然曲霉菌在环境中普遍存在,但溺水后侵袭性肺曲霉菌病很少有文献报道。

3. 溺水后缺氧性脑损害的处理原则有什么?

缺氧性脑损害是影响溺水患者预后的最重要因素,溺水时间是造成患者严重神经功能缺损或死亡的主要原因。研究显示,溺水0~5分钟,严重神经功能缺损或死亡风险为10%;溺水6~10分钟,风险为56%;溺水11~25分钟,风险为88%;溺水>25分钟,风险接近100%。尽早帮助溺水者脱离水体,开始基础生命支持与高级生命支持,以及后期目标导向的脑复苏策略,是改善缺氧性脑损害的关键。对于溺水期间体温下降的患者,由于低温降低脑组织对氧的需求,减少脑细胞代谢,可能延长大脑缺氧耐受的时间,提高存活概率;然而,低温亦可能预示较长时间的溺水,患者的不良预后风险增加。

对于神志改变甚至昏迷的重症溺水患者,建议密切评估患者的意识水平、瞳孔反应、脑干反射及运动功能,定期的头颅影像学检查,对其综合评价有助于缺氧性脑损害程度与预后的判断。

治疗上,除了维持血压、血糖、血氧等生理指标正常,以及控制寒战、抽搐等症状,尚无足够的证据支持应用一种或多种特异性的神经保护药物来改善病情。治疗性亚低温已被证实能有效改善室颤心搏骤停事件的神经系统预后,其脑保护作用在部分窒息心搏骤停的临床研究与少数溺水心搏骤停的个案救治中亦得到展现。目前,建议溺水心搏骤停复苏后尽早诱导治疗性亚低温,体温在32~34℃维持12~72小时,然后以0.25~0.50℃/h的速度进行复温,最终维持体温≤37℃。

癫痫既可以是溺水的诱因,又可能继发于溺水心搏骤停事件。心搏骤停复苏后,患者发生癫痫的比例可高达47%,其中2/3为癫痫持续状态,后者预示心搏骤停事件的预后不良。临床发作的癫痫患者,建议使用抗癫痫药物;脑电图提示癫痫或癫痫持续状态的非抽搐患者,需要考虑抗癫痫治疗。

4. 本病的中医救治原则是什么?

溺水后心搏骤停属于至虚至实的凶险证候,故一旦病发,应当就地、迅速地综合急救,旨在恢复心跳及呼吸,使阴阳相抱不离,五脏生理互用,升降复常,气化得通。此阶段中医中药难以及时应用,待复苏成功,自主循环恢复后,应根据以下证候分型辨证施治。①气阴两脱:

治以益气救阴为法,方可选生脉散;②元阳暴脱:治当回阳固脱,方予通脉四逆汤;③痰瘀蒙窍:治以豁痰活血、开窍醒神,可予血府逐瘀汤送服苏合香丸。

此外,由于自主循环恢复后的缺血再灌注损伤及 SIRS 等,复苏后所出现的器官功能障碍有其特殊病机和临床表现,尤其是心、肺、脑等脏器。中医药治疗在此阶段有其独特的优势,如对于复苏后的心功能不全,可分以下证型辨证施治。①气虚血瘀证:治以益气活血为法,方予保和汤加减;②阳虚血瘀证:予四逆汤合参附汤,温阳活血;③血瘀水阻证:予血府逐瘀汤合五苓散,化瘀利水。对于昏迷脑复苏,中医分闭证和脱证进行救治。①闭证:热闭者,治宜辛凉开窍,予凉开三宝,其中心包热盛,首选安宫牛黄丸;津亏热轻或兼惊厥,宜用紫雪丹;兼湿之证,宜用至宝丹。寒闭者,治宜辛温开窍,可予苏合香丸;②脱证:宜急补阴阳,同时选用参附注射液和生脉注射液静脉滴注。而对于复苏后出现的呼吸衰竭者,中医治疗当辨虚实,分以下证型辨证施治。①痰瘀阻肺:治以豁痰化瘀,方选菖蒲郁金汤送服七厘散;②肺气亏虚:治以益气养阴,回阳救逆,方予生脉散和参附汤。

【教师注意事项】

如何减轻 ARDS 与缺氧性脑损害,是重症溺水患者治疗的关键。通过本幕案例的学习,重点引导学生掌握溺水后各系统并发症的处理原则及脏器功能的监测和评估,培养学生综合分析病情、解决问题的能力。

【本幕小结】

患者溺水后心搏骤停、合并重症吸入性肺炎、MODS,病情危重,经中西医结合综合救治,生命体征逐渐稳定,转普通病房继续康复治疗。

【参考文献】

1. 徐杰丰,方雅,张茂. 溺水救治进展[J]. 中华全科医师杂志,2018,17(5):401-405.

2. 王飞,张文祥. 淡水淹溺重症患者的机械通气策略及预防[J]. 疾病监测与控制,2013,7(12):730-732.

3. 孟庆义,李立艳,李蕾. 淹溺的病理生理机制解析[J]. 实用休克杂志(中英文),2019,3(3):144-149.

4. 姜德友,孟璐,李文昊,等. 厥证源流考(一)[J]. 中国中医急症,2018,27(7):1280-1282.

(周耿标)

案例 7　二甲双胍相关乳酸酸中毒

|　第一幕　|

【教师参考重点】

1. 乳酸酸中毒的常见病因有哪些?

乳酸酸中毒系大量乳酸在体内堆积所致。乳酸由丙酮酸还原而成,丙酮酸是糖代谢的中间产物,血浆乳酸浓度取决于糖酵解的速度及乳酸被利用的快慢,如果因各种原因引起组织缺氧,丙酮酸未及时氧化即还原为乳酸,导致乳酸生成过多,或因肝脏疾病致使乳酸未能被充分利用,或清除障碍,血乳酸浓度则升高。

分类:乳酸酸中毒分先天性和获得性两大类。先天性乳酸酸中毒是因遗传性酶的缺陷而造成乳酸、丙酮酸代谢障碍。获得性乳酸酸中毒分 A 型和 B 型两大类。A 型为继发性乳酸酸中毒,是组织获得的氧不能满足组织代谢需要,导致无氧酵解增加所致,如休克、严重低氧血症、重度贫血、心力衰竭、CO 中毒及高代谢状态(如癫痫、严重哮喘、剧烈运动等)等。B 型为自发性乳酸酸中毒,其发病与缺氧无关。①系统性疾病引起:见于糖尿病、恶性肿瘤、脓毒血症、肝肾衰竭、胰腺炎及胃肠病等;②药物及毒素引起:多见于双胍类降糖药、果糖、甲醇、水杨酸、可卡因及异烟肼等。

2. 代谢性酸中毒如何分类?

代谢性酸中毒可分为:①高阴离子隙(anion gap,AG)正常氯型代谢性酸中毒:包括乳酸酸中毒、酮症酸中毒、药物或毒物导致的代谢性酸中毒、慢性肾衰竭。②正常 AG 高氯型代谢性酸中毒:主要因 HCO_3^- 从肾脏或肾外丢失过多引起,如严重腹泻、肠梗阻、尿道旁路手术、酸性物质进入体内过多、肾小管酸中毒等。

3. 乳酸酸中毒的诊断要点是什么?

正常人静息状态下静脉血乳酸含量约为 0.4~1.4mmol/L,血乳酸水平>2mmol/L,考虑高乳酸血症。乳酸酸中毒是住院患者代谢性酸中毒最常见的原因,乳酸酸中毒通常会导致阴离子间隙升高,严重乳酸酸中毒会导致高阴离子间隙型酸中毒。

乳酸酸中毒的诊断:凡是口服双胍类降糖药物的糖尿病患者有严重酸中毒而酮体无明显增高者,应考虑本病。凡是有休克、缺氧、肝肾衰竭者,如酸中毒较重时,必须警惕乳酸酸中毒的可能性。诊断标准:①血乳酸 ≥5mmol/L;②动脉血 pH 值<7.35;③ AG>18mmol/L;④ CO_2 结合力降低;⑤ HCO_3^-<10mmol/L;⑥丙酮酸增高,乳酸/丙酮酸 ≥30∶1;⑦血酮体一般不升高。

4. MALA 的发病机制及常见原因是什么?

二甲双胍相关性乳酸酸中毒(metformin associated lactic acidosis,MALA)的发生机制很复杂。二甲双胍会抑制线粒体内乳酸向葡萄糖转化,并且在肝脏抑制糖异生酶,使乳酸代谢通路受阻。通过上述机制,二甲双胍一方面增加乳酸生成,另一方面阻止乳酸代谢,导致在某些特定情况下可引起血乳酸水平的升高。乳酸酸中毒是一种罕见但严重、病死率高的并发症。MALA 主要见于肾衰竭或肾功能急性恶化的糖尿病患者,也可能出现于糖尿病控制不佳、肝功能不全、酮症、长期禁食、过量饮酒及血流动力学不稳定或该药蓄积水平高的患者中。大量摄入二甲双胍也可能发生乳酸酸中毒。

5. 中医对乳酸酸中毒的病因病机如何认识?

乳酸酸中毒的中医认识:乳酸酸中毒早期可以因深大呼吸代偿代谢酸中毒表现为喘证,严重者合并休克,可出现喘脱证。在脓毒症发病过程中,当出现病理性的氧供不足或氧摄取障碍而导致血乳酸升高时,患者往往出现神志淡漠、气促、四肢末端不温、尿量减少等表现,当归属于中医学“脱证”中“阳气欲脱”的范畴。有学者认为糖尿病乳酸酸中毒的病因病机主要是脾失健运、湿浊中阻；心火肝郁、痰浊蕴结；误治失治、阴脱阳亡。

【教师注意事项】

该患者有冠心病、慢性心力衰竭病史，突发气促，最容易想到心力衰竭的急性加重，但应结合患者的基础情况进行"气促"的鉴别诊断。患者糖尿病基础，出现肾功能不全后仍继续服用二甲双胍，临床表现为乳酸酸中毒，混杂有心力衰竭的表现，需引导学生对这两种疾病进行鉴别、思考。

患者出现肾功能不全后仍继续服用二甲双胍，对此，应重点引导学生认识、掌握药物禁忌证及肾功能不全后药物剂量的调整。

【本幕小结】

患者高龄，基础疾病多，突发气促，进而出现休克。对引起这些症状、体征的疾病进行鉴别以进一步明确病情。

------------------------------- | 第二幕 | -------------------------------

【教师参考重点】

1. 乳酸酸中毒如何治疗？

(1)一般措施：寻找和去除诱发乳酸酸中毒的诱因，停用所有可能诱发乳酸酸中毒的药物及化学物质，有利于 B 型乳酸酸中毒的治疗。改善患者的缺氧状态，及时给氧及做好人工呼吸的各种准备，有助于 A 型乳酸酸中毒的治疗。

(2)纠正休克：充分补液扩容可改善组织灌注，减少乳酸的产生，促进利尿排酸。输液宜用生理盐水，避免使用含乳酸的溶液。肾上腺素强烈收缩血管，能够减少肌肉、肝脏血流量，应予禁用。现在研究表明，在感染性休克的治疗中，去甲肾上腺素能够使动静脉短路的血管收缩，分流减少，增加内脏血流，内脏缺血缺氧得到改善，流经肝脏血液增加，肝脏摄取、代谢乳酸功能增强，血乳酸浓度下降。

(3)纠正酸中毒：采用持续静脉滴注的方式给予小剂量碳酸氢钠，使 HCO_3^- 上升 4~6mmol/L，维持在 14~16mmol/L，动脉血 pH 值上升至 7.2。酸中毒严重者(血 pH 值<7.0)纠正不宜太快，尤其肺功能及循环功能减退者，容易使 CO_2 蓄积进一步加重缺氧，而且会导致急性血管内容量超负荷、低钙血症及血红蛋白氧和解离曲线左移等问题，可加重病情。

(4)胰岛素和葡萄糖：胰岛素不足是导致糖尿病乳酸酸中毒的诱因之一。胰岛素不足使丙酮酸脱氢酶活性降低，丙酮酸进入三羧酸循环减少。此类患者宜用胰岛素治疗，与葡萄糖结合，有利于减少糖类的无氧酵解，有利于乳酸的消除。

(5)血液净化治疗：用不含乳酸钠的液体进行血液透析滤过或腹膜透析，可加速乳酸排泄，并可清除双胍类等引起的乳酸酸中毒的药物，适用于严重乳酸酸中毒或者给予其他积极治疗仍不能改善者。

2. MALA 的治疗方案是什么？

在乳酸酸中毒治疗原则的基础上，停用双胍类药物(二甲双胍)。对于发生低血糖的患者，应静脉给予 0.5~1g/kg 葡萄糖，并给予患者进食(因原发病因需要禁食除外)。血液透析治疗可用于二甲双胍急性中毒导致的 MALA 患者。对于符合以下任何特征者,我们推荐进行血液透析:①乳酸浓度>20mmol/L;②重度代谢性酸中毒(pH 值≤7.0);③尽管给予积极支持治疗和碳酸氢盐治疗,在 2~4 小时内患者乳酸浓度仍达到 15~20mmol/L 或代谢性酸中毒(pH 值降至 7.0~7.1);④出现有休克、肾功能异常、肝衰竭或意识水平下降等情况者。

3. 重症患者 CRRT 的指征有哪些?

重症患者使用 CRRT 的指征主要有两大类:①重症患者并发肾功能损害,主要是严重的急性肾衰竭;②非肾脏疾病或肾功能损害的重症状态,主要用于器官功能不全支持、稳定内环境、免疫调节等,包括感染性休克、非手术治疗的重症急性胰腺炎、顽固性心力衰竭、横纹肌溶解、严重内环境紊乱、各种药物中毒。

4. 乳酸酸中毒的中医治疗切入点?

乳酸酸中毒可以表现为神志淡漠、气促、四肢末端不温、尿量减少,可归属于中医学“喘证”“脱证”的范畴。

在脓毒症发病过程中,出现病理性的氧供不足或氧摄取障碍而导致血乳酸升高时,患者往往会出现阳气欲脱的表现。因此,一旦脓毒症患者出现高乳酸血症,临床上应该积极评估患者是否具有阳虚证表现,治疗上注意顾护阳气。对于休克导致的高乳酸血症,可积极采用回阳救逆的中医药治疗方法。

此外,也有一些研究提示活血法可能通过改善微循环而加快乳酸的清除,但此观点有待进一步研究。有学者对糖尿病乳酸酸中毒分证论治:痰浊中阻证,方选藿香正气散合温胆汤加减;痰浊蒙蔽证,方选菖蒲郁金汤加减;阴脱阳亡证,方选参附汤合生脉散加味。临床上应根据患者的整体状况进行辨证施治。

【教师注意事项】

引导学生掌握乳酸酸中毒的治疗原则。

【本幕小结】

患者诊断为肾衰竭服用二甲双胍引起的严重乳酸酸中毒,出现严重休克,进而导致 MODS,经中西医积极救治,患者病情改善出院。

【参考文献】

许书添. 乳酸酸中毒的诊断和治疗[J]. 肾脏病与透析肾移植杂志,2018,27(1): 79-83.

(杜炯栋)

案例8　热　射　病

|　第一幕　|

【教师参考重点】

1. 热射病的发病诱因有哪些?

热射病的主要发病原因是人体受外界环境中热源的作用和体内热量不能通过正常生

理性散热以达到热平衡,致使体内热蓄积,引起体温升高。高温(室温超过35℃)、高湿度(≥60%)、通风不良条件下劳动是常见的热射病诱发因素。

2. 热射病的分型有哪些?

热射病分为经典型热射病(classic heat stroke,CHS)和劳力型热射病(exertional heat stroke,EHS)。

(1)CHS主要由于被动暴露于热环境引起机体产热与散热失衡而发病。CHS常见于年幼者、孕妇和年老体衰者,或者有慢性基础疾病、免疫功能受损的个体。

(2)EHS主要由于高强度体力活动引起机体产热与散热失衡而发病。EHS常见于夏季剧烈运动的健康青年人,比如在夏季参训的官兵、运动员、消防员、建筑工人等。尽管EHS在高温高湿环境中更容易发生,但环境条件并非必需。

以往教科书上常引用"热痉挛""热晕厥""热衰竭"等概念,以上概念均是热损伤因素作用于机体引起的特定的病理生理表现,或者说是热致疾病进展过程中特定器官或系统的受损表现,可单独或合并存在,过于纠结它们之间的概念区分意义不大,故最新临床共识中已不再强调上述概念。

3. 热射病如何诊断及鉴别诊断?

(1)诊断:目前,国际上关于热射病的诊断仍缺乏统一标准,在很大程度上主要根据病史和临床表现做出临床诊断。结合国内救治现状,建议诊断标准如下。

1)病史信息:①暴露于高温、高湿环境;②高强度运动。

2)临床表现:①中枢神经系统功能障碍表现(如昏迷、抽搐、谵妄、行为异常等);②核心温度超过40℃;③多器官(≥2个)功能损伤表现(肝脏、肾脏、横纹肌、胃肠等);④严重凝血功能障碍或DIC。

有病史信息中任意一条加上临床表现中的任意一条,且不能用其他原因解释时,应考虑热射病的诊断。

(2)鉴别诊断:多数热射病患者以意识状态改变伴高热为首发症状,同时合并出现多脏器功能损害的相应症状,临床上注意与下列疾病鉴别。

1)中枢神经系统疾病:①脑血管病,常见脑出血、大面积脑梗死、蛛网膜下腔出血等,可表现为意识状态、肢体活动、言语等改变,此类患者多伴有高血压、糖尿病、血管畸形等基础疾病,发病早期一般无发热和神经系统以外器官损伤,影像学检查可见责任病灶。②脑炎、脑膜炎,根据病原体不同可分为细菌性、病毒性等,临床症状与热射病相似,可表现为高热、头疼、抽搐等,但发病与环境因素及剧烈体力活动无关,通过病史可以鉴别。③癫痫,此为发作性疾病,既往有反复发作史,非运动时间可以发作,通常无发热、多器官受损表现,脑电图检查可见异常波。

2)感染性疾病:热射病易被误诊为感染性疾病导致的休克、多器官功能损害等,但后者多有感染病灶的相应表现、感染指标异常及影像学改变等,而前者有其特定的病史和易感因素,需要通过详细询问病史、查体等加以鉴别。

3)代谢障碍性疾病:如低血糖昏迷、高渗昏迷、肝性脑病、尿毒症性脑病等,此类患者可出现意识障碍等,但一般无发热,短期内通常无多器官损害,迅速纠正原发疾病,症状多可缓解。

4)水、电解质平衡紊乱:如运动性低钠血症,其多因运动后脱水、单纯补充不含盐液体或生理盐水造成,可引起低渗性脑病。临床表现易与热射病的神经系统表现相重叠,需及时检测电解质以鉴别。

5)恶性高热:一种亚临床遗传性肌肉病,即患者平时无异常表现,在全麻过程中接触挥发性吸入麻醉药(如氟烷、恩氟烷、异氟烷等)和去极化类肌松药(琥珀酰胆碱)后出现骨骼肌强直性收缩,产生大量能量,导致体温持续快速增高,在没有特异性药物治疗的情况下,一般的临床降温措施难以控制体温的增高,最终可导致患者死亡。恶性高热通过病史易鉴别。

4. 中医对热射病的病因病机如何认识?

(1)中医病因:中医认为热射病的内因为正气不足,湿邪内生;外因则依据阳暑或阴暑各有不同,阳暑外因为暑热或暑湿秽浊之气,阴暑外因为形寒阴冷。

(2)中医病机:热射病的病位在肺卫、心包、心及脾胃,病性多虚实夹杂。①暑热外袭。盛夏酷暑之季,感受暑热或暑湿秽浊之气,邪热内郁,蒙蔽清窍,致升降失司,气化失常,阴阳气血失常,终成热射病。②正气不足。暑邪所伤之人,多为正气内虚,湿邪内生,外感暑热,内外合邪为患。③劳倦诱发。多因正气内虚,脏腑调节功能失常易感暑热时邪而患热射病。

【教师注意事项】

患者发病诱因明确,结合发病现场环境,热射病诊断基本成立,但发病后患者出现明显意识障碍,此时,需引导学生与其他导致意识障碍疾病进行鉴别诊断。

热射病后出现多器官功能衰竭概率非常高,需引导学生对患者早期各器官进行全面评估,及早发现多器官损害情况。

【本幕小结】

患者为青壮年男性,既往体健,由于在高温环境下进行剧烈运动而出现超高热、意识障碍。需对引起这些症状的疾病进行鉴别以进一步明确病情。

------------ | 第二幕 | ------------

【教师参考重点】

1. 热射病的治疗要点有哪些?

(1)现场急救:①立即脱离热环境;②快速测量体温;③积极有效降温;④快速液体复苏;⑤气道保护与氧疗;⑥控制抽搐。

(2)转运后送

1)转运后送前评估,指征:①体温>40℃;②实施降温治疗(抬到阴凉地方、洒水、浸泡、扇风等)30分钟后体温仍>40℃;③意识障碍无改善;④现场缺乏必要的救治条件。

2)转运途中的管理:转运过程中应做到密切监测体温,持续有效降温。

(3)院内治疗:①目标温度管理;②气道管理与呼吸支持;③循环监测与管理;④凝血功能障碍的治疗;⑤中枢神经系统损伤与脑保护;⑥肝功能损伤的治疗;⑦胃肠功能保护及治疗;⑧横纹肌溶解综合征的治疗;⑨血液净化治疗。

2. 热射病常用降温措施有哪些？早期体温管理如何实施？

(1)热射病降温措施：①控温毯；②血管内降温(包括输注冷却液体和血管内热交换技术)；③药物降温；④连续性血液净化治疗(continuous blood purification,CBP)。

(2)早期体温管理：①院前快速测量体温,建议测量体表温度(腋温或耳温)以做参考；②现场快速降温,目标为将核心温度在30分钟内迅速降至39.0℃以下,2小时内降至38.5℃以下；③入院后进行目标温度管理,所有入院的热射病患者均需要立即进行持续性核心温度测量,推荐直肠温度监测；④持续有效控制体温,维持目标温度为37.0~38.5℃。

3. 热射病合并DIC的处理措施是什么？

(1)替代治疗

1)补充凝血因子：PT或APTT延长>1.5倍时,ACT>160秒应尽早静脉输注新鲜冷冻血浆15~30ml/kg；FIB<1.5g/L可给予冷沉淀(10ml/kg)或人FIB(30~50mg/kg)输注。血浆FIB至少应维持在1.5g/L。

2)补充血小板：血小板<50×10⁹/L即可输注1个治疗量的机采血小板。

3)补充重组凝血因子Ⅶ：如经积极替代治疗仍然无法有效止血,且经传统凝血监测项目或全血监测设备仍提示低凝状态,可以使用重组凝血因子Ⅶ(rⅦ)。为了更好止血,使用rⅦ时需满足以下条件：①酸中毒、低体温和低钙血症已经纠正；②血细胞比容>24%,血小板计数>50×10⁹/L,FIB>1.5g/L。rⅦ使用初始剂量为200μg/kg,视出血情况可以2小时为间隔继续追加100μg/kg。根据出血情况和凝血检测结果酌情停药。

(2)抗凝治疗

1)抗凝时机：凝血酶-抗凝血酶复合物、D-dimer、纤维蛋白降解产物(FDP)和纤溶酶-α2抗纤溶酶复合物显著升高,全血功能监测结果显示显著低凝,同时合并显著脏器功能损害的情况下,即可在启动目标导向替代治疗的同时启动抗凝治疗。抗凝过程中需动态监测凝血功能,评估抗凝效果和出血风险。如有活动性出血(如颅内出血、消化道大出血等),需在出血基本控制后再评估抗凝治疗时机。

2)抗凝药物的选择与剂量：①普通肝素。根据凝血功能和器官功能状况选择1~8U/(kg·h)的维持剂量,并根据APTT、血栓弹力图(TEG)的R值或凝血与血小板功能分析仪ACT值较前基础值的改变来调整剂量。②低分子肝素。起始剂量一般建议1mg/kg,2次/d,静脉注射或皮下注射,并应用抗Xa活性监测剂量,控制目标范围为0.6~1.0U/ml。因为低分子肝素经肾脏代谢,肾功能不全者尤需监测。③停药时机。当凝血功能基本纠正,具体表现为PLT可自行维持在正常水平,凝血酶-抗凝血酶复合物、D-dimer、FDP、纤溶酶-α2抗纤溶酶复合物等凝血指标基本正常,全血监测检验结果基本正常即可停用抗凝药物。

4. 热射病的中医治疗如何切入？

(1)辨证方药

1)中暑阳证

证候：高热,畏寒汗出,烦躁,口渴欲饮,饮后安适,脉洪大或沉数,舌红少津。

治法：清热祛湿,佐以养阴生津。

方药：白虎汤合竹叶石膏汤。

2)中暑阴证

证候:身凉肢厥,冷汗直出,面色苍白,渴欲饮水,饮入即吐,甚则昏迷,脉微欲绝或沉迟。

治法:益气固脱,佐以祛暑和胃。

方药:生脉散合参附龙牡汤。

3)暑热蒙心证

证候:高热烦躁,汗出胸闷,猝然闷倒神昏,不省人事,脉象洪数,舌质红绛。

治法:清心凉营,开窍醒神。

方药:清营汤。

4)中暑动风证

证候:暑热内扰心营,热极生风而抽搐、痉挛。

治法:养阴清热息风。

方药:三甲复脉汤。

(2)外治法

1)针刺法:人中、十宣等穴位。

2)刮痧疗法:针对轻症中暑可采用刮痧疗法。

【教师注意事项】

引导学生掌握热射病紧急降温处理方法及降温目标。

【本幕小结】

患者热射病入院,诊断明确,院前降温处理措施效果不理想,入院后强化降温处理,同时进行多器官功能监护,治疗过程中出现多器官功能不全,但经及时准确地处理后病情稳定出院。

【参考文献】

1. 杨毅,陈德昌. 重症医学病理生理紊乱:诊断与治疗临床思路[M].上海:上海科学技术出版社,2019.

2. 全军热射病防治专家组,全军重症医学专业委员会. 中国热射病诊断与治疗专家共识[J],解放军医学杂志,2019,44(3):181-196.

3. 中华医学会血液学分会血栓与止血学组. 弥散性血管内凝血诊断中国专家共识(2017年版)[J].中华血液学杂志,2017,38(5):361-363.

(杨卫立)

案例9 毒蛇咬伤

| 第一幕 |

【教师参考重点】

1. 蛇毒的分类有哪几种?

(1)以神经毒为主的毒蛇:有金环蛇、银环蛇及海蛇等,毒液主要作用于神经系统,引起肌肉麻痹和呼吸麻痹。

（2）以血液毒为主的毒蛇：有竹叶青、蝰蛇和龟壳花蛇等，毒液主要影响血液及循环系统，引起溶血、出血、凝血及心脏衰竭。

（3）细胞毒类的毒蛇：有眼镜蛇等，其毒液具有多种酶溶解细胞和组织间的透明质酸、蛋白的特性，引起局部组织细胞坏死，甚至进入血液系统引起血管和心肌细胞坏死。

（4）混合毒类的毒蛇：有蝮蛇、眼镜王蛇和尖吻蝮（五步蛇）等，其毒液同时具有神经毒、血液毒和 / 或细胞毒的特性。

2. 各种蛇毒中毒的临床表现是什么？

（1）神经毒致伤的表现：伤口局部出现麻木，知觉丧失，或仅有轻微痒感。伤口红肿不明显，出血不多，约在伤后半小时，出现头昏、嗜睡、恶心、呕吐及乏力；重者出现吞咽困难、声嘶、失语、眼睑下垂及复视；最后可出现呼吸困难、血压下降及休克，致使机体缺氧、发绀、全身瘫痪。如抢救不及时则最后出现呼吸及循环衰竭，患者可迅速死亡。神经毒吸收快，危险性大，又因局部症状轻，常被人忽略。伤后的第 1~2 天为危险期，一旦度过此期，症状就能很快好转，而且治愈后不留任何后遗症。

（2）血液毒致伤的表现：咬伤的局部迅速肿胀，并不断向近侧发展，伤口剧痛，流血不止，伤口周围的皮肤常伴有水疱或血疱，皮下瘀斑，组织坏死。严重时全身广泛性出血，如结膜下瘀血、鼻衄、呕血、咳血及尿血等。个别患者还会出现胸腔、腹腔出血及颅内出血，最后导致出血性休克。患者可伴头晕、恶心、呕吐及腹泻，关节疼痛及高热。由于症状出现较早，一般救治较为及时，故死亡率可低于神经毒致伤的患者。但由于发病急，病程较持久，所以危险期也较长，治疗过晚则后果严重。治愈后常留有局部及内脏的后遗症。

（3）细胞毒致伤的表现：咬伤后出现组织肿胀，肿胀可延及整个患肢甚至躯干，溃烂坏死严重者可致患者残废；心肌损害出现心功能不全；横纹肌破坏可出现肌红蛋白尿合并肾功能不全；病情恶化可出现 SIRS 甚至出现 MODS。

（4）混合毒致伤的表现：兼有神经毒及血液毒和 / 或细胞毒的临床表现。从局部伤口看类似血液毒致伤，如局部红肿、瘀斑、血疱、组织坏死及淋巴结炎等；从全身来看，又类似神经毒致伤。此类伤员死亡原因仍以神经毒为主。

3. 毒蛇咬伤如何鉴别诊断？

（1）无毒蛇咬伤：无毒蛇咬伤伤口处仅有多数细小呈弧形排列的牙痕，局部仅轻度疼痛与肿胀，并为时短暂，且不扩大或加重，无全身中毒症状，少数出现头晕、恶心、心悸、乏力等症状，往往是紧张、恐惧情绪所致。

（2）蜈蚣咬伤：表现为局部剧痛，炎症反应显著，可有组织坏死，与火毒蛇咬伤相似。但蜈蚣咬伤牙痕横排呈楔状，无下颌牙痕，全身症状轻微或无。

4. 中医对毒蛇咬伤的病因病机如何认识？

毒蛇咬伤人后，毒液由伤口进入体内，而引起风毒火毒壅滞经络，扩入营血，内陷脏腑，从而产生一系列局部和全身中毒症状。

中医对毒蛇咬伤的记载可上溯至我国最早的药物学专著《神农本草经》，其中记载"蚤休……去蛇毒"。晋代葛洪《肘后备急方》记载多种治疗毒蛇咬伤方法,如"捣小蒜,饮汁,以滓敷疮上","捣鬼针草,敷上,即定",同时又有"蛇螫人,九窍皆血出"的症状记载。隋代巢元方《诸病源候论》首次详细记载了伤人毒蛇种类,并提出"恶蛇之类甚多,而毒有瘥剧"的区别治疗原则,"凡蛇疮未愈,禁热食;热食便发"为蛇伤治疗的饮食禁忌。《本草纲目》记载半边莲"蛇虺伤,捣汁饮,以滓围涂之。"《普济方》记载"夫蛇火虫也,热气炎极,为毒至甚",明确了蛇毒为火热致病。《外科证治全书》论治毒蛇咬伤提到"毒尽从大小便而出。"已认识到治疗毒蛇咬伤从通利二便解毒排毒的重要性。

【教师注意事项】

患者蛇咬伤病史明确,但各种毒蛇咬伤所带来的中毒机制不同,造成的器官损伤以及治法治则也有明显区别,故需引导学生在问诊过程中重点询问中毒事件、地点、咬伤部位以及毒蛇的形态、颜色等以利于及早明确毒蛇种类及辨证施治。

【本幕小结】

患者为青年男性,有明确的毒蛇咬伤病史。被咬伤后已采取最快速度送至就近具备救治条件的医疗中心进行救治。在到达医院之前已进行正确的伤口预处理,为抢救成功提供极大的帮助。

第二幕

【教师参考重点】

1. 毒蛇咬伤的现场如何预处理?

原则是迅速清除和破坏局部毒液,减缓毒液吸收,尽快送达医院。

(1)脱离:立即远离被蛇咬的地方,用工具将蛇驱逐开。

(2)认蛇:尽量记住蛇的基本特征,如蛇形、蛇头、蛇体和颜色,有条件可拍照记录毒蛇特征。

(3)解压:去除受伤部位的各种受限物品,避免组织肿胀后无法取出。

(4)镇定、制动:保持冷静,尽量保持全身完全制动,尤其受伤肢体制动,可借助夹板、树枝等进行固定,伤口相对低位(保持在心脏水平以下)。

(5)绑扎法:被毒蛇咬伤后,立即用布条类、毛巾或绷带等物,在伤肢近侧5~10cm处或在受伤指(趾)根部予以绑扎,以减少静脉及淋巴液的回流,从而达到暂时阻止蛇毒吸收的目的。在后送途中应每隔20分钟松绑一次,每次1~2分钟,以防止伤肢瘀血及组织坏死。待伤口得到彻底清创处理和服用蛇药片3~4小时后,才能解除绑带。

(6)止痛、呼救送院:有条件可予对乙酰氨基酚或阿片类药物口服局部止痛。呼叫"120"尽快送院。

2. 毒蛇咬伤的伤口处理措施有哪些?

(1)清理:大多数毒蛇咬伤伤口无需做伤口处理,或仅需局部清水冲洗。当伤口有残留断牙、创面污染或感染出现坏死时,可考虑进行清创,且应在使用足量抗蛇毒血清后进行。

(2)切开:需观察伤口是否出现筋膜室综合征,在使用足量抗蛇毒血清后仍出现筋膜室综合征并无法缓解时,可考虑进行切开减压,但不应进行预防性切开。

(3)中医药外敷：可根据伤口情况局部使用双柏散、生肌膏等药物清热解毒、提脓祛腐、生肌收口等。

3. 毒蛇咬伤的药物处理措施有哪些？

(1)抗蛇毒血清：抗蛇毒血清是对抗蛇毒唯一安全有效的药物，应尽早使用，视临床情况可追加使用。能明确毒蛇咬伤蛇种时应使用针对特定毒蛇的特异性抗蛇毒血清；对蛇种不明确的毒蛇咬伤，应根据临床中毒表现选择可能的蛇毒血清类别。抗蛇毒血清首选静脉用药，使用时应缓慢，开始用药1小时内严密观察不良反应，严防过敏反应等不良反应，使用后视临床情况动态复查血常规、凝血功能等相关指标直至病情稳定。

(2)其他综合治疗：①疑似或确定有感染者可予广谱抗生素进行抗感染治疗；②扩容补液，必要时输注血液制品纠正出凝血功能紊乱；③行血浆置换进行血液净化；④注射破伤风抗毒素；⑤呼吸微弱时给予辅助性通气等呼吸支持；⑥抗胆碱酯酶酶药，对抗蛇毒血清疗效不佳的神经毒类蛇伤患者有一定的作用。

4. 中医药对毒蛇咬伤如何辨证论治？

(1)风毒证：局部伤口无红、肿、痛，可伴有皮肤麻木感；全身症状有头晕，眼花，乏力，嗜睡，气急，眼睑下垂，张口不利，咽痛，腹痛，呕吐，全身肌肉疼痛等，严重者出现呼吸困难，视物模糊，语言不清，流涎，牙关紧闭，吞咽困难，四肢麻痹或抽搐，神志模糊，甚至昏迷；舌质红，苔薄白，脉弦数。

治法：活血通络，祛风解毒。

推荐方药：五虎追风散加小陷胸汤加减。

(2)火毒证：局部肿痛严重，常有水疱、血疱或瘀斑，伤口流血不止，严重者出现局部组织坏死；全身症状可见恶寒发热，烦躁，咽干口渴，胸闷心悸，胁肋胀痛，大便干结，小便短赤或血尿；舌质红，苔黄，脉滑数。

治法：泻火解毒，凉血活血。

推荐方药：黄连解毒汤合五味消毒饮加减。

(3)风火毒证：局部肿胀较重，一般多有伤口剧痛，或有水疱、血疱、瘀斑或伤处溃烂；全身症状有头晕，头痛，眼花，恶寒发热，胸闷心悸，恶心呕吐，大便秘结，小便短赤或无尿，严重者烦躁抽搐，甚至神志昏愦；舌质红，舌苔白黄相兼，后期苔黄，脉弦数。

治法：清热解毒，凉血息风。

推荐方药：黄连解毒汤合五虎追风散加减。

(4)蛇毒内陷证：毒蛇咬伤后，出现高热、躁狂不安、惊厥抽搐或神昏谵语。局部伤口由红肿突然变成紫暗或紫黑，肿势反而稍减，舌质红绛，脉细数。

治法：清营凉血解毒。

推荐方药：清营汤加减。

(5)血热妄行证：多见于蛇伤早、中期。伤口出血不止，患肢见血疱，全身皮肤瘀斑，口、鼻、眼、二阴等七窍出血；脉弦数或细数，舌质绛而少苔，后期脉细弱，舌质淡。

治法：凉血止血，解毒益阴。

推荐方药：犀角地黄汤加减。

(6)水湿内停证：多见于蛇伤早、中期。患者原有血尿，突然尿少或尿闭，遍身肿满，发热，烦躁，口渴，伤口仍红肿、胀痛；舌淡，苔白，脉濡滑。

治法：利湿行水，清热利尿。

推荐方药：五苓散合疏凿饮子加减。

(7)肾阳虚衰证：蛇伤后期，尿少或尿闭，全身水肿，形寒肢冷，苔白色晦，脉沉细。

治法：温阳利水。

推荐方药：真武汤加减。

(8)心气不足证：蛇伤后期，心悸，气短，面色苍白，唇舌青紫，脉促或结代。

治法：益气养心。

推荐方药：保元汤加减。

(9)经脉瘀滞证：多见于蛇伤中、后期。患肢硬肿不退，疼痛剧烈；或出现患肢组织坏死，局部皮肤黑紫不温，甚至腐肉难脱；舌暗夹瘀点，苔白，脉涩。

治法：清热解毒，活血化瘀。

推荐方药：桃红四物汤加减。

【教师注意事项】

患者到达医院后出现意识障碍，结合蛇咬伤病史以及入院主诉症状，应该注意神经毒引起呼吸肌麻痹导致急性二氧化碳潴留导致意识障碍。在血气分析结果回报之前应与其他引起意识障碍的疾病相鉴别。

【本幕小结】

患者由于神经毒导致呼吸衰竭，给予及时对症处理机械通气，同时针对毒蛇咬伤进行中西医结合治疗，最终患者痊愈出院。

【参考文献】

1. 中华医学会急诊医学分会，国家急诊质控中心，中国医师协会急诊医师分会，等. 中国蛇伤救治指南［J］. 中华急诊医学杂志，2024，33（7）：891-906.

2. 中国蛇伤救治专家共识专家组. 2018年中国蛇伤救治专家共识［J］. 蛇志，2018，30（4）：561-567.

（杨卫立）

附录 1

PBL 评估用表
（上海交通大学医学院）

　　以形成性评价为主，评估要素包括学生、教师、教案。学生 PBL 课程的成绩由学生自评、学生互评、教师评分、作业（机制图）评分组成，其中学生自评占总分的 5%，学生互评占 25%，教师评分占 50%，作业评分占 20%。教师的评价由学生评价和教学督导评价两部分组成。案例的评价由学生评价和教师评价两部分组成。具体表格如下。

附表 1　上海交通大学医学院八年制 PBL 教案评估表（教师版）

教案名称：

教案编号：　　　　　　　　　　　　　　　　　组别：　　　　日期：

序号	项目	非常同意 (5)	同意 (4)	尚可 (3)	不同意 (2)	非常不同意 (1)
1	病史部分清楚易懂					
2	影像学、实验室检查所提供的资料准确					
3	能引起学生兴趣，能引导学生逐渐深入学习					
4	此教案适合架构完整的机制图					
5	教案中教师注意事项提供的资料充足					
6	教案预设的学习目标适当					
7	学生能学到有用的知识					
8	教案难易适中					
9	此教案明年可以继续采用					

其他意见：

此教案可以改进的部分：

　　　　　　　　　　　　　　　　　　　　　　　　　　　　教师签名：

附表2 上海交通大学医学院八年制 PBL 教案评估表(学生版)

教案名称:

教案编号: 组别: 日期:

序号	项目	非常同意 (5)	同意 (4)	尚可 (3)	不同意 (2)	非常不同意 (1)
1	病史部分清楚易懂					
2	影像学、实验室检查所提供的资料准确					
3	能激发我的学习欲望					
4	此教案适合架构完整的机制图					
5	讨论后,我能掌握此教案的学习重点					
6	我能从此教案学到有用的知识					
7	此教案难易适中					
8	此教案明年可以继续采用					

其他意见:

此教案可以改进的部分:

附表3 上海交通大学医学院八年制 PBL 小组指导教师反馈意见表(学生版)

序号	项目	非常同意 (5)	同意 (4)	尚可 (3)	不同意 (2)	非常不同意 (1)
1	教师准时到达教室					
2	上课时教师能全神贯注于小组讨论					
3	能给予我支持,鼓励我发言					
4	会在适时给予提示					
5	会让我们修正小组做的错误推断与假设					
6	在讨论过程中是引导而非教导					
7	能引导我们达到教案的学习目标					
8	重视我们对病理生理或机制图的创作					
9	能避免教案讨论变为小讲课					
10	在小组讨论后进行小组反馈					
11	反馈内容有助于我们改进学习方法					

其他意见:

附表 4　上海交通大学医学院八年制 PBL 小组成员互评表

教案名称:

姓名:　　　　　　　　　　　　　　　　　　　　　　日期:

学生姓名	所提议题具有创意	耐心聆听组员发言	发言时陈述有条理	提供的材料正确、有依据	整体而言,主动参与、有贡献	得分

评量标准:每项最高 5 分,总分 25 分;请按实际情况,在每个空格内打分。

很好:5 分;好:4 分;普通:3 分;还可以:2 分;待改进:1 分。

附表 5　上海交通大学医学院八年制 PBL 小组学生自我评价表

评价项目	0.5 分	0.4 分	0.3 分	0.2 分	0.1 分
1. 我会将生活中的实例与所讨论的案例相结合					
2. 我会通过各种途径收集资料					
3. 我能判断数据的可靠性					
4. 我会分析各类数据,理解后用文字表达					
5. 我会将资料分析整理后,归纳出自己意见					
6. 遇到问题,我会不断分析,直到解决为止					
7. 我能与组员共同讨论,倾听别人意见					
8. 我能主动参与,并尽力完成所分配的工作					
9. 我会学习其他组员的长处(优点)					
10. 我能提出引发小组讨论的议题					

评量标准:每项最高 0.5 分,总分 5 分;请按实际情况,在合适的空格打 "√"。

很好:0.5 分;好:0.4 分;普通:0.3 分;还可以:0.2 分;待改进:0.1 分。

附表 6　上海交通大学医学院 PBL 小组讨论学生表现评分表

组号：	系统 / 模块：		指导教师签名：					
学生姓名								
评价指标								
参与态度	1~3							
	4~5							
	6							
	7~8							
	9~10							
交流表达	1~3							
	4~5							
	6							
	7~8							
	9~10							
准备情况	1~3							
	4~5							
	6							
	7~8							
	9~10							
批判性思维	1~3							
	4~5							
	6							
	7~8							
	9~10							
团队精神	1~3							
	4~5							
	6							
	7~8							
	9~10							

如上述 5 项指标中有<5 分或>9 分者,请在此说明理由:

参考文献

1. 关超然,李孟智. 问题导向学习之理念、方法、实务与经验:医护教育之新潮流［M］. 2 版. 北京:北京大学医学出版社,2015.

2. 黄钢,关超然. 基于问题的学习(PBL)导论:医学教育中的问题发现、探讨、处理与解决［M］. 北京:人民卫生出版社,2014.

附录 2

常用实验室检查英文简称及正常值

中文名字	英文缩写	正常值	单位
白细胞计数	WBC	3.50~9.50	$\times 10^9$/L
中性粒细胞百分比	NEUT%	40.0~75.0	%
淋巴细胞百分比	LYM%	20.0~50	%
中性粒细胞计数	NEUT	1.8~6.3	$\times 10^9$/L
淋巴细胞计数	LYM	1.10~3.20	$\times 10^9$/L
红细胞计数	RBC	4.30~5.80（男）/3.80~5.10（女）	$\times 10^{12}$/L
血红蛋白	Hb	130~175（男）/115~150（女）	g/L
血细胞比容	HCT	40.0~50.0（男）/35.0~45.0（女）	%
血小板计数	PLT	125~350	$\times 10^9$/L
尿比重		1.003~1.030	
尿酸碱度		4.5~8.0	
尿白细胞酯酶		阴性	个 /μl
尿白细胞计数		0~10	个 /μl
尿红细胞计数		0~4	个 /μl
腺苷脱氨酶	ADA	0.0~25.0	U/L
前白蛋白	PA	200~430	mg/L
丙氨酸转氨酶	ALT	9~50（男）/7~40（女）	U/L
天冬氨酸转氨酶	AST	15~40（男）/13~35（女）	U/L
血清总蛋白	STP	65.0~85.0	g/L
白蛋白	ALB	40.0~55.0	g/L
球蛋白	GLB	20.0~40.0	g/L
γ- 谷氨酰转移酶	GGT	10~60（男）/7~45（女）	U/L
碱性磷酸酶	ALP	45~125（男）/50~135（女）	U/L
总胆红素	TBIL	0.0~23.0	μmol/L
直接胆红素	DBIL	0.0~8.00	μmol/L
间接胆红素	IBIL	0.0~17.0	μmol/L
总胆汁酸	TBA	0~12.0	μmol/L
钠离子	Na$^+$	137~147	mmol/L

续表

中文名字	英文缩写	正常值	单位
钾离子	K^+	3.5.0~5.3.0	mmol/L
氯离子	Cl^-	99.0~110.0	mmol/L
钙离子	Ca^{2+}	2.08~2.60	mmol/L
磷	P	0.85~1.51	mmol/L
镁	Mg	0.65~1.05	mmol/L
酸碱度	pH	7.350~7.450	
二氧化碳分压	PCO_2	35.0~45.0	mmHg
血氧分压	PaO_2	80.0~100.0	mmHg
细胞外剩余碱	BEecf	−3.0~3.0	mmol/L
全血剩余碱	BEb	−3.0~3.0	mmol/L
血氧饱和度	SaO_2	91.9~99.0	%
C 反应蛋白	CRP	0.0~6.0	mg/L
尿素	Urea	3.10~8.00（男）/3.10~8.10（女）	mmol/L
肌酐	Cr	57~111（男）/41~73（女）	μmol/L
总二氧化碳	TCO_2	22.0~29.0（静脉血，生化） 24.0~32.0（动脉血，血气分析）	mmol/L
葡萄糖	GLU	3.90~6.10	mmol/L
肌酸激酶	CK	26~174	U/L
肌酸激酶同工酶	CK-MB	0~24	U/L
乳酸脱氢酶	LDH	120~250	mmol/L
乳酸	LAC	0.90~2.30	mg/L
D- 二聚体	D-dimer	0~0.5	μg/L
肌红蛋白	MYO	28~72	μg/L
心肌肌钙蛋白 I	cTnI	0.000~0.150	μg/L
降钙素原	PCT	<0.05	ng/ml
内毒素定量		<10.00	pg/ml
1,3-β-D 葡聚糖		<60.00	pg/ml
凝血酶原时间	PT	10.0~13.0	s
凝血酶原国际标准化比值	INR	0.80~1.20	

续表

中文名字	英文缩写	正常值	单位
纤维蛋白原	FIB	2.00~4.00	g/L
活化部分凝血酶时间	APTT	22.0~32.0	S
纤维蛋白降解产物	FDP	0.00~5.00	mg/L
凝血酶时间	TT	14.0~21.0	s
三碘甲状腺原氨酸	T_3	0.92~2.79	nmol/L
四碘甲状腺原氨酸	T_4	58.10~140.60	nmol/L
游离三碘甲状腺原氨酸	FT_3	3.50~6.50	pmol/L
游离四碘甲状腺原氨酸	FT_4	11.50~22.70	pmol/L
促甲状腺激素	TSH	0.550~4.780	mIU/L
促肾上腺皮质激素	ACTH	1.60~13.90	pmol/L
脑钠肽	BNP	0.0~67.6	ng/L
脑钠肽前体	NT-ProBNP	0~125（临床意义视年龄而定）	ng/L
肺炎支原体抗体	MP-IgM	<1∶20	
酮体		0.00~0.30	mmol/L
β 羟丁酸		0.03~0.30	mmol/L
糖化血红蛋白 A1c	HbA1c	5.0~8.0	%
糖化血红蛋白 A1	HbA1	5.0~8.0	%
血淀粉酶	AMY	35~135	U/L
总胆固醇	TC	3.38~5.20	mmol/L
甘油三酯	TG	0.55~1.70	mmol/L
高密度脂蛋白胆固醇	HDL-C	>1.15	mmol/L
低密度脂蛋白胆固醇	LDL-C	<3.37（动脉粥样硬化性心血管疾病极高危患者应控制<1.80，高危患者应控制<2.60）	mmol/L
载脂蛋白 A1	Apo-A1	1.00~1.80	g/L
载脂蛋白 B	Apo-B	0.60~1.33	g/L
24 小时尿蛋白浓度		0.0~100.0	mg/L
24 小时尿蛋白总量		0~150	mg
甲胎蛋白定量	AFP	0.00~8.10	ng/ml
癌胚抗原定量	CEA	0~5	ng/ml

中文名字	英文缩写	正常值	单位
糖链抗原 19-9	CA19-9	0~30	U/ml
铁蛋白	FER	48.0~708.0	pmol/L
叶酸	FOL	>12.19	nmol/L
维生素 B$_{12}$	VB12	156~672	pmol/L
尿酸	UA	208~428（男）/155~537（女）	μmol/L
血沉	ESR	0~28（男）/0~37（女）	mm/h
抗 O 试验	ASO	0~200	IU/ml
类风湿因子	RF	0~14	IU/ml
补体 C3	C3	0.70~1.40	g/L
补体 C4	C4	0.10~0.40	g/L
总补体 CH50	CH50	23~46	U/ml
乙型肝炎表面抗原	HbsAg	0.000~1.000	COI
乙型肝炎 e 抗原	HBeAg	0.000~1.000	COI
乙型肝炎 e 抗体	HBeAb	>1.000	COI
乙型肝炎核心抗体	HBcAb	>1.000	COI
乙型肝炎病毒 DNA 定量		$<1.0 \times 10^2$	IU/ml
肥达试验 TyPh.O	TyPh.O	1∶40（阴性）	
肥达试验 TyPh.H	TyPh.H	1∶40（阴性）	
外斐反应 OX19	OX19	1∶40（阴性）	
外斐反应 OXk	OXk	1∶40（阴性）	
外斐反应 OX2	OX2	1∶40（阴性）	
外斐反应 OX19	OX19	1∶40（阴性）	

附录 3

常用缩略语中英文对照

abbreviated injury scale, AIS	简明损伤定级标准
allergic bronchopulmonary aspergillosis, ABPA	变应性支气管肺曲菌病
angiotensin converting enzyme inhibitor, ACEI	血管紧张素转化酶抑制剂
acetylcholine receptor, AchR	乙酰胆碱受体
abdominal compartment syndrome, ACS	腹腔间室综合征
acute coronary syndrome, ACS	急性冠脉综合征
activated coagulation time, ACT	活化凝血时间
adrenocorticotropic hormone, ACTH	促肾上腺皮质激素
asthma control questionnaire, ACQ	哮喘控制问卷
acute exacebation of chronic obstructive pulmonary disease, AECOPD	慢性阻塞性肺疾病急性加重期
atrial fibrillation, AF	心房颤动
acute inflammatory demyelinating polyneuropathy, AIDP	急性炎症性脱髓鞘性多发性神经病
acute kidney injury, AKI	急性肾损伤
acute left heart failure, ALHF	急性左心衰竭
acute motor axonal neuropathy, AMAN	急性运动轴突性神经病
acute myocardial infarction, AMI	急性心肌梗死
acute motor sensory axonal neuropathy, AMSAN	急性运动感觉轴突性神经病
antinuclear antibody, ANA	抗核抗体
antineutrophil cytoplasmic antibody, ANCA	抗中性粒细胞胞质抗体
anti-glomerular basement membrane antibody, anti-GBM antibody	抗肾小球基膜抗体
acute nonvariceal upper gastrointestinal bleeding, ANVUGIB	急性非静脉曲张性上消化道出血
acute obstructive suppurative cholangitis, AOSC	急性梗阻性化脓性胆管炎
adult-onset Still's disease, AOSD	成人斯蒂尔病
acute pancreatitis, AP	急性胰腺炎
aspiration pneumonia, AP	吸入性肺炎
acute promyelocytic leukemia, APL	急性早幼粒细胞白血病
acute pyelonephritis, APN	急性肾盂肾炎
acute respiratory distress syndrome, ARDS	急性呼吸窘迫综合征
acute renal failure, ARF	急性肾衰竭
American Thoracic Society, ATS	美国胸科协会
bilevel positive airway pressure, BiPAP	双水平气道正压通气
community-acquired pneumonia, CAP	重症社区获得性肺炎

续表

continuous ambulatory peritoneal dialysis, CAPD	持续性不卧床腹膜透析
classic heat stroke, CHS	经典型热射病
cardiac index, CI	心指数
cardiac output, CO	心输出量
chronic obstructive pulmonary diseases, COPD	慢性阻塞性肺疾病
continuous positive airway pressure, CPAP	持续气道正压通气
catheter-related bloodstream infection, CRBSI	导管相关性血流感染
continuous renal replacement therapy, CRRT	连续性肾脏替代治疗
colony-stimulating factor, CSF	集落刺激因子
computed tomography, CT	计算机断层扫描
central venous pressure, CVP	中心静脉压
continuous veno-venous hemofiltration, CVVH	持续静脉 - 静脉血液滤过
diastolic blood pressure, DBP	舒张压
dilated cardiomyopathy, DCM	扩张型心肌病
disseminated intravascular coagulation, DIC	弥散性血管内凝血
diabetic ketoacidosis, DKA	糖尿病酮症酸中毒
diffuse panbronchiolitis, DPB	弥漫性泛细支气管炎
deep venous throm-bosis, DVT	深静脉血栓形成
extracorporeal membrane oxygenation, ECMO	体外膜肺氧合
early goal-directed therapy, EGDT	早期目标指导治疗
esophagogastric variceal bleeding, EGVB	食管胃底静脉曲张出血
exertional heat stroke, EHS	劳力型热射病
extravascular lung water index, ELWI	血管外肺水指数
endoscopic nasal bile drainage, ENBD	内镜鼻胆管引流术
expiratory positive airway pressure, EPAP	呼气相压力
endoscopic retrograde cholangiopancreatography, ERCP	内镜逆行胰胆管造影术
European respiratory society, ERS	欧洲呼吸协会
endoscopic sclerotherapy, ES	内镜下硬化治疗术
extended spectrum β lactamase, ESBL	超广谱 β- 内酰胺酶
endoscopic sphincteroctomy, EST	内镜十二指肠乳头括约肌切开术
endoscopic variceal ligation, EVL	内镜曲张静脉套扎术
forced expiratory volume in one second, FEV1	第一秒用力呼气容积
fractional concentration of inspired oxygen, FiO_2	吸入气氧浓度
forced vital capacity, FVC	用力肺活量

Guillain Barré syndrome, GBS	吉兰 - 巴雷综合征
Glasgow coma score, GCS	格拉斯哥昏迷评分
global end diastolic volume index, GEDI	全心舒张末期容积指数
glomerular filtration rate, GFR	肾小球滤过率
global initiative for asthma, GINA	全球哮喘防治创议
gut origin sepsis, GOS	肠源性脓毒症
β-D-glucan test, G 试验	β-D- 葡聚糖试验
hyperglycemic hyperosmolar status, HHS	高血糖高渗状态
helicobacter pylori, Hp	幽门螺杆菌
heart rate, HR	心率
hypertriglyceridemia induced pancreatitis, HTGP	高甘油三酯血症诱发的急性胰腺炎
intra-aortic balloon pump, IABP	主动脉内球囊反搏
Intra-abdominal pressure, IAP	腹内压
Intra-abdominal hypertension, IAH	腹腔内高压
implantable cardioverter defibrillator, ICD	植入型心律转复除颤器
inhaled corticosteroids, ICS	吸入性糖皮质激素
intensive care unit, ICU	重症监护病房
infective endocarditis, IE	感染性心内膜炎
inspiratory to expiratory ratio, I/E ratio	吸呼气时间比
inspiratory positive airway pressure, IPAP	吸气相压力
intermittent peritoneal dialysis, IPD	间歇性腹膜透析
invasive positive pressure ventilation, IPPV	有创正压通气
international society for peritoneal dialysis, ISPD	国际腹膜透析协会
injury severity score, ISS	创伤严重度评分法
long acting beta-agonists, LABA	长效 β_2 受体激动剂
left anterior descending branch, LAD	左前降支
long-acting muscarine anticholinergic, LAMA	长效抗胆碱能药物
left circumflex coronary, LCX	左回旋支
long QT syndrome, LQTS	长 QT 间期综合征
left ventricular ejection fraction, LVEF	左室射血分数
metformin associated lactic acidosis, MALA	二甲双胍相关乳酸酸中毒
mean arterial pressure, MAP	平均动脉压
macrophage activation syndrome, MAS	巨噬细胞活化综合征
maximal expiratory flow, MEF	最大呼气流量

续表

modified early warning score, MEWS	改良早期预警评分
myasthenia gravis, MG	重症肌无力
metagenomic next-generation sequencing, mNGS	宏基因组二代测序
multiple organ dysfunction syndrome, MODS	多器官功能障碍综合征
microscopic polyangitis, MPA	显微镜下多血管炎
magnetic resonance angiography, MRA	磁共振血管成像
magnetic resonance imaging, MRI	磁共振成像
methicillin resistant staphylococcus aureus, MRSA	耐甲氧西林金黄色葡萄球菌
N-acetylcysteine, NAC	N-乙酰半胱氨酸
new oral anticoagulants, NOACs	新型口服抗凝药物
non-invasive positive pressure ventilation, NPPV	无创正压通气
non-ST segment elevation myocardial infarction, NSTEMI	非 ST 段抬高型心肌梗死
native valve endocarditis, NVE	自体瓣膜心内膜炎
pulse, P	脉搏
anti-antineutrophilic perinuclear antibody, pANCA	抗中性粒细胞核周抗体
proportional assist ventilation, PAV	成比例辅助通气
problem-based learning, PBL	问题导向学习
percutaneous coronary intervention, PCI	经皮冠状动脉介入治疗
percutaneous nephrostomy, PCN	经皮肾穿刺造瘘术
procalcitonin, PCT	降钙素原
pressure controlled ventilation, PCV	压力控制通气
pulmonary embolism, PE	肺栓塞
positive end-expiratory pressure, PEEP	呼气末正压
pulse index continuous cardiac output, PiCCO	脉搏指示连续心输出量
passive leg raising test, PLR	被动抬腿试验
parenteral nutrition, PN	肠外营养
polyene phosphatidyl choline, PPC	多烯磷脂酰胆碱
proton pump inhibitor, PPIs	质子泵抑制剂
prothrombin activity, PTA	血浆凝血酶原活动度
percutaneous transhepatic biliary drainage, PTCD	经皮经肝胆道引流术
pulmonary thromboembolism, PTE	肺血栓栓塞症
propylthiouracil, PTU	丙硫氧嘧啶
prosthetic valve endocarditis, PVE	人工瓣膜心内膜炎
quick SOFA, qSOFA	床旁快速 SOFA
rheumatoid arthritis, RA	类风湿关节炎
rapidly progressive glomerulonephritis, RPGN	急进性肾小球肾炎

续表

respiratory rate, RR	呼吸频率
recombinant tissue plasminogen activator, rt-PA	重组组织型纤溶酶原激活剂
right ventricular dysfunction, RVD	右心功能不全
subarachnoid hemorrhage, SAH	蛛网膜下腔出血
severe acute pancreatitis, SAP	急性重症胰腺炎
systolic blood pressure, SBP	收缩压
short bowel syndrome, SBS	短肠综合征
spontaneous breathing trial, SBT	自主呼吸试验
central venous oxygen saturation, $ScVO_2$	中心静脉血氧饱和度
synchronized intermittent mandatory ventilation, SIMV	同步间歇指令通气
systemic inflammatory response syndrome, SIRS	全身炎症反应综合征
systemic lupus erythematosus, SLE	系统性红斑狼疮
peripheral oxygen saturation, SpO_2	外周血氧饱和度
secondary sclerosing cholangitis, SSC	继发性硬化性胆管炎
severe traumatic brain injury, STBI	重型颅脑损伤
ST segment elevation myocardial infarction, STEMI	ST 段抬高型心肌梗死
stroke volume, SV	每搏量
oxygen saturation in venous blood, SvO_2	混合静脉血氧饱和度
systemic vascular resistance index, SVRI	外周血管阻力指数
temperature, T	体温
tetanus antitoxin, TAT	破伤风抗毒素
traumatic brain injury, TBI	颅脑损伤
torsade de pointes, TdP	尖端扭转型室性心动过速
transient ischemic attack, TIA	短暂性脑缺血发作
tetanus immunoglobulin, TIG	破伤风免疫球蛋白
transju-gular intrahepatic portosystemic shunt, TIPS	经颈静脉肝内门体静脉分流术
tetanus toxoid, TT	破伤风类毒素
upper limit of normal, ULN	正常参考上限
tidal volume, VT	潮气量
apparent volume of distribution, Vd	表观分布容积
vancomycin-resistant enterococcus, VRE	万古霉素耐药肠球菌